王滔 施光亚 林帆 主编

临床
医嘱速查手册

LINCHUANG YIZHU
SUCHA SHOUCE

第2版

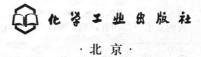

化学工业出版社

·北京·

本书在第 1 版的基础上进行了修改，列出了内科、外科、妇产科、儿科常见疾病的医嘱及特殊情况下的医嘱，并采用注的形式对医嘱中重要检查、治疗及使用注意事项、其他可选的替代方案等内容进行详细讲解，既注重治疗方案的选择与实施，又强调治疗并发症的预防及处理。还附个别疾病的评分表、临床常见化验参考值、儿科常用化验正常参考值、儿童心电图各波的正常参考值及处方常用外文缩略表。

本书适合内科、外科、妇产科、儿科的低年资医师、研究生、实习生及全科医师阅读、参考。

图书在版编目（CIP）数据

临床医嘱速查手册/王滔，施光亚，林帆主编. —2 版. —北京：化学工业出版社，2015.12（2024.10重印）
ISBN 978-7-122-25529-7

Ⅰ.①临…　Ⅱ.①王…②施…③林…　Ⅲ.①医嘱-手册　Ⅳ.①R4-62

中国版本图书馆 CIP 数据核字（2015）第 255530 号

责任编辑：戴小玲　　　　　　装帧设计：史利平
责任校对：王　静

出版发行：化学工业出版社（北京市东城区青年湖南街 13 号
　　　　　邮政编码 100011）
印　　装：河北京平诚乾印刷有限公司
787mm×1092mm　1/32　印张 16¾　字数 472 千字
2024 年 10 月北京第 2 版第 15 次印刷

购书咨询：010-64518888
售后服务：010-64518899
网　　址：http://www.cip.com.cn
凡购买本书，如有缺损质量问题，本社销售中心负责调换。

定　价：49.00 元

编写人员名单

主　编	王　滔	施光亚	林　帆	
副主编	刘佳华	文　丹	赖繁彩	杨泽方
编　者	王　珏	王　滔	王晓萍	文　丹
	方　琼	朱　慧	朱庆国	刘进生
	刘佳华	江亚涛	汪银洲	严　青
	李　涛	李　琦	李连涛	李宝强
	李新民	吴　青	杨泽方	何武兵
	宋保志	张爱龙	陈　政	陈　硕
	陈　捷	陈巧彬	陈兴泳	林　帆
	林　明	林　晟	林　晶	林飞峰
	林新富	周　云	周辉良	郑　直
	郑　京	柯　俊	柯丽娟	夏　萍
	钟日荣	施小龙	施光亚	洪如钧
	洪旭初	洪富源	姚　斌	姚秀娟
	高玉玲	章丽金	梁继兴	黄　健
	黄永健	曾爱英	谢宝松	赖繁彩
	廖　斌	廖丽昇	魏　德	

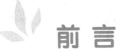

前言

　　《临床医嘱速查手册》自2011年出版至今已快有五个年头。这五年来，我们从各种渠道获得不少读者对本书的赞赏，也获得了不少读者提出的宝贵建议。这体现了广大读者对本书的厚爱。当看到许多刚刚步入临床工作的年轻医师们把这本书揣在白大褂口袋里当做工作中常备的工具书时，我们深感欣慰，同时也感到责任重大。

　　制订医嘱是临床诊疗工作中的关键环节，也是评价医疗质量的重要依据。如今，临床医学日新月异，不断发布新进展、新指南。为了不辜负广大读者的支持和厚爱，使图书内容跟上时代的飞速发展，我们对该书内容进行了修订。此次再版我们也邀请了一些临床经验丰富的中青年专家参与编写。根据对第1版的反馈意见，结合各学科的最新进展，我们对各个章节均做了不同程度的调整。本次修订主要强调规范，以期符合各疾病相关的最新《指南》要求。《临床医嘱速查手册（第2版）》依然保留第1版的诸多优点，注重临床的真实性和实用性，具有实战性和查阅方便的特点。

　　由于疾病的治疗存在个体化差异，所以本书只能作为借鉴，而不能成为生搬硬套的"模具"。年轻医师们在处理临床疾病时应以本书为参考，根据具体情况制订出合理、有效的医嘱。

　　希望读者朋友们能够一如既往地喜爱本书，并多提宝贵意见。也希望这本书能够见证更多的年轻医师们的成长道路。

编者

2015年10月

第 1 版前言

医嘱是指示医务人员执行各项医疗、护理措施的指令性文件，是各级医师根据不同病种、病情和诊断而列出的治疗处理方案，包括护理要求、饮食选择、病情分级、观察要求、用药种类、药物剂量、给药方法、治疗措施以及辅助检查等内容。医嘱不但体现医师的临床经验、诊疗水平，也直接关系到疾病的预后和患者的安危，而且还是处理各种医疗纠纷或事故的法律依据。因此，开具医嘱是临床医疗工作中极其重要的环节。

近年来，随着医学技术的飞速发展，一些新技术、新疗法、新的诊疗指南不断涌现。对于从事临床工作的青年医师来说，拥有一本全新的可供快速查阅和随身携带的医嘱书写的参考书是十分必要的。鉴于此，我们特邀请了一批临床经验丰富的专家，以高等医学院校新版统编教材为基础，按照医疗护理诊疗操作规范，参考其他有关专业的最新文献，编写了本书。

本书所载疾病，大多按其类型、病情等分别编写，在医嘱中写成"或"者，即指在有效的前提下，以经济、实用为原则，可选择其中一种。绝大多数医嘱均有注释，分别介绍用药的原理和依据及最新诊疗动态，以便在临床应用时根据病人的具体情况，灵活地开出适当的医嘱。

本书所载诸病，务求诊断明确，方可参考本书医嘱内容。但在错综复杂的临床医疗工作中，患者的个体差异较大，且病情纷繁复杂，任何医师都不应对所有病人实施千篇一律的诊疗方案。为此，我们提醒读者，在使用本手册时切勿生搬硬套，以免贻误病情。限于作者的学术水平，书中不足之处在所难免，我们亦望读者在医疗实践中不断对本手册进行充实、改进，使之真正成为临床医师有用的参考书。

编者
2011 年 3 月

目 录

第一章　内科疾病

第一节　呼吸系统

一、急性发热（高热）

长 期 医 嘱	临 时 医 嘱
内科护理常规	血常规＋红细胞沉降率(血沉)
一级护理	尿常规、粪常规＋隐血试验
半流质饮食	C反应蛋白(CRP)
病重通知	中性粒细胞碱性磷酸酶(NAP)
0.9％氯化钠(NS)　500ml 10％氯化钾注射液　15ml ｜iv gtt qd～bid 维生素C　2.0g	积分❶、降钙素原
	电解质测定
	心、肝、肾功能测定
NS　250ml ｜iv gtt bid 青霉素钠　480万U	胸部X线透视或摄片或CT
或 NS　250ml ｜iv gtt bid 　头孢唑肟　2.0g	腹部B超
或 左氧氟沙星　0.6g iv gtt qd	心电图
或 5％GS　500ml ｜iv gtt qd 　阿奇霉素　0.5g	血涂片找疟原虫
	血培养及药物敏感试验
	咽拭子检测
5％葡萄糖氯化钠(GNS) 　500ml ｜iv gtt qd～bid 利巴韦林　0.5g	支原体抗体
	衣原体抗体
	弓形虫 IgG、IgM
	风疹病毒 IgG、IgM
	巨细胞病毒 IgG、IgM
	单纯疱疹病毒 IgG、IgM
	肥达反应
	外斐反应

续表

长 期 医 嘱	临 时 医 嘱
	抗链球菌溶血素"O"试验(ASO)
	抗核抗体试验
	骨髓穿刺培养及细胞学检查
	腰椎穿刺脑脊液行常规、生化及培养检查
	头部冰帽或冰枕
	50%乙醇擦浴
	或 温水擦浴
	冷盐水灌肠
	对乙酰氨基酚[2]　　0.5g po prn
	或 复方氨基比林　2ml im prn
	地塞米松[3]　　0.75~1.5mg po prn
	青霉素皮试

❶ 中性粒细胞碱性磷酸酶（NAP）积分可用于细菌和病毒感染的鉴别。急性化脓性感染时 NAP 活性明显升高，病毒性感染时其活性在正常范围或略低。

❷ 解热药的适当选用有助于发热的控制，特别是对于高热引起精神神经症状、呼吸过快、心率过快或体力消耗过多者，应用物理降温不能退热者，可适当选用解热药。

❸ 发热伴有急性喉炎、病毒性心肌炎、脑炎；毒血症症状严重者，可加用糖皮质激素治疗，如地塞米松、氢化可的松、甲泼尼龙等。

注：1. 发热可见于多种疾病，如呼吸道感染、泌尿系统感染、消化系统感染、传染病、脑部疾病等，感染性因素占据主要地位。高热多见于呼吸系统疾病、传染病。

2. 控制感染是治疗感染性发热的重要环节。根据感染部位、病菌种类、患者个体特性等合理选择应用抗生素和抗病毒药物。

3. 对于有特殊流行病学史的患者，要注意急性传染性非典型肺炎（SARS）、禽流感、伤寒、猩红热等传染病，并给予针对性治疗。可参考本书传染病相关疾病的治疗。

4. 中暑引起发热的治疗参考本书中暑相关内容。

5. 脑部疾病（如化脓性脑膜炎、病毒性脑膜炎等）引起发热的治疗参考本书脑部疾病相关内容。

6. 如果发热原因未明，应尽快查找病因，慎重使用解热药，避免或减少对热型的干扰，以利于诊断和针对性治疗。

7. 对于高热，必须充分补液和补充电解质，可选用葡萄糖、葡萄糖氯化钠、林格液等。

二、急性气管-支气管炎

长期医嘱	临时医嘱
内科护理常规	血常规
二级护理	尿常规
清淡饮食	粪常规
利巴韦林　　150mg po tid[1]	血生化检查
酚麻美敏　　1 片 po qid[2]	心电图
物理降温[3]	胸部 X 线片
对乙酰氨基酚　　0.5g po tid[4] 　或 对乙酰氨基酚注射液　　0.25g im prn 　或 赖氨酸阿司匹林注射液　　0.9g im prn	呼吸道病原体检测 肺炎支原体抗体检测

❶ 如无发热，免疫功能正常，发病超过 2 天一般无须应用；对于免疫缺陷患者，可早期常规使用，必要时可以静脉滴注，一般每日 500～1000mg，分 2 次给药。

❷ 发热、头痛、咽痛、鼻塞、流涕、喷嚏及全身酸痛者可选用，24h 内不超过 8 片。

❸ 体温＞38.5℃时使用，用于改善症状并保护重要器官功能。

❹ 退热治疗时应注意补充液体，防止脱水。

注：1. 急性气管-支气管炎大多数由病毒感染引起，目前无特效药物，原则上以多休息，多饮水，酌情予以退热、镇咳、补液、化痰等对症处理；如有细菌感染征象如咳黄痰，可加用青霉素类或第一、第二代头孢菌素类药物，口服或静滴；如怀疑非典型病原体感染，可加用阿奇霉素，口服或静滴。

2. 老年体弱且痰液较多者慎用强力镇咳药。

3. 老年患者补液时应注意液体量及控制输液速度。

三、慢性阻塞性肺疾病（COPD）急性加重

长 期 医 嘱	临 时 医 嘱
内科护理常规	血常规、尿常规、粪常规
一级护理	血生化全套
病重通知　prn 　或 病危通知	ESR、NAP 积分
	C 反应蛋白
低盐膳食	DIC＋血凝全套❼
留伴一人	肌钙蛋白
低流量吸氧(持续或必要时)	脑钠钛(BNP)
吸痰　prn	动脉血气分析❽
心电、血压、血氧饱和度监护	血培养＋药物敏感试验
机械通气(必要时)❶	痰涂片革兰染色
莫西沙星　0.4g iv gtt qd❷ 　或 NS　100ml ┐iv gtt 　　头孢哌酮/舒巴坦　3g ┘q12h	痰培养＋药物敏感试验
	心电图
NS　100ml ┐iv gtt bid 盐酸氨溴索　30mg ┘	胸部 X 线片 　或 胸部 CT
NS　100ml ┐iv gtt bid❸ 多索茶碱　0.2g ┘	肺功能测定❾
	心脏彩超
布地奈德　2mg 雾化吸入 bid 注射用水　2.5ml ┐bid❹ 特布他林　5mg ┘ 　或 沙美特罗/氟替卡松(50/500) 　　1 吸 吸入 bid 　和(或)噻托溴铵　1 吸 吸入 qd 　或 注射用水　2.5ml ┐吸入 　　吸入用异丙托溴铵 ┤bid 　　(可必特)　2.5ml ┘	

续表

长 期 医 嘱	临 时 医 嘱
匹多莫德　0.8g po bid⑤	
低分子肝素　3075～4000IU iH 　qd～bid prn	
NS 100ml 甲泼尼龙　40mg ⎫ 　　　　　　　⎬ iv gtt qd⑥ prn 　　　　　　　⎭	

❶ 机械通气：可采用无创或有创方式给予机械通气，根据病情需要，可首选无创性机械通气。使用机械通气时要注意掌握合理的操作方法，提高患者依从性，避免漏气，从低压力开始逐渐增加辅助吸气压和采用有利于降低动脉二氧化碳分压（$PaCO_2$）的方法，从而提高疗效。

a. 无创性正压通气在慢性阻塞性肺疾病加重期的应用指征如下：

◆ 适应证（符合其中 2 项）：中至重度呼吸困难，伴辅助呼吸肌参与呼吸并出现胸腹矛盾运动；中至重度酸中毒（pH 7.30～7.35）和高碳酸血症（$PaCO_2$ 45～60mmHg）；呼吸频率＞25 次/分。

◆ 禁忌证（符合其中 1 项）：呼吸抑制或停止；心血管系统功能不稳定（低血压、心律失常、心肌梗死）；嗜睡、意识障碍或不合作者；易误吸者（吞咽反射异常，严重上消化道出血）；痰液黏稠或有大量气道分泌物；近期曾行面部或胃食管手术；头面部外伤，固有的鼻咽部异常；极度肥胖；严重的胃肠胀气。

b. 有创性机械通气在慢性阻塞性肺疾病加重期的应用指征：严重呼吸困难，辅助呼吸肌参与呼吸，并出现胸腹矛盾呼吸；呼吸频率＞35 次/分；危及生命的低氧血症（PaO_2＜40mmHg 或 PaO_2/FiO_2＜200mmHg）；严重的呼吸性酸中毒（pH＜7.25）及高碳酸血症；呼吸抑制或停止；嗜睡，意识障碍；严重心血管系统并发症（低血压、休克、心力衰竭）；其他并发症（代谢紊乱、脓毒血症、肺炎、肺血栓栓塞症、气压伤、大量胸腔积液）。

❷ 抗生素选择：应根据慢性阻塞性肺疾病严重程度及相应的细菌分层情况，结合当地区常见致病菌类型及耐药流行趋势和药物

敏感情况尽早选择敏感抗生素。如对初始治疗方案反应欠佳，应及时根据细菌培养及药物敏感试验结果调整抗生素。通常慢性阻塞性肺疾病 Ⅰ级（轻度）或Ⅱ级（中度）患者加重时，主要致病菌多为肺炎链球菌、流感嗜血杆菌及卡他莫拉菌。属于Ⅲ级（重度）及Ⅳ级（极重度）慢性阻塞性肺疾病急性加重时，除以上常见细菌外，尚可有肠杆菌科细菌、铜绿假单胞菌及耐甲氧西林金黄色葡萄球菌。发生铜绿假单胞菌的危险因素有：近期住院、频繁应用抗菌药物、以往有铜绿假单胞菌分离或寄植的历史等。要根据可能感染的细菌采用适当的抗菌药物治疗：Ⅰ级及Ⅱ级慢性阻塞性肺疾病急性加重，流感嗜血杆菌、肺炎链球菌、卡他莫拉菌等，选用青霉素、β内酰胺酶/酶抑制药（阿莫西林/克拉维酸）、大环内酯类（阿奇霉素、克拉霉素、罗红霉素等）、第一代或第二代头孢菌素（头孢呋辛、头孢克洛）、多西环素、左氧氟沙星等，一般可口服。Ⅲ级及Ⅳ级慢性阻塞性肺疾病急性加重无铜绿假单胞菌感染危险因素，流感嗜血杆菌、肺炎链球菌、卡他莫拉菌、肺炎克雷白菌、大肠杆菌、肠杆菌属等，选用β内酰胺酶抑制药、第二代头孢菌素（头孢呋辛）、氟喹诺酮类（左氧氟沙星、莫西沙星、加替沙星）、第三代头孢菌素（头孢曲松、头孢噻肟）等。Ⅲ级及Ⅳ级慢性阻塞性肺疾病急性加重有铜绿假单胞菌感染危险因素，以上细菌及铜绿假单胞菌，选用第三代头孢菌素（头孢他啶）、头孢哌酮/舒巴坦、哌拉西林/他唑巴坦、亚胺培南、美洛培南等也可联合氨基糖苷类、氟喹诺酮类（环丙沙星等）。长期应用广谱抗生素和糖皮质激素易继发深部真菌感染，应密切观察真菌感染的临床征象并采用防治真菌感染的措施。

❸ 监测血清茶碱浓度对于评估疗效和避免不良反应的发生都有一定意义，常规治疗血药浓度为 5～10μg/ml，中毒血药浓度＞20μg/ml。还应注意茶碱类与氟喹诺酮类药物（如左氧氟沙星）的相互作用，根据实际情况不联用或减量使用。

❹ 吸入性糖皮质激素的全身性不良反应少，少数患者可引起口咽念珠菌感染、声音嘶哑或呼吸道不适，吸药后用清水漱口可减轻局部反应和胃肠吸收。硫酸特布他林雾化溶液（2ml∶5mg）在推荐剂量时不良反应的发生率低，吸入给药不会产生明显的全身性

不良反应，已有记载的不良反应，如震颤和轻微心悸均为拟交感神经胺的特征，慎用于可能对拟交感神经胺高敏的患者，如患有甲状腺功能亢进症（甲亢）且症状未得到控制者。

❺ 免疫增强药可用于细胞免疫功能受抑制的患者，提高机体免疫力，预防感染反复发作，配合抗感染药物，缩短疗程，增强疗效。

❻ 全身应用激素的同时应注意保护胃黏膜、制酸、补钾、补钙治疗。

❼ 患者常有血液黏滞性增高，检测血液凝固状态可以确定是否使用抗凝血药预防肺血管血栓栓塞。

❽ 需要每日复查 1 次血气分析，以指导血液酸碱水平的调节和机械通气的调整。各种指标及临床意义参见慢性呼吸衰竭的相关内容。

❾ 用于评估病情，指导出院后的康复治疗。

注：1. 慢性阻塞性肺疾病加重期住院患者宜在应用支气管舒张药基础上口服或静脉滴注糖皮质激素，激素的剂量要权衡疗效及安全性，建议口服泼尼松 30～40mg/d，连续 7～10 天，后逐渐减量停药。也可以静脉给予甲泼尼龙 40mg，每天 1 次，3～5 天后改为口服。

2. 嘱患者多饮水，如患者营养状况欠佳，可予以复方氨基酸注射液 250ml 或（和）20％脂肪乳 250ml 静滴、肠内营养粉剂（安素）口服等，具体可根据患者的出入量及热量调整饮食状况。

3. 翻身拍背和鼓励患者有效咳嗽是治疗慢性阻塞性肺疾病急性发作的重要措施。

四、支气管哮喘急性发作（中重度）

长 期 医 嘱	临 时 医 嘱
内科护理常规	血常规、尿常规、粪常规
二级护理	血生化全套
或 一级护理	血清过敏原检测、血清 IgE
清淡饮食	动脉血气分析
心电、血压、血氧饱和度监护	痰细胞学分类
吸氧	痰涂片革兰染色

续表

长 期 医 嘱	临 时 医 嘱
吸痰　prn	痰培养＋药物敏感试验
机械通气　prn❶	心电图
NS　100ml 甲泼尼龙　40～80mg ∣iv gtt bid❷	胸部 X 线片 　或 胸部 CT
布地奈德　2mg ∣雾化吸入 硫酸特布他林　5mg∣ bid❸	支气管舒张试验❺
或 注射用水　3ml ∣雾化吸入 　　吸入用异丙托溴铵 ∣bid 　　（可必特）　2.5ml	最大呼气流速（PEF）昼夜变 异率❻
或 福莫特罗-布地奈德（160/4.5）	ESR、NAP 积分
1 吸 吸入 bid（初始 2 吸 bid）	IgE
或 沙美特罗/氟替卡松（50/250） 　　1 吸 吸入 bid	
NS　100ml 多索茶碱　0.2g ∣iv gtt bid	
NS　100ml 盐酸氨溴索　90mg ∣iv gtt qd（总量 ∣不超过 90mg）	
NS　20ml 法莫替丁　20mg ∣iv bid❹	
孟鲁司特钠　10mg po qn	
氯化钾　1g po tid	
酮替酚　1mg po qn	

　　❶ 血气分析动脉二氧化碳分压（$PaCO_2$）≥45mmHg，可行无创机械通气，若患者无法耐受或痰栓形成、神志异常者，可予气管插管行有创机械通气。

　　❷ 甲泼尼龙一般静滴 3～5 天，严重患者或病情加重者可增加剂量，一般不超过 1g，症状缓解后可改为口服甲泼尼龙或吸入型糖皮质激素。

　　❸ 用药注意事项参照慢性阻塞性肺疾病急性发作。

❹ 为抑酸药，用于甲泼尼龙等激素时保护胃黏膜。

❺ 用于检查肺功能气道阻塞的可逆性，协助诊断支气管哮喘。被检测者吸入支气管扩张药 20min 后第 1 秒用力呼气量（FEV_1）增加≥12%，且绝对值超过 200ml 为支气管舒张试验阳性，表示气道反应性增高，有助于诊断哮喘，但是晚期重症患者或合并慢性支气管炎的哮喘患者，结果阴性则不足以据此否定哮喘的诊断，另外约 10% 的慢性阻塞性肺疾病患者支气管舒张试验可为阳性。

❻ 有助于诊断和评估哮喘。最大呼气流量的测量，吸入支气管舒张药后最大呼气流量增加 60L/min（或比吸入支气管舒张药之前改善≥20%），或最大呼气流量日夜变异率≥20%（每天测量 2 次，变异率大于 10%），可考虑诊断为哮喘。每日监测患者气流受限情况，测得的最大呼气流量值与该患者过去测得的最好的最大呼气流量值相比较，可作为治疗疗效的参考值。

注：1. 重症哮喘患者应注意补足水分，维持酸碱及电解质平衡，注意补充热量。

2. 根据合并感染情况，给予适当抗生素治疗（可参照慢性阻塞性肺疾病急性发作的抗生素选择方案）。避免可能过敏的药物，尽量使用以往用过的药物。

3. 必要时行纤维支气管镜治疗。

五、支气管扩张（并发感染、咯血）

长 期 医 嘱	临 时 医 嘱
内科护理常规	血常规、尿常规、粪常规
一级护理	血生化全套
高蛋白饮食	DIC＋血凝全套
心电、血压、血氧饱和度监护	动脉血气分析
留伴一人	痰涂片革兰染色
吸氧　　prn	痰培养＋药物敏感试验
吸痰　　prn	心电图
绝对卧床休息（合并咯血时）	胸部高分辨率 CT（HRCT）
左氧氟沙星　　0.6g iv gtt qd❶	肺功能测定＋支气管舒张试验

续表

长 期 医 嘱	临 时 医 嘱
或 NS 100ml 　头孢哌酮/他唑巴坦 ｜ iv gtt bid 　（舒普深） 3g	纤维支气管镜治疗❺
阿奇霉素 0.25g po qd	
红霉素 0.25g po bid	
NS 100ml 盐酸氨溴索 30mg ｜ iv gtt bid	
注射用水 3ml ｜ 雾化吸入❷ 5%碳酸氢钠 0.17g ｜ bid	
卡巴克络(肾上腺色腙)片 5mg po tid❸	
巴曲酶 1U iv qd～bid❸	
5%葡萄糖注射液 　（GS） 500ml ｜ iv gtt qd❹ 垂体后叶素 10U	

❶ 本病的初始抗生素应选择对铜绿假单胞菌有效的药物，可选用的药物有左氧氟沙星、环丙沙星、头孢他啶、碳青霉烯类等，随后抗生素选择可根据药物敏感试验结果回报后调整。

❷ 用于以感染为主时。

❸ 用于以咯血为主时，暂时不使用化痰药物。

❹ 合并咯血时加用垂体后叶素，一般每次 5～10U，加入 5%葡萄糖注射液 500ml 缓慢静滴，静滴速度控制在 10～15 滴/分，极量每次 20U，老年疑有心肌缺血者可同时合用硝酸甘油静滴或舌下含服；大量咯血时先用 50%葡萄糖注射液 40ml 加垂体后叶素 5～10U 缓慢静脉注射（15～20min），然后将垂体后叶素加入 5%葡萄糖注射液中以 0.1U/(kg·h) 速度静脉滴注。同时可予以巴曲酶（巴曲亭）（1U 静注或肌内注射）、卡洛磺钠等药物止血，如垂体后叶素应用有禁忌者，可予以酚妥拉明静滴或静脉泵入，同时注意监测血压。药物止血无效时需施行纤维支气管镜止血、介入治疗止血，必要时予手术治疗。

⑤ 如需纤维支气管镜治疗时，还需完善相关检查治疗的术前准备，详见纤维支气管镜检查。

注：1. 体位引流也是治疗本病的关键。

2. 痰液较多者或大量咯血者应注意避免窒息。

六、慢性呼吸衰竭

长 期 医 嘱	临 时 医 嘱
内科护理常规	血常规、尿常规、粪常规
一级护理	血生化全套
半流质饮食	DIC＋血凝全套
病重通知	动脉血气分析❹
或 病危通知	痰涂片革兰染色
留伴一人	痰培养＋药物敏感试验
心电、血压、血氧饱和度监护	心电图
吸氧❶	胸部 X 线片
或 无创机械通气❷	或 胸部 CT 检查
或 气管插管、气管切开有创机械通气❷	肺功能检查
吸痰 prn	
记 24h 出入量	
NS 100ml 多索茶碱 0.2g | iv gtt bid	
NS 100ml 盐酸氨溴索 30mg | iv gtt bid	
NS 50ml 尼可刹米 0.375g | 微量泵入 (4ml/h)❸	
注射用水 2.5ml 特布他林 5mg | 雾化吸入 prn	
注射用水 2.5ml 氨溴索 15mg | 雾化吸入 prn	
低分子肝素 3075～4000IU iH prn	

❶ 慢性呼吸衰竭患者常伴有二氧化碳潴留，氧疗时需注意保持低浓度吸氧，防止血氧含量过高，避免抑制患者呼吸，造成通气状况进一步恶化。

❷ 无创机械辅助通气和有创机械辅助通气的适应证和禁忌证可参照慢性阻塞性肺疾病急性发作的机械通气应用指征。

❸ 呼吸兴奋药的使用原则：必须保持气道通畅，脑缺氧、水肿未纠正而出现频繁抽搐者慎用，患者的呼吸肌功能基本正常，不可突然停药。主要适用于以中枢抑制为主、通气量不足引起的呼吸衰竭，对以肺炎、肺水肿、弥漫性肺纤维化等病变引起的以肺换气功能障碍为主所导致的呼吸衰竭患者，不宜适用。

❹ 动脉血气分析是判断机体是否存在酸碱平衡失调以及缺氧和缺氧程度的可靠指标。各种指标及临床意义如下。酸碱度（pH）：参考值为 7.35～7.45，<7.35 为酸血症，>7.45 为碱血症。动脉二氧化碳分压（$PaCO_2$）：参考值为 4.65～5.98kPa（35～45mmHg），超出或低于参考值分别称高碳酸血症、低碳酸血症，>50mmHg 有抑制呼吸中枢危险。二氧化碳总量（TCO_2）：参考值为 24～32mmHg，代表血中 CO_2 和 HCO_3 之和，在体内受呼吸和代谢两方面影响，代谢性酸中毒时明显下降，碱中毒时明显上升。动脉氧分压（PaO_2）：参考值为 10.64～13.3kPa（80～100mmHg），低于 60mmHg 即有呼吸衰竭，<30mmHg 可有生命危险。氧饱和度（SaO_2）：参考值为 95%～98%。实际碳酸氢根（AB）：参考值为 21.4～27.3mmol/L，标准碳酸氢根（SB）参考值为 21.3～24.8mmol/L，AB 是体内代谢性酸碱失衡的重要指标。剩余碱（BE）：参考值 -3～+3mmol/L，正值为增加，负值为降低。阴离子间隙（AG）：参考值为 8～16mmol/L，是早期发现混合性酸碱紊乱的重要指标。

注：1. 抗感染可参照肺炎部分选择抗生素进行经验性治疗，待细菌培养和药物敏感试验结果回报后再调整抗生素，必要时可参照慢性阻塞性肺疾病急性发作使用糖皮质激素。

2. 注意纠正酸碱失调和水电解质紊乱。

3. 合并营养不良的患者应加强营养支持。

七、肺炎

长 期 医 嘱	临 时 医 嘱
内科护理常规	血常规、尿常规、粪常规
一级护理	血生化全套
普通饮食	动脉血气分析
留伴一人　prn	DIC＋血凝全套
吸氧　prn	C反应蛋白
吸痰　prn	降钙素原（PCT）
物理降温❶	血清肺炎支原体抗体
莫西沙星　0.4g iv gtt qd❷	呼吸道感染病原体检测
NS　100ml ┐ 头孢噻肟　2g ┘iv gtt bid	血培养＋药物敏感试验
或 NS 100ml ┐ 　　头孢曲松　2g ┘iv gtt qd	血沉、NAP积分
5%GS　500ml ┐ 阿奇霉素　0.5g ┘iv gtt qd	血结核抗体
	结核菌素试验
左氧氟沙星　0.6g iv gtt qd	痰涂片革兰染色
NS　100ml ┐ 盐酸氨溴索　60mg ┘iv gtt qd	痰培养＋药物敏感试验
	痰找真菌
或 氨溴索　30mg po tid	痰找抗酸杆菌
酮替芬　1mg po bid	心电图
愈美片　2片 po tid❸	胸部X线片 　或 胸部CT检查
注射用水　2.5ml ┐雾化吸入 氨溴索　15mg ┘prn	纤维支气管镜检查 prn
	经皮肺穿刺活检 prn
	头孢菌素类皮试 prn

　❶ 高热者可进行乙醇擦浴、戴冰帽、使用冰毯等物理降温，慎用解热镇痛药。

　❷ 抗感染治疗药物可以参见表 1-1 选择。抗感染药物一般在体温正常和主要呼吸道症状明显改善后 3～5 天停用，但疗程视不同病原体、病情严重程度而异，不宜将肺部阴影完全吸收作为停用抗

菌药物的指征。对于普通细菌性感染，如肺炎链球菌，用药至患者热退后72h即可停药。对于金黄色葡萄球菌、铜绿假单胞菌、克雷伯菌属或厌氧菌等容易导致肺组织坏死的致病菌所致的感染，建议抗菌药物疗程≥2周。对于非典型病原体，疗程应略长，如肺炎支原体、肺炎衣原体感染的建议疗程为10～14天，军团菌属感染的建议疗程为10～21天。

❸ 干咳剧烈者可用愈美分散片、枸橼酸喷托维林（咳必清）等。

注：1. 本节所指肺炎为社区获得性肺炎（CAP），重症肺炎需密切观察积极救治，有条件时收住重症监护室（ICU）治疗。出现下列征象中1项或以上者可诊断为重症肺炎。

◆ 意识障碍。

◆ 呼吸频率≥30次/分。

◆ $PaO_2 < 60mmHg$，$PaO_2/FiO_2 < 300$，需行机械通气治疗。

◆ 动脉收缩压<90mmHg。

◆ 并发脓毒性休克。

◆ 胸部X线片显示双侧或多肺叶受累，或入院48h内病变扩大≥50%。

◆ 少尿：尿量<20ml/h，或<80ml/4h，或并发急性肾功能衰竭需要透析治疗。

2. 初始经验性抗感染治疗的建议：我国幅员辽阔，各地自然环境及社会经济发展存在很大差异，社区获得性肺炎病原体流行病学分布和抗生素耐药率并不一致，表1-1的治疗建议仅是原则性的，须结合具体情况进行选择。

表1-1　不同人群社区获得性肺炎患者初始经验性抗感染治疗的建议

不同人群	常见病原体	初始经验性治疗的抗菌药物选择
青壮年、无基础疾病患者	肺炎链球菌、肺炎支原体、流感嗜血杆菌、肺炎衣原体等	青霉素类（青霉素、阿莫西林等）、多西环素（强力霉素）、大环内酯类、第一代或第二代头孢菌素、氟喹诺酮类（左氧氟沙星、莫西沙星等）

续表

不同人群	常见病原体	初始经验性治疗的抗菌药物选择
老年人或有基础疾病患者	肺炎链球菌、流感嗜血杆菌、需氧革兰阴性杆菌、金黄色葡萄球菌、卡他莫拉菌等	单用第二代头孢菌素(头孢呋辛、头孢丙烯、头孢克洛等)或联用大环内酯类;单用β-内酰胺类/β-内酰胺酶抑制药(阿莫西林/克拉维酸、氨苄西林/舒巴坦)或联合大环内酯类、氟喹诺酮类
需入院治疗、不需要收住ICU的患者	肺炎链球菌、流感嗜血杆菌、混合感染(包括厌氧菌)、需氧革兰阴性杆菌、金黄色葡萄球菌、肺炎支原体、肺炎衣原体、呼吸道病毒等	单用第二代头孢菌素静脉注射或联合大环内酯类静脉注射;静脉注射氟喹诺酮类;单用β-内酰胺类/β-内酰胺酶抑制药(如阿莫西林/克拉维酸、氨苄西林/舒巴坦)静脉注射或联合大环内酯类静脉注射;单用头孢噻肟、头孢曲松或联合大环内酯类静脉注射
需入住ICU的重症患者,无铜绿假单胞菌感染危险因素	肺炎链球菌、需氧革兰阴性杆菌、嗜肺军团菌、肺炎支原体、流感嗜血杆菌、金黄色葡萄球菌等	头孢曲松或头孢噻肟联合大环内酯类静脉注射;氟喹诺酮类联合氨基糖苷类静脉注射;β-内酰胺类/β-内酰胺酶抑制药(如阿莫西林/克拉维酸、氨苄西林/舒巴坦)联合大环内酯类静脉注射;厄他培南联合大环内酯类静脉注射
需入住ICU的重症患者,有铜绿假单胞菌感染危险因素	A组常见病原体+铜绿假单胞菌	具有抗假单胞菌活性的β-内酰胺类抗生素(如头孢他啶、头孢吡肟、哌拉西林/他唑巴坦、头孢哌酮/舒巴坦、亚胺培南、美罗培南等)联合大环内酯类静脉注射,必要时还可同时联合氨基糖苷类;具有抗假单胞菌活性的β-内酰胺类抗生素联合氟喹诺酮类静脉注射;环丙沙星或左氧氟沙星联合氨基糖苷类静脉注射

3. 易感染某些特定病原体的危险因素：如果患者合并某些危险因素（表1-2）或存在某些合并症（表1-3），将有感染某种特定病原体的可能，治疗时应予考虑。

表1-2　增加特定细菌感染风险的危险因素

特定细菌	危 险 因 素
耐药肺炎链球菌	年龄＜65岁；近3个月内应用过β-内酰胺类抗生素治疗；酗酒；多种临床合并症；免疫抑制性疾病（包括应用糖皮质激素治疗）；接触日托中心的儿童
军团菌属	吸烟；细胞免疫缺陷，如器官移植者；肾功能衰竭或肝功能衰竭；糖尿病；恶性肿瘤
肠道革兰阴性杆菌	居住在养老院；有心、肺基础疾病；多种临床合并症；近期应用过抗生素治疗
铜绿假单胞菌	结构性肺疾病，如支气管扩张、肺囊肿、弥漫性泛细支气管炎等；应用糖皮质激素（泼尼松＞10mg/d）；过去1个月中应用广谱抗生素＞7天；营养不良；外周血中性粒细胞计数＜$1×10^9$/L

表1-3　某些特定状态下社区获得性肺炎患者易感染的病原体

状态或合并症	易感染的特定病原体
酗酒	肺炎链球菌（包括耐药的肺炎链球菌）、厌氧菌、肠道革兰阴性杆菌、军团菌属
慢性阻塞性肺疾病/吸烟者	肺炎链球菌、流感嗜血杆菌、卡他莫拉菌
居住在养老院	肺炎链球菌、肠道革兰阴性杆菌、流感嗜血杆菌、金黄色葡萄球菌、厌氧菌、肺炎衣原体
患流感	金黄色葡萄球菌、肺炎链球菌、流感嗜血杆菌
接触鸟类	鹦鹉热衣原体、新型隐球菌
疑有吸入因素	厌氧菌
结构性肺疾病（支气管扩张、肺囊肿、弥漫性泛细支气管炎等）	铜绿假单胞菌、洋葱伯克霍尔德菌、金黄色葡萄球菌
近期应用抗生素	耐药肺炎链球菌、肠道革兰阴性杆菌、铜绿假单胞菌

几点说明和注意事项。

（1）我国成人社区获得性肺炎致病肺炎链球菌对青霉素的不敏感率（包括中介与耐药）在20%左右，高水平耐药或存在耐药高危险因素时应选择氟喹诺酮类、第三代头孢菌素（如头孢曲松、头孢哌酮/他唑巴坦）、厄他培南或万古霉素。

（2）我国肺炎链球菌对大环内酯类耐药率普遍在60%以上，且多呈高水平耐药，因此，在怀疑为肺炎链球菌所致社区获得性肺炎时不宜单独应用大环内酯类，但大环内酯类对非典型致病原仍有良好疗效。

（3）支气管扩张症并发肺炎，铜绿假单胞菌是常见病原体，经验性治疗药物选择应兼顾及此。除上述推荐药物外，亦有人提倡联合氟喹诺酮类或大环内酯类，据认为此类药物易穿透或破坏细菌的生物被膜。

（4）疑有吸入因素时应优先选择氨苄西林/舒巴坦钠、阿莫西林/克拉维酸等有抗厌氧菌作用的药物，或联合应用甲硝唑、克林霉素等，也可选用莫西沙星等对厌氧菌有效的氟喹诺酮类药物。

（5）对怀疑感染流感病毒的患者一般并不推荐联合应用经验性抗病毒治疗，只有对于有典型流感症状（发热、肌痛、全身不适和呼吸道症状）、发病时间<2天的高危患者及处于流行性感冒流行期，才考虑联合应用抗病毒治疗。

（6）对于危及生命的重症肺炎，建议早期采用广谱强效的抗菌药物治疗，待病情稳定后可根据病原学进行针对性治疗，或降阶梯治疗。要尽早开始抗生素治疗，首剂抗生素治疗争取在诊断社区获得性肺炎后4h内使用，以提高疗效，降低病死率，缩短住院时间。

（7）重症肺炎除有效抗感染治疗外，营养支持治疗和呼吸道分泌物引流亦十分重要。

4. 初始治疗后评价与处理

（1）初始治疗后48～72h应对病情和诊断进行评价。有效治疗反应首先表现为体温下降，呼吸道症状亦可以有改善，白细胞恢复和胸部X线片病灶吸收一般出现较迟。凡症状明显改善，不一定考虑痰病原学检查结果如何，仍可维持原有治疗。症状显著改善后，胃肠外给药者可改用同类或抗菌谱相近、或对致病原敏感的制剂口服给药，采用序贯治疗。

（2）初始治疗 72h 后症状无改善或一度改善又恶化，视为治疗无效，其常见原因和处理如下。

◆ 药物未能覆盖致病菌或细菌耐药，结合实验室痰培养结果并评价其意义，审慎调整抗感染药物，并重复病原学检查。

◆ 特殊病原体感染，如分枝杆菌、真菌、肺孢子菌，包括传染性非典型肺炎和人高致病性禽流感在内的病毒或地方性感染性疾病。应重新对有关资料进行分析并进行相应检查，包括对通常细菌的进一步检测，必要时采用侵袭性检查技术，明确病原学诊断并调整治疗方案。

◆ 出现并发症（脓胸、迁徙性病灶等）或存在影响疗效的宿主因素（如免疫损害），应进一步检查和确认，进行相应处理。

◆ 社区获得性肺炎诊断有误时，应重新核实社区获得性肺炎的诊断，明确是否为非感染性疾病。

5. 并发症的治疗

（1）发生感染性休克时应补充血容量，纠正酸中毒，使用肾上腺糖皮质激素，应用血管活性药物，防治心肺功能不全。

（2）脓胸、脓气胸量不多者常能自行消散；量多则需胸腔穿刺抽液引流，积极用抗生素治疗。

八、肺脓肿

长 期 医 嘱	临 时 医 嘱
内科护理常规	血常规、尿常规、粪常规
一级护理	血生化全套
高蛋白饮食	动脉血气分析
留伴一人　prn	C反应蛋白、NAP积分
吸氧　prn	降钙素原测定
吸痰　prn	血沉
	血结核抗体

续表

长　期　医　嘱	临　时　医　嘱
NS　100ml　| iv gtt 哌拉西林/他唑巴坦　4.5g | q8h❶	血清癌胚抗原等血清肿瘤标志物测定
或 NS　100ml　| iv gtt 头孢哌酮/舒巴坦　3g | q8h	血培养＋药物敏感试验
	痰涂片革兰染色
或 NS　250ml　| iv gtt（>1h） 万古霉素　1g | q12h	痰培养＋药物敏感试验
	痰找抗酸杆菌
NS　100ml　| iv gtt q8h 克林霉素　0.6g |	痰脱落细胞学检查
	心电图
或 替硝唑　0.8g iv gtt qd❶	胸部 X 线片
NS　100ml　| iv gtt bid 氨溴索　30mg |	或 胸部 CT 检查
	青霉素皮试 prn
复方氨基酸注射液　250ml iv gtt qd	经纤维支气管镜冲洗及吸引❷

❶ 本病的抗生素应选择对厌氧菌有效的，随后抗生素选择可根据药物敏感试验结果回报后调整。抗生素疗程为 6～8 周，直至胸部 X 线片示空洞和炎症消失，或仅有少量的残留纤维化。

❷ 脓液引流是提高疗效的有效措施，痰黏稠不易咳出者，可用祛痰药或雾化吸入生理盐水、支气管舒张药以利于脓液引流；身体状况较好者，可采取体位引流排脓。经纤维支气管镜冲洗及吸引也是引流的有效方法。

注：1. 有水电解质失衡者，可相应调节补液量，以纠正失衡。

2. 有高热、寒战者，应对症处理。

3. 合并咯血者，可予以止血等处理，详见支气管扩张（并发感染、咯血）的相关内容。

九、肺结核

长　期　医　嘱	临　时　医　嘱
内科护理常规	血常规、尿常规、粪常规
二级护理	血生化全套

续表

长 期 医 嘱	临 时 医 嘱
普通饮食	动脉血气分析
维生素 B₁　10mg po tid	红细胞沉降率(血沉)
维生素 AD 胶丸　1 粒 po tid	血结核抗体
葡醛内酯　0.1g po tid	痰找抗酸杆菌×3 次
初治肺结核： 　异烟肼（H）　0.3g 　利福平（R）　0.45g ⎫ 　乙胺丁醇（E）　0.75g ⎬ po qd❶ 　吡嗪酰胺（Z）　1.5g ⎭	痰分枝杆菌培养＋药物敏感试验
	心电图
	胸部 X 线片 　或 胸部 CT 检查
耐药肺结核： 　利福喷丁　0.6g po 2 次/周❷ 　左氧氟沙星　0.2g po bid 　克拉霉素　0.5g po qd 　对氨基水杨酸异烟肼片　0.3g po tid 　5%GS　250ml ⎫ 　阿米卡星　0.4g ⎬ iv gtt qd	结核菌素试验(PPD)试验
	纤维支气管镜检查
	纤支镜活检＋病理学检查
	纤支镜纤刷物涂片找抗酸杆菌
	支气管肺泡灌洗液行分枝杆菌培养＋药物敏感试验
复治肺结核： 　异烟肼　0.3g 　利福平　0.45g ⎫ 　乙胺丁醇　0.75g ⎬ po qd❸ 　吡嗪酰胺　1.5g ⎭ 　链霉素（S）　0.75g im qd	支气管肺泡灌洗液涂片找抗酸杆菌
	CT 引导下经皮肺穿刺活检术 prn

❶ 初治涂阳肺结核治疗方案：2HRZS（E）/4HR；2HRZS（E）/4HRE；2HRZS（E）/4H₃R₃；2H₃R₃Z₃S₃（E₃）/4H₃R₃；2HRZ/4HR。初治涂阴肺结核治疗方案：2HRZ/4HR；2HRZ/4H₃R₃；2H₃R₃Z₃/4H₃R₃。

❷ 耐药肺结核，特别是耐多药肺结核的治疗最好根据药物敏感试验结果，详细询问既往用药史，选择至少 2～3 种药物，并实施全程督导化疗管理完成治疗，方案多种多样，应根据实际情况制订方案，强化期 3 个月，总疗程 21 个月。

❸ 复治涂阳肺结核治疗方案：2HRZES/6HRE；2HRZES/6H$_3$R$_3$；3H$_3$R$_3$Z$_3$E$_3$S$_3$/5H$_3$R$_3$E$_3$。

注：1. 综合性医院发现肺结核患者应尽快转到结核病防治院，除非患者同时患有专科医院无法治疗的疾病，可以遵循早期、规律、全程、适量、联合原则进行治疗。常用药物缩写 H（INH，异烟肼）、R（RFP，利福平）、E（EMB，乙胺丁醇）、Z（PZA，吡嗪酰胺）、S（SM，链霉素）。

2. 对有严重结核毒性症状患者，可同时加用糖皮质激素，如泼尼松 15～20mg qd，逐渐减量到疗程约 1 个月为止。

3. 对合并有咯血者，应同时治疗咯血。

4. 可同时应用免疫增强药，如胸腺素 α_1、草分枝杆菌（乌体林斯）、匹多莫德等。

5. 肺外结核治疗方案：2HRZS（E）/10HR；3HRZS（E）/9HR。结核性脑膜炎治疗方案：3HRZS/15HRE。

6. 要注意以下药物的主要不良反应以调整治疗方案。异烟肼可出现周围神经炎，偶有肝功能损害。利福平可出现肝功能损害、过敏反应。乙胺丁醇可出现视神经炎。吡嗪酰胺可出现胃肠不适、肝功能损害、高尿酸血症、关节痛。

十、渗出性胸膜炎

长 期 医 嘱			临 时 医 嘱
内科护理常规			血常规、尿常规、粪常规
二级护理			血生化全套
高蛋白饮食			动脉血气分析
吸氧　　prn			DIC＋血凝全套
异烟肼　　0.3g		po qd❶	C 反应蛋白
利福平　　0.45g			血沉
乙胺丁醇　0.75g			血结核抗体
吡嗪酰胺　1.5g			血清肿瘤标志物
NS　　100ml		iv gtt❷	PPD 试验
哌拉西林/他唑巴坦　4.5g		q8h	心电图

续表

长 期 医 嘱	临 时 医 嘱
或 NS　100ml 　头孢哌酮/舒巴坦 　　3.0g ⎪iv gtt ⎪q8h	胸部 X 线片 　或 胸部 CT 检查
	B 超胸水探查＋定位
或 NS　100ml 　万古霉素　0.5g ⎪iv gtt q8h	2％利多卡因　10ml　局麻
	胸腔穿刺抽液术或胸腔闭式引流术
	胸水常规
	胸水生化
	胸水 CEA
	胸水培养＋药物敏感试验
	胸水找抗酸杆菌
	胸水脱落细胞学检查
	胸膜活检术❸
	胸膜活检组织行病理学检查
	胸腔镜检查
	尿激酶　10 万 U NS　20ml ⎪胸腔注入❹

❶ 应用于结核性胸膜炎。

❷ 应用于细菌感染性胸膜炎。

❸ 术前完善血型、乙肝三对、丙肝抗体、梅毒抗体、人类免疫缺陷病毒（HIV）抗体等检查。

❹ 用于包裹性胸腔积液。先用 B 超定位包裹性胸腔积液最大腔，然后行胸腔穿刺抽液，尽量抽出胸腔积液，然后注入用 0.9％氯化钠注射液 20ml 溶解的尿激酶 10 万 U，嘱患者活动或转动身体以利尿激酶充分接触纤维分隔。24h 后再次抽液，如抽液顺利，尽量一次将胸液抽净，如抽液不畅或与估计积液量不符，再次注入含尿激酶 10 万 U 的 0.9％氯化钠注射液 20ml，次日再次抽液。尿激酶可促进纤维蛋白溶解，溶解纤维分隔，使胸水容易抽净。其副作用主要为出血，治疗前后需检测血凝血套。

注：1. 如为结核性胸膜炎，应予以全身抗结核治疗，持续胸腔闭式引流至胸水完全吸收。

2. 如为细菌感染性胸膜炎，除了全身抗感染治疗外，胸腔局部注入甲硝唑或根据药物敏感试验结果选择抗生素反复冲洗，必要时予胸腔闭式引流。

3. 如为恶性胸膜炎，除了全身化疗外，胸腔局部注入顺铂60～80mg＋0.9％氯化钠注射液20ml，必要时可考虑红色诺卡菌细胞壁骨架（胞必佳）胸腔注入封闭胸膜腔。

4. 如为其他病因的渗出性胸膜炎，可根据病因予以相应的治疗及局部抽液。

十一、纤维支气管镜检查

长 期 医 嘱	临 时 医 嘱
内科护理常规	血常规、尿常规、粪常规
一级护理	血生化全套
禁食[1]	动脉血气分析
吸氧	出血时间、凝血时间
心电监护	血型
	乙肝两对半
	丙肝抗体
	梅毒螺旋体抗体
	HIV 抗体
	心电图
	胸部 X 线片 　或 胸部 CT 检查
	地西泮　5mg im(术前 30min) 　或 咪达唑仑　2.5mg iv (缓慢， 　　术前 5～10min)
	2％利多卡因　10～20ml　局麻[2]
	NS　20ml 肾上腺素　　1mg ∣ 备用[3]

❶ 检查前 4～6h 禁食禁水，检查后 2h 方可进食。

❷ 气道麻醉可采用含漱法、喷雾法、雾化法、气管内滴注法、环甲膜穿刺法。成人利多卡因总量应限制在 8.2mg/kg。

❸ 纤维支气管镜（纤支镜）活检局部止血用。

注：1. 适应证

（1）诊断方面　不明原因的咯血；不明原因的慢性咳嗽；不明原因的局限性哮鸣音；不明原因的声音嘶哑；痰中发现癌细胞或可疑癌细胞；胸部 X 线片和（或）CT 检查异常者；临床已诊断为肺癌，决定行手术的治疗前检查；胸部外伤、怀疑有气管支气管裂伤或断裂；肺或支气管感染性疾病的病因学诊断；疑有食管气管瘘的确诊；机械通气时的气道管理。

（2）治疗方面　取出支气管异物；经支气管镜局部止血；清除气管内异常分泌物；经支气管镜进行支气管肺泡灌洗术；经纤支镜对肺癌患者做局部放疗或局部注射化疗药物；引导气管插管；经纤支镜对气道良性肿瘤或恶性肿瘤进行激光、微波、冷冻、高频电刀及氩等离子体凝固治疗；经支气管镜气道支架置入术。

2. 禁忌证　活动性大咯血；严重心、肺功能障碍；严重心律失常；全身情况极度衰竭；不能纠正的出血倾向；严重的上腔静脉阻塞综合征；新近发生心肌梗死或有不稳定型心绞痛；疑有主动脉瘤；尿毒症；严重的肺动脉高压。

3. 检查前应签署知情同意书。

十二、感染性休克

长 期 医 嘱	临 时 医 嘱
内科护理常规	血常规、尿常规、粪常规
一级护理	分泌物培养及药物敏感试验
或 特别护理	血培养及药物敏感试验
禁食	电解质测定
或 流质饮食	心、肝、肾功能
病危通知	出血时间、凝血时间
平卧位	动脉血气分析

续表

长 期 医 嘱	临 时 医 嘱
吸氧	心电图检查
测血压、脉搏、呼吸、体温	床边胸部 X 线摄片
留置导尿管	腹部 B 超
记 24h 出入量	降钙素原、血沉、CRP、NAP 积分
NS　250ml ⎱ iv gtt bid 头孢唑肟❶　2.0g ⎰	血型、血交叉配合试验
或 NS　250ml ⎱ iv gtt bid 　头孢他啶　2.0g ⎰	血浆　200ml iv gtt prn
或 NS　100～250ml ⎱ iv gtt qd 　头孢曲松　2.0g ⎰	5％碳酸氢钠注射液　250ml iv gtt prn
或 NS　100ml ⎱ iv gtt 　头孢哌酮/舒巴坦钠 ⎰ q12h～q8h 　　3.0g	人血丙种球蛋白　2.5～5g iv gtt prn
或 左氧氟沙星　0.6g iv gtt qd	
或 莫西沙星(拜复乐)　0.4g 　　iv gtt qd	
或 NS　500ml ⎱ iv gtt 　氢化可的松　200～ ⎰ qd❷ 　　300mg	
NS　500ml iv gtt qd	
5％GS　500ml iv gtt qd	
右旋糖酐-40　500ml iv gtt qd	
5％GS　50ml ⎱ 微量泵(2～ 多巴胺❸　200mg ⎰ 5ml/h)	
或 5％GS　250ml ⎱ iv gtt 　多巴胺　200mg ⎰ qd～bid	
去甲肾上腺素　0.02～0.19μg/(kg·min) iv (泵入)❸	

❶ 药物选择参考：革兰阳性球菌感染可选用青霉素，耐药菌株可选用新型青霉素，如苯唑西林、美沙西林等，也可用头孢菌素类，如头孢呋辛，对于极少数耐甲氧西林的菌株则可选用万古霉素。革兰阴性杆菌感染选用第三代头孢菌素类（如头孢唑肟、头孢哌酮/舒巴坦钠、头孢曲松等）、亚胺培南/西司他丁。临床上多采用较强效的抗生素，甚至多种抗生素联合应用，经验性治疗时，应该参照本社区或本医院细菌流行病学资料进行选择，否则会失去抢救时机。休克、肝肾功能异常时，抗生素的给药剂量需相应调整。

❷ 肾上腺糖皮质激素具有抗炎、抗毒素、抗休克等作用，可降低感染性休克的病死率。

❸ 感染性休克要重视血管活性药物应用。临床上多用去甲肾上腺素和多巴胺。

注：1. 控制感染是救治感染性休克的主要环节。根据感染部位、细菌种类、分泌物培养、血培养及药物敏感试验结果、患者个体特性等合理选择应用抗生素。原则是早期、足量、疗程充分、联合用药。

2. 感染性休克时均有血容量不足，有条件可监测中心静脉压，根据中心静脉压、血细胞比容选用补液种类，调整输液速度。原则上晶体、胶体交叉输注，"盐水"宜缓，"糖水"可快，有利于防止肺水肿和心力衰竭的发生。此外，尚需注意纠正酸碱失衡。

3. 注意营养支持，可行静脉补充三磷腺苷（ATP）、二磷酸果糖、氨基酸等。

4. 积极防治各种并发症，如肝功能损害、心力衰竭、肾衰竭、弥散性血管内凝血（DIC），尤其警惕多系统脏器衰竭。

第二节 循环系统

一、充血性心力衰竭（以 60kg 为例）

长 期 医 嘱	临 时 医 嘱
内科护理常规	生化全套(电解质、肾功能)❺
一级护理❶	B 型尿钠肽❻

续表

长　期　医　嘱	临　时　医　嘱	
低盐饮食	或 NT-前端 B 型尿钠肽❻	
吸氧　prn	心电图	
心电、血压、血氧饱和度监测	心脏三位片	
记 24h 出入量	心脏彩超	
测体重　qd	动态心电图	
卡托普利　12.5～50mg po tid	5%GS　20ml	iv（慢，5～10min）
或 依那普利　2.5～10mg po bid	毛花苷 C(西地兰)　0.2～0.4mg	
氢氯噻嗪　50～100mg po qd		
呋塞米　20mg po bid/tid	NS　10ml	iv(慢)❼❷
螺内酯　20mg po qd	呋塞米　20～40mg	
或 阿米洛利　5～10mg po qd❷	NS　稀释到50ml	iv(泵入)❽❸
或 氯化钾　1.0 po tid	多巴酚丁胺　180mg	prn
美托洛尔　5～50mg po tid	NS　稀释到50ml❾❹	iv(泵入)
或 比索洛尔　2.5～5mg po qd❸	硝普钠　50mg	prn
地高辛　0.125～0.25mg po qd❹		
硝酸异山梨醇(消心痛)　10mg po tid		

❶ 待患者心力衰竭症状及体征缓解，心功能达到Ⅱ级以下时，改为二级护理。

❷ 用于心功Ⅳ级。

❸ 用于心功Ⅲ级以下。

❹ 用于心功Ⅱ级以上。

❺ 应急查电解质、肾功能。

❻ B 型尿钠肽参考值＜100pg/ml，小于 100pg/ml 可基本排除心力衰竭，大于 400pg/ml 可诊断为心力衰竭，准确率为 97%，在 100～400pg/ml 时要排除肺栓塞、慢性阻塞性肺疾病、肾衰竭、安装心脏起搏器等。

❼❷ 给予呋塞米 60mg 静脉注射，5～10min 后 5mg/h 持续静脉泵入。自静脉注射开始，至尿量达 2500ml 时停止静脉泵入。次

日呋塞米的剂量以前 1 天总剂量的 1/2 为基础剂量，必要时适当增加剂量。血清钠＞135mmol/L 者选用 10% 葡萄糖注射液，血清钠为 130～135mmol/L 者选用 0.9%氯化钠注射液 5～10min 后 5mg/h 持续泵入。

❽❸ 静脉泵入速度为 2.5～10μg/(kg・min)。由于盐酸多巴酚丁胺的半衰期短，所以必须以持续静脉输注的方式给药。开始输注后，大约在 10min 之内血浆多巴酚丁胺的浓度可以达到稳定状态，因此，无需给予负荷剂量或大剂量快速注射。能够使心排血量（心输出量）增加的输注速度范围为 2.5～10μg/(kg・min)。给药速度与治疗的持续时间必须根据患者的血流动力学参数（心率和节律、动脉压等）、心排血量和心室充盈压的测定值（中心静脉压、肺毛细血管楔压和左心房压）、肺充血和器官充盈的体征（尿量、皮肤温度和精神状态）进行调整。停药时要逐渐减少剂量，不能突然停止使用盐酸多巴酚丁胺。不要将其他药物与盐酸多巴酚丁胺混合在同一种溶液中使用。配制好的静脉输注液必须在 24h 内使用。

❾❹ 静脉泵入速度开始为 0.3μg/(kg・min)，根据病情和血压逐渐增加用量。一般速度为 0.5～8μg/(kg・min)，最大剂量可用到 40μg/(kg・min)。对心力衰竭患者静脉泵入速度可以在 20～40μg/(kg・min)，每日静滴 8～12h，同时保证患者夜间休息，并监测血硫氰酸浓度。本品为强有力的血管扩张药，能直接松弛小动脉与静脉血管平滑肌，降低血压，减轻心脏的前、后负荷，从而减轻心肌负荷，降低心肌氧耗量，能使衰竭的左心室排血量增加。亦能明显降低肺动脉压，对肾血流量与肾小球滤过率无明显改变。药物副作用有恶心、呕吐、神经紧张、肌肉痉挛、头痛、皮疹、出汗、发热等。大剂量连续使用时，有肝肾功能损害者可引起血浆氰化物和硫氰化物浓度升高而中毒。本品可导致甲状腺功能减退症、正铁血红蛋白血症、静脉炎和代谢性酸中毒。

二、急性左心衰竭

长 期 医 嘱	临 时 医 嘱
内科护理常规	电解质 st
一级护理	肾功能 st

续表

长 期 医 嘱	临 时 医 嘱
低盐流质饮食	血流动力学监测❶
半卧位（双腿下垂）	肝功能
病危通知	中心静脉压测定
吸氧 4～6L/min	B 型尿钠肽
心电、血压、血氧饱和度监测	或 NT-前端 B 型尿钠肽
依那普利　5～10mg po qd	血气分析
或 卡托普利　12.5～25mg	心电图
po bid～tid	NS　3ml ⎤ iv(慢) 吗啡　3mg ⎦
地高辛　0.125～0.25mg po qd	
氢氯噻嗪　25～100mg po qd	NS　稀释到　50ml ⎤ iv(泵入)❷ 多巴酚丁胺　180mg ⎦
或 呋塞米　20mg po	
bid～tid	NS　稀释到　50ml ⎤ iv(泵入)❸ 硝酸甘油　5mg ⎦
螺内酯　20mg po qd	
硝酸异山梨酯　10mg po tid	或 NS　50ml ⎤ iv(泵入)❹ 　　硝普钠　50mg ⎦
或 单硝酸异山梨酯　30mg	
po qd	或 5-单硝酸盐　0.5μg/(kg·min) 　　iv gtt❹
	或 硝酸异山梨醇　1～10mg/h 　　iv(泵入)
	或 硝普钠　0.25μg/(kg·min) 　　iv(泵入)
	或 乌拉地尔　25～50mg iv 　　(缓慢)❺
	或 脑利钠肽❻　2μg/kg iv
	呋塞米　20～100mg iv(慢)
	或 托拉塞米　10～100mg iv(慢)❼
	NS　40ml ⎤ iv(慢)❽ 毛花苷　0.2～0.4mg ⎦
	外科手术及血运重建

续表

长 期 医 嘱	临 时 医 嘱
	主动脉内球囊反搏
	左心辅助装置
	持续性静脉-静脉血液滤过
	心脏移植

❶ 适用于血流动力学不稳定或合并严重肺疾病患者。

❷ 静脉泵入 2.5～10μg/(kg·min)。

❸ 0.5μg/(kg·min) 起始。

❹ 根据血压及病情逐渐增加剂量直至满意。参见充血性心力衰竭。

❺ 用于紧急时，首剂后以 1～3μg/(kg·min) 持续静滴。

❻ 首剂后以 0.015～0.032μg/(kg·min) 静滴 24～72h。

❼ 可视病情反复给药。

❽ 20～30min 后可重复使用，最大剂量不超过 1.2mg。

注：1. 待病情好转，气促缓解，肺部啰音消失，可停病危通知，改为二级护理。

2. 如有合并肾功能不全，应加大利尿药用量。

3. 如有合并肺部感染，应加强抗感染。

三、阵发性室上性心动过速（室上速）

长 期 医 嘱	临 时 医 嘱
内科护理常规	食管心房起搏
一级护理	或 5%GS 10ml ⎤ iv st
半流质饮食	三磷腺苷 6～12mg ⎦
心电监护❶	或 5%GS 20～40ml ⎤ iv(慢)st
卧位	维拉帕米 5mg ⎦
吸氧	或 5%GS 20ml ⎤ iv st
刺激呕吐❷	普罗帕酮 70mg ⎦
或 压迫眼球❷	或 5%GS 20～40ml ⎤ iv
或 按摩颈动脉窦❷	毛花苷 C 0.4～0.8mg ⎦ (慢)st

续表

长 期 医 嘱	临 时 医 嘱
维拉帕米　40～80mg po tid❸ 　或 普罗帕酮　0.15g po q8h 　或 美托洛尔　25～50mg 　　po bid～tid	或 射频导管消融❹
	电复律❺

❶ 静脉应用抗心律失常药物，如三磷腺苷、维拉帕米、普罗帕酮静注时需要进行心电监护。

❷ 为兴奋迷走神经的方法，用于阵发性室上速发作初期心功能与血压正常者。

❸ 维拉帕米不宜与β受体阻滞药美托洛尔合用。与β受体阻滞药合用可能增强对房室传导的抑制作用。

❹ 如发作次数不多，心律失常转复后可不予治疗，若发作较频或发作时有血流动力学异常者需预防用药或进行射频消融达到根治目的。

❺ 对出现严重心绞痛、低血压、充血性心力衰竭的患者，应立即电复律。急性发作药物治疗无效者亦应施行电复律。已应用洋地黄者不应接受电复律治疗。

注：1. 阵发性室上性心动过速发作初期心功能与血压正常者，经卧位休息、吸氧、兴奋迷走神经往往能使室上性心动过速终止。兴奋迷走神经的方法有刺激呕吐、压迫眼球和按摩颈动脉窦，如室上性心动过速不能终止，则应尽快使用药物终止发作。

2. 预激综合征患者发生旁路正传的阵发性室上性心动过速（QRS波增宽）时，禁用洋地黄类药物、维拉帕米、腺苷及普萘洛尔等加速旁路传导的药物。

3. 有心脏扩大、心力衰竭者宜选用毛花苷C，发作控制后用地高辛维持。

4. 也可用静脉内滴注美托洛尔、胺碘酮等药物或采用经食管调搏超速抑制法控制发作。

四、阵发性室性心动过速（室速）

长 期 医 嘱	临 时 医 嘱
内科护理常规	血常规、尿常规、粪常规
一级护理	血沉、ASO
半流质饮食	血钾、钠、氯、镁、钙测定
病重通知	心肌酶学、肌钙蛋白
心电、血压、氧饱和度监护	甲状腺功能全套
吸氧（2～4L/min）	肝肾功能、血脂
胺碘酮　0.2g po tid❶	心电图
	动态心电图
	胸部 X 线片
	心脏彩超
	同步电复律①
	5%GS　40ml 胺碘酮　150mg |iv st!
	5%GS　稀释至 50ml 胺碘酮　300mg |iv（泵入，10ml/h×6h）❷
	或 5%GS　稀释至 40ml 利多卡因　50～100mg |iv st!
	5%GS　500ml 利多卡因　500～100mg |iv gtt（1～4mg/min）
	埋植型自动心律转复除颤器（ICD）❷
	射频消融❸
	外科手术❹

❶ 胺碘酮用法为 0.2g，每天 3 次，用 5～7 天，心律失常控制后逐渐减量，维持量为 0.1～0.2g，每天 1 次。注意监测心电图 QT 间期。a. 对于持续性室性心动过速，视其对血流动力学的影响程度，如患者神志不清，立即予同步电复律。如有血压下降、神志模糊、休克表现者，可在麻醉下行同步电复律。复律能量以 100～

250J 为宜。b. 其后以 5ml/h 维持。

❷ ICD 是目前有危及生命的室性心律失常的首选治疗方法。

❸ 射频消融对冠心病、心肌梗死后室性心动过速疗效差，对无器质性心脏病的分支型室性心动过速，或单行性室性心动过速疗效较好。

❹ 心肌梗死后室壁瘤、瓣膜疾病、肥厚型梗阻性心肌病患者所致的室性心动过速可行外科手术治疗。特发性长 QT 综合征患者，切除颈胸交感神经节有一定的疗效。

注：1. 终止发作。

2. 寻找病因及诱发因素，对症治疗；如纠正电解质紊乱、酸碱平衡紊乱，停用诱发室性心动过速的药物。

3. 对于洋地黄药物过量引起的室性心动过速，应立即停药，避免电复律，可给予苯妥英钠 100mg 静脉注射，间隔 5min 1 次直至有效，总量不超过 1000mg；也可给予利多卡因 50～100mg，静脉注射，无效者可间隔 5～10min 重复 1 次，直至有效或总量达 300mg，有效后给予 1～4mg/min，静脉滴注维持治疗；无高钾者，应给予补钾治疗；镁离子可对抗洋地黄类药物引起的快速型心律失常，可予 25% 的硫酸镁 5ml，用 5% 葡萄糖注射液 20ml 稀释后缓慢静脉推注，或 25% 硫酸镁 10ml，用 5% 葡萄糖注射液 250ml 稀释后静脉滴注，每日 3～6g。

4. 预防发作 室性心动过速患者多有器质性心脏病，对于发作频繁者应住院治疗。可预防室性心动过速的药物有硫酸镁、美西律、利多卡因、普罗帕酮、普鲁卡因胺、胺碘酮、丙吡胺、β 受体阻滞药、奎尼丁等，对于心肌梗死后患者避免使用恩卡尼、氟卡尼或莫雷西嗪治疗。

五、阵发性心房颤动（房颤）

长 期 医 嘱	临 时 医 嘱
内科护理常规	血常规、尿常规、粪常规
二级护理	血沉、ASO
普通饮食	血钾、钠、氯、镁、钙
	心肌酶学、肌钙蛋白

续表

长　期　医　嘱	临　时　医　嘱
	甲状腺功能全套
	肝肾功能、血脂
	心电图
	动态心电图
	胸部 X 线片
	心脏彩超
	射频消融❶
	外科手术❷

❶ 肺静脉内局灶消融或肺静脉电隔离，有效率为 70%～85%。

❷ 如改良迷宫Ⅲ手术治疗可消除房颤，成功率达 80%，病死率为 2%，长期疗效有待证实。

注：1. 房颤急性发作时在排除病态窦房结综合征（病窦）、慢快综合征后可考虑行电复律治疗。伴有明显血流动力学恶化，如预激综合征并房颤者，首选电复律。若有明显器质性心脏病、心功能不全，首选胺碘酮治疗。Ⅰc 类抗心律失常药物中普罗帕酮静脉推注转复成功率高，但不适合伴有心功能障碍或严重的传导阻滞者，使用普罗帕酮静脉推注，转律应特别注意心率变化，谨防出现心动过缓或心搏骤停。

2. 寻找病因及诱发因素，对症治疗；如纠正电解质紊乱、酸碱平衡紊乱、治疗甲状腺功能亢进症（甲亢）等。

六、慢性房颤

长　期　医　嘱	临　时　医　嘱
内科护理常规	血常规、尿常规、粪常规
一级护理	血沉、ASO、血脂
或　二级护理	心肌酶学及同工酶
低盐半流质饮食	甲状腺功能全套
吸氧　prn	生化全套

续表

长 期 医 嘱	临 时 医 嘱
地高辛 0.125～0.25mg po qd	糖基化血红蛋白
阿司匹林肠溶片 100mg po qd	心电图
美托洛尔 12.5～50mg po bid❶	24h 动态心电图
	心脏三位片
	心脏彩超

❶ 甲状腺功能亢进症引起心房颤动者，以纠治甲状腺功能亢进症为主，可合用美托洛尔控制心室率，但合并哮喘者禁用，可予地尔硫䓬控制心室率。

注：1. 慢性持久性心房颤动，若心室率＜80～90 次/分者可不给予控制心室率的药物；心室率＞90 次/分者可用毛花苷 C 或地高辛控制心室率，使休息状态下心室率为 60～70 次/分，活动时不超过 90～100 次/分为宜。

2. 进一步诊治引起心房颤动的基本病因。

3. 为防止心房附壁血栓形成，一般心房颤动者最好常规使用抗凝血药物华法林，但应监测国际标准化比值（INR），维持 INR 在 2～3，以防出血。若使用华法林，则应停用阿司匹林。

七、高血压病

长 期 医 嘱	临 时 医 嘱
内科护理常规	血常规、尿常规、粪常规
一级护理❶	血沉、CRP
或 二级护理	生化全套
低盐低脂饮食❷	同型半胱氨酸
阿司匹林肠溶片 100mg qd❸	24h 尿蛋白定量
氢氯噻嗪 6.25～25mg po qd	尿微量白蛋白❹
或 吲哒帕胺缓释片 1.5mg po qd	眼底检查❺
或 呋塞米 20～80mg po bid	心电图
或 螺内酯 25～50mg po qd～bid	24h 动态血压

长 期 医 嘱	临 时 医 嘱
美托洛尔　50～100mg po qd～bid	胸部 X 线片
或 比索洛尔　2.5～10mg po qd	心脏远达片
拉贝洛尔　200～400mg po bid	心脏彩超
或 卡维地洛　12.5～50mg po bid	颈部血管彩超
卡托普利　25～100mg po bid～tid	双肾及双肾上腺彩超、CT
或 依那普利　5～40mg po bid	血儿茶酚胺、肾素、醛固
或 贝那普利　5～40mg po qd～bid	酮、皮质醇测定
或 雷米普利　1.25～20mg po qd	肾动脉造影
或 福辛普利　10～40mg po qd	
或 培哚普利　4～8mg po qd	
或 咪哒普利　2.5～10mg po qd	
厄贝沙坦　150～300mg po qd	
或 替米沙坦　20～80mg po qd	
或 缬沙坦　80～160mg po qd	
或 氯沙坦　25～100mg po qd	
或 坎地沙坦　8～32mg po	
硝苯地平控释片　30～60mg po qd	
或 非洛地平缓释片　2.5～20mg po qd	
或 尼群地平　20～60mg po bid	
或 氨氯地平　2.5～10mg po qd	

❶ 1 级和 2 级高血压时给予二级护理，3 级高血压时给予一级护理。

❷ WHO 建议每人每日食盐量不超过 6g。

❸ 只有在血压控制良好时才能给予阿司匹林。

❹ 用于合并糖尿病者。

❺ 用于严重高血压者。

注：1. 高血压病患者的首要治疗是最大限度地降低长期心血管发病和死亡的总危险，这需要治疗所有已明确的可逆的危险因素，包括吸烟、血脂异常和糖尿病，在治疗高血压的同时，还要合理控

制并存的各种临床情况。

2. 根据指南，建议普通高血压病患者的血压均应控制在 140/90mmHg 以下，老年人的收缩压降至 150mmHg 以下，肾病患者的血压则应降至 130/80mmHg 以下，若糖尿病患者能耐受，也可以进一步降低。

3. 大多数高血压病患者都应该在几周内逐渐将血压降至目标水平，为了达到以上目标，大部分患者需要服用一种以上的降压药。

4. 目前常用的几种主要降压药是利尿药、β受体阻滞药、钙通道阻滞药、血管紧张素转换酶抑制药（ACEI）、血管紧张素Ⅱ受体拮抗药（ARB）及低剂量复方制剂，几种均可作为降压治疗的初始用药、维持用药。

5. 根据基线血压水平以及有无并发症，高血压在起始治疗时采用低剂量的单一用药或两种药物的低剂量联合治疗。

（1）单药治疗 起始时用低剂量单药，如血压不能达标，增加剂量至足量或换用低剂量的另一种药物，如仍不能达标，则将后一种药物用至足量，或改用联合药物治疗。

（2）联合治疗 起始即联合应用低剂量两种药物，如血压不能达标，可将其中药物的剂量增至足量，或添加低剂量第三种药物，如血压仍不能达标，将三种药物的剂量调至有效剂量。

6. 现有的临床试验结果支持以下类别降压药的联合治疗：利尿药＋β受体阻滞药；利尿药＋ACEI或ARB；钙通道阻滞药＋β受体阻滞药；钙通道阻滞药＋ACEI或ARB；钙通道阻滞药＋利尿药；α受体阻滞药＋β受体阻滞药。

7. 有心血管事件既往史者应当接受抗血小板治疗，因为有证据表明抗血小板治疗可以降低脑卒中和心肌梗死的危险，小剂量阿司匹林对50岁以上、血清肌酐中度升高或10年总心血管危险≥20％的高血压病患者有益。只有在血压控制良好时才能给予阿司匹林。

8. 高血压防治必须采取全人群、高危人群和患者相结合的防治策略，从控制危险因素水平、早诊早治和患者的规范化管理三个环节入手，构筑高血压防治的全面战线。

八、高血压危象

长 期 医 嘱	临 时 医 嘱
内科护理常规	血常规、尿常规、粪常规
一级护理	生化全套
或 特级护理	眼底检查
低盐低脂半流质饮食	心电图
病重通知	床边胸部 X 线片
或 病危通知	头颅 CT 或 MRI
心电、血压、氧饱和度监测	心脏彩超
吸氧	肾脏、肾动脉 B 超
	NS 50ml 硝普钠 50mg ｝ iv(泵入)❶
	硝普钠 0.25~10μg/(kg·min) iv❶ 或 乌拉地尔 25mg iv❷ 或 酚妥拉明 5mg iv❸

❶ 溶液避光，用微注泵泵入，根据血压调整速度，一般为 0.25~10μg/(kg·min)，溶液的保存和应用不应超过 24h。参见充血性心力衰竭的相关内容。

❷ 如需要，5min 后可以重复给药 1 次，舒张压降到 100mmHg 时，用微注泵以 9mg/h 的静脉输注速度维持治疗。

❸ 每次 5~10mg，20~30min 后可以按需要重复给药。

注：1. 高血压危象需立即进行降压治疗以阻止靶器官进一步损害。

2. 降压目标是静脉输注降压药，1h 使平均动脉血压迅速下降但不超过 25%，在以后的 2~6h 内血压降至 160/(100~110)mmHg，血压过度降低可引起肾、脑或冠状动脉缺血。

3. 如果这样的血压水平可耐受和临床情况稳定，在以后 24~48h 逐步降低血压达到正常水平。

4. 高血压脑病时可适当加用脱水药，如有烦躁不安、抽搐时可给肌注地西泮、苯巴比妥钠等。

5. 主动脉夹层时应将舒张压迅速降至 100mmHg 左右（若患者能耐受）。

6. 有些高血压急症患者用口服短效降压药可能有益，如卡托普利、拉贝洛尔、可乐定。

九、稳定型心绞痛

长 期 医 嘱	临 时 医 嘱
内科护理常规	血常规、尿常规、粪常规
二级护理	血沉、CRP
低脂饮食	生化全套
阿司匹林肠溶片　100mg po qd	甲状腺功能
或 氯吡格雷　75mg po qd	糖耐量试验 prn
普萘洛尔❶　10mg po tid	心电图
或 美托洛尔　25mg po bid	24h 动态心电图
或 美托洛尔缓释片　50mg po qd	胸部 X 线片
或 阿替洛尔　25mg po bid	全腹 B 超
或 比索洛尔　5mg po qd	心脏彩超
硝酸异山梨酯(消心痛)　5mg po tid	心电图运动平板试验❺
或 单硝酸异山梨酯缓释片　30mg po qn	核素心室造影 prn
洛伐他汀❷　20mg po qn	冠状动脉造影 prn
或 辛伐他汀　20mg po qn	硝酸甘油　0.5mg 舌下含服（急性发作时）
或 瑞舒伐他汀　5mg po qn	
或 血脂康　600mg po bid	冠状动脉旁路移植术 (CABG) prn
卡托普利❸　25mg po tid	
或 依那普利　5mg po bid	经皮冠状动脉介入治疗 (PCI) prn
或 培哚普利　4mg po qd	
或 贝那普利　10mg po qd	
或 福辛普利　10mg po qd	
硝苯地平控释片❹　30mg po qd	
或 非洛地平　5mg po qd	
或 氨氯地平　5mg po qd	
或 地尔硫䓬缓释片　90mg po qd	
曲美他嗪　20mg po tid	

❶ 此类药物可以根据病情选择剂量和服用方法，普萘洛尔 10～20mg，口服，每天 2～3 次，美托洛尔 25～100mg，口服，每天 2 次，美托洛尔缓释片 50～200mg，口服，每天 1 次，阿替洛尔 25～50mg，口服，每天 2 次，比索洛尔 5～10mg，口服，每天 1 次。

❷ 可以根据病情选择此类药物的剂量和服用方法，洛伐他汀 20～40mg，口服，睡前顿服，辛伐他汀 20～40mg，口服，睡前顿服，瑞舒伐他汀 5～10mg，口服，睡前顿服。

❸ 可以根据病情选择此类药物的剂量和服用方法，卡托普利 12.5～50mg，口服，每天 3 次，依那普利 5～10mg，口服，每天 2 次，培哚普利 4～8mg，口服，每天 1～2 次，贝那普利 10～20mg，口服，每天 1～2 次，福辛普利 10～20mg，口服，每天 1～2 次。

❹ 可以根据病情选择此类药物的剂量和服用方法，硝苯地平控释片 30～60mg，口服，每天 1 次，非洛地平 5～10mg，口服，每天 1 次，氨氯地平 5～10mg，口服，每天 1 次，地尔硫䓬缓释片 90～180mg，口服，每天 1 次。

❺ 它是心电图负荷试验中最常用的一种。许多冠心病患者，尽管冠状动脉扩张的最大储备能力已下降，通常静息时冠状动脉血流量尚可维持正常，而无心肌缺血现象，心电图可以完全正常，通过运动增加心脏负荷而诱发心肌缺血，从而出现缺血性心电图改变，运动中出现典型心绞痛，心电图改变主要以 ST 段水平型或下形形压低≥0.1mV（J 点后 60～80ms）持续 2min 为运动试验阳性标准。

注：1. 所有患者只要没有用药禁忌证都应服用阿司匹林。

2. 推荐使用无内在拟交感活性的 β 受体阻滞药。β 受体阻滞药的使用剂量应个体化，从较小剂量开始，逐级增加剂量，以缓解症状、心率不低于 50 次/分为宜。

3. 所有冠心病稳定型心绞痛患者接受他汀类药物治疗，LDL-C 的目标值＜2.6mmol/L，对于合并糖尿病或急性冠状动脉综合征者治疗目标为 LDL-C＜2.07mmol/L。应用他汀类药物时，应严密监测转氨酶及肌酸激酶等指标，及时发现药物可能引起的肝脏损害和肌病。

4. 在稳定型心绞痛患者中，合并糖尿病、心力衰竭或左心室收缩功能不全的高危患者应该使用 ACEI 类。

十、不稳定型心绞痛

长 期 医 嘱	临 时 医 嘱
内科护理常规	血常规、尿常规、粪常规
一级护理❶	血沉、CRP
低脂饮食	生化全套
心电、血压监护	心肌损伤标志物
吸氧(3～5L/min) prn	凝血酶原时间(PT)
卧床休息	凝血酶时间(TT)
阿司匹林　300mg po qd❷	活化部分凝血活酶时间(APTT)
氯吡格雷　75mg po qd	D-二聚体测定
硝酸异山梨酯　10mg po qid	口服葡萄糖耐量试验(OGTT) prn
或 单硝酸异山梨酯　20mg 　　　po bid	心电图
	24h 动态心电图
或 单硝酸异山梨酯缓释片 　　　30mg po qd	胸部 X 线片
	心脏彩超
美托洛尔　25mg po bid❸	冠状动脉造影
或 比索洛尔　5mg po qd	冠状动脉旁路移植术(CABG)
洛伐他汀　20mg po qn❹	或 经皮冠状动脉介入治疗(PCI)
或 辛伐他汀　20mg po qn	阿司匹林 300mg 嚼服 st
或 瑞舒伐他汀　5mg po qn	硝酸甘油 0.5mg 舌下含服 st❺
那屈肝素　7500U q12h ih 　或 依诺肝素　7500U q12h ih	NS 稀释到　50ml 硝酸甘油　5mg❻ ⎫⎬⎭ iv(泵入)

❶ 3～5 天后若患者病情稳定，无明显的心绞痛发作，可改为二级护理，可下床适当活动。

❷ 3 天后改为小剂量 50～150mg/d。

❸ 可以根据病情选择此类药物的剂量和服用方法，详见稳定型心绞痛。

❹ 可以根据病情选择此类药物的剂量和服用方法，详见稳定型心绞痛。

❺ 5～10min 后可重复使用。

❻ 静脉泵入起始剂量为 5～10μg/min，每 3～5min 增加 5～10μg/min，直至症状缓解，据血压调整剂量，应用 24～48h。

注：1. 所有患者只要没有用药禁忌证都应服用阿司匹林，如不能耐受可用氯吡格雷替代。

2. 如无禁忌（如肺水肿、急性左心衰竭、支气管哮喘、严重窦性心动过缓或Ⅱ度以上房室传导阻滞）应常规服用 β 受体阻滞药，β 受体阻滞药的使用剂量应个体化，从较小剂量开始，逐级增加剂量，以缓解症状、心率不低于 50 次/分为宜。

3. 变异型心绞痛患者应慎用 β 受体阻滞药，应首选钙通道阻滞药，如地尔硫草（合贝爽）90mg qd。

4. 所有冠心病、不稳定型心绞痛患者接受他汀类药物治疗，LDL-C 的目标值＜2.6mmol/L，对于合并糖尿病或急性冠状动脉综合征者治疗目标为 LDL-C＜2.07mmol/L。应用他汀类药物时，应严密监测转氨酶及肌酸激酶等指标，及时发现药物可能引起的肝脏损害和肌病。

十一、急性心肌梗死

长 期 医 嘱	临 时 医 嘱
内科护理常规	血常规 st
一级护理❶	心肌损伤标记物❺
或 特级护理	血型 st
绝对卧床休息	凝血功能 st
书面病重通知	肝功能 st
或 病危通知	肾功能 st
禁食❷	电解质 st
持续吸氧	血糖 st
心电、血压、氧饱和度监测	尿常规、粪常规
普通肝素　5000U iv(持续泵入)❸	生化全套
或 那屈肝素　7500U ih q12h	18 导联心电图
或 依诺肝素　7500U ih q12h❹	24h 动态心电图

续表

长 期 医 嘱	临 时 医 嘱
阿司匹林　300mg po qd❺	胸部 X 线片
氯吡格雷　75mg po qd❻	心脏彩超
美托洛尔　25～50mg po bid 或 tid	APTT　q4～6h❸
或 阿替洛尔　6.25～25mg po bid	NS　3ml ⎫ iv(慢) 吗啡　3mg ⎭
卡托普利　6.25～25mg po bid 或 tid	
辛伐他汀　20mg po qn	或 哌替啶　50～100mg 　im
或 氟伐他汀　20mg po qn	
或 普伐他汀　10mg po qn	硝酸甘油　0.5mg 舌下 含服 st
NS　250ml ⎫ iv gtt 硝酸甘油　25mg ⎭ (10μg/min 起)❼ qd	静脉溶栓❾
或 NS　250ml ⎫ iv gtt 　硝酸异山梨酯　2～7mg/h ⎭	经皮冠状动脉介入治疗 (PCI)❿

❶ 治疗 7～10 天后若患者病情好转，生命体征平稳，可停病重通知，可改为二级护理。

❷ 禁食 1～2 天后可改为流食，3 天后改为半流食，1 周后改为普食，饮食不可过饱，可少食多餐。

❸ 继之 1000U/h 持续泵入 48～72h，然后改为皮下注射。每 4～6h 监测活化凝血时间（ACT）或 APTT，保持 ACT 或 APTT 为对照的 1.5～2.0 倍。

❹ 只适用于非静脉溶栓的心肌梗死患者。

❺ 入院后立即嚼服阿司匹林 300mg，第 4 日起 75～150mg，每天 1 次。

❻ 立即口服氯吡咯雷 300mg，次日改为 75mg，每天 1 次。

❼ 发病早期疼痛及 S-T 段明显抬高时，先给予舌下含服硝酸甘油 0.3～0.6mg，继以静脉滴注，开始 5～10μg/min，每 5～10min 增加 5～10μg/min，直至平均压降低 10%，但收缩压≥90mmHg。静脉用药 2 天后，根据病情继续服用硝酸异山梨酯或 5-单硝酸异山梨酯制剂。硝酸酯类应用的禁忌证：低血压、心动过缓、心动过速、下壁伴右心室心肌梗死。

⑧ 入院后立即检查，6h 后再次检查。

⑨ 起病时间＜12h，无禁忌证者可予溶栓治疗（医嘱见急性 ST 段抬高心肌梗死静脉溶栓疗法）。

⑩ 发病 12～36h，在有资质的医院，有经皮冠状动脉介入治疗（PCI）指征的患者推荐首选 PCI。

注：1. 应嘱患者不可用力大便，便秘者给予缓泻药。

2. 治疗中注意保持水电解质及酸碱平衡。

附：急性 ST 段抬高心肌梗死的静脉溶栓疗法

长 期 医 嘱	临 时 医 嘱
内科护理常规	血常规＋血型
特级护理	血小板计数
绝对卧床休息	出血时间、凝血时间
病危通知	心电图记录❸
禁食	CK、CK-MB、肌钙蛋
持续高流量吸氧	白（cTnI）❹
心电、血压、氧饱和度监测	
5%GS　100ml　　　| iv gtt qd 尿激酶（UK）　150 万 U |（30min 内）❶	
或 5%GS　100ml　　　| iv gtt qd 　链激酶（SK）　150 万 U |（60min 内）	
那屈肝素　7500U ih q12h 　或 依诺肝素　7500U ih q12h	
阿司匹林　0.15～0.3g　嚼服 qd❷	

❶ 尿激酶或链激酶滴完后 12h 皮下注射低分子肝素 7500U，每 12h 1 次，持续 3～5 天。应用本品前，凝血酶时间（TT）、凝血酶原时间（PT）、APTT 测定，TT 和 APTT 应小于 2 倍延长的范围内。用药期间应密切观察患者的反应，如脉率、体温、呼吸频率、血压、出血倾向等，至少每 4h 记录 1 次。静脉给药时，要求穿刺一次成功，以避免局部出血或血肿。下述情况使用本品会增加出血

风险，应权衡利弊后慎用本品：近 10 天内分娩、进行过组织活检、静脉穿刺、大手术及严重胃肠道出血者、继发于肝肾疾病而有出血倾向或凝血障碍者、孕妇、脑血管病患者和糖尿病性出血性视网膜病患者。有可能出现左心血栓者（如二尖瓣狭窄伴心房颤动、亚急性细菌性心内膜炎患者）也应慎用。

❷ 3～5 天后改服 50～150mg，出院后长期服用小剂量阿司匹林。

❸ 溶栓前应做 18 导联心电图，溶栓开始后 3h 内每 30min 复查 1 次 12 导联心电图（正后壁、右心室梗死者仍做 18 导联心电图），以后定期做全套心电图，导联电极位置应严格固定。

❹ 发病后 6h、8h、10h、12h、16h、20h 检测 CK、CK-MB、肌钙蛋白。

十二、感染性心内膜炎（以 60kg 为例）

长 期 医 嘱	临 时 医 嘱
内科护理常规	血培养及药物敏感试验×3 次❹
一级护理	青霉素皮试
普通饮食	心脏彩超
病重通知	血沉
NS 100～250ml ｜ iv gtt q8h 青霉素 600 万 U ｜×4 周❶	类风湿因子
	肾功能
或 NS 100ml ｜ iv gtt qd 头孢曲松 2g ｜×4 周❷	心脏三位片
	血免疫复合物
或 NS 100ml ｜ iv gtt 万古霉素 1.0g ｜ q12h×4 周❸	血常规
	心肌酶学及同工酶
	生化全套
	心电图
	心脏外科会诊❺

❶ 适用于对青霉素敏感的草绿色链球菌和牛链球菌。当诊断为肠球菌心内膜炎时，青霉素需联合庆大霉素治疗，此时青霉素每日剂量为 1800 万～3000 万 U，两种药物疗程均为 4～6 周，4 周适

用于病程＜3个月的患者，6周适用于病程＞6个月者。

❷ 头孢曲松或头孢唑林等可用于对青霉素过敏者。

❸ 万古霉素作为二线用药，静脉滴注应分为两等份给药，每日不能≥2g，使用过程中检测血药浓度，可用于对青霉素过敏者，肾功能不全慎用或减量。

❹ 血培养注意事项为严格无菌操作，同时做需氧和厌氧培养，必要时做特殊培养，如真菌、立克次体、L-型细菌；已用抗生素者，应在培养基内加入相应制剂破坏抗生素以利于细菌生长。患者入院后至少送3次血培养，并在不同部位抽血，不需要等待高热、寒战时取血，如患者情况允许，等血培养结果或其他诊断检查结果出来以后才开始进行抗生素治疗。

❺ 以下情况可以考虑请心脏外科会诊是否手术治疗：瓣膜功能不全引起的充血性心力衰竭（NYHA Ⅲ、Ⅳ级）；抗生素治疗后感染未控制；反复发作的栓塞；心内脓肿或瘘道；Valsalva 窦瘤破裂；致病菌对抗生素不敏感；真菌性心内膜炎；急性金黄色葡萄球菌心内膜炎累及左侧瓣膜伴充血性心力衰竭；适当疗程的抗生素治疗后复发；培养阴性的心内膜炎，发热＞10天。

注：1. 抗生素治疗的原则　首选杀菌剂，很少用抑菌剂；必须维持较高的抗生素血液浓度，至少为体外试验最低杀菌浓度（MIC）的8倍以上；抗生素能穿透纤维蛋白而达深藏于赘生物内的细菌，青霉素类药物之所以能取得良好疗效，部分原因是由于青霉素类具有这种穿透力；疗程必须足够长，一般有效治疗维持在4～6周或以上，以达到治愈目的的。

2. 手术指征为药物不能控制感染，尤其是真菌感染；人造瓣膜术后60天内发生感染；危及生命的栓塞；感染期出现严重的心脏传导阻滞或心力衰竭不能控制者。

3. 血培养基础上重新选择抗生素。抗生素疗程为4～6周。

4. 对青霉素和头孢菌素过敏者，可用万古霉素。

5. 感染性心内膜炎治疗中，抗凝治疗不但不能预防栓塞，且能增加颅内出血。

6. 注意治疗效果监测（如白细胞计数、C反应蛋白、血培养及肾功能）和药物水平监测。

十三、急性渗出性心包炎

长 期 医 嘱	临 时 医 嘱
内科护理常规	血常规、尿常规、粪常规
一级护理	血沉
心电、血压、氧饱和度监测	结核抗体
低盐饮食	PPD 试验
持续吸氧(2～3L/min)	生化全套
灭菌注射用水　500ml(吸氧用)	肌钙蛋白定量检测
呋塞米　20mg po bid	免疫全套
氯化钾缓释片　1.0g po bid	风湿全套
布洛芬　300～800mg po q6～8h❶	肿瘤标志物检测
或 阿司匹林　650mg po q6h	心电图检查
秋水仙碱　0.5mg po bid❷	胸部正侧位 X 线片
奥美拉唑　20mg po bid	胸部 CT 平扫
NS　100ml ⎫ iv gtt q8h 青霉素　240 万 U ⎭	心脏彩超
	心脏 MRI＋三维成像
泼尼松　10～30mg po qd❸	心包穿刺术❹
	心包液生化、常规、腺苷脱氨酶、结明试验、乳酸脱氢酶、细胞病理学检查
	青霉素皮试

　❶ 布洛芬与其他非甾体消炎药相比，副作用更小，剂量范围更大，且对冠状动脉血流有较好的效果。

　❷ 秋水仙碱可以有效地预防复发，一般服用7～14 天，如出现不良反应应随时停药。早期不良反应有腹痛、腹泻、呕吐及食欲缺乏，严重者可造成脱水及电解质紊乱等表现。长期服用者可以出现肌肉和周围神经病变（表现为近端肌无力、肢体麻木刺痛）、骨髓抑制、脱发、皮疹、发热及肝损害等。

　❸ 激素用量为 0.2～0.5mg/(kg·d)。激素仅用于自身免疫性疾病导致的心包炎以及复发性心包炎且对非甾体消炎药及秋水仙碱

无反应者。

❹ 心包穿刺抽液可在超声波定位下进行，抽液可减轻心脏压塞症状，且可帮助确定积液性质。

注：1. 急性心包炎应积极寻找病因，如病毒性、结核性、风湿性、外伤性、自身免疫性等疾病。

2. 合并发热者先用抗生素治疗，待确诊后改用相应治疗，如抗结核治疗。

3. 急性期胸痛明显者可予半卧位或坐位，给予镇痛药。

4. 急性渗出性心包炎以结核可能性最大，抗结核治疗常用链霉素、异烟肼、对氨基水杨酸钠，也可用利福平、利福定、乙胺丁醇等（详见肺结核治疗的相关内容）。

5. 风湿性心包炎应给予水杨酸盐及（或）肾上腺糖皮质激素。

6. 化脓性心包炎应给予足量有效抗生素，并立即抽血做血培养及药物敏感试验，并请外科行心包切开引流术。

十四、急性病毒性心肌炎

长 期 医 嘱	临 时 医 嘱
内科护理常规	血常规、尿常规、粪常规
一级护理	生化全套
卧床休息	肌钙蛋白定量检测
心电、血压、氧饱和度监护	病毒抗体检查⑤
清淡饮食	免疫全套
5%GS 250ml ⎫ iv gtt qd 维生素 C 2.0g ⎭	风湿全套
	血沉
α-干扰素 100 万～300 万 U im qd	心电图
利巴韦林 100mg po tid	24h 动态心电图
辅酶 Q$_{10}$ 10mg po tid	胸部 X 线片
复合维生素 B 2 片 po tid	心脏彩超
维生素 E 100mg po tid	心脏 MRI
1,6-二磷酸果糖 1.0g po tid	心肌 ECT
贝那普利 10mg po qd	腹部 B 超

续表

长 期 医 嘱	临 时 医 嘱
或 厄贝沙坦　75～150mg po qd❶	心肌活检❻
呋塞米　20mg po bid❷	起搏器安装术❼
地高辛　0.125mg po qd❷	
普罗帕酮　0.15g po q8h❸	
甲泼尼龙　40mg iv❹	

❶ 血管紧张素转化酶抑制药（ACEI）或血管紧张素Ⅱ受体阻滞药（ARB）用于治疗病毒性心肌炎，可减轻心脏后负荷而降低心肌耗氧量，减少氧自由基的产生，从而减少炎症对心肌的损伤作用。

❷ 心力衰竭时可考虑加用呋塞米以减轻心脏负荷。地高辛可增强心肌收缩力。

❸ 频发期前收缩（早搏）或有快速型心律失常时可考虑使用普罗帕酮以控制心律失常。

❹ 仅当重症心肌炎时才考虑使用糖皮质激素，其作用可能是通过抑制心肌的炎症和水肿，消除变态反应，减轻毒素。普通的心肌炎患者禁用，因为激素能抑制干扰素的合成和释放，加速病毒增殖，引起感染加重，尤其是发病最初的10天。

❺ 病毒抗体检查应3周内重复2次，以增加阳性率。

❻ 必要时可行心肌活检以明确病原体，但需征得患者知情同意。

❼ 高度房室传导阻滞、快速型室性心律失常或窦房结功能损害而出现晕厥或明显低血压时可考虑安装起搏器以度过危险期。

十五、高脂血症

长 期 医 嘱	临 时 医 嘱
内科护理常规	血常规、尿常规、粪常规
二级护理	甲状腺功能全套
或 三级护理	生化全套
低脂饮食	糖基化血红蛋白

续表

长 期 医 嘱	临 时 医 嘱
瑞舒伐他汀　5～10mg po qn	心电图
或 辛伐他汀　20～40mg po qn	胸部 X 线片
或 洛伐他汀　20～40mg po qn❶	腹部 B 超
苯扎贝特　0.2g po tid	
或 非诺贝特　0.1g po tid	
或 吉非贝齐　0.6g po bid❷	
烟酸　1～2g po tid	
阿昔莫司　0.25g po tid❸	
考来烯胺　4～5g po tid	
或 考来替泊　10～20g po bid❹	
依折麦布　10mg po qn❺	
普罗布考　0.5g po bid❻	
ω-3 脂肪酸　0.5～1.0g po tid❼	

❶ 他汀类药物用于高胆固醇血症或以胆固醇升高为主的混合型高脂血症。随着他汀类药物的剂量增大，其降脂作用增大，但不良反应也会增多。他汀类药物的主要不良反应有肌病和肝酶升高，需要按规定进行严格监测，谨慎使用以达到安全。

❷ 贝特类药物用于高三酰甘油血症或以三酰甘油升高为主的混合型高脂血症和低高密度脂蛋白胆固醇（HDL-C）血症。此类药物的不良反应为消化不良、胆石症等，也可引起肌病和肝酶升高。

❸ 烟酸类药物用于高三酰甘油血症，低 HDL-C 血症或以三酰甘油升高为主的混合型高脂血症。常见不良反应有颜面潮红、高血糖、高尿酸、上消化道不适等。这类药物的绝对禁忌证为慢性肝病和严重痛风；相对禁忌证为溃疡病、肝毒性和高尿酸血症。

❹ 胆酸螯合剂用于高胆固醇血症，高低密度脂蛋白胆固醇（LDL-C）血症或以胆固醇升高为主的混合型高脂血症。此类药物的常见不良反应有胃肠不适、便秘，还可影响某些药物的吸收。

❺ 胆固醇吸收抑制药依折麦布主要用于降低低密度脂蛋白胆固醇，与他汀类药物合用对低密度脂蛋白胆固醇、高密度脂蛋白胆

固醇和总胆固醇的作用进一步增强。常见不良反应为头痛和恶心，肌酸激酶和肝酶升高。

❻ 普罗布考主要用于高胆固醇血症，尤其是纯合子型家族性高胆固醇血症，禁用于有室性心律失常或 QT 间期延长者。

❼ ω-3 脂肪酸可降低总胆固醇和轻度升高高密度脂蛋白胆固醇。常见不良反应有恶心、消化不良、腹胀、便秘等消化道症状，少数病例出现转氨酶或 CK 轻度升高，偶见出血倾向。

注：1. 治疗上主要是改变生活方式。

◆ 减少使低密度脂蛋白胆固醇增加的营养元素，包括饱和脂肪酸（＜总热量的 7%）和膳食胆固醇（＜200mg/d）。

◆ 增加能降低低密度脂蛋白胆固醇的膳食成分，包括植物固醇（2g/d）和可溶性纤维素（10～25g/d）。

◆ 总热量调节到能够保持理想的体重或能够预防体重增加。

◆ 体力活动包括足够的中等强度锻炼，每天至少消耗 200kcal 热量。

2. 药物降脂治疗应以降低低密度脂蛋白胆固醇为首要目标。影响降低低密度脂蛋白胆固醇的主要危险因素如下。

◆ 吸烟。

◆ 高血压。

◆ 高密度脂蛋白胆固醇＜1.0mmol/L。

◆ 早发冠心病家族史（在男性一级亲属中＜55 岁发生冠心病，女性一级亲属中＜65 岁发生冠心病）。

◆ 年龄（男性＞45 岁，女性＞55 岁）。

当危险因素为 0～1 项时，低密度脂蛋白胆固醇应小于 4.1mmol/L；当危险因素≥2 项时，低密度脂蛋白胆固醇应小于 3.4mmol/L；冠心病或冠心病等危症时，低密度脂蛋白胆固醇应小于 2.6mmol/L；急性冠脉综合征或缺血性心血管病合并糖尿病时，低密度脂蛋白固醇应小于 2.07mmol/L，或较基线状态降低 30%～40%。

3. 联合降脂方案多由他汀类药物与另一种降脂药物组成，但他汀类药物与贝特类药物联合应用时，肌病和肝毒性可能增加，应高度重视，尤其应避免他汀类药物与吉非贝齐合用。

4. 当患者出现与药物治疗相关的症状、肝酶（谷丙转氨酶、谷草转氨酶）超过 3 倍正常上限或肌酸激酶升高超过 5 倍正常上限时，应暂停给药。停药后仍需每周复查肝功能和肌酸激酶，直至恢复正常。

5. 老年心血管危险人群同样应进行调脂治疗，但起始剂量不宜太大，在监测肝肾功能和肌酶的条件下合理调整药物用量，不提倡采用大剂量治疗。

十六、肺源性心脏病

（一）原发性肺动脉高压

长 期 医 嘱	临 时 医 嘱
内科护理常规	血常规、尿常规
一级护理	粪常规＋隐血试验（OB）
低盐饮食	生化全套
吸氧　　prn	血液自身抗体检测
一氧化氮吸入（吸入量＜180ppm）	人类免疫缺陷病毒（HIV）检测
心电、血压、血氧饱和度监测	心电图
NS　　250ml　　｜ iv gtt qd 前列腺素 E_1　　40μg	心脏三位片
	心脏彩超
华法林❶　　3mg po qd	心脏磁共振
波生坦❷　　125mg po bid	肺功能
硝苯地平❸　　60mg po qd	血气分析
或 地尔硫䓬　　180mg po qd	放射性核素肺灌注扫描
	右心导管检查❹
	肺移植或心肺移植❺
	房间隔造瘘术❻

❶ 低剂量华法林抗凝治疗，可改善患者的生存率，控制国际标准化比值（INR）在对照的 1.3～1.5 倍才是安全的。

❷ 多项临床试验结果均证实非选择性内皮素受体拮抗药波生坦，可改善症状和血流动力学指标，提高运动耐量，改善生活质量和存活率。波生坦 125～250mg/d，分 2 次口服。

❸ 20% 患者有效，使用剂量通常偏大。应用时特别注意药物不良反应，急性血管扩张药物试验结果阳性是应用钙通道阻滞药治

疗的指征。

❹ 肺动脉压增高，平均肺动脉压≥25mmHg 时，右心导管检查诊断价值很大，但有一定的危险性，宜慎用。

❺ 疾病晚期可以行肺或心肺联合移植。

❻ 房间隔造瘘术是晚期患者辅助姑息治疗方法，可改善晕厥和右心衰竭的症状，但只适用于休息时体循环动脉血氧饱和度相对正常的患者，因它可引起低氧血症。

注：1. 本病为进行性疾病，预后差，常在症状出现后 1～10 年（平均 3 年）内死亡。死亡原因多为右心衰竭，但亦可突然死亡。

2. 肺动脉高压出现右心衰竭、肝淤血及腹水时，可用强心药、利尿药治疗。使用毛花苷 C 可对抗钙通道阻滞药引起心肌收缩力降低的不良反应。

（二）慢性肺源性心脏病

长 期 医 嘱	临 时 医 嘱
内科护理常规	血常规、尿常规
一级护理	粪常规＋OB 试验
半流质饮食	生化全套
持续低流量吸氧(1～2L/min)	心电图
心电、血压、血氧饱和度监测	心脏三位片
氢氯噻嗪❶　25mg po tid	心脏彩超
10%氯化钾　10ml po tid	血气分析
或 氨苯蝶啶　50mg po tid	肺功能
呋塞米　20mg im prn	青霉素皮试
地高辛❷　0.125mg qd	
氨溴索口服液　10ml tid	
氨茶碱　0.1g tid	
或 沙丁胺醇　4.8mg tid	
NS　100ml 青霉素钠❸　800 万 U ┃ iv gtt bid	
NS　250ml 氨茶碱　0.25g ┃ iv gtt qd	

❶ 心力衰竭应用利尿药时，宜选用作用缓和的药物，小剂量，短疗程应用，并密切观察血气分析与电解质变化，适当补充氯化钾。

❷ 由于慢性肺源性心脏病患者缺氧及感染对洋地黄类药物耐受性和疗效均差，宜选用作用快、排泄快的强心药，剂量为常规剂量的 1/2～1/3。

❸ 控制感染参考痰菌培养及药物敏感试验选择抗生素，在还没有培养结果前，根据感染的环境及痰涂片革兰染色选用抗生素。

注：1. 治疗关键在于积极控制感染，改善肺通气功能，可根据痰培养调整抗菌药物。

2. 心力衰竭或肺动脉高压者可适当应用血管扩张药、钙通道阻滞药、血管紧张素转换酶抑制药、酚妥拉明或硝酸甘油等。

第三节　消化系统疾病

一、反流性食管炎

长　期　医　嘱	临　时　医　嘱
内科护理常规	血常规、尿常规
二级护理	粪常规＋隐血试验
软食❶	肝功能
法莫替丁❷ 20mg po bid	肾功能
或 法莫替丁　40mg po qn	血糖
或 西咪替丁　400mg po bid	心电图
或 西咪替丁　800mg po qn	胸部 X 线片
或 雷尼替丁　150mg po bid	电子胃镜＋活检病理学
或 雷尼替丁　300mg po qn	检查
或 尼扎替丁　75mg po bid	或 食管钡餐造影❼
或 奥美拉唑❸ 20mg ac bid	食管压力测定、24h 食管
或 兰索拉唑　30mg ac qd（早晨）	pH 监测❽
或 泮托拉唑　40mg ac qd（早晨）	血清胃泌素测定❾
或 雷贝拉唑　10mg ac qd（早晨）	

续表

长　期　医　嘱	临　时　医　嘱
或 埃索美拉唑　40mg ac qd（早晨）	
硫糖铝[4]　1.0g ac qid	
或 铝碳酸镁　1.0g ac tid	
多潘立酮[5]　10mg ac tid	
或 莫沙必利　5mg ac tid	
或 甲氧氯普胺[6]　10mg ac tid	

[1] 饮食应定时、定量，进食后 3h 内避免卧位，肥胖者应减少脂肪摄入量，不饮浓茶、浓咖啡，避免酸辣刺激性食物，戒除烟酒。

[2] 出现荨麻疹时应停药。

[3] 疗效优于法莫替丁等 H_2 受体阻滞药且副作用小。

[4] 便秘的患者应避免使用。

[5] 多潘立酮及其他促胃肠动力药物禁用于胃肠道出血、梗阻、穿孔等危险的患者。

[6] 副作用多，长期大剂量使用可引起椎体外系症状。

[7] 可以显示食管反流、溃疡、狭窄和食管裂孔疝等。

[8] 用于标准剂量质子泵抑制药治疗后症状仍然存在或症状不典型的患者进一步估评。

[9] 用于排除胃泌素瘤等疾病。

注：1. 抑制胃酸分泌是治疗反流性食管炎的重要治疗措施，推荐开始治疗时采用标准剂量的质子泵抑制药，治疗 4～8 周。如标准治疗患者症状不能减轻，应该用双倍的标准剂量继续治疗。治疗 4 周后患者症状减轻，可以尝试采用标准剂量的质子泵抑制药半量或标准剂量的 H_2 受体拮抗药治疗，患者症状缓解是临床治疗终点。

2. 黏膜保护药单独使用只适合轻度的患者，中度和重度患者应该与质子泵抑制药或 H_2 受体拮抗药联合使用。

3. 促胃肠动力药物可以选择性地用于部分患者，主要用于存在胃食管动力异常，如食管下段括约肌松弛、食管排空障碍、胃排空延迟等。

4. 一般认为，幽门螺杆菌与反流性食管炎无确定关系，由于幽门螺杆菌阳性的患者长期服用质子泵抑制药治疗可能会诱发或加重胃体黏膜萎缩，从而增加胃癌发生的危险性，因此推荐需要长期服用质子泵抑制药的患者进行根除幽门螺杆菌治疗，治疗方案见消化性溃疡的相关内容。

二、慢性胃炎

长 期 医 嘱	临 时 医 嘱
内科护理常规	血常规、尿常规
二级护理	粪常规＋隐血试验
清淡饮食❶	肝功能
法莫替丁❷　　20mg po bid	肾功能
或 法莫替丁　40mg po qn	血糖
或 西咪替丁　400mg po bid	心电图
或 西咪替丁　800mg po qn	胸部 X 线片
或 雷尼替丁　150mg po bid	电子胃镜＋活检病理学
或 雷尼替丁　300mg po qn	检查
或 尼扎替丁　75mg po bid	或 X 线胃肠钡餐造影
或 奥美拉唑❸　20mg ac bid	$^{13/14}$C-尿素呼气实验❼
或 兰索拉唑　30mg ac qd（早晨）	消化系统 B 超❽
或 泮托拉唑　40mg ac qd（早晨）	
或 雷贝拉唑　10mg ac qd（早晨）	
或 埃索美拉唑　40mg ac qd（早晨）	
枸橼酸铋钾颗粒❹　　1.0g ac qid	
或 胶体果胶铋　200mg ac tid	
硫糖铝　1.0g ac qid	
或 铝碳酸镁　1.0g ac tid	
或 吉法酯　800mg po tid	
或 曲昔派特　100mg po tid	
或 瑞巴派特　100mg po bid	
或 替普瑞酮　50mg po tid	
或 普劳诺托　80mg po tid	

续表

长　期　医　嘱	临　时　医　嘱
或 西曲酸酯　300mg po tid	
多潘立酮　20mg ac tid	
或 甲氧氯普胺　10mg ac tid	
或 莫沙必利　5mg ac tid	
或 伊托必利　50mg po tid	
克拉霉素❺　0.5g po bid	
或 阿莫西林　1.0g po bid	
甲硝唑❻　0.4g po bid	

❶ 饮食应定时、定量，不吃过热、过冷、过硬的食物，避免酸辣刺激性食物，不饮浓茶、浓咖啡，戒除烟酒。

❷ 一般与胃黏膜保护药联合使用，出现荨麻疹应停药。

❸ 疗效优于法莫替丁且副作用小，胃体慢性萎缩性胃炎、中重度假幽门腺化生的患者需要减量使用。

❹ $^{13/14}$C-尿素呼气试验阳性时用于抗幽门螺杆菌治疗。

❺、❻ $^{13/14}$C - 尿素呼气试验阳性时，与奥美拉唑或铋剂联用组成标准三联抗幽门螺杆菌治疗。

❼ $^{13/14}$C - 尿素呼气试验阳性提示胃幽门螺杆菌（Hp）感染，若存在消化性溃疡、残胃黏膜重度化生/萎缩等情况需抗幽门螺杆菌治疗。

❽ 用于排除肝、胆、胰等疾病。

注：1. 慢性胃炎需要连续治疗 2～4 周，病情需要时可以延长服药时间，临床症状消失是治疗的终点。疾病复发时则再给予药物治疗。

2. 根除 Hp 的治疗方案主要为以质子泵抑制药（PPI）或以胶体铋剂为基础的两类方案，常用三联疗法（目前普遍应用的方案，Hp 根除率均在 90％以上）和四联疗法。三联疗法：一种 PPI 或一种胶体铋剂加上克拉霉素、阿莫西林（或四环素）、甲硝唑（或替硝唑）中的两种，疗程一般为 7 天；当初次治疗失败后要进行复治，三联疗法可延长至 14 天或更换抗生素治疗 7 天。四联疗法由铋剂三联疗法加一种 PPI 组成，疗程一般为 7 天；根据不同情况可延长至 10～14 天，用于初次治疗失败后要进行复治的患者。

3. 轻度萎缩性胃炎、黏膜轻度肠上皮化生，一般 1 年复查 1 次电子胃镜或 X 线胃肠钡餐造影；中度萎缩性胃炎、黏膜中度肠上皮化生，一般 6 个月复查 1 次电子胃镜或 X 线胃肠钡餐造影；中度、重度萎缩性肠上皮化生的慢性萎缩性胃炎，1 年左右随访 1 次；不伴有肠上皮化生或上皮内瘤变的慢性萎缩性胃炎，可 1～2 年行内镜和活检病理学检查随访；低级别上皮内瘤变，一般要半年做 1 次内镜及活检病理学检查随访；高级别上皮内瘤变需立即确认，证实后行内镜下治疗或手术治疗；重度萎缩性胃炎、黏膜重度肠上皮化生、黏膜异型增生，一般 3 个月复查 1 次电子胃镜或 X 线胃肠钡餐造影，根据病变进行针对性治疗。

4. 注意是否存在仍未纠正的病因或诱因，如使用非甾体消炎药、胆汁反流等，如果条件许可应予以纠正。

5. 并发胃出血患者的治疗参见消化性溃疡的相关内容。

三、消化性溃疡

（一）一般情况

长　期　医　嘱	临　时　医　嘱
内科护理常规	血常规、尿常规
二级护理	粪常规＋隐血试验
清淡饮食[1]	肝功能
法莫替丁　　20mg po bid	肾功能
或 法莫替丁　40mg po qn	血糖
或 西咪替丁　400mg po bid	心电图
或 西咪替丁　800mg po qn	胸部 X 线片
或 雷尼替丁　150mg po bid	电子胃镜＋活检病理学
或 雷尼替丁　300mg po qn	检查
或 尼扎替丁　75mg po bid	或 X 线胃肠钡餐造影
或 奥美拉唑　20mg ac bid	[13/14]C - 尿素呼气实验
或 兰索拉唑　30mg ac qd（早晨）	血清胃泌素测定[2]

续表

长　期　医　嘱	临　时　医　嘱
或 泮托拉唑　40mg ac qd（早晨）	消化系统 B 超
或 雷贝拉唑　10mg ac qd（早晨）	
或 埃索美拉唑　40mg ac qd（早晨）	
枸橼酸铋钾颗粒　1.0g ac qid	
或 胶体果胶铋　200mg ac tid	
硫糖铝　1.0g　ac　qid	
或 铝碳酸镁　1.0g ac tid	
克拉霉素　0.5g po bid	
或 阿莫西林　1.0g po bid	
甲硝唑　0.4g po bid	

❶ 饮食应定时、定量，不饮浓茶、浓咖啡，避免酸辣刺激性食物，戒除烟酒。

❷ 用于久治不愈的消化性溃疡患者，需排除胃泌素瘤等疾病。

注：1. 胃溃疡连续治疗 8 周（十二指肠球部溃疡连续治疗 6 周）后复查电子胃镜或 X 线胃肠钡餐造影。

2. 根除 Hp 的治疗方案参见慢性胃炎的相关内容。

（二）消化性溃疡合并幽门梗阻

长　期　医　嘱	临　时　医　嘱
内科护理常规	血常规、尿常规
一级护理	粪常规＋隐血试验
禁食❶	电子胃镜
胃肠减压	消化系统 B 超
胃灌洗术❷　　qn	或 上腹部 CT 检查
NS　100ml ⎫ iv gtt bid	血清电解质
奥美拉唑　40mg ⎭	血糖
复方氨基酸(17)500ml　iv gtt bid	肝功能
或 复方氨基酸(18)　250ml iv gtt bid	肾功能

续表

长 期 医 嘱	临 时 医 嘱
10%脂肪乳❸　500ml 复方脂溶性维生素　10ml ┃ iv gtt qd 　或 20%脂肪乳　500ml 　　复方脂溶性维生素　10ml ┃ iv gtt qd	血气分析
5%GS　500ml 复方水溶性维生素　10ml ┃ iv gtt qd	
5%GNS　500ml 10%氯化钾注射液❹　15ml ┃ iv gtt qd	
10%GS　500ml 10%氯化钾注射液　15ml ┃ iv gtt qd	

　　❶ 经胃灌洗术治疗后，如胃肠减压的引流液少于 200ml/24h，表示胃排空已接近正常，可给予流质饮食。

　　❷ 经胃灌洗术治疗后，如胃肠减压的引流液少于 200ml/24h，可夹闭引流管观察 24h，体检腹部无振水音时，可以停止胃肠减压。

　　❸ 用于补充热量，每日总量不大于 3g/kg。

　　❹ 静脉补钾量每日为 3～4.5g，静脉补钾浓度一般不超过 0.3%，10%氯化钾注射液可以加入葡萄糖注射液、氯化钠注射液或葡萄糖氯化钠注射液中稀释后静脉缓慢滴注，严禁直接静脉注射或静脉滴注。

　　注：1. 放置胃管连续抽取胃内容物进行胃肠减压，于每日晚行胃灌洗术，以解除胃潴留和恢复胃张力；经胃灌洗术后，如胃潴留已少于 200ml，表示胃排空已接近正常，可给予流质饮食；经内科治疗 1～2 周无效者需进行手术治疗。

　　2. 禁食患者每日给予葡萄糖 3～5g/kg，脂肪 1～2g/kg，氨基酸 1～1.5g/kg，氯化钠 3～6g/d，氯化钾 3～4.5g/d，复方水溶性维生素 10ml/d，复方脂溶性维生素 10ml/d。

（三）消化性溃疡合并出血

参见上消化道出血。

四、上消化道出血

（一）消化性溃疡合并上消化道出血

长 期 医 嘱	临 时 医 嘱
内科护理常规❶	血常规、尿常规
一级护理❷	粪常规＋隐血试验
病危通知❸	感染筛查
心电血压监护	电子胃镜❺
禁食❹	内镜治疗
NS　　100ml 奥美拉唑　40mg｜iv gtt q12h	电凝止血
或 NS　100ml｜iv gtt 　　泮托拉唑　40mg｜q12h	或 金属夹止血
	或 激光止血
或 NS　100ml｜iv gtt 　　法莫替丁　20mg｜q12h	或 局部喷洒药物凝血酶等
	消化系统 B 超（床边）
NS　　100ml 去甲肾上腺素　8mg｜po q4h❺	胸部 X 线片（床边）
	血清电解质
	血糖
NS　　100ml 凝血酶　　1000U｜po q4h❺	肝功能
	肾功能
	NS　10ml｜iv st 蛇凝血素酶❼　2KU｜
	5%GS　250ml｜iv gtt st 氨基己酸❽　4~6g｜
	或 5%GS　250ml｜iv gtt 　　氨甲环酸　0.25g｜
	羟乙基淀粉注射液❾　500ml 　　iv gtt st
	血型鉴定
	交叉配血
	NS　500ml iv gtt st
	红细胞悬液❿　2U iv gtt st

❶ 要求患者严格卧床休息，排大小便时使用便盆。

❷ 患者收缩压＜90mmHg、心率＞110 次/分、血红蛋白浓度＜70g/L 时采取一级护理措施；患者收缩压＞90mmHg、心率 60～100 次/分、血红蛋白浓度＞90g/L 时可以改为二级护理。

❸ 24h 内的失血量超过 1000ml 或循环血容量的 20％ 是上消化道大出血，患者收缩压＜90mmHg、心率＞110 次/分、血红蛋白浓度＜70g/L 时下病危通知医嘱；患者收缩压＞90mmHg、心率 60～110 次/分、血红蛋白浓度＞70g/L 时改为病重通知医嘱；患者收缩压＞90mmHg、心率 60～100 次/分、血红蛋白浓度＞90g/L 时可以停病重通知。要注意有高血压病的上消化道出血患者，如果 24h 内血压下降超过基础血压的 20％ 以上，应该考虑存在上消化道大出血。

❹ 出血停止 24h 后改为流质饮食，胃肠功能恢复过程中逐渐过渡到普通饮食。

❺ 口服止血药的次数可以根据病情变化增减。

❻ 急诊胃镜检查之前应先纠正休克、补充血容量、改善贫血；检查时需测量血压，做心电监护，当患者收缩压＜80mmHg 或较基础血压降低 25％ 以上、心率＞120 次/分、血红蛋白＜60g/L 时不宜检查。

❼ 用药次数可以根据病情变化而定，每日总量不超过 8KU。

❽ 适用于有纤维溶解亢进现象者。

❾ 能够补充血容量，提高胶体渗透压，但不能代替输血治疗，每日总量不能超过 1500ml。

❿ 用于内科急性出血，当血红蛋白＜70g/L 或出现失血性休克时输注，每 1U 红细胞悬液能提高血红蛋白浓度 5～7.5g/L，患者血红蛋白达到 70g/L 时可以考虑停止输注。患者出血量超过 1500ml 时要适当输注全血。根据患者的全身状况及出血的急慢决定输血的量及是否要备血。

注：1. 补充血容量。患者血红蛋白＞70g/L，无失血性休克时，轻者可选择滴注 0.9％ 氯化钠注射液、葡萄糖注射液、右旋糖酐-40 等，根据"先盐后糖，见尿补钾"的原则，首日液量应不少于 2000ml，禁食可加至 3000ml；补充血容量最好以中心静脉压测定的结果为依据。

2. 糖尿病患者在输注葡萄糖注射液时，使用胰岛素治疗时要注意低血糖、消化道出血会对低血糖反应的敏感性增加。

3. 经内科治疗出血停止，但短期内再度出血；急性大出血，经输血补液后血压仍不稳定，病情不改善者；出血合并穿孔、幽门梗阻或疑有恶变者应请外科会诊接受手术治疗。

4. 胃炎、十二指肠球部炎症、胃癌损伤黏膜下血管导致的上消化道出血也适用本医嘱。

（二）门静脉高压合并上消化道出血

长期医嘱	临时医嘱
内科护理常规	血常规、尿常规
一级护理	粪常规＋隐血试验
禁食❶	感染筛查
病危通知❷	出血、凝血时间
NS 100ml 奥美拉唑 40mg ┤ iv gtt q12h	电子胃镜❼
	内镜治疗
或 NS 100ml 泮托拉唑 40mg ┤ iv gtt q12h	局部硬化剂注射术❽
	静脉套扎术❾
或 NS 100ml 法莫替丁 20mg ┤ iv gtt q12h	气囊填塞压迫❿
	消化系统 B 超（床边）
5%GS 500ml 垂体后叶素❸ 10U ┤ iv gtt bid	胸部 X 线片（床边）
	血清电解质
或 NS 5ml 特利加压素❹ 1mg ┤ iv q4h	血糖
	肝功能
5%GS 40ml 奥曲肽❺ 0.5mg ┤ iv（泵入），50μg/h	肾功能
	血气分析
或 5%GS 40ml iv（泵入）	甲胎蛋白（AFP）
生长抑素十四肽❻ 3mg	5%GS 250ml 氨基己酸 4～6g ┤ iv gtt bid
5%GS 100ml 维生素 K₁ 10mg ┤ iv gtt bid	血型鉴定
	交叉配血
	NS 500ml iv gtt st
	红细胞悬液❾ 2U iv gtt st

长 期 医 嘱	临 时 医 嘱	
	或 全 血　200ml iv gtt st	
	新鲜血浆 100ml iv gtt st	
	5%GS　100ml	iv gtt st
	凝血酶原复合物⑩	
	200U	

❶ 出血停止 48h 后改为流质饮食，胃肠功能恢复过程中逐渐过渡到低盐软食。

❷ 可参考消化性溃疡伴上消化道出血。

❸ 静脉滴注速度一般为每分钟 20 滴。该药禁用于高血压病、动脉硬化、心脏病患者。

❹ 每 4～6h 静脉注射 1 次，每次 1mg，注射时间需大于 1min，持续治疗 2～3 天。该药禁用于高血压病、动脉硬化、心脏病患者。

❺ 奥曲肽以 50μg/h 的速度持续静脉泵，至少 48h，胰岛素瘤、糖尿病、孕妇、哺乳妇女应考虑利弊谨慎使用。

❻ 先以本药 250μg 缓慢静脉注射，以后以 250μg/h 的速度持续静脉泵入，当出血停止后，应继续治疗 48～72h。孕妇、哺乳妇女不宜使用。

❼ 可参考消化性溃疡伴上消化道出血。

❽ 在药物治疗无效时，患者无休克表现，无明显黄疸时可以进行治疗。

❾ 急性出血，血红蛋白＜70g/L，或出现失血性休克时考虑输注红细胞悬液。每 1U 红细胞悬液能提高血红蛋白浓度 5～7.5g/L，患者血红蛋白达到 70g/L 时可以考虑停止输注。患者出血量超过 1500ml、低蛋白血症、凝血酶原时间延长应适当输注全血或辅以输入新鲜血浆。

⑩ 凝血酶原活动度≤40% 时使用。需要时每 12h 重复使用 1 次，连续 2～3 天。溶解本药时应用塑料注射器操作，使用前配制溶液用灭菌注射用水溶化，稀释液温度不宜超过 37℃，然后将瓶轻轻旋转，切勿用力振摇，直至完全溶解。配制好的药物应立即使

用，输液器应带有滤网装置。配制后的溶液可稳定12h，但不能再置入冰箱，以免某些活化成分发生沉淀。本药来自混合血浆，虽经各种热处理法已降低携带病毒的危险，仍不足以保证绝对安全，应告知患者。

注：1. 门脉高压引起的食管-胃底静脉曲张破裂出血止血后常在短时间内再次出血，经过治疗出血停止后应继续使用生长抑素及其类似物48～72h，以防再次出血。

2. 禁食患者每日需给予葡萄糖3～5g/kg，脂肪乳1～2g/d，氨基酸1～1.5g/kg，氯化钠3～6g/d，氯化钾3～4.5g/d，复方水溶性维生素10ml/d，复方脂溶性维生素10ml/d。

3. 上消化道出血患者常有血钾浓度的异常，一般在开始补液时不建议补钾，检测血清电解质浓度后根据实测值补钾。

4. 补充氨基酸时应以支链氨基酸为主，避免使用芳香族氨基酸。

五、克罗恩病

（一）克罗恩病（中度）

长 期 医 嘱	临 时 医 嘱
内科护理常规	血常规、尿常规
二级护理❶	粪常规＋隐血试验
低脂、少渣、高热量饮食❷	粪培养＋药物敏感试验❼
柳氮磺吡啶　1g po qid	血沉
或 奥沙拉嗪　1g po tid	C反应蛋白
或 巴柳氮　2.25g po tid	核周型抗中性粒细胞胞浆抗
或 美沙拉嗪　1g po qid	体（P-ANCA）、酿酒酵母菌抗
柳氮磺吡啶栓剂❸　1g enem bid	体（ASCA）❽
或 美沙拉嗪栓剂　1g enem bid	肝功能
泼尼松❹　40mg po qd	肾功能
或 泼尼松龙❹　40mg po qd	血糖
甲硝唑❺　0.4g po bid	心电图
环丙沙星❻　0.2g po bid	胸部X线片
	腹部B超

长 期 医 嘱	临 时 医 嘱
	或 腹部 CT
	或 腹部 MRI
	感染筛查
	电子胃镜
	电子肠镜＋活检病理学检查
	全消化道 X 线气钡双重造影

❶ 内镜检查前后可以给予一级护理，必要时监测生命体征。

❷ 轻度营养不良者选用低脂、少渣、高热量饮食。中度营养不良选用要素饮食或肠道营养元素，重度营养不良或伴肠瘘者短期给予肠道外营养。

❸ 栓剂用于病变在直肠的患者，如果病变范围广且有明显直肠症状的患者可以作为辅助用药使用，同类药物的剂量要注意调整。

❹ 活动期患者泼尼松 30～60mg/d 治疗，直到病情明显缓解后逐渐减量，开始每周减量 5～10mg，到 20mg/d 时按每周 2.5mg 减量，直至停药。

❺ 作为一线用药，用于对氨基水杨酸盐无反应或希望避免糖皮质激素治疗的患者，以及伴有腹腔内脓肿、肛周脓肿、瘘管、肛裂、手术后复发的患者。

❻ 单用此药的药效难以持久，常与甲硝唑联合使用。

❼ 在结肠病变时粪常规和粪培养应该检查 3 次，以排除感染性肠道疾病。

❽ P-ANCA 和 ASCA 分别为溃疡和克罗恩病的相对特异性抗体。

注：1. 轻度克罗恩病活动期选用氨基水杨酸类药物治疗。中度克罗恩病活动期选用氨基水杨酸和糖皮质激素联合治疗，采用标准剂量连续治疗 1～3 个月，期间如果症状缓解可以将药物逐渐减少到维持剂量，但标准剂量至少要使用 1 个月，病情稳定后才能改为维持剂量。目前认为维持治疗的时间至少是 1～2 年。近年来主张长期用维持剂量治疗。

2. 使用氨基水杨酸类药物前应检查患者的血常规、尿常规、肝功能、肾功能，标准剂量治疗 1 周后重复上述检查，以后每月复查 1 次，用维持剂量治疗时建议每 3 个月复查 1 次，如果发现异常则根据病情调整治疗方案。

3. 症状持续不能缓解的顽固性病例，建议使用免疫抑制药治疗。

4. 一般每年进行 1 次监测性结肠镜检查，病情变化时及时检查。

（二）克罗恩病（重度）

长期医嘱	临时医嘱
内科护理常规	血常规、尿常规
一级护理❶	粪常规＋隐血试验
低脂、少渣、高热量饮食	粪培养＋药物敏感试验
柳氮磺吡啶　1g po qid	血沉
或 奥沙拉嗪　1g po tid	C 反应蛋白
或 巴柳氮钠　2.25g po tid	P-ANCA、ASCA
或 美沙拉嗪　1g po qid	肝功能
柳氮磺吡啶栓剂　1g enem bid	肾功能
或 美沙拉嗪栓剂　1g enem bid	血糖
5%GS　500ml ⎫ iv gtt bid 甲泼尼龙❷　40mg ⎭	心电图
	胸部 X 线片
或 5%GS　500ml ⎫ iv gtt bid 　氢化可的松　200mg ⎭	腹部 B 超 　或 腹部 CT
促肾上腺皮质激素❸　50U im bid	或 腹部 MRI 检查
硫唑嘌呤❹　1.5～3mg/(kg·d) po 分次	感染筛查
或 巯嘌呤　0.75～1.5mg/(kg·d) po 分次	电子胃镜
或 甲氨蝶呤　15～25mg im qw	电子肠镜＋活检病理学检查
NS　250ml ⎫ iv gtt qiw×2 英夫利昔单抗❺　300mg ⎭	全消化道 X 线气钡双重造影

❶ 必要时进行生命体征监测。

❷ 静脉常用糖皮质激素剂量甲泼尼龙 40～60mg/d 或氢化可的松 300～400mg/d。症状缓解后用标准剂量的糖皮质激素口服治疗。病情明显缓解后逐渐减量，开始每周减量 5～10mg，到 20mg/d 时

按每周 2.5mg 减量，直至停药。

❸ 仅限于未使用过糖皮质激素的患者应用。

❹ 免疫抑制药常用剂量环孢素 2～4mg/(kg·d)，甲氨蝶呤 15～25mg/周，硫唑嘌呤 1.5～3mg/(kg·d)，巯嘌呤 0.75～1.5mg/(kg·d)。治疗期间要注意监测血常规和肝肾功能等。营养不良、肝肾功能损害、贫血、未控制的高血压、未控制的感染、恶性肿瘤患者禁用，孕妇和新近接种减毒活疫苗者禁用。

❺ 即抗肿瘤坏死因子-α 单克隆抗体。英夫利昔单抗作为中、重度克罗恩病患者对其他药物耐药后的二线用药，或作为对其他药物不耐受的保留用药。起始剂量每次 5mg/kg，继续于起始剂量的 2 周、6 周后重复用药各 1 次，以后按每次 5mg/kg 维持治疗，每 8 周静滴 1 次。英夫利昔单抗治疗 14 周仍无反应的患者应考虑停药。禁用于中、重度心力衰竭和对鼠类蛋白过敏者。

注：1. 重度克罗恩病活动期选用氨基水杨酸、糖皮质激素、免疫抑制药联合治疗，采用标准剂量连续治疗 1～3 个月，期间如果症状缓解可以将药物逐渐减少到维持剂量，但标准剂量至少要使用 1 个月，病情稳定后才能改为维持剂量。目前认为维持治疗的时间至少是 1～2 年。近年来主张长期用维持剂量治疗。

2. 一般每 6 个月进行 1 次结肠镜检查，病情变化时及时检查。

3. 基本治疗是内科治疗，除药物治疗外，还包括对症治疗、营养治疗、心理治疗的综合应用，具体病例强调个体化的处理原则。

4. 外科手术主要用于并发症和难治性病例的治疗，如肠梗阻、肠穿孔、肠出血经内科治疗无效、中毒性巨结肠、腹腔内化脓性并发症、难治性瘘或窦道形成、顽固性克罗恩病、生活质量极差的患者。

六、溃疡性结肠炎

(一) 溃疡性结肠炎 (中度)

长 期 医 嘱	临 时 医 嘱
内科护理常规	血常规、尿常规
二级护理❶	粪常规＋隐血试验
低脂、少渣、高热量饮食❷	粪培养＋药物敏感试验❸

续表

长 期 医 嘱	临 时 医 嘱
柳氮磺吡啶　1g po qid	血沉
或 奥沙拉嗪　1g po tid	C 反应蛋白
或 巴柳氮　2.25g po tid	P-ANCA、ASCA
或 美沙拉嗪　1g po qid	肝功能
柳氮磺吡啶栓剂[3]　1g enem bid	肾功能
或 美沙拉嗪栓剂　1g enem bid	血糖
泼尼松　40mg po qd	心电图
或 泼尼松龙　40mg po qd	胸部 X 线片
NS　100ml | enem bid 泼尼松龙[4]　20mg	腹部 B 超
或 氢化可的松　100mg | enem bid 　NS　100ml	或 腹部 CT 　或 腹部 MRI 检查
	感染筛查
	电子肠镜＋活检病理学检查
	全消化道 X 线气钡双重造影

❶ 内镜检查前后可以给予一级护理，必要时进行生命体征监测。

❷ 轻度营养不良者选用低脂、少渣、高热量饮食。中度营养不良选用要素饮食或肠道营养元素，重度营养不良或伴肠瘘者短期给予肠道外营养。

❸ 栓剂用于病变在直肠的患者，如果病变范围广且有明显直肠症状的患者可以作为辅助用药使用，同类药物的剂量要注意调整。

❹ 糖皮质激素灌肠治疗用于病变在直肠的患者，如果病变范围广且有明显直肠症状的患者可以作为辅助用药使用，要注意调整同类药物的剂量。

❺ 在考虑溃疡性结肠炎时粪常规和粪培养应该检查 3 次，以排除感染性肠道疾病。

注：1. 轻度溃疡性结肠炎活动期选用氨基水杨酸类药物治疗。中度溃疡性结肠炎活动期选用氨基水杨酸和糖皮质激素联合治疗，采用标准剂量连续治疗 1～3 个月，期间如果症状缓解可以将药物逐渐减少到维持剂量，建议标准剂量至少要使用 1 个月，病情稳定

后才能改为维持剂量。目前认为维持治疗的时间至少是1～2年，近年来主张长期用维持剂量治疗。

2. 活动期患者泼尼松30～60mg/d治疗，直到病情明显缓解后逐渐减量，开始每周减量5～10mg，到20mg/d时按每周2.5mg减量，直至停药。减量期间加用5-ASA逐渐接替激素治疗。

3. 症状持续不能缓解的顽固性病例，经静脉糖皮质激素治疗7～10天无效，建议口服免疫抑制药治疗。

4. 监测性结肠镜检查一般每年1次，至少每2年1次。对于组织学检查有异型增生的患者监测每3个月1次，至少每6个月1次。

（二）溃疡性结肠炎（重度）

长 期 医 嘱	临 时 医 嘱
内科护理常规	血常规、尿常规
一级护理	粪常规＋隐血试验＋药物敏感试验
低脂、少渣、高热量饮食	药物敏感试验
或 禁食	血沉
病重通知	C反应蛋白、P-ANCA、ASCA
心电、血压监护	ASCA
5%GS 500ml ⎫ iv gtt bid 甲泼尼龙❶ 40mg ⎭	生化全套
或 5%GS 500ml ⎫ iv gtt bid 　　氢化可的松 200mg ⎭	血气分析
	心电图
	胸部X线片
NS 250ml ⎫ enem bid 泼尼松龙 20mg ⎭	腹部B超
NS 250ml ⎫ enem bid 　或 氢化可的松 100mg ⎭	或 腹部CT
	或 腹部MRI检查
	感染筛查
促肾上腺皮质激素❷ 50U im bid	电子肠镜＋活检病理学检查
环孢素❸ 2～4mg/(kg·d) iv gtt	学检查
或 甲氨蝶呤 15～25mg im qw	全消化道X线气钡双重造影
或 硫唑嘌呤 1.5～3mg/(kg·d) po分次	重造影
或 巯嘌呤 0.75～1.5mg/(kg·d) po 　　分次	

❶ 急重患者静脉常用糖皮质激素的剂量，甲泼尼龙 40～240mg/d 或氢化可的松 300～400mg/d，症状缓解后用标准剂量的糖皮质激素口服治疗，病情明显缓解后逐渐减量，开始每周减量 5～10mg，到 20mg/d 时按每周 2.5mg 减量，直至停药。必要时进行生命体征检测。

❷ 仅限于未使用过糖皮质激素的患者应用。

❸ 用 0.9%氯化钠注射液或 5%葡萄糖注射液按 1∶20～1∶100 稀释后使用。病情稳定后改口服药物治疗，初始剂量每日12～15mg/kg，1～2 周后逐渐减量，一般每周减少初始剂量的 5%，维持量为每日 5～10mg/kg。

注：1. 重度溃疡性结肠炎活动期选用氨基水杨酸、糖皮质激素治疗，疗效差时应用免疫抑制药联合治疗。一般采用标准剂量连续治疗 1～3 个月，如果症状缓解，药物可以由静脉使用改为口服，逐渐减少为维持剂量，建议标准剂量至少要使用 1 个月，病情稳定后才能改为维持剂量。目前认为维持治疗的时间至少为 1～2 年。近年来主张长期用维持剂量治疗。

2. 如果患者继发肠道感染，可以肠道外应用广谱抗生素。

3. 溃疡性结肠炎的绝对外科手术指征有大出血、穿孔、明确或高度怀疑癌肿、组织学检查发现重度异型增生、肿块性损害轻中度异型增生；相对外科手术指征有重度伴中毒性巨结肠静脉用药无效者、内科治疗后症状顽固对激素耐药或依赖者、合并坏疽性脓皮病、溶血性贫血等。

4. 监测性结肠镜检查参考溃疡性结肠炎（中度）。

七、功能性消化不良

长 期 医 嘱	临 时 医 嘱
内科护理常规	血常规、尿常规
二级护理	粪常规＋隐血试验
清淡饮食❶	肝功能
法莫替丁❷　　20mg po bid	肾功能
或 法莫替丁　40mg po qn	血糖
或 西咪替丁　400mg po bid	心电图

续表

长 期 医 嘱	临 时 医 嘱
或 西咪替丁　800mg po qn	胸部 X 线片
或 雷尼替丁　150mg po bid	电子胃镜＋活检病理学
或 雷尼替丁　300mg po qn	检查
或 尼扎替丁　75mg po bid	或 X 线胃肠钡餐造影
或 奥美拉唑❸　20mg ac bid	13/14C‑尿素呼气试验
或 兰索拉唑　30mg ac qd（早晨）	胃肠电图❿
或 泮托拉唑　40mg ac qd（早晨）	消化系统 B 超⓫
或 雷贝拉唑　10mg ac qd（早晨）	
或 埃索美拉唑　40mg ac qd（早晨）	
磷酸铝❹　1.0g ac qid	
或 铝碳酸镁　1.0g ac tid	
或 铝糖醇钠　720mg po tid	
或 氢氧化铝　1.2g po qid	
或 氢氧化铝口服液　30ml po qid	
或 氢氧化镁❺　1.64g po qid	
或 氢氧化镁口服液　15ml po qid	
或 氧化镁❺　200mg po qid	
或 氢氧化镁铝　1.6g po qid	
或 碳酸钙❻　1.5g po qid	
或 碳酸氢钠　1.2g po tid	
多潘立酮❼　20mg ac tid	
或 甲氧氯普胺　10mg ac tid	
或 莫沙必利　5mg ac tid	
或 伊托必利　50mg po tid	
山莨菪碱❽　10mg po tid	
或 阿托品❾　0.3mg po tid	
或 匹维溴铵　50mg po tid	
多酶片　3 片 po tid	
或 复方消化酶　2 片 po tid	
或 胰酶肠溶片　2 片 po tid	
或 复方阿嗪米特❾　2 片 po tid	

❶ 饮食应定时、定量、清淡，油腻食物会减慢胃排空，不吃过热、过冷、过硬的食物，避免酸辣刺激性食物，不饮浓茶、浓咖啡，戒除烟酒。避免服用非甾体消炎药。平时无特殊食谱，避免进食个人生活中会诱发症状的食物。

❷ 出现荨麻疹应停药。一般适用于以上腹痛为主要症状的患者。

❸ 疗效优于法莫替丁且副作用小。此类药抑制胃酸程度和时间都优于 H_2 受体拮抗药。

❹ 腹泻、骨病、肾功能不全的患者应避免使用。

❺ 腹泻、肾功能不全的患者应避免使用。

❻ 便秘的患者应避免使用。

❼ 此类药物禁止用于存在胃肠道出血、梗阻、穿孔等危险的患者，其中甲氧氯普胺同时禁止用于嗜铬细胞瘤、癫痫、帕金森病、进行化疗和放疗的乳腺癌患者、有抑郁病史的患者。

❽ 青光眼、前列腺增生的患者禁用。

❾ 因有促胃肠动力作用，可以单独使用或与促胃肠动力药联合使用。

❿ 胃肠电图异常的患者提示胃肠动力紊乱，可以根据异常类型应用促进或抑制胃肠动力药物。

⓫ 用于排除肝、胆、胰等疾病。

注：1. 功能性消化不良需要连续治疗 2～4 周，病情需要时可以延长服药时间，临床症状消失是治疗的终点。疾病复发时则再给予药物治疗。

2. 超重或肥胖者因膈肌的机械压力导致食管下段括约肌张力受损，建议减轻体重。

3. 对伴有明显的情绪因素或心理障碍的患者可以进行认知、行为或心理治疗。

4. 以上腹部烧灼感为主要症状的患者应该首先采用质子泵抑制药，在症状改善后逐渐降阶为 H_2 受体拮抗药，低剂量的质子泵抑制药也可以作为降阶治疗。对于上腹部烧灼感症状严重或持续存在的患者抗酸药可以作为辅助用药。

5. 胃肠电图正常但可能存在消化酶的不足者应该以补充消化酶为主。

6. 对全腹部胀痛不适伴有腹泻的患者治疗需要补充益生菌辅助治疗。

八、肝硬化

（一）一般情况

长 期 医 嘱	临 时 医 嘱
内科护理常规	血常规、血型
二级护理	尿常规
软食❶	粪常规＋潜血试验
秋水仙碱　1mg po qd	肝功能
熊去氧胆酸❷　250mg po bid	肾功能
甘草酸二胺❸　150mg po tid	电解质
或 10%GS　250ml ｜ iv gtt qd 甘草酸二胺注射液　150mg ｜	血糖
	凝血功能
谷胱甘肽片　100mg po tid	血甲胎蛋白
或 注射用谷胱甘肽❹　600mg im bid	腹部超声❾
腺苷蛋氨酸肠溶片❺　800mg po bid	胸部正侧位片
或 注射用腺苷蛋氨酸❻　500mg im bid	超声心动检查
维生素 K₁ 注射液❼　10mg im bid	电子胃镜
复合维生素 B 片　2 片 po tid	
维生素 E　50mg po tid	
泼尼松龙❽　30mg po qd	

❶ 饮食注意营养，在无肝性脑病的前提下，提倡高蛋白饮食，补充足够的维生素和微量元素。

❷ 主要用于原发性胆汁性肝硬化。

❸ 严重低血钾、高钠血症、心力衰竭、肾衰竭、孕妇不宜使用。

❹ 肌内注射前应先用谷胱甘肽注射液所附的 2ml 维生素 C 注射液溶解，亦可静脉注射。

❺ 用于肝硬化有胆红素升高者。口服片剂为肠溶性，必须整片吞服，不适用于中重度食管-胃底静脉曲张的患者。

❻ 注射剂宜用所附溶剂溶解，不可与碱性液体、含钙离子液体、高渗液体配伍使用，用于静脉注射时必须非常缓慢。

❼ 亦可静脉注射，通常 24h 总剂量不得超过 40mg。

❽ 仅用于自身免疫性肝病所致肝硬化，常规剂量为 $0.5 \sim 1mg/(kg \cdot d)$，晨起 1 次顿服，病情稳定后逐渐减量，维持量为 $5 \sim 10mg/d$。

❾ 包括腹部重要脏器超声，下腔静脉、肝静脉及门静脉系统彩色多普勒超声。

注：1. 肝硬化患者肝功能轻度异常时可以用口服药物治疗，肝功能中重度异常时部分药物常需要肌内或静脉给药。

2. 有并发症时采用相应医嘱治疗。

（二）肝硬化合并腹水

长期医嘱	临时医嘱
内科护理常规	血常规、血型
一级护理	尿常规
低盐软食❶	24h 尿钠排出量及尿钠/钾比值测定❺
螺内酯　20mg po tid	
呋塞米　20mg po qd	粪常规＋潜血试验
氯化钾片　1g po tid	肝功能、肾功能、电解质、血糖
秋水仙碱　1mg po qd	
谷胱甘肽片❷　100mg po tid	凝血功能
或 注射用谷胱甘肽　600mg im bid	血甲胎蛋白
腺苷蛋氨酸肠溶片❸　800mg po bid	腹腔穿刺术：腹水常规检查
或 注射用腺苷蛋氨酸　500mg im bid	
维生素 K_1 注射液❹　10mg im bid	腹水生化检查
复合维生素 B 片　2 片 po tid	腹水需氧及厌氧菌培养
维生素 E　50mg po tid	腹水细胞学检查
	全腹部超声检查（下腔静脉、肝静脉及门静脉系统彩色多普勒超声检查）
	胸部正侧位 X 线片

续表

长 期 医 嘱	临 时 医 嘱
	根据患者具体情况可查
	腹水找抗酸杆菌及分
	枝杆菌培养
	腹部 CT 或 MR 检查
	电子胃镜检查

❶ 钠的摄入量控制在 22～60mmol/d。大量腹水时宜短期限制钠盐，每日 22mmol（相当于 1.3g），以后增加至每日 40～60mmol（相当于 2.3～3.5g）维持；如尿钠＞40mmol/L，只要限制食盐不必应用利尿药物。

❷ 用于血清转氨酶升高时。

❸ 用于血清胆红素升高时。

❹ 用于凝血障碍者。

❺ 根据患者血钠、尿钠和尿钾情况和对利尿药的反应，将肝硬化腹水分为 3 型，以利于选择治疗方法，估计疗效及预后。Ⅰ型：多是初发少量腹水。经卧床、限钠、停利尿药，在数天至 2 周发生自发性利尿，腹水逐渐消退。此型患者的血钠＞130mmol/L，尿钠 90～50mmol/24h，尿钠/尿钾＞2，自由水清除率（CH₂O）＞1ml/min，肾小球滤过率（GRE）和肾血浆流量（RPF）均正常。提示患者对水、钠均耐受。治疗时用抗醛固酮类利尿药可加速腹水消退。Ⅱ型：多为中量腹水，常在摄入过多钠盐时发生。经上述处理并不发生自发性利尿。此型患者的血钠＞130mmol/L，尿钠 40～50mmol/24h，尿钠/尿钾＜2，但＞1，CH₂O＞1ml/min，GRF 和 RPF 在正常范围。多数病例对抗醛固酮类利尿药，或联合使用排钠利尿药有效，利尿期间不必严格限制饮水。提示患者对钠耐受差，但对水尚耐受。Ⅲ型：多为大量腹水持续在 3 个月以上，即所谓"难治性腹水"。此型的血钠＜130mmol/L，尿钠＜10mmol/24h，尿钠/尿钾＜1，CH₂O＜1ml/min，GRF 和 RPF 均低于正常。以上情况提示患者对水、钠不能耐受。虽进行无盐饮食、限制水的摄入和应用大量利尿药，仍无利尿效果，常出现肝肾综合征。

注：1. 大量腹水时宜短期限制钠盐，每日 22mmol（相当于 1.3g），以后增加至每日 40～60mmol（相当于 2.3～3.5g）维持；如尿钠＞40mmol/L，只要限制食盐不必应用利尿药物。

2. 每日摄入水量宜限制在 1000～1500ml，如血钠＜120mmol/L 时摄入水量应控制在前一天尿量加 500ml 为宜。对于初次发生腹水和水肿的患者，如果血钠＞130mmol/L，尿钠 50～90mmol/24h，尿钠/尿钾＞2，自由水清除率＞1ml/min，肾功能正常，则不必严格控制水的摄入。

3. 利尿药可以根据肝硬化患者腹水分型选择使用。Ⅰ型腹水患者，通过卧床休息及限钠、限水即能发生自发性利尿反应，一般不必加用利尿药。Ⅱ、Ⅲ型腹水患者，利尿药以抗醛固酮类药螺内酯为首选；袢利尿药呋塞米作用强，排钠也排钾，不宜单独使用。一般认为无水肿的腹水患者，为预防肝肾综合征的发生，如果连续应用利尿药治疗，1周内体重减轻不应超过 2kg。利尿药治疗过程中，约有 1/4 的患者可出现尿素氮增高和肌酐清除率降低，一旦停药，肾功能尚可恢复，但如继续利尿，这种损害可变为不可逆，并可致肝肾综合征发生。

4. 对于低蛋白血症患者必须静脉输注白蛋白 10g 或血浆 200～400ml，加用呋塞米 40～60mg 或 20%甘露醇 250ml，以 20ml/min 速度静滴，才能利尿消除腹水。

5. 顽固性腹水患者需要进行腹腔穿刺排放腹水。如患者无消化道出血、肝性脑病、感染、肝功能 Child A 级、肝功能 Child B 级可以反复放腹水，放腹水量为 4～6L/d，同时静脉输注白蛋白 40～60g/d，呋塞米 40～60mg/d，直到完全消除腹水。

6. 顽固性腹水的治疗还有自身腹水浓缩回输术、腹腔-颈内静脉分流术、外科分流减压术等。

（三）肝硬化合并肝性脑病

长 期 医 嘱	临 时 医 嘱
内科护理常规	血常规、血型
一级护理	尿常规
病危通知	粪常规＋潜血试验

长 期 医 嘱	临 时 医 嘱
动态心电、血压监护	血氨检测[7]
无蛋白流质饮食或鼻饲[1]	血气分析
乳果糖口服液　30ml po qid[2]	肝功能
氨苄西林钠胶囊　1g po qid[3]	肾功能
或 甲硝唑　500mg po tid	电解质
NS　500ml 鸟氨酰门冬氨酸注射液　40ml ⎬ iv gtt q6h[4]	血糖
	凝血功能
或 10%GS　500ml 　　谷氨酸钠注射液　11.5g ⎬ iv gtt bid[5]	血甲胎蛋白
	氨苄西林钠皮肤过敏试验
或 10%GS　500ml 　　谷氨酸钾注射液　6.3g ⎬ iv gtt bid	简易智力测验[8]
或 5%GS　500ml 　　精氨酸注射液　10g ⎬ iv gtt bid[6]	脑电图检查
	诱发电位检查
氨基己酸注射液　400～500ml iv gtt qd	全腹部超声检查
或 六合氨基酸注射液　500ml iv gtt qd	下腔静脉、肝静脉及门静脉系统彩色多普勒超声检查
或 复方氨基酸注射液(安平)　500ml iv gtt qd	
或 支链氨基酸-3H注射液　500ml iv gtt qd	
谷胱甘肽　600mg im bid	胸部正侧位 X 线片
维生素 K_1 注射液　10mg im bid	头部 CT 或 MR 检查
复合维生素 B 片　2 片 po tid	
维生素 E　50mg po tid	

❶ 患者需要限制蛋白质入量，昏迷时禁食蛋白质，神志清醒后增加蛋白质，稳定 1 周后每日给予 40～60g 蛋白质；饮食中每日供应热量应达到 5024～6700J，以碳水化合物为主要食物；昏迷者鼻饲时用 25%蔗糖和葡萄糖溶液，每日补充 3～6g 必需氨基酸和维生素。

❷ 口服乳果糖口服液 30～45ml，每日 3～4 次，每日调整剂量以每日排 2～3 次软便为宜；昏迷者用乳果糖口服液 300ml 加水 700ml 调成溶液 1000ml，通过直肠气囊导管保留灌肠，保持 30～60min，每日 4～6 次，至神志清楚后改为口服。

❸ 需做青霉素皮试。

❹ 昏迷初期首 6h 应用 80ml，其后每 6h 用 40ml，注意每日不能超过 200ml。

❺ 高钾血症时禁止使用；为保持电解质平衡常与谷氨酸钠合用，谷氨酸钠和谷氨酸钾的比例一般是 3 : 1 或 2 : 1，血钾低时可以是 1 : 1。

❻ 酸中毒或肾功能不全时禁止使用。

❼ 正常人血氨为 18～72μmol/L，肝性脑病尤其是门体分流性脑病患者多有血氨增高，但是肝性脑病严重程度和血氨水平不成正比，部分患者血氨并不升高。

❽ 目前认为简易智力测验是诊断早期肝性脑病（包括亚临床脑病）的最实用方法，测验内容包括书写、构词、画图、搭积木、用火柴杆搭五角星等，而作为常规使用的是数字连接试验，其结果容易计量。

注：防治肝性脑病需要去除诱因，包括治疗上消化道出血、禁用含氨物质、控制感染、合理使用利尿药物、合理放腹水，合理使用镇静药和麻醉药，保持水电解质平衡等。

（四）肝硬化合并食管-胃底静脉曲张破裂出血

参见上消化道出血。

九、急性胰腺炎

（一）急性胰腺炎（轻症）

长 期 医 嘱	临 时 医 嘱
内科护理常规	血常规、尿常规
一级护理	粪常规＋隐血试验
禁食❶	肝功能
记 24h 出入液体量	肾功能
5%GNS　1000ml　|　iv gtt qd 10%氯化钾注射液　20ml	血糖
	血脂
10%GS　500ml　|　iv gtt qd 10%氯化钾注射液　10ml	电解质
	C 反应蛋白

续表

长 期 医 嘱	临 时 医 嘱
10％GS　500ml 复方水溶性维生素　1瓶❷ ｜iv gtt qd	血淀粉酶、脂肪酶
复方氨基酸(18AA)　500ml iv gtt qd❸	凝血功能
NS　100ml 奥美拉唑　40mg ｜iv gtt bid	腹部立位平片
或 NS　100ml 　　泮托拉唑　40mg ｜iv gtt bid	胸部 X 线片
	心电图
NS　100ml 头孢替安❹　1g ｜iv gtt bid	腹部增强 CT 扫描
甲硝唑注射液❺　500mg iv gtt bid 　或 替硝唑　0.8g iv gtt qd	
5％GS　500ml 乌司他丁　25000U ｜iv gtt q12h	
或 5％GS　500ml 　　甲磺酸加贝酯　100mg ｜iv gtt q12h	

　❶ 禁食时每日一般需要补液 3000ml，轻症患者血淀粉酶恢复正常或接近正常时，如果无腹痛和腹胀，可以用米汤试餐；监测血淀粉酶，观察腹部症状，如无病情变化可以解除禁食，给予清淡流质饮食，逐渐过渡到清淡饮食。

　❷ 注意不能用含电解质的溶液配制，可以用葡萄糖液或脂肪乳液配制。

　❸ 氨基酸注射液属于高渗液体，成人外周静脉滴注速度为 10g/h（10～25 滴/分），每天可以使用 250～750ml。

　❹ 急性胆源性胰腺炎时选择抗革兰阴性菌抗生素治疗，轻症急性胰腺炎可以使用第二代头孢菌素。

　❺ 急性胆源性胰腺炎时应用抗厌氧菌药。

　注：1. 内科基本治疗包括监护、禁食、胃肠减压、纠正水电解质平衡、营养支持治疗、必要时溃疡病患者可谨慎用镇静和镇痛药物等。

2. 胆源性急性胰腺炎患者需应用抗生素，适当抑酸治疗，根据病情可选择抑制胰腺分泌药物、胰酶抑制药。

3. 要排除其他引起血淀粉酶升高的疾病，如急性肠梗阻、消化性溃疡穿孔、胆石症和急性胆囊炎、肠系膜血管栓塞和心绞痛或心肌梗死等。

4. 对于怀疑或已被证实的急性胆源性胰腺炎，在治疗中病情恶化者，应行胆管引流或内镜下段括约肌切开，必要时予外科手术治疗。

（二）急性胰腺炎（重症）

长 期 医 嘱	临 时 医 嘱
内科护理常规	血常规、尿常规
一级护理	粪常规＋隐血试验
病危通知	肝功能
心电血压监护	肾功能
禁食❶	血糖
胃肠减压❷	血脂
5%GNS❷　　1000ml 10%氯化钾注射液　　20ml ⎪ iv gtt qd	电解质
	C反应蛋白、降钙素原
10%GS　　500ml 10%氯化钾注射液　　10ml ⎪ iv gtt qd	血淀粉酶、脂肪酶
	凝血功能
10%GS　　500ml 复方水溶性维生素　　1瓶 ⎪ iv gtt qd	腹部立位平片
	胸部X线片
复方氨基酸（18AA）　　500ml iv gtt qd	心电图
NS　　100ml 奥美拉唑　　40mg ⎪ iv gtt bid	腹部增强CT扫描
	外科会诊❻
或 NS　　100ml 　　泮托拉唑　　40mg ⎪ iv gtt bid	置胃管
NS　　100ml 头孢曲松钠❸　　1g ⎪ iv gtt bid	
或 NS　　100ml 　　头孢他啶　　1g ⎪ iv gtt bid	

长 期 医 嘱	临 时 医 嘱
甲硝唑注射液　500mg iv gtt bid 　或 替硝唑　0.8g iv gtt qd	
奥曲肽　0.1mg H q6h 　或 5%GS　40ml ┐ 　　奥曲肽❹　0.5mg ┘iv(泵入) 　或 5%GS　40ml ┐ 　　生长抑素十四肽❺　3mg ┘iv(泵入)	
5%GS　500ml ┐ 乌司他丁　50000U ┘iv gtt q12h	

❶ 常规禁食。禁食5～7天后，如果患者的内环境稳定，腹痛、腹胀症状消失，肠鸣音正常，可以给予肠内营养。在患者腹痛减轻或消失、腹胀减轻或消失、肠道动力恢复或部分恢复时可以考虑开放饮食，开始以碳水化合物为主，逐步过渡至低脂饮食。不以血清淀粉酶活性高低作为开放饮食的必要条件。

❷ 对有严重腹胀、麻痹性肠梗阻者应进行胃肠减压。补液量要根据每日出入液体总量调整，以每日3000ml为宜。

❸ 宜选用第三代头孢菌素。

❹ 以0.025μg/h速率持续静脉输入，共5～7天。

❺ 之后再以100μg/h速率持续静脉输入，共48h。

❻ 应密切观察胰腺假性囊肿，部分会自行吸收。若假性囊肿直径>6cm，且有压迫现象和临床表现，可行穿刺引流或外科手术引流。胰腺脓肿是外科手术干预的绝对指征。坏死胰腺组织继发感染者考虑外科手术。重症病例在重症监护和强化非手术治疗的基础上，经过72h后病情仍未稳定或进一步恶化，应进行手术治疗或腹腔冲洗。

注：1. 重症急性胰腺炎具备急性胰腺炎的临床表现和生化改变，且具有下列情况之一：局部并发症（胰腺坏死、假性囊肿、胰腺脓肿）；器官衰竭；Ranson评分≥3分；APACHE Ⅱ急性生理评分≥8分（表1-4）；CT分级为D、E。

Ranson 评分即 Ranson 标准，是 Ranson 于 1974 年提出预测急性胰腺炎严重性的 11 项指标。Ranson 标准如下。

（1）入院时

① 年龄>55 岁；

② 白细胞数>16×10^9/L；

③ 血糖>11.2mmol/L；

④ 血清乳酸脱氢酶（LDH）>350IU/L；

⑤ 血清谷草转氨酶（AST）>250IU/L。

（2）入院后 48h 以内

① 血细胞比容下降>10%；

② 尿素氮（BUN）升高>1.79mmol/L；

③ 血清钙<2mmol/L；

④ 动脉血氧分压（PaO_2）<8kPa（60mmHg）；

⑤ 碱缺乏>4mmol/L；

⑥ 估计体液丢失>6000ml。

在这 11 项中，阳性指标越多越能肯定病变的严重性，而且预后越差。具备 11 项指标中的 1~2 项为轻型，具备 6 项以上者病死率超过 50%，若达到 8 项则病死率达 100%。本标准被认为是经典标准，但完成评估需 48h，且失液量估计不准确。

表 1-4　APACHE Ⅱ急性生理评分［APACHE Ⅱ评分=（急性生理评分）+（年龄评分）+（慢性健康评分）］　单位：分

项　目	+4	+3	+2	+1	0	+1	+2	+3	+4
直肠体温/℃	>41	39~40.9	—	38~38.9	36~38.4	34~35.9	32~33.9	30~31.9	<29.9
平均动脉压/mmHg	>160	130~159	110~129	—	70~109	—	50~69	—	<49
心率（次/分）	>180	140~179	110~139	—	70~109	—	55~69	40~54	<39
呼吸率（次/分）	>50	35~49	—	25~34	12~24	10~11	6~9	—	<5

续表

项　目	+4	+3	+2	+1	0	+1	+2	+3	+4
氧输出量（ml/min）	>500	350～499	200～349	—	<200	—	—	—	—
PaO_2/mmHg	—	—	—	—	>70	61～70	—	55～60	<55
动脉 pH	>7.7	7.6～7.69	—	7.5～7.59	7.3～7.49	—	7.25～7.3	7.15～7.2	<7.15
血钠/（mmol/L）	>180	160～179	155～159	150～154	130～149	—	120～129	111～119	<110
血钾/（mmol/L）	>7	6～6.9	—	5～5.9	3.5～5.4	3～3.4	2.5～2.9	—	<2.5
血肌酐/（mg/dl）	>3.5	2～3.4	1.5～1.9	—	0.6～1.4	—	<0.6	—	—
血细胞比容/（%）	>60	—	50～59.9	46～49.9	30～45.9	—	20～29.9	—	<20
WBC/（×10^3/ml）	>40	—	20～39.9	15～19.9	3～14.9	—	1～2.9	—	<1

年龄	年龄评分	评分
<44		0
45～54		2
55～64		3
65～74		5
>75		6

严重器功能不全病史	慢性健康评分	评分
未手术者		5
急诊手术者		5
选择性手术者		2

2. 监护内容 包括血、尿常规测定，粪潜血试验、肾功能、肝功能测定；血糖测定；心电监护；血压监测；血气分析；血清电解质测定；胸部 X 线片；中心静脉压测定。动态观察腹部体征和肠鸣音改变。记录 24h 尿量和出入量变化。上述指标可根据患者具体病情作相应选择。

3. 疼痛剧烈时考虑镇痛治疗，可注射盐酸哌替啶（杜冷丁）。不推荐应用吗啡或胆碱能受体拮抗药，如阿托品、山莨菪碱（654-2）等。

4. 常规应用抑制胰腺外分泌和胰酶抑制药、质子泵抑制药、抗生素。

5. 肠内营养的实施时，输注能量密度为 41.187J/ml 的要素营养物质，20～30ml/h，如果患者能耐受，最大可以 100ml/h 的速度输入。如能量不足，可辅以肠外营养。应注意患者的腹痛、肠麻痹、腹部压痛等胰腺炎症状和体征是否加重，并定期复查电解质、血脂、血糖、总胆红素、血清白蛋白水平、血常规及肾功能等，以评价机体代谢状况，调整肠内营养的剂量。

6. 胆源性胰腺炎如果符合重症指标和（或）有胆管炎、黄疸、胆总管扩张，应行鼻胆管引流或内镜下括约肌切开术，必要时请外科会诊。

7. 并发症的处理应遵循以下原则。急性呼吸窘迫综合征的处理包括机械通气和大剂量、短程应用糖皮质激素（如甲泼尼龙），必要时行气管镜下肺泡灌洗术。急性肾功能衰竭主要是支持治疗，稳定血流动力学参数，必要时予透析治疗。低血压与高动力循环相关，处理包括密切的血流动力学监测、静脉补液，必要时使用血管活性药物。弥散性血管内凝血时应使用肝素。

十、结核性腹膜炎

长 期 医 嘱	临 时 医 嘱
内科护理常规	血常规、尿常规
二级护理	血沉
软食❶	粪常规＋潜血试验
异烟肼　0.3g po qd	结核菌素试验

续表

长 期 医 嘱	临 时 医 嘱
利福平　0.45g po qd	肝功能、肾功能、电解质
吡嗪酰胺　1.5g po qd	腹水常规
泼尼松[2]　30mg po qd	腹水生化
	腹水抗酸杆菌检查
	腹部超声检查
	胸部正侧位 X 线片
	必要时可选以下检查
	腹部 CT 检查
	腹部 MRI 检查
	腹腔镜检查

❶ 饮食注意营养，提倡高蛋白高热量饮食。

❷ 用于渗出性结核性腹膜炎患者，与有效抗结核药物同时使用。

注：1. 对于低蛋白血症患者应补充人血白蛋白或血浆。

2. 严重贫血应输入红细胞悬液。

3. 大量腹水患者需要进行腹腔穿刺排放腹水。

4. 常用抗结核菌药物代号有 H（异烟肼）、R（利福平）、Z（吡嗪酰胺）、S（链霉素）、E（乙胺丁醇）、F（氟喹诺酮类）、Pt（丙硫异烟胺）、A（阿米卡星）、CPM（卷曲霉素）。

5. 推荐初治 6 个月标准化治疗方案 2HRZ/4HR，即异烟肼、利福平、吡嗪酰胺 2 个月强化期/异烟肼、利福平 4 个月巩固期。高耐药地区初治方案是 2EHRZ/4HR 或 2SHRZ/4HR。

6. 对于初治失败需要复治的患者或获得性耐多药结核病的患者主要从二线抗结核药物中选择 2 种药物组成有 3 种药物的二线化疗方案，方案中继续保留异烟肼。二线抗结核菌药物有氧氟沙星、左氧氟沙星、阿米卡星、卷曲霉素等。

7. 如果在二线抗结核菌药物中难以选择敏感药物，则应选择三线化疗方案。已耐药为 HRS，方案是 3FZEPtA/18FZE；已耐药为 HRES，方案是 3FZPtA1X/21FPt1X；已耐药为 HRSZ，方案是

3FEPtA1X/21FPt1X；已耐药为 HRESZ，方案是 3FPtA2X/21FPt2X。其中 X 指的是经药物敏感试验或既往用药史评估后认为仍然敏感的药物，或既往没有使用过的药物；前面的阿拉伯数字指药物的种数。

8. 应用抗结核药 1 周后应检查肝功能，轻度肝功能损害应增加保肝药物，中重度肝功能损害应调整治疗方案。

第四节　泌尿系统

一、泌尿道感染

长 期 医 嘱	临 时 医 嘱
内科护理常规	血常规
一级护理❶	清洁中段尿常规
或 二级护理	清洁中段尿培养＋菌落计数＋
流质饮食❷	药物敏感试验❻
或 普通饮食	双肾、输尿管膀胱、前列腺 B
多饮水	超检查
复方磺胺甲噁唑片❸　2 片 po bid	膀胱镜 prn
或 环丙沙星　0.25g po bid	静脉肾盂造影（IVP）检查❼
或 阿莫西林　0.5g po qid	
或 头孢克肟　0.2 po bid	
碳酸氢钠　1g po tid	
NS　100ml 头孢地嗪　1～2g ｜ iv gtt qd❹	
或 NS　100ml 　头孢哌酮钠　2g ｜ iv gtt q8h	
NS　100ml 美罗培南　1.0g ｜ iv gtt q8h❺	

❶ 泌尿道感染有寒战、高热、低血压、呼吸性碱中毒、有肾功能进行性减退者应给予一级护理。

❷ 泌尿道感染有寒战、高热、低血压、呼吸性碱中毒、有肾

功能进行性减退者应给予流质饮食。

❸ 在未有药物敏感试验结果时，应选用对革兰阴性杆菌有效的抗菌药物，常用的是喹诺酮类或复方磺胺甲噁唑（复方新诺明）。

❹ 严重的泌尿道感染体温＞38.5℃、血白细胞升高等全身感染中毒症状较明显者，在未有药物敏感试验结果前，宜静脉输注抗生素，在有药物敏感试验结果后调整抗生素。

❺ 当有寒战、高热等全身感染中毒症状明显，出现低血压、呼吸性碱中毒，疑为革兰阴性细菌败血症者，伴有肾功能进行性减退者，应及时使用高效广谱抗生素治疗，如每8h给予美罗培南0.5～1.0g，患者退热72h后，改用口服有效的抗菌药物，完成2周疗程。

❻ 仅主诉为尿频、尿急、尿痛的女性，可不做尿细菌培养，可先给3天抗菌疗法，如能治愈，则常为膀胱炎，应嘱患者于疗程完毕后1周复查尿细菌定量培养，如复发，则多为肾盂肾炎，应做尿细菌培养。在男性患者、孕妇、复杂性尿路感染，或拟诊为肾盂肾炎者均不宜用3天疗法。

❼ 女性静脉肾盂造影（IVP）检查的适应证

a. 复发的泌尿道感染；

b. 疑为复杂性泌尿道感染；

c. 拟诊为肾盂肾炎；

d. 泌尿道感染持续存在，对治疗反应差。

男性首次泌尿道感染亦应做IVP。IVP的目的是寻找有无能用外科手术纠正的易感因素，从小儿就有泌尿道感染反复发作史者，除IVP外，还应做排尿期膀胱-输尿管反流检查。

注：1. 泌尿道感染（简称尿感）可分为上泌尿道感染（主要是肾盂肾炎）和下泌尿道感染（主要是膀胱炎）。除细菌外，很多微生物侵入泌尿道均可以引起感染，例如结核分枝杆菌、真菌、衣原体和某些病毒等。泌尿道感染可以为无症状细菌尿或症状十分显著的急性肾盂肾炎。

2. 泌尿道感染根据临床症状可分为急性膀胱炎、急性肾盂肾炎、无症状细菌尿。

3. 应鉴别是上泌尿道感染或下泌尿道感染。

(1) 临床上如患者发热＞38℃，有明显肋脊角疼痛和叩击痛，血白细胞增加，可诊断为肾盂肾炎。但不少肾盂肾炎没有上述典型表现，故妇女若仅有膀胱炎症状者，可先给 3 天抗菌疗法，若能治愈，则常为膀胱炎；若复发，则多为肾盂肾炎。

(2) 铜绿假单胞菌常发生于尿路器械检查后。变形杆菌、克雷伯杆菌常见于尿路结石患者。复杂性尿路感染和致病菌为铜绿假单胞菌、变形杆菌者及尿培养为耐药菌者，多为肾盂肾炎。凝固酶阴性葡萄球菌（柠檬色和白色葡萄球菌）多见于性生活活跃期妇女。

(3) 泌尿道感染的定位诊断，符合下列指标之一者均提示肾盂肾炎：尿中白细胞管型和（或）颗粒管型；尿抗体包裹细菌阳性；尿液 N-乙酰-β-D-葡萄糖苷酶（NAG）升高；尿路视黄醇结合蛋白升高；尿 Tamm-Horsfall 蛋白升高和（或）血 Tamm-Horsfall 蛋白抗体阳性；肾小管功能损伤，如夜尿增多、低渗尿、低比重尿及肾性糖尿等；出现急性肾衰竭、肾周围脓肿、肾乳头坏死等并发症；影像学检查提示肾盂病变。

4. 复发是由原先的致病菌再次引起尿路感染，通常是在停药 1 个月内发生。

5. 重新感染则是另外一种新的致病菌侵入泌尿道引起的感染。临床上可用下述方法推断：重新感染者致病菌的药物敏感试验的耐药谱与上次致病菌不相同，且常于停用抗菌药物后 1 个月以后才发病。对于再发的泌尿道感染（再发包括复发和重新感染）来诊者，应予以抗菌药物 3 天疗法，在疗程完毕后 7 天复查。

6. 肾盂肾炎是肾实质疾病。用药上，除尿液浓度要高外，血药浓度亦需高，而且最好能用杀菌药。

7. 无症状细菌尿

(1) 妇女无症状细菌尿不予治疗。

(2) 妊娠妇女的无症状细菌尿必须治疗，因治疗对于保护母亲（后期会发生急性肾盂肾炎，且发生子痫的危险性增加）和胎儿（出生后体重不足或早产）都有好处。如经治疗后仍有细菌尿，则应进行长疗程低剂量抑菌疗法。

（3）学龄前儿童的无症状细菌尿，要予以治疗。

（4）老年人无症状细菌尿不予治疗。

（5）肾移植、泌尿道梗阻或服免疫抑制药者及其他泌尿道有复杂情况者，应予口服有效抗菌药物 7 天。如治疗失败，则不再治疗，但应继续监护。如有必要，可继续给予治疗 4 周。

8. 妊娠期泌尿道感染宜选用毒性较小的抗菌药物，如阿莫西林、呋喃妥因或头孢菌素类等。

9. 老年男性泌尿道感染。男性 50 岁以后，由于前列腺增生，易发生泌尿道感染，可用氧氟沙星 0.2g，每天 2 次，疗程为 14 天。

10. 留置导尿管的泌尿道感染。多数患者留置导尿管 2 周后会发生细菌尿。如患者有泌尿道感染症状，应立即予以强有力的抗菌药物治疗，并及时更换导尿管，必要时考虑改变引流方式，如改为间歇导尿或耻骨上膀胱造瘘引流。如患者没有泌尿道感染症状，而仅有无症状细菌尿，可暂不治疗，等到导尿管拔除后再治疗之。

二、急性肾小球肾炎

长 期 医 嘱	临 时 医 嘱
内科护理常规	血常规、尿常规、粪常规
二级护理	24h 尿蛋白定量
或 一级护理	肌酐清除率
低盐普食❶	全套血生化检查
记 24h 出入量❷	ASO、血沉、CRP、ANCA
青霉素钠　　80 万 U im bid	自身免疫全套
氢氯噻嗪❹　25mg po tid	抗基底膜抗体
或 呋塞米　20mg po tid	体液免疫功能检测
贝那普利　10～20mg po qd prn	乙肝两对半
或 福辛普利　10～20mg po qd	尿免疫、尿红细胞形态
氯沙坦　50～100mg po qd	尿 N-乙酰-β-D-葡萄糖苷
缬沙坦　80～320mg po qd	酶（NAG）

续表

长 期 医 嘱	临 时 医 嘱
	24h 尿肌酐
	尿浓缩稀释功能试验 prn
	泌尿系统 B 超检查
	胸部 X 线片
	心电图
	青霉素皮试
	肾活检 prn❻
	眼底检查 prn

❶ 显著水肿和严重高血压时应短期限制水钠摄入，病情缓解后不必继续限盐。活动期患者供盐＜3g/d。蛋白质摄入 1.0～1.22g/(kg·d)，以高生物价的动物蛋白（乳、鱼、蛋、禽、牛肉等）为宜。肾功能正常者无需限制饮食中蛋白质的含量，有氮质血症者应适当限制蛋白质的摄入。水肿严重者须卧床休息，如肾小球滤过率低于 25ml/(min·m²)，给 50% 葡萄糖注射液 20ml＋呋塞米 20～40mg 静推。

❷ 水肿显著者应计 24h 出入量。急性期应卧床休息 2～3 周，直至肉眼血尿消失，水肿消退及血压恢复正常，血清补体水平正常。

❸ 感染灶的治疗有上呼吸道或皮肤感染者，应选用无肾毒性的抗生素治疗，如青霉素、头孢菌素等，一般不主张长期预防性使用抗生素，青霉素使用时间为 2 周。与尿异常相关反复发作的慢性扁桃体炎，可在病情稳定后行扁桃体摘除术，术前、术后使用 2 周抗生素。

❹ 适当使用利尿药治疗。治疗效果欠佳，尤其是合并急性肺水肿的患者，需行透析治疗。经限水、限钠及利尿后血压仍不能控制者，应给予降压药物，防止心脑并发症的发生。

❺ 降压药的使用需根据高血压严重程度选用一种或两种药物联用，利尿药为首选用药，降压速度不宜过快、过低，血压控制在 130/80mmHg 为宜。若降压太快、太低，可能使肾小球滤过率下

降，肾功能恶化。

❻ 肾活检指征：a. 少尿一周以上或进行性尿量减少伴肾功能恶化者；b. 病程超过 2 个月而无好转趋势者；c. 急性肾炎综合征伴肾病综合征者。

注：1. 发生急性肾损伤有透析指征者应及时行透析治疗。由于本病呈自愈倾向，透析治疗帮助患者度过危险期后，肾功能即可恢复，一般不需要维持性透析治疗。严重高钾血症（＞6.5mol/L）、代谢性中毒（pH＜7.15）、容量负荷过重对利尿药治疗无效、心包炎和严重脑病都是透析治疗的指征。

2. 并发急性左心衰竭或高血压危象，请参考有关内容。

三、慢性肾小球肾炎

长 期 医 嘱	临 时 医 嘱
内科护理常规	血常规、尿常规、粪常规
二级护理	24h 尿蛋白定量
低盐优质低蛋白饮食❶	24h 尿肌酐
测血压　bid	全套血生化检查
贝那普利❷　10～20mg po qd	乙肝两对半❺
或 氯沙坦　50～100mg po qd	丙肝抗体
或 依那普利　10mg po qd	肿瘤标志物
或 氨氯地平　10mg po qd	体液免疫功能检测
氢氯噻嗪❸　25mg po qd	血蛋白电泳
阿托伐他汀　20mg qn❹	出血时间、凝血时间
或 氟伐他汀　80mg qn	凝血酶原时间
	尿免疫
	尿红细胞形态
	尿 NAG
	β_2 微球蛋白
	尿蛋白电泳
	尿比重
	尿渗透压检测

续表

长 期 医 嘱	临 时 医 嘱
	泌尿系统 B 超检查
	胸部 X 线片
	心电图
	超声心动图
	双肾 SPECT
	肾活检

❶ 如无明显水肿和高血压，一般不严格限制水盐摄入。高血压患者应限盐（＜3g/d）。

❷ 对肾素依赖性高血压则首选血管紧张素转换酶抑制药（ACEI），如贝那普利 10～20mg，每日 1 次；或血管紧张素Ⅱ受体拮抗药（ARB），如氯沙坦 50～100mg，每日 1 次。高血压难以控制时可选用不同类型降压药联合应用，常用 ACEI 与钙通道阻滞药（如氨氯地平 5～10mg，每日 1 次）联合应用。

❸ 有钠水潴留容量依赖性高血压患者可选用噻嗪类利尿药，如氢氯噻嗪 12.5～50mg/d，1 次或分次口服。水肿时，如肌酐清除率＜30ml/min，利尿药宜使用呋塞米，但一般不宜使用过多和长久使用。

❹ 见慢性肾衰竭。

❺ 检测患者血清乙肝两对半用于与乙型肝炎病毒相关性肾病相鉴别。

注：1. 慢性肾小球肾炎的治疗应以防止或延缓肾功能进行性恶化、改善或缓解临床症状及防治严重合并症为目的，而不以消除尿红细胞或微量蛋白尿为目标。治疗的主要目标是通过控制蛋白尿和高血压，延缓肾脏病变的进展。ACEI 类和 ARB 类药物近年来被公认具有降压和降低蛋白尿的作用，能延缓病变的发展。降压目标为 130/80mmHg，对于年龄偏大的患者应适当放宽血压的靶目标。治疗原则：a. 蛋白尿≥1g/d，血压应控制在 130/80mmHg 以下；b. 尿蛋白≤1g/d，血压控制可放宽到 140/90mmHg 以下；c. 选择能延缓肾功能恶化、具有保护肾作用的降血压药物。

2. 肾功能无明显损害者,特别是临床表现为肾病综合征时,若无禁忌证,都应尽可能做肾活检明确病理类型,以指导临床治疗,判断预后。

3. 要避免加重肾损害的因素,如感染、劳累、妊娠及应用肾毒性药物(如氨基糖苷类抗生素、含马兜铃酸的中药等)。

四、肾病综合征

长 期 医 嘱	临 时 医 嘱
内科护理常规	血常规、尿常规、粪常规
一级护理	24h 尿蛋白定量
低盐低脂优质蛋白饮食❶	全套血生化检查
记 24h 出入量❷	出血时间、凝血时间
测血压　bid	血乙肝两对半检查❽
泼尼松❸　1mg/kg po qd	体液免疫功能检测
或 甲泼尼龙　0.8mg/kg po qd	抗链球菌溶血素"O"❾
10%氯化钾❹　10ml po tid	肿瘤标志物❿
或 氯化钾缓释片　1～2 片 po tid	血抗核抗体(ANA)、抗 ds-DNA 抗体和抗 Smith 抗体
贝那普利❺　10mg po qd	
碳酸钙-维生素 D_3　1 片 po qd	血尿 κ、λ 链⓫
兰索拉唑　30mg po qd	血清蛋白电泳
环磷酰胺❻　50mg po bid	PLA-2R 抗体⓬
肝素钠❼　1ml H qd	双肾B超检查
或 低分子肝素钙　0.4ml H qd	肾活检
氟伐他汀　80mg po qn 或 阿托伐他汀　20mg po qn	

❶ 显著水肿和严重高血压时应短期限制水钠摄入,尿蛋白转阴后不必继续限盐。活动期患者供盐<3g/d。蛋白质摄入 0.8～1.0g/(kg·d),以高生物价的动物蛋白(乳、鱼、蛋、禽、牛肉等)为宜。

❷ 水肿显著者应计 24h 出入量。

❸ 若 4 周内尿蛋白转阴，则自转阴后至少巩固 2 周方始减量，以后改为每 2～3 周减原用量的 10%，疗程达 6 个月以上。开始治疗后 4 周尿蛋白未转阴者可继服至 8 周，一般不超过 12 周，以后再逐渐减量。有肝功能损害或泼尼松疗效不佳时，可口服或静脉滴注甲泼尼龙。长期应用激素的患者可能出现感染、水钠潴留、高血压、应激性溃疡、类固醇性糖尿病、高分解代谢、骨质疏松等不良反应，少数病例还可能发生股骨头缺血性坏死。

❹ 刚入院时，应观察患者有无利尿反应，可先静脉用药（如呋塞米）。水肿患者开始利尿时要及时补充氯化钾，防止低血钾的发生，但少尿或无尿者应禁用氯化钾。

❺ 合理使用 ACEI、ARB 类降压药，具有降压、减少蛋白尿，延缓慢性肾衰竭进展的作用。若患者能够耐受，可逐渐增加 ACEI 剂量。

❻ 根据病理类型可予环磷酰胺口服给药，每日 2～3mg/kg，连用 10～14 天，2～3 周重复使用，总剂量可达 6～12g，或静脉给药 0.8～1.0g/(次·日)。主要不良反应为骨髓抑制及中毒性肝损害，并可出现性腺抑制（尤其是男性）、脱发、胃肠道反应及出血性膀胱炎。

❼ 当血白蛋白低于 20g/L 时，可常规肝素钠或那屈肝素钙（速避凝）每天皮下注射。如果发生血栓形成或血管栓塞的患者应尽快溶栓治疗，0.9%氯化钠注射液 250ml＋尿激酶 5 万～10 万 U，静滴，同时抗凝治疗。

❽ 检测血乙肝两对半，与乙型肝炎病毒相关性肾病相鉴别。如果患者乙肝表面抗原阳性，应进一步查乙肝 DNA 滴度，如果准备予激素治疗，最好用抗乙肝病毒药物，如拉米夫定治疗 1～2 周后，使用激素治疗。发现乙肝表面抗原阳性的肾病综合征患者，应行肾活检检查，明确诊断。有可能为乙型肝炎病毒相关性肾病伴 IgA 肾病。

❾ 检测抗链球菌溶血素 "O" 用于与急性链球菌感染后肾炎相鉴别。

❿ 检测肿瘤标志物排除有无肿瘤相关的肾病。

⓫ 检测血尿 κ、λ 链、血清蛋白电泳排除骨髓病性肾病。

⓬ 若肾穿刺病理为膜性肾病，应进一步检查 PLA-2R 抗体，用

于鉴别原发性或继发性膜性肾病。

注：1. 肾病综合征分为原发性和继发性两类，继发性患者要同时治疗原发病。

2. 应用糖皮质激素及细胞毒药物治疗肾病综合征可有多种方案，原则上应以增强疗效的同时最大限度地减少不良反应为宜。对于是否应用激素治疗、疗程长短以及是否使用细胞毒药物等，应结合患者的肾小球病变的病理类型、年龄、肾功能和有无相对禁忌证等情况区别。

（1）糖皮质激素 根据患者对糖皮质激素的治疗反应，可将其分为"激素敏感型"（用药 8～12 周内病情缓解）、"激素依赖型"（激素减药到一定程度即复发）和"激素抵抗型"（激素治疗无效）三类，其各自的进一步治疗有所区别。激素的治疗原则如下。

a. 起始剂量要足：常用药物为泼尼松 1mg/(kg·d)，口服 8 周，必要时可延长至 12 周。

b. 撤减要缓慢：足量治疗后每 2～3 周减少原来用量的 10%，当减至 20mg/d 左右时症状易反复，应更加缓慢地减量，或合用细胞毒药物。

c. 维持时间要长：最后以最小有效剂量（10mg/d）再维持半年左右。

（2）细胞毒药物 这类药物可用于"激素依赖型"或"激素抵抗型"的患者，协同激素治疗。若无激素禁忌，一般不作为首选或单独治疗用药。环孢素 3～5mg/(kg·d)，分 2 次口服，服药期间需监测并维持其血药浓度谷值为 100～200ng/ml。服药 2～3 个月后缓慢减量，疗程至少 1 年。不良反应有高血压、肝肾毒性、神经系统损害、继发感染、肿瘤、胃肠道反应、齿龈增生、多毛等（严重程度、持续时间均与剂量和血药浓度有关）。他克莫司：肾毒性副作用小于环孢素，成人起始治疗剂量为 0.05mg/(kg·d)，血药浓度保持在 5～8ng/ml，疗程为半年至 1 年。霉酚酸酯（MMF）1.5～2.0g/d，分 2 次口服，共用 3～6 个月，减量维持半年。不良反应相对小。

3. 水肿的治疗

（1）轻度水肿患者一般于应用激素后 7～14 天开始利尿，故一般应用口服利尿药。

（2）高度水肿、合并皮肤感染、高血压、激素不敏感者常需用更强效的利尿药。开始可用袢利尿药如0.9%氯化钠注射液100ml＋呋塞米60mg，静滴，观察有无利尿反应，如有可用氢氯噻嗪25mg，每日2～3次。若上述疗效差时可加用强效利尿作用的袢利尿药，如呋塞米（速尿）。

（3）对利尿药无效且血浆蛋白过低者，可先扩容之后再利尿。0.9%氯化钠注射液100ml＋呋塞米60～100mg，静滴，或羟乙基淀粉250ml，滴毕静脉给予呋塞米（速尿）60～100mg。

（4）在血白蛋白<15g/L，有效血容量低下者，一般利尿效果差，给予输注白蛋白或血浆、羟乙基淀粉，然后再给予呋塞米。

（5）利尿时注意尿中失钾及可能出现的低血容量性休克，应密切观察出入水量、体重变化及电解质紊乱。临床上不宜长期大剂量应用利尿药。

4.大多数肾病综合征患者存在不同程度的高凝状态，容易发生血栓、栓塞并发症，其中以肾静脉血栓最为常见。血栓、栓塞并发症是直接影响肾病综合征的治疗效果和预后的重要原因。

5.肾病综合征患者易并发感染，常见感染部位的顺序为呼吸道、泌尿道、皮肤。在激素使用前需控制感染，若在激素使用期间发生感染应积极采取有效措施控制感染，可根据病原学检查选择相应抗生素。但若治疗不及时或不彻底，感染仍是导致肾病综合征复发和疗效不佳的主要原因之一，甚至造成死亡，应予以高度重视。

6.肾病综合征患者可因有效血容量不足而致肾血流量下降，诱发肾前性氮质血症。经扩容、利尿后可得到恢复。但微小病变型肾病者，发生多无明显诱因，表现为少尿甚或无尿，扩容利尿无效。肾活检病理学检查显示肾小球病变轻微，肾间质弥漫重度水肿，肾小管可为正常或部分细胞变性甚至坏死，肾小管腔内有大量蛋白管型，从而导致急性肾损伤。

7.蛋白质及脂肪代谢紊乱。长期低蛋白血症可导致营养不良、小儿生长发育迟缓、免疫球蛋白减少造成机体免疫力低下、易致感染；金属结合蛋白丢失可使微量元素缺乏；内分泌激素结合不足可诱发内分泌紊乱；药物结合蛋白减少可能影响某些药物的药动学，影响药物疗效。促进肾小球硬化和肾小管-间质病变的发生,促进肾病变的慢性进展。

8. 肾病综合征患者合并高脂血症应使用降脂药物,尤其是有高血压及冠心病家族史、高低密度脂蛋白及低高密度脂蛋白者,更需要积极治疗,如他汀类(氟伐他汀、辛伐他汀滴丸、阿托伐他汀)、纤维酶类药物〔非洛贝特(100mg,每天3次)、普罗布考(0.5g,每天2次)〕。如果肾病综合征缓解后高脂血症可自行缓解,则不必使用调脂药。

五、急性肾盂肾炎

参见泌尿道感染。

六、慢性肾盂肾炎

长 期 医 嘱	临 时 医 嘱
内科护理常规	血常规、尿常规、粪常规
二级护理	全套血生化检查
或 三级护理	糖耐量试验
普通饮水	血免疫
环丙沙星❶　　0.2g po bid	清洁中段尿常规＋菌落计数＋药物敏感试验
或 复方磺胺甲噁唑(SMZ-TMP)	
0.5g po bid	清洁中段尿高渗培养 prn
阿莫西林胶囊❷　　0.5g po bid	尿找抗体包裹细菌
或 头孢克肟　0.2g po bid	尿液视黄醇结合蛋白❺
碳酸氢钠　1g po tid	尿免疫
5%GNS　100ml ⎫ iv gtt qd❸	尿渗透压
氧氟沙星　0.4g ⎭	尿比重
或 5%GNS　100ml ⎫ iv gtt bid	尿 N-乙酰-β-D-葡萄糖苷酶(NAG)
头孢哌酮钠　2g ⎭	双肾、输尿管、膀胱、前列腺 B 超
NS　100ml ⎫ iv gtt	静脉肾盂造影
美罗培南　0.5~1.0g ⎭ q8~12h❹	逆行尿路造影 prn
	排泄性尿路造影 prn

❶ 一般患者和预防复发时用口服药物治疗。

❷ 一般患者和预防复发时与喹诺酮类药联用。

❸ 肾盂肾炎直接扩展至肾周组织引起的化脓性炎症（如肾周围脓肿）的患者应静脉滴注抗生素。

❹ 患者出现寒战、高热及休克症状时使用。

❺ 尿液视黄醇结合蛋白（UrRBP）用于筛选肾脏病患者肾小管功能是否有损害，在肾脏病诊断中有重要价值。

注：1. 慢性肾盂肾炎急性发作原则上按急性肾盂肾炎治疗，但常需联合应用抗生素，且延长疗程，一般需治疗 2～4 周。反复发作的慢性肾盂肾炎患者急性期后可选用 2～4 组不同种类的抗生素交替使用，治疗 2～4 个月。无效或仍再发的患者可采取长期抑菌治疗。

2. 急性发作时，若全身症状明显，治法同急性肾盂肾炎，选用对细菌敏感的抗生素，静脉或肌内注射。

3. 抑菌治疗一般选用两种以上抗生素联合用药，2～3 周后（若无效，3～5 天后）换另一组，总疗程 8～16 周。

4. 为预防复发可长期用抑菌疗法，用量为正常口服剂量的 1/3～1/2，临睡前口服，维持 1～1.5 年。

5. 反复发作者，要积极寻找诱因，纠正可能存在的易感因素。

6. 有慢性肾功能不全药，参照"慢性肾功能不全"处理，抗生素剂量要根据肾功能酌减。

7. 大多数情况下，无症状性菌尿患者尤其是老年患者，一般没有必要进行抗感染治疗；否则会促使大部分患者出现耐药菌株。但妊娠妇女以及伴有中性粒细胞减少、肾移植、尿路梗阻或其他易患因素的患者则需要治疗。可依据药物敏感试验，选择抗生素口服 7 天，必要时可能需要长疗程（4～6 周）治疗。

8. 长期抑菌治疗 选用几种不同种类的抗生素（如磺胺类、喹诺酮、头孢菌素、大环内酯类等）排列组合，每种抗生素服用 2～3 周后服用下一种抗生素，几种抗生素组成一个疗程。每晚睡觉前排尿后，服用单剂量抗生素。一个疗程结束后可连续进行下一个疗程，服药时间可 6 个月、1～2 年、甚至更长。

9. 并发症

（1）尿路感染 一般经积极、有效治疗很少出现并发症，但如果治疗不当、复杂性尿路感染以及机体抵抗力低下时，可出现多种并发症。

（2）肾乳头坏死 肾乳头及其邻近肾髓质的缺血性坏死，常发生于患有糖尿病、镇痛药性肾病及痛风性肾病等基础疾病的尿路感染患者；临床出现高热、剧烈腰痛和血尿；尿中有坏死组织排出、阻塞输尿管可引起肾绞痛；常合并败血症和肾功能急剧恶化。静脉肾盂造影可见特征性肾乳头环形征。

（3）肾周围脓肿 肾盂肾炎直接扩展至肾周组织引起的化脓性炎症，常并发于糖尿病、尿路梗阻的患者。临床出现持续性高热和明显的一单侧腰痛以及腰肋角压痛和叩击痛，伴活动受限。超声、腹部 X 线平片、CT 及 MRI 检查有助于诊断。

（4）革兰阴性杆菌败血症 常见于复杂性尿路感染患者，偶见于严重的单纯性肾盂肾炎患者，此时病情急剧加重，出现寒战、高热及休克，预后不良，病死率高。

（5）肾结石和尿路梗阻 变形杆菌等可产生尿素酶分解尿素，使尿液碱性化，从而使尿中磷酸盐超饱和析出结晶，形成结石。反复尿路感染炎症形成的瘢痕和结石可引起尿路梗阻，导致肾盂积液、反流性肾病等，加重肾功能损伤。

七、急性肾损伤

（一）少尿期

长 期 医 嘱	临 时 医 嘱
内科护理常规	血常规、尿常规、粪常规
病重通知	血生化全套
或 病危通知	尿钠、尿渗透压、尿比重[6] st
一级护理	尿尿素氮、尿肌酐 st
低盐低优质蛋白半流质饮食[1]	双肾、输尿管、膀胱、前列腺 B 超
或 低盐低优质蛋白流质饮食	心电图
记 24h 出入量[2]	超声心动图
测血压　qid	出血时间、凝血时间
心电监测[3]	急诊血液透析[7]

续表

长 期 医 嘱	临 时 医 嘱
呋塞米❹　40mg po tid	或 腹膜透析
或 50%GS　40ml ⎱ iv gtt qd 　呋塞米　60mg ⎰	
复方氨基酸(17)　250ml iv gtt qd	
碳酸氢钠❺　1g po tid	
或 5%碳酸氢钠　125～250ml iv gtt qd	
复方 α-酮酸　4 片 po tid	

❶ 未透析的急性肾损伤患者每日所需能量为每千克体重 147kJ，由碳水化合物和脂肪供应，蛋白质应限制为 0.8g/(kg·d)。对于高分解代谢或营养不良以及接受透析的患者蛋白质摄入量可放宽。尽可能地减少钠、钾、氯摄入。不能进食者需静脉营养补充必需氨基酸及葡萄糖等营养元素。

❷ 少尿期须严格记录出入量，每日补液量一般为显性失液量加 500ml，高热者可酌情增加。要注意补足热能，一般每天 125～145kJ/kg，必要时给予静脉营养。

❸ 血钾超过 6.0mmol/L，应密切监测心率和心电图，并予紧急处理，包括钙剂静脉注射；静脉给予 5%碳酸氢钠，既可纠正酸中毒又可促进钾离子向细胞内流；静脉注射 20%葡萄糖 3ml 加普通胰岛素 0.5U/(kg·h)，促进糖原合成，使钾离子向细胞内移动；或口服离子交换（降钾）树脂（15～30g，每天 3 次）。以上措施无效或伴高分解代谢的高钾血症患者，透析是最有效的治疗。

❹ 当使用呋塞米后尿量增加可继续使用，否则应停止使用以防止不良反应的发生。

❺ 一般可以口服碳酸氢钠。当 HCO_3^- 低于 15mmol/L 时，则给予 5%碳酸氢钠 125～250ml 静滴。对于严重酸中毒患者，动脉血 pH<7.2，应立即开始透析。

❻ 在未补液及未使用利尿药前应急查尿钠、尿渗透压、尿比重、尿尿素氮、尿肌酐。

❼ 出现急性左心衰竭、高钾血症、酸中毒、高分解代谢状态、

顽固性高血压或神志改变是急诊透析的指征，须抓紧时间抢救。在未发现严重并发症前进行预防性透析有利于纠正水、电解质、酸碱平衡紊乱，缩短病程，减少并发症，降低病死率。合并多脏器衰竭，特别是伴有循环不稳定时，可选择床边连续性肾脏替代治疗（CRRT）。

注：1. 急性肾损伤（AKI）的诊断标准　肾功能在48h内突然减退，血清肌酐绝对值升高≥0.3mg/dl（26.5μmol/L），或7天内血肌酐增至≥1.5倍基础值，或尿量<0.5ml/(kg·h) 且持续时间>6h。根据血清肌酐和尿量进一步分期，见表1-5。

表1-5　急性肾损伤的分期

分期	血清肌酐	尿　量
1 期	增至基础值1.5～1.9倍 或升高≥0.3mg/dl(26.5μmol/L)	<0.5ml/(kg·h),持续6～12h
2 期	增至基础值2.0～2.9倍	<0.5ml/(kg·h),时间≥12h
3 期	增至基础值3倍 或升高≥4.0mg/dl(353.6μmol/L) 或开始肾脏替代治疗 或<18岁患者 eGFR<35ml/(min·1.73m²)	<0.3l/(kg·h),时间≥24h 或无尿≥12h

2. 确立急性肾损伤诊断后，须边做检查边治疗，尽早明确病因，分清是肾前性、肾性，还是肾后性。在鉴别诊断方面，首先应排除慢性肾脏病（CKD）基础上的急性肾损伤；CKD可从存在贫血、骨病、神经病变、双侧肾缩小和GFR下降等得到提示。其次应除外肾前性和肾后性原因。在确定为肾性后，尚应鉴别是肾小球、肾血管抑或肾间质病变引起。因为不同病因、不同病理改变，治疗的方法亦不同。

3. 肾前性和肾性肾功能不全的鉴别　见表1-6。

表1-6　肾前性和肾性肾功能不全的鉴别

尿液检查	肾前性	肾　性
尿渗透压/(mOsm/L)	>500	<350
尿钠浓度/(mmol/L)	<20	>40

续表

尿 液 检 查	肾前性	肾　　性
尿肌酐/血肌酐	＞40	＜20
血尿素氮/肌酐	＞10	＜10
钠排泄分数	＜1	＞1
补液原则	迅速扩容	严格控制入液量
补液后反应	尿量增加、症状改善	尿量持续下降、症状恶化

4. 积极防治感染，抗生素选择肾毒性小的药物，如青霉素类、头孢哌酮等，并根据肾功能和是否透析确定剂量。

（二）多尿期

长 期 医 嘱	临 时 医 嘱
内科护理常规	血常规
一级护理❶	尿常规
或 二级护理	血生化检查
高热量半流质饮食	尿渗透压
或 高蛋白饮食❷	
复方 α-酮酸　4 片 po tid	

❶ 无并发症和停止透析的患者可以改为二级护理。

❷ 高热量饮食开始以碳水化合物为主，待血肌酐和尿素氮下降至正常范围后转为高蛋白饮食。多尿期 1 周左右后可见血肌酐和尿素氮水平逐渐降至正常范围，饮食中蛋白质摄入量可逐渐增加，并逐渐减少透析次数直至停止透析。

注：1. 多尿开始时，肾小球滤过率未完全恢复，肾小管的浓缩功能仍较差，血尿素氮、血肌酐还可能继续升高，治疗仍应维持水、电解质和酸碱平衡，控制氮质血症和防止各种并发症。已施行透析的患者，仍应继续透析。

2. 治疗的重点在维持水、电解质、酸碱平衡，治疗并发症。尿量 3000ml 以上时，补液量应逐渐少于尿量，一般为其 1/2～2/3，过多补液会延长多尿期。

八、慢性肾衰竭

(一) 氮质血症期

长 期 医 嘱	临 时 医 嘱
内科护理常规	血常规、尿常规、粪常规
二级护理	24h 尿蛋白定量
低盐低优质蛋白饮食❶	24h 尿肌酐
记 24h 出入量	肌酐清除率
测血压　bid	血型、血交叉
呋塞米❷　20mg po tid	出血时间、凝血时间
贝那普利❸　10mg po qd	全套血生化检查
或 硝苯地平控释片　10mg po qd	血乙肝两对半
或 非洛地平缓释片　5mg po qd	血清铁蛋白
或 特拉唑嗪　2mg po qn	丙肝抗体
复方 α-酮酸　4 片 po tid	梅毒抗体
碳酸氢钠❹　1g po tid	HIV 检测
骨化三醇❺　0.25μg po qn	血浆纤维蛋白原检测
碳酸钙　1g po tid	肾早损检测❾
或 碳酸钙-维生素 D_3　1 片 po qd	双肾 B 超(大小、皮质厚度)
琥珀酸亚铁薄膜衣片❻　0.2g po tid	胸部 X 线片
或 NS　100ml ⎱ iv gtt qw	心电图
蔗糖铁　100mg ⎰	超声心动图
红细胞生成素❼　6000U H 2～3 次/周	甲状旁腺素(PTH)测定
叶酸　10mg po tid	血自身免疫
氟伐他汀❽　80mg po qn	尿免疫、尿渗透压
或 阿托伐他汀　20mg po qn	双肾 SPECT

　　❶ 显著水肿、严重高血压和少尿者时应短期限制钠摄入，每日盐 2～3g。肾小球滤过率降至 50ml/min 以下时，便需限制蛋白质摄入。

　　❷ 肾小球滤过率低于 25ml/min 时，噻嗪类利尿药无效，可口服呋塞米 20mg，每天 2～3 次，视每日尿量而定，保证尿毒症患者

每日尿量达 2L；如果少于 2L，就会导致代谢产物潴留。

❸ 氮质血症早期，血肌酐小于 265μmol/L 时，合理使用 ACEI、ARB 类降压药。它们具有降压、减少蛋白尿、延缓慢性肾衰竭进展的作用。初期应用 ACEI 和 ARB 类药物应严密监测肾功能变化。用药后 2 个月内血清肌酐上升和（或）内生肌酐清除率下降小于 30%，是药物的药理作用，可在严密监测下继续应用；但如果血清肌酐上升和（或）内生肌酐清除率下降大于 50%，应立即停药。血肌酐大于 265μmol/L 患者、双侧肾动脉狭窄患者、低容量血症患者应慎用。ACEI 的主要副作用：咳嗽、皮疹、味觉异常及粒细胞减少；在严重肾衰竭时可引起高钾血症并加重贫血。慢性肾衰竭时常需要 2 种以上降压药物联合应用才能达到降压目标。ACEI 或 ARB 与 CCB 联合应用是临床上的常用组合，具有增强药物疗效，减少副作用的效果；如仍未达到降压目标，可在此基础上加用利尿药与 α、β 受体阻滞药。但利尿药与 β 受体阻滞药可影响糖、脂质代谢，并发糖尿病的患者应慎用。

❹ 如酸中毒不严重，可口服碳酸氢钠 1g，每日 3 次。如 HCO_3^- 低于 15mmol/L，应静脉补碱，5% 碳酸氢钠 100ml，静滴，每天 1 次，持续 3 天。纠正酸中毒可引起低血钙，如发生手足搐搦，可给予 50% 葡萄糖 20ml + 10% 葡萄糖酸钙 10ml，静脉推注。

❺ 肾小球滤过率低于 60ml/min 的慢性肾衰竭患者，均可发生钙、磷代谢紊乱和血浆甲状旁腺素（PTH）水平升高，进而引起肾性骨病，需常规使用骨化三醇。

❻ 蔗糖铁是最安全的静脉补铁形式。若患者血清铁蛋白＜100ng/ml，需每周静脉补铁 100～125mg，连续 8～10 周；目标值控制在 200～500ng/ml。若补铁后患者血清铁蛋白≥800ng/ml，应中止静脉补铁 3 个月。停药 3 个月后若复查血清铁蛋白水平≤800ng/ml，恢复静脉补铁，但用量减去原量的 1/3～1/2。由于静脉补铁后 1 周内，血清铁蛋白无法正确反应铁储备。因此应停止静脉补铁至少 1 周，再做铁状况评估。

❼ 接受红细胞生成素治疗的肾性贫血患者，常见的不良反应有头痛、血压升高、癫痫发作、高钾血症；如果剂量过大、血红蛋白上升速度过快，更易发生不良反应；极少数情况下可诱发纯红细

胞再生障碍性贫血。红细胞生成素皮下给药剂量为每周 100～120U/kg，每周 2～3 次。应用国产红细胞生成素时剂量应加大。维持剂量为每周 12.5～525U/kg，分 3 次给予。

❽ 不管乳酸脱氢酶水平高低，≥50 岁，肾小球滤过率<60ml/(min·1.73m²)（不包括透析、肾特性），推荐他汀类药物或他汀类药物与依折麦布；≥50 岁，肾小球滤过>60ml/(min·1.73m²)，推荐他汀类药物；18～49 岁（不包括透析、肾特性）、已有冠心病（心肌梗死、冠状动脉重建术）、糖尿病、先前缺血性发作、估计 10 年冠状动脉死亡或非致死性心肌梗死发生率>10%，推荐用他汀类药物；<18 岁者，不推荐用他汀类药物。

❾ 肾早损检测通常包括尿微量蛋白、尿转铁蛋白、尿 α_1 微球蛋白、尿肌酐、尿 N-乙酰-β-D-葡萄糖苷酶、尿免疫球蛋白定量的检测。

注：1. 显著水肿、严重高血压时及少尿者应短期限制钠摄入，钠盐 2～3g/d。病情缓解后仍应继续限制钠盐，5g/d。饮水：有尿少、水肿、心力衰竭者，应严格控制进水量。但对尿量>1000ml 而又无水肿者，则不宜限制水的摄入。

2. 一般认为，肾小球滤过率降至 50ml/min 以下时，便需进行蛋白质限制，其中 50%～60% 必须是富含必需氨基酸的蛋白质（即高生物价优质蛋白，如蛋、瘦肉、牛奶、鱼等），应少食富含植物蛋白的食物，如花生及其制品等。

蛋白质摄入参照专家共识。

（1）非糖尿病肾病的慢性肾脏病患者 在慢性肾脏病第 1、第 2 期推荐 0.8g/(kg·d)，第 3 期起减至 0.6g/(kg·d)，第 4 期后，进一步减至 0.4g/(kg·d) 左右。

（2）糖尿病肾病患者 从临床肾病期起推荐 0.8g/(kg·d)；肾小球滤过率下降后减至 0.6g/(kg·d)。

（3）为避免低蛋白饮食带来的营养不良，可考虑适量应用复方 α-酮酸制剂（每片含 50mg 钙）。

（4）日常生活中 1 两大米相当于 3g 植物蛋白，1 两瘦肉相当于 9g 动物优质蛋白，1 个蛋去蛋黄相当于 6g 蛋白质，可以按量计算。

3. 脂肪摄入量不超过总热量的 30%，其中胆固醇摄入量少于

300mg/d，缺少的热量以碳水化合物补充，对于糖尿病肾病患者必要时应注射胰岛素保证碳水化合物的利用。

4. 磷摄入量应限制在 800mg/d 以下（合并高磷血症者应少于 500mg/d）。

5. 注意补充叶酸、水溶性维生素以及钙、铁、锌等矿物质。

6. 高血压是促使肾功能恶化的重要因素。

7. 由于尿毒症患者对口服铁剂吸收很差，静脉补铁是最佳的补铁途径。

8. 贫血治疗的目标值为血红蛋白（Hb）110～120g/L（血细胞比容在 33%～36%）。Hb 水平控制在每月升高 10～20g/L。

9. 去除导致肾功能恶化的因素，如高血压、心功能不全、脱水、发热、尿路梗阻、感染、肾毒性药物等，对保护残存肾单位功能具有重要意义。

（二）尿毒症期

长 期 医 嘱	临 时 医 嘱
内科护理常规	血常规、尿常规、粪常规
病重通知	血生化全套
或 病危通知	血气分析
一级护理	乙肝两对半、丙肝抗体
或 二级护理	血型、血交叉
低盐低磷优质低蛋白饮食	出血时间、凝血时间
或 普通饮食①	血清铁蛋白
记 24h 出入量	铁饱和度
非洛地平缓释片②　5mg po bid	血清铁
或 硝苯地平控释片　30mg po bid	丙肝抗体
叶酸　10mg po tid	梅毒抗体
包醛氧化淀粉　10g po tid	HIV 检测
或 尿素清　5g po qid	双肾、双输尿管、膀胱、前
或 肾衰宁　2.5g po tid	列腺 B 超
复方 α-酮酸　4 片 po tid	胸部 X 线片
碳酸氢钠　1g po tid	心电图

续表

长 期 医 嘱	临 时 医 嘱
骨化三醇　0.25μg po qd[3]	超声心动图
碳酸钙　1g po tid（餐中服）[4]	甲状旁腺素(PTH)测定
琥珀酸亚铁薄膜衣片　0.2g po tid 　或 NS　100ml 　　蔗糖铁　100mg ⎫ iv gtt qw	骨密度检查
	甲状旁腺 B 超
	甲状旁腺 SPECT
红细胞生成素　6000U H　2～3 次/周	血液透析[6]
多潘立酮[5]　10mg po tid	腹膜透析[6]
	50%GS　20ml 10%葡萄糖酸钙　⎫ iv[7] 　注射液　10ml
	新鲜血　200ml iv gtt prn[8]

❶ 用于维持性血液透析患者。

❷ 降压药可以使用钙通道阻滞药、血管扩张药，不宜使用
ACEI 类药物（如卡托普利、贝那普利、依那普利等），因其易导致
高钾血症和使肾功能恶化。

❸ 口服骨化三醇的患者，应监测血钙、血磷、甲状旁腺素、
CKD3～5 期血清磷维持在正常范围 0.87～1.45mmol/L；CKD5D
期，血清磷 1.13～1.78mmol/L，血清钙 2.1～2.5 mmol/L，非透
析慢性肾脏病甲状旁腺素维持在 35～110pg/ml，CKD5D 期 150～
300pg/ml。

❹ GFR＜30ml/min，除限制磷摄入外，应用磷结合剂，如碳
酸钙、醋酸钙、司维拉姆、碳酸镧等，对明显高磷酸血症（血清
磷＞2.26mmol/L）或血清钙浓度升高者，应暂停给剂。司维拉姆、
碳酸镧为新型不含钙的磷结合剂，可有效降低血磷水平而不增加血
钙水平。

❺ 恶心、呕吐者给予多潘立酮口服，无效时应考虑透析以降
低体内毒素水平。

❻ 对于年龄大于 60 岁、严重高血压、心功能不全、糖尿病、

营养不良者应尽早选择肾脏替代治疗。最有效的肾脏替代治疗包括维持性血液透析、持续不卧床腹膜透析（CAPD）或肾移植，可以根据患者的经济承受能力、年龄等选择。

❼ 有低钙抽搐者或高钾血症者，给予 10% 葡萄糖酸钙注射液 10ml + 50% 葡萄糖注射液 20ml 静推做紧急处理。

❽ 贫血治疗应首选补充铁剂及重组人红细胞生成素（rhEPO）治疗，须尽早使用。rhEPO 剂量，每周 80～120mg/kg，皮下或静脉注射，根据血红蛋白水平、血红蛋白升高速度等调整剂量，在应用 rhEPO 时应同时重新补充铁剂，如琥珀酸亚铁、硫酸亚铁，口服铁剂吸收差者，需经静脉补充铁剂，除非存在需要快速纠正危急的并发症（如急性出血、急性冠脉综合征等）、肾性贫血患者通常无需输注红细胞治疗。

注：1. 尿毒症最有效的治疗是肾脏替代治疗。充分透析患者的饮食不需要特别的控制，但应控制透析期间体重的增长。

2. 药物治疗为辅助治疗，其中主要包括降压药（此时，可以使用 ACEI 类药物）、重组人红细胞生成素、骨化三醇（罗钙全）、碳酸钙、铁剂以及其他对症治疗药物等。

3. 规定开始肾脏替代治疗的血清尿素氮、肌酐和肌酐清除率水平是不明智的，对于年龄大于 60 岁、严重高血压病、心功能不全、糖尿病、营养不良者应尽早选择肾脏替代治疗。当肾小球滤过率<10～15ml/min，且患者开始出现尿毒症临床表现，经治疗不能缓解时，便应做透析治疗。

4. 尿毒症性心包炎应每天透析 1 次，透析约 1 周后，可望改善。如出现心包压塞征象时，应紧急做心包穿刺或心包切开引流。

5. 抗生素的选择和应用原则与一般感染相同，唯有剂量要调整。在疗效相近的情况下，应选用肾毒性最小的药物。尿毒症患者易并发严重感染，以肺部感染为最常见，感染时发热没有正常人那么明显，易误诊，并很快引起心力衰竭，透析能迅速获得疗效。

6. 糖尿病肾衰竭患者随着肾小球滤过率不断下降，必须相应调整胰岛素用量，逐渐减量。一般肾小球滤过率<10～15ml/min，应动员患者尽早透析。

7. 皮肤瘙痒者可口服抗组胺药物。控制高磷血症及强化透析，对部分皮肤瘙痒患者有效。

8. 早期肾衰竭患者就不宜妊娠，因会加速肾衰竭发展和对胎儿不利。

九、狼疮肾炎

（一）Ⅰ型和Ⅱ型狼疮肾炎

长　期　医　嘱	临　时　医　嘱
内科护理常规	血常规、尿常规、粪常规
二级护理	24h 尿蛋白定量
低盐优质低蛋白饮食	肌酐清除率
泼尼松（泼尼松）❶　30mg po qd	全套血生化检查
或 甲泼尼龙　24mg po qd	糖耐量试验
NS　500ml ┐ iv gtt 1 次/月	乙肝两对半
环磷酰胺❷　0.8g ┘	丙肝抗体
碳酸钙-维生素 D₃（钙尔奇 D）	梅毒血清试验
1 片 po qd	出血时间、凝血时间、凝血酶原时间
兰索拉唑　15mg po qd	尿红细胞形态
贝那普利❸　10mg po qd	尿蛋白电泳
羟氯喹❹　200mg po bid	尿比重、尿渗透压
双嘧达莫　50mg po tid	抗核抗体、抗 ds-DNA、抗 Sm 抗体、抗中性粒细胞胞浆抗体（ANCA）
或 氯吡格雷　50～75mg po qd	
阿司匹林　100mg po qd	补体 C3、C4
或 氢氯噻嗪❺　25mg po bid～tid	血沉、CRP
	尿 β₂ 微球蛋白
	尿微白蛋白排泄率
	尿 N-乙酰-β-D-葡萄糖苷酶（NAG）
	双肾 B 超检查
	胸部 X 线片
	心电图
	超声心动图

续表

长 期 医 嘱	临 时 医 嘱
	脑电图
	胸部 CT 检查
	肾活检

❶ 病理为Ⅰ型和Ⅱ型者，尤其是Ⅱ型狼疮肾炎有血尿和蛋白尿者，可给予泼尼松 30mg/d。或根据蛋白尿水平使用泼尼松 1mg/(kg·d)，或甲泼尼龙 0.8mg/(kg·d)。

❷ 对Ⅱ型狼疮肾炎病情有活动、肾功能减退者，可加用环磷酰胺每月 0.6～0.8g 或增加泼尼松剂量。发现有明显活动性病变时，应再次肾穿刺，给予诱导期治疗方案。诱导期治疗如反应不佳，则加用环磷酰胺 0.8～1.0g 静脉滴注，每月 1 次，共 6 个月。如出现肾功能明显减退（肾小球滤过率<40ml/min）、肥胖和老年人（>70 岁），则应减量为 0.4～0.6g。外周血白细胞<4×10^9/L 或中性粒细胞<1.5×10^9/L，应减量或停药。如诱导治疗后获得完全缓解，则可转入维持治疗，0.05～0.2mg/kg，隔日服用。或将环磷酰胺改为每 3 个月 1 次，病情缓解后维持治疗 1 年。

❸ 应积极控制高血压，ACEI 和 ARB 对保护肾功能有益。

❹ 羟氯喹、氯喹需数月方能起效，在治疗许多狼疮皮肤损害中很有效，它还对骨骼肌肉症状，轻微全身症状，如发热、疲乏有效，也可减轻光敏感。羟氯喹的副作用主要是对视网膜可能造成损害，治疗前及治疗后每 6 个月应进行一次眼科检查（包括视力、裂隙灯、眼底、视野等检查），以便发现早期可逆性视网膜病变；皮肤副作用较轻微，但应告知患者曝光部位皮肤可能变成蓝黑色，浅色头发可能变白。

❺ 尿少者常用噻嗪类利尿药，有氢氯噻嗪（50～100mg/d，分 2～3 次服用）。主要通过抑制氯和钠在髓袢升支厚段及远端小管前段的重吸收而发挥利尿作用。长期使用应注意低钠血症和低钾血症的发生。

注：1. 2003 年国际肾脏病协会（ISN）及肾脏病理学会工作组（RPS）进行了狼疮肾炎的病理分型，见表 1-7。

表 1-7　狼疮肾炎病理分型

病理分型	病理表现
Ⅰ型	系膜轻微病变性狼疮肾炎,光镜下正常,免疫荧光可见系膜区免疫复合物沉积
Ⅱ型	系膜增生性狼疮肾炎,系膜细胞增生伴系膜区免疫复合物沉积
Ⅲ型	局灶性狼疮肾炎(累及<50%肾小球)
Ⅲ(A)型	活动性病变:局灶增生性
Ⅲ(A/C)型	活动性伴慢性病变:局灶增生硬化性
Ⅲ(C)型	局灶硬化性
Ⅳ型	弥漫性狼疮肾炎(累及≥50%肾小球),S(A):节段增生性;G(A):球性增生性;S(A/C):节段增生和硬化性;G(A/C):球性增生和硬化性;S(C):节段硬化性;G(C):球性硬化性
Ⅴ型	膜型狼疮肾炎,可以合并发生Ⅲ型或Ⅳ型,也可伴有终末期硬化性狼疮肾炎
Ⅵ型	终末期硬化性狼疮肾炎,≥90%肾小球呈球性硬化

2. 避免应用肾毒性药物和诱发病情活动的因素。

3. 狼疮肾炎的缓解标准　包括尿红细胞和管型等阴性、尿蛋白<0.3g/d;血补体和抗 ds-DNA 抗体正常、无肾外表现或程度很轻。如仅有蛋白尿、或血抗 ds-DNA 抗体升高,而无其他狼疮活动的证据,也可认为病情已缓解。

4. 治疗期间应注意观察疗效和不良反应。尿液和肾功能检查、血补体和抗 ds-DNA 抗体等对判定疗效尤为重要。

5. 血补体 C3、C4 低下,经动态观察无变化,无其他狼疮活动的证据,也可认为病情已缓解。

(二) Ⅲ型和Ⅳ型狼疮肾炎

长　期　医　嘱	临　时　医　嘱
内科护理常规	血常规、尿常规、粪常规
二级护理	24h 尿蛋白定量
或 一级护理	肌酐清除率
低盐优质低蛋白饮食	全套血生化检查

续表

长 期 医 嘱	临 时 医 嘱
泼尼松❶　　1mg/(kg・d) po qd 　或 甲泼尼龙❶　0.8mg/(kg・d) 　　po qd	糖耐量试验
	乙肝两对半
	丙肝抗体
碳酸钙-维生素 D₃　1 片 po qd	梅毒血清试验
兰索拉唑　15mg po qd	出血时间、凝血时间、凝血酶
双嘧达莫　50mg po tid	原时间
NS　500ml　┐ 环磷酰胺❶　　│ iv gtt 0.8～1.0g　　│ 1 次/月×6 次	血沉
	补体 C3、C4
	C 反应蛋白
环孢素❷　　3～5mg/(kg・d) po 　分 2 次 prn	尿红细胞形态
	尿蛋白电泳
或 霉酚酸酯❸　0.75～1.0g po bid	尿比重、尿渗透压
或 来氟米特❹　50mg po qd	抗核抗体、抗 ds-DNA、抗 Sm
肝素钠❺　　1ml H qd 　或 那屈肝素钙(低分子肝素钙) 　　0.4ml H qd	抗体、抗中性粒细胞胞浆抗体 （ANCA）
	尿 β₂ 微球蛋白
人丙种球蛋白❻　20g iv gtt qd	尿微白蛋白排泄率
	尿 N-乙酰-β-D-葡萄糖苷酶 （NAG）
	双肾 B 超检查
	胸部 X 线片
	心电图
	超声心动图
	脑电图
	胸部 CT
	肾活检
	血浆置换 prn❼
	人血白蛋白❽　　10g iv gtt st

❶ 泼尼松治疗可分为诱导治疗和维持治疗。

a. 诱导治疗：Ⅲ型和Ⅳ型狼疮肾炎给予泼尼松每日 1mg/kg，共 8 周，如有肝损害可改为甲泼尼龙。如反应不佳，则加用环磷酰胺 0.8～1.0g 静脉滴注，每月 1 次，共 6 个月。如出现肾功能明显减退（肾小球滤过率<40ml/min）、肥胖和老年人（>70 岁），则应减量为 0.4～0.8g。外周血白细胞<4×10^9/L 或中性粒细胞<1.5×10^9/L，应减量或停药。

活动性狼疮肾炎出现急性肾衰竭或新月体肾炎的患者可酌情给予甲泼尼龙冲击治疗，每日 0.5～1.0g 静脉滴注，连续 3 天为 1 个疗程，必要时重复。经上述治疗后病情不能明显缓解、肾脏病理活动性病变特别严重或肾功能进行性下降，不能耐受上述治疗的副作用时，可考虑应用肾脏替代治疗。在狼疮肾炎患者透析后约 30% 的患者在开始透析后半年内可能重新脱离透析。但大多数的观察没有发现血透和腹透对患者的预后有任何区别。

b. 维持治疗：如诱导治疗后获得完全缓解，则可转入维持治疗，0.05～0.2mg/kg，隔日服用。或将环磷酰胺改为每 3 个月 1 次，病情缓解后维持治疗 2 年。剂量的调整可参照诱导期治疗方案。

❷ 环孢素，3～5mg/(kg·d)，分 2 次口服，须注意肝、肾毒性。用药期间注意肝功能、肾功能、高血压、高尿酸血症、高钾血症等，有条件者应测血药浓度，调整剂量，血肌酐较用前升高 30%，需要减药或停药。

❸ 霉酚酸酯（吗替麦考酚酯）的近期疗效与环磷酰胺相似，副作用略小，剂量为 10～30mg/(kg·d)，分 2 次口服。但对于大部分病例，经环磷酰胺 6 个月治疗病情并不能得到较好的缓解，可应用霉酚酸酯（每日 1.0～2.0g）或硫唑嘌呤（每日 2mg/kg，最大剂量每日 150～200mg）。长期疗效有待进一步研究。

❹ 来氟米特（爱若华）是一个具有抗增生活性的异噁唑类免疫抑制药，其作用机制是抑制二氧乳清酸脱氧酶活性，从而影响活化淋巴细胞的嘧啶合成。最初 3 天给予负荷量 50mg/d，之后予维持量 20mg/d。

❺ 当血白蛋白低于 20g/L 时，可常规肝素钠或低分子肝素钙（速避凝）每天皮下注射。

❻ 适用于接受大剂量免疫抑制药治疗合并严重感染患者，可

应用人体丙种球蛋白 20g 静脉滴注，每日 1 次，共 5 天。

❼ 血浆置换和免疫吸附治疗，对狼疮肾炎伴严重冷球蛋白血症、血管炎、血小板减少性紫癜、不能耐受大剂量药物治疗的患者往往能迅速缓解病情。

❽ 严重低蛋白血症者，需输血浆或白蛋白，以提高胶体渗透压，增强利尿效果。因输注的血浆或蛋白在 1~2 天内从尿丢失，损伤肾小球脏层上皮细胞，导致蛋白超负荷肾病，滤过的蛋白损伤肾小管，促进肾间质纤维化。现多数学者认为，非必要时一般不宜多用。

注：1. 由于本病好发于育龄妇女，因此妊娠对母体及胎儿的影响就是一个令人关注的问题。一般认为活动病变时妊娠的风险十分大。如病情稳定（服泼尼松维持量后，病情稳定达 1 年以上），肾功能及血压均正常，在密切观察病情变化情况下，可允许妊娠，并于产前数周及产后给予泼尼松预防性治疗，可达到母子平安。系统性红斑狼疮（SLE）孕妇如 C3 水平不升高或降低提示病情有活动或复发可能。临产前，可给相当 1 倍产前糖皮质激素剂量的氢化可的松或甲泼尼龙静滴，连续 3 天，产后再根据病情逐渐减量。

2. 药物性狼疮与特发性系统性红斑狼疮的区别

a. 发病年龄较大；

b. 临床表现少，累及肾、皮肤和神经系统少，但胸膜、肺和心包受累者较多；

c. 抗组蛋白抗体阳性率可达 95%，但抗 ds-DNA 抗体和抗 Sm 抗体阳性率<5%；

d. 血清中补体不低；

e. 相关药物停用后病情可自行缓解。

3. 儿童系统性红斑狼疮以青春前期发病为多。常起病急，初发症状不尽相同，不同器官受累的表现变化多端，多系统多器官常同时累及，表现为高热、皮肤损害、关节炎、多浆膜炎（心包炎、心肌炎）。肾损害较成人发病率高且病情较重，表现为肾综合征，不同程度的蛋白尿和血尿，以后发展成肾功能衰竭。肺间质性损害亦较成人组多见，发展成纤维化可导致死亡。此外常见肝、脾大，淋巴结肿大，神经系统累及，以及血象和免疫学异常；但口腔溃痛，光过敏和盘状皮肤损害较少见。抗 Sm 抗体阳性率低。

（三）Ⅴ型和Ⅵ型狼疮肾炎

长期医嘱	临时医嘱
内科护理常规	血常规、尿常规、粪常规
二级护理	24h 尿蛋白定量
或 一级护理	肌酐清除率
低盐优质低蛋白饮食	全套血生化检查
泼尼松[①]　1mg/(kg·d) po qd	糖耐量试验
或 甲泼尼龙[①]　0.8mg/(kg·d) po qd	乙肝两对半、丙肝抗体
	梅毒血清试验
NS　500ml　｜iv gtt 环磷酰胺[②]　1.0g｜次/月×6次	出血时间、凝血时间
	凝血酶原时间
环孢素[③]　3～5mg/(kg·d) po 　分 2 次 prn	尿红细胞形态
	尿蛋白电泳
或 霉酚酸酯　0.75g po bid	尿比重、尿渗透压
或 来氟米特　50mg po qd	血沉
碳酸钙-维生素 D_3　0.6g po qd	C 反应蛋白
兰索拉唑　15mg po bid	补体 C3、C4
贝那普利[④]　10mg po qd	抗核抗体、抗 ds-DNA、抗 Sm 抗
双嘧达莫　50mg po tid	体、抗中性粒细胞胞浆抗体（ANCA）
肝素钠　1ml H qd	尿 β_2 微球蛋白
或 低分子肝素钙　0.4ml H qd	尿微白蛋白排泄率
羟氯喹　0.2g po bid	尿 N-乙酰-β-D-葡萄糖苷酶（NAG）
	双肾 B 超检查
	胸部 X 线片
	心电图
	超声心动图
	脑电图 prn
	胸部 CT
	肾活检 prn
	血液透析[⑤]

❶ V型狼疮肾炎约 50% 可自行缓解，当伴有大量蛋白尿时，首选泼尼松每日 1mg/kg，共 8 周，无反应者可延长治疗 4 周。

❷ 环磷酰胺与糖皮质激素合用以提高疗效。

❸ 经环磷酰胺 6 个月治疗病情并不能得到较好缓解，可应用环孢素、他克莫司、霉酚酸酯和来氟米特等。

❹ ACEI 和 ARB 对保护肾功能有益，并能减少蛋白尿，有延缓慢性肾衰竭进展的作用。

❺ 终末期肾衰竭可选择腹膜透析或血液透析治疗。

第五节 血液系统

一、缺铁性贫血

长 期 医 嘱	临 时 医 嘱
内科护理常规	血常规、网织红细胞计数
二级护理	尿常规
或 三级护理	粪常规＋隐血试验
普通饮食	骨髓穿刺检查＋外周血涂片检查
硫酸亚铁片　0.3g po tid	骨髓细胞学常规
或 琥珀酸亚铁片　0.1g po tid	骨髓铁染色检查
或 富马酸亚铁　0.2g po tid	血清铁蛋白测定
或 葡萄糖酸亚铁　0.3g po bid	转铁蛋白受体测定
或 右旋糖酐铁　100mg im qd❶	血清铁及总铁结合力测定
或 5%GS　250ml ｜iv gtt 　右旋糖酐铁　　　 qod❷ 　100mg	血清转铁蛋白饱和度测定
	红细胞游离原卟啉(FEP)❹ 测定
	FEP/Hb 比例测定
或 5%GS　200ml ｜iv gtt 　蔗糖铁　200mg｜qod❸	血液锌原卟啉(ZPP)测定
	生化全套
维生素 C　0.2g po tid	腹部 B 超检查
	电子胃镜❹❺
	电子肠镜检查❺❹
	妇科会诊(女性)❺❹

❶ 首次给药须用 0.5ml 作为试验剂量，1h 后无过敏反应可给足量治疗，第 1 天 50mg，以后每日或隔日给 100mg，直至总量。

❷ 右旋糖酐铁的主要不良反应为过敏反应，可在给药后几分钟内发生。因此建议在给予患者初次剂量时，先给予 25mg 的右旋糖酐铁，如 60min 后无不良反应发生，再给予剩下的剂量。

❸ 蔗糖铁仅供静脉注射或静脉滴注使用，用法及注意事项同右旋糖酐铁。

❹ 红细胞内游离原卟啉是指存在于红细胞内尚未与铁结合的原卟啉，正常人含量较低，缺铁时＞4.5μg/L。

❺ 慢性失血是导致成人缺铁的首位原因，男性常是由于胃肠道出血，女性常是由于月经过多，故应做相应的检查以明确缺铁的病因。

注：1. 应尽可能地去除导致铁缺乏的病因，才可能有效根治贫血。

2. 补铁治疗应包括补充血红蛋白铁和贮存铁。首选口服铁剂。应在餐后服用铁剂，以减少胃肠反应。与维生素C、肉类同服时吸收良好，与茶、咖啡等含有鞣酸类物质同服影响铁的吸收。口服铁剂有效的表现先是外周血网织红细胞增高，高峰在开始服药后 7～12 天，2 周后血红蛋白浓度开始上升。一般 2 个月左右恢复正常。血红蛋白正常后应继续铁剂治疗持续 4～6 个月，以补充贮存铁，待血清铁蛋白正常后停药。

3. 若口服铁剂不能耐受或胃肠道正常解剖部位发生改变而影响铁的吸收或持续失血一时不易控制时，可用肌注或静脉注射铁剂。用前应计算所需注射铁的总剂量。所需注射铁的总剂量（mg）＝［需达到的血红蛋白浓度（g/L）－患者的血红蛋白浓度（g/L）］×0.33×患者体重（kg）。分次使用，直至总需量。

4. 缺铁性贫血一般不需要输血，仅在患者出血严重贫血而又有不易控制的出血或组织明显缺氧时应用。

二、巨幼细胞贫血

长 期 医 嘱	临 时 医 嘱
内科护理常规	血常规、网织红细胞计数

续表

长 期 医 嘱	临 时 医 嘱
二级护理	尿常规
或 三级护理	粪常规＋隐血试验
普通饮食	骨髓穿刺检查＋外周血涂片检查
叶酸　10mg po tid❶	
或 亚叶酸钙　1mg im qd❶	骨髓细胞学常规及铁染色
维生素 B_{12}　100μg im qd❷	生化全套
维生素 C　0.2g po tid	血清叶酸测定❹
维生素 B_1　20mg po tid	血清维生素 B_{12} 测定❹
10%氯化钾口服液　10ml po tid❸	红细胞叶酸测定❹
	血清高半胱氨酸测定❺
	血清甲基丙二酸测定❺
	血清铁及总铁结合力测定
	血清铁蛋白测定

　❶ 叶酸缺乏者可口服叶酸 5～10mg，每日 3 次。对胃肠道不能吸收的患者可肌内注射亚叶酸钙 1mg，每日 1 次，直至血红蛋白恢复正常。一般不需要维持治疗。如同时有维生素 B_{12} 缺乏，则需同时肌注维生素 B_{12}，否则可加重神经系统损伤。

　❷ 维生素 B_{12} 缺乏可肌内注射维生素 B_{12} 100μg，每日 1 次，或每次 500μg，每周 2 次，直至血红蛋白恢复正常。若有神经系统表现，治疗维持半年到 1 年。恶性贫血及全胃切除者，需终生维持治疗，每月 1 次，肌内注射 100μg。

　❸ 严重的巨幼细胞贫血患者补充治疗后，由于贫血恢复过程中，大量血钾向新生的细胞内转移，会突然出现低血钾。对老年人和有心血管疾病、食欲差的患者，应注意补充钾盐。

　❹ 在补充叶酸或维生素 B_{12} 治疗 24h 后，骨髓细胞的巨幼型变逐渐消失，到治疗 48h 后已基本见不到骨髓细胞的巨幼型变。因此，如果患者在就诊前服用过叶酸或维生素 B_{12}，骨髓涂片检查无法进行判断，应该同时测定血清叶酸、维生素 B_{12} 及红细胞叶酸以帮助诊断。

❺ 血清高半胱氨酸水平增高可见于叶酸缺乏及维生素 B_{12} 缺乏的患者，维生素 B_{12} 缺乏时血清高半胱氨酸水平增高得更加明显。血清甲基丙二酸水平增高仅见于维生素 B_{12} 缺乏的患者，故鉴别是叶酸缺乏还是维生素 B_{12} 缺乏有帮助。

注：1. 治疗基础疾病，去除病因。

2. 输血　有严重贫血而又有组织脏器明显缺氧时，可输注红细胞。

三、再生障碍性贫血（再障）

（一）非重型（慢性）再生障碍性贫血

长 期 医 嘱	临 时 医 嘱
内科护理常规	血常规、网织红细胞计数
二级护理	血型鉴定
高蛋白饮食	尿常规
司坦唑醇❶　2mg po tid	粪常规＋隐血试验
或 丙酸睾酮　100mg im qd	骨髓穿刺检查＋外周血涂片检查
或 十一酸睾酮　80mg po bid	骨髓细胞学常规及铁染色
或 达那唑　0.2g po tid	中性粒细胞碱性磷酸酶测定
环孢素❷　100mg po bid	骨髓活检
	骨髓病理学检查
	酸化血清溶血试验❸
	蔗糖溶血试验❸
	尿 Rous 试验❸
	血清铁蛋白测定❹
	骨髓干/祖细胞培养
	染色体核型分析
	红细胞、粒细胞 CD_{55}、CD_{59} 检测
	T 细胞亚群检测
	生化全套
	甲、乙、丙型肝炎病毒抗原抗体检查
	血清 B19-DNA 检测

续表

长 期 医 嘱	临 时 医 嘱
	血清或骨髓 EBV DNA、CMV DNA 检测
	血清维生素 B_{12} 和叶酸测定
	血清 ANA 和抗 ds-DNA 抗体检测
	胸部 X 线摄片
	腹部 B 超检查

❶ 雄性激素具有刺激造血作用，但需注意男性化和肝功能异常等不良反应，或与保肝药同时服用，疗程不应短于 6 个月。如治疗 6 个月以上无网织红细胞或血红蛋白上升趋势，方可以为无效。

❷ 环孢素可与雄性激素合用或单用，剂量为 3～5mg/(kg·d)，维持血清药物浓度在 150～200ng/ml，疗程至少 3 个月以上。使用时应个体化，应参照患者造血功能和 T 细胞免疫恢复情况、药物不良反应（如肝肾功能损害、牙龈增生或消化道反应）等调整药物剂量和疗程。

❸ 酸化血清溶血试验、蔗糖溶血试验、尿 Rous 试验（尿含铁血黄素试验）用来判断是否有溶血存在，且可以对有溶血的疾病作鉴别诊断。酸化血清溶血试验正常人结果是阴性，阳性主要见于阵发性睡眠性血红蛋白尿症（PNH）的患者，是 PNH 的确诊试验。蔗糖溶血试验正常人结果是阴性，阳性见于阵发性睡眠性血红蛋白尿症、巨幼细胞贫血、再生障碍性贫血、自身免疫性溶血、遗传性球形红细胞增多症等。尿 Rous 试验又称尿含铁血黄素试验，正常人呈阴性，阳性提示慢性血管内溶血，尿中有铁排出，但在溶血初期，上皮细胞内尚未形成可检出的含铁血黄素，此时本试验可呈阴性反应。

❹ 患者如需要长期输血，且 2 次以上血清铁蛋白测定均大于 1000ng/ml，要考虑存在铁过载，应给予祛铁铵等药物排铁治疗。

注：1. 支持疗法包括去除可能引起再生障碍性贫血的病因、纠正贫血、控制感染和出血等。

2. 可酌情采用小剂量多次成分输血，但应防止输血过多。

3. 临床中因血小板低应尽量避免肌注药物，以免发生肌肉血肿。

4. 非重型（慢性）再生障碍性贫血患者一般不用造血细胞因子如重组人粒细胞集落刺激因子（G-CSF）或人粒细胞-巨噬细胞集落刺激因子（GM-CSF），当再生障碍性贫血伴发中性粒细胞减少症时可用 G-CSF，若中性粒细胞计数超过 $0.5 \times 10^9/L$ 时，应减少剂量或终止给药。

（二）重型（急性）再生障碍性贫血

长 期 医 嘱		临 时 医 嘱
内科护理常规		血常规、尿常规
无菌层流病房常规护理		血型鉴定、网织红细胞计数
一级护理		粪常规＋隐血试验
高蛋白半流质饮食		骨髓穿刺检查＋外周血涂片检查
书面病重通知		
或 书面病危通知		骨髓细胞学常规及铁染色
口腔护理		中性粒细胞碱性磷酸酶测定
肛周护理		骨髓活检
NS　500ml	iv gtt bid[1]	骨髓病理学检查
兔抗胸腺细胞球蛋白		染色体核型分析
（ATG）100mg		生化全套
或 NS　500ml	iv gtt bid	甲、乙、丙型肝炎病毒抗原抗体检查
马抗淋巴细胞球蛋白[1]　300mg		
		红细胞、粒细胞 CD_{55}、CD_{59} 检测
异丙嗪　25mg im qd[2]		
NS　20ml	iv[3]	T 细胞亚群测定
地塞米松　10mg		骨髓干/祖细胞培养
泼尼松　30mg po 分次[4]		血清干扰素 γ、IL-2、TNF-α 检测
环孢素　100mg po bid[5]		
十一酸睾酮　80mg po bid		血清 B19-DNA 检测
或 丙酸睾酮　100mg im qd		血清、骨髓 EBV DNA、CMV DNA 检测
或 司坦唑醇　4mg po tid		
或 达那唑　200mg po tid		环孢素血药浓度检测
或 G-CSF　300μg ih qd		胸部 X 线摄片

续表

长 期 医 嘱	临 时 医 嘱
重组人红细胞生成素　10000U ih qod	腹部 B 超检查
维生素 B_{12}　500μg im qw	血、咽拭子、痰、中段尿细菌定量培养＋药物敏感试验 prn
叶酸　10mg po qd	输同型悬浮红细胞或滤白单采血小板 prn

❶ 抗胸腺细胞球蛋白（ATG）或抗淋巴细胞球蛋白（ALG）主要用于治疗重型再障。兔 ATG 3～5mg/(kg·d)，连用 5 天；马 ATG 10～15mg/(kg·d)，连用 5 天。用药前需做过敏试验。ATG 或 ALG 治疗期间，患者应住无菌层流病房，严格进行口腔、皮肤、全身护理，无菌饮食，口服肠道不吸收抗生素，直至患者血红蛋白＞80g/L，血小板＞20×10⁹/L。ATG 或 ALG 的常见副作用包括变态反应（过敏反应），多发生于治疗最初的几天；血清病反应，常发生于接受 ATG 或 ALG 输注后的 14 天内；其他副作用还包括引起血小板和中性粒细胞减少以及较少见的肝肾损害、心律失常。

❷ 用于使用 ATG 或 ALG 之前，预防过敏反应的发生。

❸ 用 ATG 或 ALG 之后的第 1～5 天，预防血清病反应。

❹ 剂量为 1mg/(kg·d) 用 ATG 或 ALG 之后的第 6 天开始，持续至第 14～15 天，预防血清病反应。

❺ 环孢素（CsA）治疗剂量可从常用量的 3～6mg/(kg·d) 增至 5～15mg/(kg·d)，用药期间监测血清肌酐及 CsA 药物浓度水平。在血清肌酐不超过基础水平的 30% 范围内逐渐递增 CsA 的剂量，以维持 CsA 血药浓度于 200～400ng/ml。CsA 的疗程 3 个月以上，多数患者需要用药 1～2 年。

注：1. 重型（急性）再生障碍性贫血（SAA）经确诊应及早考虑造血干细胞移植或强化免疫抑制治疗。

2. SAA 治疗策略：a. 年龄＜30 岁，选择 HLA 匹配同胞供体的异基因骨髓移植（allo-BMT）；b. 年龄 30～40 岁，选择 ATG＋CsA 的强化免疫抑制治疗或 HLA 匹配同胞供体的 allo-BMT；c. 年龄＞40岁，选择 ATG＋CsA 治疗，后续治疗同非重型再生障碍性贫血。如第 2 个疗程 ATG 治疗 3 个月时仍无治疗反应，＜40 岁患者可考虑替代供体的 allo-BMT；＞40 岁患者可考虑第 3 个疗程 ATG 治疗或其他处于临床研究的试验性疗法或支持治疗维持。

3. ATG＋CsA 的联合方案已成为目前再生障碍性贫血的标准疗法。ATG 的治疗反应一般发生于 6 个月内，通常在 1～2 个月内可观察到病情好转；2～3 个月可脱离血制品输注，但也有较晚起效者。有人认为加用雄性激素和造血生长因子（G-CSF＋EPO）可提高 ATG 的疗效，ATG 或 ALG 取得疗效后，继用雄性激素＋CsA 治疗 2 年左右。

4. 加强支持治疗 对感染性发热者，应取可疑感染部位的分泌物或尿液、粪便、血液、痰液等做细菌培养和药物敏感试验，并用广谱抗生素治疗。待细菌培养和药物敏感试验结果回报后，换用敏感抗生素，注意真菌感染。血红蛋白＜60g/L 且患者对贫血耐受较差时，可输注浓缩红细胞。血小板＜10×10^9/L 或有严重出血症状，可输注单采血小板。

5. 其他 有学者使用 CD$_3$ 单克隆抗体、IL-2 受体的单克隆抗体（达克组单抗）、IFN-γ 单克隆抗体、阿仑组单抗、霉酚酸酯（MMF）、环磷酰胺、甲泼尼龙等治疗 SSA。

四、急性淋巴细胞白血病（ALL）

长 期 医 嘱		临 时 医 嘱
内科护理常规		血常规、尿常规
一级护理		网织红细胞计数、血型鉴定
高蛋白饮食		粪常规＋隐血试验
书面病重通知		生化全套
或 书面病危通知		骨髓穿刺检查＋外周血涂片检查
NS　　　　20ml	iv qd(d1、	
长春新碱　　2mg	d8、d15、d22)	骨髓细胞学常规
5％GS　　250ml	iv gtt qd	髓片细胞化学染色
柔红霉素　　60mg	(d1～d3)	过氧化物酶染色

续表

长 期 医 嘱		临 时 医 嘱
5%GS 250ml L-门冬酰胺酶 10000U	iv gtt qd (d19~d28)❶	苏丹黑 B 染色
		糖原染色
		酯酶染色
泼尼松 60mg po qd		白血病免疫学分型检测❷
NS 100ml 格拉司琼 3mg	iv gtt qd （化疗前）	免疫球蛋白基因重排和 TCR 检测
或 NS 100ml 昂丹司琼 8mg	iv gtt qd （化疗前）	染色体核型分析
		BCR/ABL 融合基因检测
多潘立酮 10mg po tid		甲、乙、丙型肝炎病毒抗原抗 体检查
奥美拉唑 20mg po bid 或 硫糖铝 1.0g po tid		血清 CMV DNA 检测
别嘌醇 0.1g po tid		血液及其他体液致病菌培养＋ 药物敏感试验（发热时）
		APTT、PT、FIB、FDP
		D-二聚体测定
		胸部 X 线摄片
		心电图
		腹部 B 超检查
		腰椎穿刺及脑脊液常规、生 化检查、细胞染色镜检

❶ 使用 L-门冬酰胺酶前先做皮试，阴性者方可使用。

❷ 急性淋巴细胞白血病的诊断强调了白血病细胞表面抗原标志，WHO 将急性淋巴细胞白血病分为 3 种亚型：B 细胞急性淋巴细胞白血病（B-ALL）、T 细胞急性淋巴细胞白血病（T-ALL）和伯基特细胞白血病。同时重视细胞遗传学异常及分子生物学异常的发现，不再把急性淋巴细胞白血病分为 L1、L2、L3。

注：1. 成人急性淋巴细胞白血病治疗分为诱导缓解治疗、缓解后治疗（包括巩固强化和维持治疗）。同时进行中枢神经系统白血病的防治。对于初治急性淋巴细胞白血病，应首先根据 MICM 检查

结果初步判断预后，进而设计、制订完整、系统的治疗方案。对于预后较差的年轻患者，选择较为强烈的多药联合方案进行诱导缓解，或在传统方案中加入非常规的急性淋巴细胞白血病治疗药物，达到完全缓解（CR）后早期进行造血干细胞移植。对于预后较佳的患者或高龄患者，则相应减少联合化疗的药物剂量或药物种类，以降低化疗所致的相关毒性和病死率，完全缓解后给予巩固强化和维持治疗。

2. VDLP 是推荐的标准诱导缓解治疗方案，即长春新碱（VCR）$1.4mg/m^2$，静滴（注），第 1、第 8、第 15、第 22 天；柔红霉素（DNR）$30\sim40mg/m^2$，静滴（注），第 $1\sim3$ 天；L-门冬酰胺酶（L-ASP）$5000\sim10000U/m^2$，静滴，第 $19\sim25$（28）天；泼尼松（PED）$40\sim60mg/m^2$，口服，第 $1\sim28$ 天（第 15 天起开始减量）。如第 14 天骨髓未达缓解，则加用柔红霉素 $30\sim40mg/m^2$，静滴，第 15 天或第 15、第 16 天。第 28 天做骨髓穿刺检查，若未达缓解，应尽快开始第 2 个疗程。

3. 无条件应用 L-门冬酰胺酶时，可选用 VDCP 方案，即长春新碱 $1.4mg/m^2$，静滴（注），第 1、第 8、第 15、第 22 天；柔红霉素 $40\sim45mg/m^2$，静滴（或静注），第 $1\sim3$ 天，第 $15\sim17$ 天；环磷酰胺 $600mg/m^2$，静滴，第 1、第 15 天；泼尼松 $40\sim60mg/m^2$，口服，第 $1\sim28$ 天（第 15 天起开始减量）。VDP 方案即长春新碱 $1.4mg/m^2$，静滴（或静注），第 1 天；柔红霉素 $30\sim40mg/m^2$，静滴（或静注），第 $1\sim3$ 天；泼尼松 $40\sim60mg/m^2$，口服，第 $1\sim7$ 天。

4. 伯基特白血病采用特殊短程强烈化疗。前期治疗先给予环磷酰胺 $200mg/m^2$ 加泼尼松 $60mg/m^2$，共 5 天；继给予大剂量甲氨蝶呤（HD-MTX）$1.5g/m^2$（第 1 天）、大剂量 CTX $200mg/m^2$（第 $1\sim5$ 天）或异环磷酰胺 $800mg/m^2$（第 $1\sim5$ 天），加或不加大剂量阿糖胞苷（HD-Ara-C）联合长春新碱、蒽环类、替尼泊苷（VM 26）、地塞米松做短程周期治疗，完成 $6\sim8$ 个疗程后停药不再维持。

5. 费城染色体阳性的急性淋巴细胞白血病患者可在上述联合化疗同时加用甲磺酸伊马替尼（600mg，口服，每天 1 次）治疗。此类患者一旦缓解后应尽快行异基因造血干细胞移植。

6. 缓解后治疗　诱导取得完全缓解后应给予巩固强化治疗。可用原化疗方案；或加用其他非交叉耐药的有效药物组成的联合化疗方案；或 HD-MTX，一般用量为 $3\sim5g/m^2$；或 HD-Ara-C，一般用量为 $2\sim3g/m^2$。在巩固强化治疗后，在成人急性淋巴细胞白血病治疗中需延长维持治疗 $2\sim3$ 年，常用药物有甲氨蝶呤 $20mg/m^2$，口服或静脉注射，每周 1 次，联合 6-巯嘌呤（6-MP）$75mg/(m^2 \cdot d)$，每晚口服（MM 方案）。在 MM 方案中也可加入长春新碱和泼尼松治疗，3 个月左右 1 次。

7. 诱导达完全缓解后所有成人急性淋巴细胞白血病应尽早进行中枢神经系统白血病预防治疗。预防药主要为鞘内三联用药：甲氨蝶呤 $8\sim12mg/m^2$，阿糖胞苷每次 50mg，地塞米松每次 $5\sim10mg$，每周 1 次，连用 4 次。目前认为急性淋巴细胞白血病的 CNS-L 的预防在低危组给予 6 次鞘内注射治疗，在高危组给予 $8\sim12$ 次鞘内注射治疗，成熟 B 细胞急性淋巴细胞白血病或伯基特淋巴瘤/白血病需给予 16 次鞘内注射治疗。伴有脑神经根受累的病例进行颅脊柱放疗有效。

8. 加强支持治疗　做好消毒隔离，防止交叉感染；定期检查血常规和骨髓穿刺检查；对白细胞异常增高（$>100\times10^9/L$）者，可先用地塞米松 $10mg/m^2$ 静脉注射，或泼尼松 $40mg/m^2$ 口服治疗，使白细胞下降；粒细胞缺乏时使用粒细胞集落刺激因子或粒细胞-巨噬细胞集落刺激因子（$300\mu g$，皮下注射，每天 1 次），促进中性粒细胞恢复，减少感染；患者出现发热或感染症状时应及时检查，以发现感染灶，或做细菌和真菌培养，并给予适当的抗生素治疗；严重贫血和血小板减少时，可输注红细胞或单采血小板悬液；鼓励患者多饮水、大量静脉补液、碱化尿液、口服别嘌醇以防治尿酸性肾病；维持营养和水、电解质平衡。

五、急性非淋巴细胞白血病（AML）

长期医嘱	临时医嘱
内科护理常规	血常规、尿常规
一级护理	网织红细胞计数、血型鉴定
高蛋白饮食	粪常规＋隐血试验

续表

长　期　医　嘱	临　时　医　嘱
书面病重通知 　或　书面病危通知	生化全套
	骨髓穿刺检查＋外周血涂片检查
口腔护理	
5%GS　250ml ｜ iv gtt qd 柔红霉素　60mg ｜（d1～d3）	骨髓细胞学常规❶
	髓片细胞化学染色
或 5%GS　250ml ｜ iv gtt qd 　　伊达比星　15mg ｜（d1～d3）	过氧化物酶染色
	苏丹黑 B 染色
5%GS　500ml ｜ iv gtt q12h 阿糖胞苷　100mg ｜（d1～d7）	酯酶染色
	白血病免疫学分型检测❶
NS　100ml ｜ iv gtt qd 格拉司琼　3mg ｜（化疗前）	染色体核型分析❶❷
	FISH、融合基因检测（有条件时）❶❷
或 NS　100ml ｜ iv gtt qd 　　昂丹司琼　8mg ｜（化疗前）	甲、乙、丙型肝炎病毒抗原抗体检查
多潘立酮　10mg po tid	
别嘌醇　0.1g po tid	血清 CMV DNA 检测
全反式维 A 酸　20mg po tid❸❹	血清、尿溶菌酶测定
5%GS　250ml ｜ iv gtt（>4h 滴完） 三氧化二砷　｜ qd(d1～d28)❸ 　　10mg	血液及其他体液致病菌培养＋药物敏感试验（发热时）
	APTT、PT、FIB、FDP
	D-二聚体测定
	胸部 X 线摄片
	心电图
	腹部 B 超检查

❶ 根据 MICM 检查结果，WHO 将急性非淋巴细胞白血病分为 4 种类型：急性非淋巴细胞白血病伴有重现性细胞遗传学异常、急性非淋巴细胞白血病伴有多系发育异常、治疗相关性急性非淋巴细胞白血病和骨髓增生异常综合征、急性非淋巴细胞白血病不另做分类（沿用 FAB 标准）。

❷ 根据细胞/分子遗传学改变，将急性非淋巴细胞白血病预后

分为：预后良好组、预后中间组、预后不良组。是急性非淋巴细胞白血病分层治疗的主要依据。

❸ 全反式维 A 酸（ATRA）和三氧化二砷（ATO）仅用于急性早幼粒细胞白血病（APL）的治疗。急性早幼粒细胞白血病一般采用全反式维 A 酸＋蒽环类为基础的治疗，完全缓解率可达 90% 以上，取得完全缓解的时间更短，复发率更低。一般在全反式维 A 酸应用 3～5 天后加用蒽环类药物（柔红霉素、去甲氧柔红霉素或米托蒽醌＋阿糖胞苷），可显著降低化疗所致的凝血异常，防止全反式维 A 酸引起的"维 A 酸综合征"。亦可选择砷剂＋蒽环类为基础化疗，或全反式维 A 酸＋砷剂＋蒽环类为基础化疗。

❹ 在全反式维 A 酸治疗过程中应密切注意维 A 酸综合征的发生，多见于全反式维 A 酸单用诱导过程中，临床表现为发热、体重增加、肌肉骨骼疼痛、呼吸窘迫、肺间质浸润、胸腔积液、心包积液、皮肤水肿、低血压、急性肾功能衰竭，甚至死亡。初治时白细胞较高及治疗后迅速上升者易发生维 A 酸综合征。治疗包括暂时停服全反式维 A 酸、吸氧、利尿、地塞米松（10mg 静脉注射，每天 2 次）和正规化疗。

注：1. 急性非淋巴细胞白血病又称急性髓性白血病（AML），其治疗方案的选择要综合年龄、器官系统功能、体力状况、细胞遗传学、治疗反应和既往病史等综合制订诱导缓解和缓解后治疗的规范化治疗方案。

2. 标准诱导缓解治疗采用 DA 方案，即柔红霉素 $45mg/(m^2 \cdot d)$，静滴（或静注），第 1～3 天；阿糖胞苷 $100～200mg/(m^2 \cdot d)$，静滴，第 1～7 天。用去甲氧柔红霉素 $10～12mg/(m^2 \cdot d)$ 代替柔红霉素，结果在年轻患者完全缓解率增加。用米托蒽醌 $8mg/(m^2 \cdot d)$ 代替柔红霉素，疗效相等，且心脏毒性较低，更适用于老年患者。也可采用大剂量阿糖胞苷 $1～3g/(m^2 \cdot q12h)$，3～4 天，代替标准剂量阿糖胞苷，不能提高完全缓解率，但能明显延长完全缓解期。

3. 60 岁以上老年急性非淋巴细胞白血病患者，应根据全身状况决定化疗方案及剂量、用药天数。对于一般情况较好、无严重并发症的老年急性非淋巴细胞白血病患者可采用经典诱导缓解方案，否则采用小剂量化疗或预激治疗，甚至单用支持治疗。

4. 缓解后的治疗对策主要根据细胞遗传学和治疗反应等加以确定：年龄小于 60 岁，无前趋血液病史的完全缓解患者，如细胞遗传学提示预后良好，可接受 4 个疗程含大剂量阿糖胞苷的强化治疗，或接受 2～3 个疗程含大剂量阿糖胞苷方案巩固治疗后行自体造血干细胞移植；中等预后的可进入临床试验，有 HLA 配型相合的同胞供者行异基因造血干细胞移植，也可行自体造血干细胞移植或接受 4 个疗程含大剂量阿糖胞苷的强化治疗；不良预后的患者则进入临床试验，或行 HLA 配型相合的同胞或无关供者的造血干细胞移植。

5. 急性非淋巴细胞白血病缓解后治疗一般以蒽环类为基础的化疗方案巩固至少 2 个疗程，待证明已取得分子水平完全缓解（PML-RARa 转阴）后，采用全反式维 A 酸 [20mg/(m² · d)，持续 14 天，第 1 个月]，三氧化二砷 [0.16mg/(kg · d)，持续 14 天，第 2 个月]，6-巯嘌呤 [50mg/(m² · d)，持续 2 周，第 3 个月] 和甲氨蝶呤 [15mg/(m² · 周)，持续 2 周，第 3 个月]，维持治疗，共 5 个循环周期（每 3 个月为 1 个循环周期）。

6. 加强支持治疗基本与急性淋巴细胞白血病相同，但对细胞因子粒细胞集落刺激因子或粒细胞-巨噬细胞集落刺激因子的应用有争议。细胞因子可保护干细胞，缩短粒细胞缺乏持续时间，增强正常粒细胞、单核细胞的抗病原微生物能力，降低感染率，同时可以诱导急性非淋巴细胞白血病细胞增生，有降低化疗疗效、诱导复发风险。但作为支持治疗的重要一环，推荐急性非淋巴细胞白血病诱导和巩固治疗后均可使用细胞因子。高白细胞性急性非淋巴细胞白血病，采用白细胞单采术和小剂量化疗（如羟基脲 1～3g/d、阿糖胞苷 100～200mg/d、高三尖杉酯碱 2～4mg/d 等）都能短暂地降低白细胞。应同时水化、碱化尿液，调节水、电解质和酸碱平衡，口服别嘌醇抑制尿酸生成，保护肾功能。

六、慢性粒细胞白血病（CML）

长 期 医 嘱	临 时 医 嘱
内科护理常规	血常规、网织红细胞计数
二级护理	尿常规
高蛋白饮食	粪常规＋隐血试验

续表

长　期　医　嘱	临　时　医　嘱
甲磺酸伊马替尼(格列卫)　400mg 　　　qd❶ 或 α-干扰素　300 万 U 　　　ih qd❷	生化全套
	骨髓穿刺检查＋外周血涂片检查
	骨髓细胞学常规
	中性粒细胞碱性磷酸酶活性测定
羟基脲　1.0g po tid❸ 或 5％GS　250ml ⎫ 　　高三尖杉酯碱　　⎬ iv gtt qd 　　　4mg　　　⎭ (d1～d14) 或 阿糖胞苷　15mg ih q12h 　　(d1～d10)	骨髓活检
	骨髓病理学检查
	染色体核型分析
	BCR/ABL 融合基因检测
	急变期白血病细胞免疫分型检测
	甲、乙、丙型肝炎病毒抗原抗体检查
	胸部 X 线摄片
	心电图
	腹部 B 超检查(包括腹腔淋巴结)

❶ 目前认为治疗 3 个月获得完全血液学缓解是甲磺酸伊马替尼最基本的初始治疗反应。获得并维持细胞遗传学缓解是改变慢性粒细胞白血病自然病程的关键。甲磺酸伊马替尼为白血病基因产物的抑制剂，不能根除致病基因，故需长期服药，停药会导致疾病复发。但长期服用甲磺酸伊马替尼后，部分患者可产生耐药，针对耐药的策略有提高伊马替尼剂量、第二代酪氨酸激酶抑制（达沙替尼、尼罗替尼等）、异基因造血干细胞移植和临床试验。目前，欧美专家达成共识，认为伊马替尼应作为大部分慢性粒细胞白血病慢性期患者的一线治疗。

❷ 无条件使用伊马替尼的慢性粒细胞白血病慢性期患者可使用 α-干扰素，剂量为 300 万～500 万 U/次，皮下或肌内注射，每天或隔天 1 次，连续 1～2 年。α-干扰素与羟基脲或高三尖杉酯碱或小剂量阿糖胞苷联合可提高疗效。

❸ 羟基脲是目前最常用的治疗慢性粒细胞白血病的化疗药物，剂量为 1～4g/d，根据血细胞计数调整用量。但该药不能清除费城

染色体，也不能防止加速和急变的发生。

注：1. 慢性粒细胞白血病分为慢性期、加速期和急变期。

2. 对于少数初发为加速期或急变期的患者，首选治疗为伊马替尼或其他酪氨酸激酶抑制。急变期患者诱导缓解后宜尽早接受allo-HSCT，加速期患者的移植时机尚无定论。伊马替尼的用法：慢性期为 400mg/d，加速期和急变期为 600mg/d，持续口服，疗效不佳时可增加至 800mg/d。主要副作用为血液学毒性。

3. 当白细胞明显增高（$>300\times10^9/L$）时，可产生高黏滞血症，采用血细胞分离机去除大量白细胞，同时口服羟基脲，并加用别嘌醇（0.1g，口服，每天 3 次）、大量补液水化和碳酸氢钠（1.0g，口服，每天 3 次），防止尿酸性肾病。

4. 慢性粒细胞白血病的预后差异较大，其预后与年龄、发病时外周血中白细胞和血小板计数、原幼细胞比例、肝脾大小、嗜酸性粒细胞计数和嗜碱性粒细胞计数相关。

七、过敏性紫癜

长 期 医 嘱	临 时 医 嘱
内科护理常规	血常规、网织红细胞计数
二级护理	尿常规
清淡饮食	粪常规＋隐血试验
氯苯那敏(扑尔敏)　4mg po tid[1]	生化全套
或 苯海拉明　50mg po tid[1]	APTT、PT、FIB、FDP
或 氯雷他定　10mg po qd[1]	D-二聚体测定
维生素C　0.2g po tid[2]	抗人球蛋白(Coombs)试验
芦丁　20mg po tid[2]	血清补体
或 复方芦丁片　2 片 po tid[2]	ANA、抗 ds-DNA 抗体、抗 Sm 抗体、抗 SS-A 抗体、抗 SS-B 抗体、RF 检测
卡巴克络　5mg po tid	
泼尼松　30mg po qd[3]	
或 5%GS　100ml ⎫ 　　 地塞米松　10mg ⎭ iv gtt qd	血清免疫球蛋白检测
	免疫球蛋白固定电泳

续表

长 期 医 嘱			临 时 医 嘱
或 5%GS 250ml	iv gtt		血沉
氢化可的松 200mg	qd❸		毛细血管脆性试验
法莫替丁 20mg po bid❹			甲、乙、丙肝炎病毒抗原抗体检查
5%GS 20ml	iv qd❺		血清过敏原检测
10%葡萄糖酸钙 10ml			胸部 X 线摄片
			心电图
			腹部 B 超检查

❶ 口服抗组胺药，如氯苯那敏（扑尔敏）、苯海拉明、异丙嗪、氯雷他定等。

❷ 改善血管通透性药物，如维生素 C、芦丁或复方芦丁片。

❸ 糖皮质激素能抑制抗原-抗体反应，减轻炎症渗出，改善血管通透性等作用。主要用于有严重皮肤紫癜、混合型及有肾脏损害者。一般用泼尼松 30mg/d，口服。重症者可用氢化可的松 100～200mg/d 或地塞米松 5～15mg/d，静脉注射，显效后改口服。病情控制后激素应逐渐减至最小维持量，疗程视病情而定，一般不超过4 周。

❹ 法莫替丁等抑酸药不仅能预防糖皮质激素引起的消化道副作用，而且通过作用于皮肤血管的 H_2 受体，增加皮肤血管的致密性，可以作为辅助用药。

❺ 配合抗组胺药短期使用。

注：1. 立即停用可以引起过敏的药物及食物，清除致病因素，这是治疗的关键。防治感染，彻底清除体内感染灶，驱除肠道寄生虫，避免可能致敏的物品、食物和药物等。

2. 治疗决策取决于患者脏器累及程度以及持续时间。多数患者预后良好，给予常规的对症支持治疗即可自行恢复。目前不推荐早期予糖皮质激素治疗，激素的使用对防止复发以及缩短病程并无益处。

3. 其他对症支持治疗，如腹痛可给予阿托品或山莨菪碱（654-2）；关节疼痛可使用非甾体消炎药；也可用一般止血药，如酚磺乙胺

（止血敏）、卡巴克络（安络血）等。

4. 对肾型采用其他方法无效时及疾病近期反复发作、迁延不愈者，可用免疫抑制药以及丙种球蛋白，与糖皮质激素合用常能提高疗效。使用免疫抑制药（常用硫唑嘌呤、环磷酰胺、环孢素等）过程中要根据血常规变化调整剂量。

八、特发性血小板减少性紫癜（ITP）

长 期 医 嘱	临 时 医 嘱
内科护理常规	血常规、网织红细胞计数
二级护理	尿常规
普通饮食	粪常规＋隐血试验
口腔护理	生化全套
泼尼松[1]　　20mg po tid	APTT、PT、FIB、FDP
或 5%GS　250ml ⎫ iv gtt qd[2]	D-二聚体测定
地塞米松　40mg ⎭	抗人球蛋白（Coombs）试验
奥美拉唑　20mg po bid	血清补体
或 铝碳酸镁　1.0g po tid	ANA、抗 ds-DNA 抗体、抗 Sm 抗体、抗 SS-A 抗体、抗 SS-B 抗体、RF 检测
维生素 C　0.2g po tid	血清免疫球蛋白检测
	单克隆抗特异性俘获血小板抗原试验（MAIPA）[3]
	血小板生成素（TPO）检测[4]
	血小板抗体（PAIg）及人血小板相关补体 3（PAC3）检测
	血小板膜糖蛋白 I b、II b/III a 检测
	血沉
	毛细血管脆性试验
	甲、乙、丙型肝炎病毒抗原抗体检查

续表

长 期 医 嘱	临 时 医 嘱
	骨髓穿刺检查＋外周血涂片检查
	骨髓细胞学常规
	骨髓铁染色
	血型鉴定
	胸部 X 线摄片
	心电图
	外科会诊——脾切除术prn[5]

❶ 糖皮质激素仍为首选治疗药物，常用泼尼松 1mg/(kg·d)，分次或顿服。病情严重者可用等效量地塞米松或甲泼尼龙静脉滴注，好转后改口服，待血小板升至正常后，逐渐减量，减至维持量，维持治疗一般持续 3～6 个月。糖皮质激素治疗 4 周仍无效者需快速减量至停药。同时使用奥美拉唑、铝碳酸美片（达喜）等抑酸药预防糖皮质激素引起的消化道副作用。

❷ 欧美的指南和国内专家共识均建议将大剂量地塞米松列入特发性血小板减少性紫癜的一线治疗。剂量 40mg/d，持续 4 天，必要时 2 周后重复 1 次。对初诊患者安全、有效，但值得注意的是，既往长期使用泼尼松等激素治疗的患者，换用大剂量地塞米松，尚无循证医学证据的支持，应特别慎重。

❸ 即 MAIPA，检测血小板膜抗原特异性自身抗体，可以鉴别免疫性与非免疫性血小板减少，有助于特发性血小板减少性紫癜的诊断。但 MAIPA 不能鉴别特发性血小板减少与继发性免疫性血小板减少。主要应用于下列情况：骨髓衰竭合并免疫性血小板减少；一线及二线治疗无效的特发性血小板减少性紫癜患者；药物性血小板减少；复杂（罕见）的疾病，如单克隆丙种球蛋白血症和获得性自身抗体介导的血小板无力症。实验方法有待标准化。

❹ 血小板生成素检测不作为特发性血小板减少性紫癜的常规检查，但对诊断复杂原因的血小板减少可能有所帮助，可以鉴别血

小板生成减少（血小板生成素水平升高）和血小板破坏增加（血小板生成素水平正常），从而有助于鉴别特发性血小板减少性紫癜与不典型再生障碍性贫血或低增生性骨髓增生异常综合征。

❺ 有以下情况出现时要请外科会诊行脾切除术：正规糖皮质激素治疗 3～6 个月无效；激素维持用量大于 30mg/d；使用激素有禁忌者。脾切除术的禁忌证：年龄＜2 岁；妊娠期；不能耐受手术者。

注：1. 成人多见于慢性特发性血小板减少性紫癜（ITP），若血小板计数≥30×10⁹/L 且无出血表现，也可不予治疗，定期观察。血小板计数＜30×10⁹/L，有出血或患者有治疗要求时，即可进行治疗。

2. 急症特发性血小板减少性紫癜的处理　对于重度血小板减少，如血小板＜10×10⁹/L 或伴胃肠道、泌尿生殖道、中枢神经系统或其他部位的活动性出血的患者及近期将实施手术或分娩者需按急症处理。迅速提高患者血小板计数至安全水平：a. 单采血小板输注，成人按 1～2 治疗剂量/次给予，根据病情可重复使用；b. 丙种球蛋白 0.4g/(kg·d)，静脉滴注，5 天为 1 个疗程；c. 大剂量甲泼尼龙 1g/d，静脉滴注，3～5 天为 1 个疗程。

3. 难治性特发性血小板减少性紫癜的治疗

（1）免疫抑制药　长春新碱 0.02mg/kg（最大剂量为 2mg），每周 1 次，缓慢静滴，共 3～6 次；硫唑嘌呤 100～200mg/d，口服，3～6 周为 1 个疗程，随后以 25～50mg/d，维持 8～12 周；环磷酰胺 50～100mg/d，口服，3～6 周为 1 个疗程，出现疗效后逐渐减量，维持 4～6 周，或 400～600mg/d，静脉注射，每 3～4 周 1 次；环孢素 250～500mg/d，口服，3～6 周为 1 个疗程，维持量 50～100mg/d，可持续半年以上。

（2）利妥昔单抗　375mg/m²，每周 1 次，静脉滴注，共 4 次。

（3）重组人血小板生成素　15000U/d，皮下注射，连用 14 天。

（4）达那唑 600mg/d，分次口服，持续使用 3～6 个月，与糖皮质激素有协同作用。

（5）其他　还可试用 Rh（D）免疫球蛋白、α-干扰素、氨苯砜、霉酚酸酯（骁悉）、阿仑组单抗等。

第六节 代谢、内分泌系统

一、甲状腺功能亢进症（甲亢）

长期医嘱	临时医嘱
内科护理常规	血清总三碘甲状腺原氨酸（TT_3）、血清总甲状腺素（TT_4）、血清游离三碘甲状腺原氨酸（FT_3）、血清游离甲状腺素（FT_4）
二级护理	
忌碘饮食❶	
丙硫氧嘧啶❷ 100mg po q8h	
或 甲巯咪唑❷ 10mg po tid	促甲状腺激素（TSH）
普萘洛尔 10mg po tid	促甲状腺激素受体抗体（TRAb）
或 美托洛尔❸ 12.5～25mg po bid	甲状腺过氧化物酶抗体（TPOAb）
	血常规
谷维素 10mg po tid	血生化全套
	基础代谢率测定
	^{131}I 摄取率❹
	T_3 抑制试验❺
	甲状腺放射性核素扫描❻
	促甲状腺激素释放激素兴奋试验❼
	甲状腺彩超
	甲状腺细针抽吸细胞学检查
	心脏彩超
	请眼科会诊（如有突眼症）

❶ 饮食中的食盐应为无碘盐。

❷ 抗甲状腺药物治疗分初治期、减量期及维持期，按病情轻重决定剂量。用药过程应注意药物的副作用，主要为粒细胞减少，严重时可致粒细胞缺乏症，一旦出现应考虑停药，并密切观察病情，并用升白细胞药物。此外，还可出现药疹，轻症只需使用抗组胺药，如皮疹加重则需停药或换用其他药物。还可能出现肝功能异常，需注意监测，如升高明显至正常值上 2.5 倍须停药，并行保肝治疗。

❸ 对于有支气管疾病者，可选用高选择性 β_1 受体阻滞药，如美托洛尔、阿替洛尔，它们对 β_1 受体有选择性阻断作用，对 β_2 受体作用较弱，故增加呼吸道阻力作用较轻，但是对于支气管哮喘患者仍需慎用。

❹ ^{131}I 摄取率是诊断甲亢的传统方法，目前已经被激素测定技术代替，现在主要用于甲状腺毒症病因的鉴别。此项检查前禁碘，应注意患者在近期内是否服用过含碘药物或食物（注意种类及服用日期），以免影响检查结果。孕妇、哺乳期、儿童不宜检查。

❺ T_3 抑制试验主要用于单纯性甲状腺肿与甲亢的鉴别诊断。不适宜用于孕妇、哺乳期、儿童检查。禁用于伴有冠心病、甲亢性心脏病或严重甲亢患者，因有诱发心律失常、心绞痛和甲状腺危象的可能。

❻ 甲状腺放射性核素扫描主要用于甲状腺结节和肿瘤的诊断和鉴别。孕妇、哺乳期、儿童不宜检查。

❼ 促甲状腺激素释放激素（TRH）兴奋试验是研究下丘脑-垂体-甲状腺轴功能的重要方法，方法是测定静脉注射促甲状腺激素释放激素后血清促甲状腺激素浓度变化，用于甲亢的诊断。孕妇、哺乳期、儿童不宜检查。

注：1. 甲状腺功能亢进症的治疗可包括药物治疗、放射性 ^{131} 碘治疗及手术治疗三种。其中以药物治疗应用最广。老年人，有心脏并发症或其他严重慢性疾病，手术危险性大者，可考虑放射性 ^{131} 碘治疗。甲状腺功能亢进症状控制，血清总三碘甲状腺原氨酸、血清总甲状腺素正常，心率在 70～80 次/分，如甲状腺体积大伴局部压迫者，需手术治疗。应该针对病情选择合适的治疗方法，治疗方案应个体化。

2. 如出现甲状腺危象需注意以下几项。

（1）针对病因治疗。

（2）抑制甲状腺激素的合成，首选丙硫氧嘧啶 600mg 口服或经胃管注入，以后给予 200mg，每 6h 1 次，口服，待症状缓解后减至一般治疗剂量。

（3）抑制甲状腺激素释放，口服丙硫氧嘧啶 1h 后再加用复方碘口服液 5～10 滴，每 8h 1 次，或碘化钠 0.5～1.0g 加入 10% 葡葡糖氯化钠溶液中静滴 24h，以后视病情逐渐减量，一般使用 3～7 天。如果对碘剂过敏，可改用碳酸锂 0.5～1.5g/d，分 3 次口服，连用数日。

（4）普萘洛尔 20～40mg，每 6～8h 口服 1 次，或 1mg 稀释后静脉缓慢注射。

（5）氢化可的松 50～100mg 加入 5%～10% 葡萄糖溶液静滴，每 6～8h 1 次。

（6）在上述常规治疗效果不满意时，可选用腹膜透析、血液透析或血浆置换等措施迅速降低血浆甲状腺激素浓度。

（7）降温，高热者给予物理降温，避免用乙酰水杨酸类药物。

（8）支持治疗。

二、甲状腺功能减退症（甲减）

长 期 医 嘱	临 时 医 嘱
内科护理常规	TT_3、TT_4、FT_3、FT_4
二级护理普通饮食	促甲状腺激素（TSH）
左甲状腺素片[1] 25～50μg po qd 或 甲状腺片[2] 20mg po qd	甲状腺过氧化物酶抗体（TPOAb）
	血胆固醇、肌酶
	血常规
	血清铁、总铁结合力
	基础代谢率测定
	TRH 兴奋试验[3][4]
	^{131}I 摄取率[4]
	胸部 X 线片
	心电图
	心脏彩超
	脑电图

[1] 替代治疗首选左甲状腺素（L-T_4），长期替代治疗维持量为 50～200μg/d（1.4～1.6μg/kg）。初始剂量为 25～50μg/d，每 2～3 周增加 12.5μg/d，直至达到最佳疗效。老年患者初始剂量为 12.5～

$25\mu g/d$，每 $4\sim6$ 周增加 $12.5\mu g/d$，避免诱发和加重冠心病。L-T₄ 通过胎盘的剂量极小，胎儿不能获得替代作用，因此妊娠时母体所需的替代剂量显著加大，一般主张维持血清促甲状腺激素水平在正常范围下线，以有益于胎儿的正常发育。替代治疗剂量的个体差异较大，治疗方案应个体化。替代治疗的目标是将血清甲状腺激素和促甲状腺激素水平控制在正常范围。妊娠早期促甲状腺激素为 $0.1\sim 2.5mIU/L$，中期为 $0.2\sim3.0mIU/L$，晚期为 $0.3\sim3.0mIU/L$。

❷ 甲状腺片应从小剂量开始，每周增加 $10\sim20mg$，直至症状控制，三碘甲状腺原氨酸、甲状腺素、促甲状腺激素水平正常，一般治疗剂量达 $90\sim120mg/d$。

❸ 促甲状腺素释放激素兴奋试验主要用于原发性甲减、垂体性甲减或下丘脑性甲减的鉴别。参考值为注射前促甲状腺素 $0.5\sim 10mIU/L$，注射后 $20min$ 促甲状腺素 $8.5\sim27mIU/L$。

a. 原发性甲减：此类患者下丘脑和垂体均正常，病变主要在甲状腺，故促甲状腺素释放激素兴奋试验呈过高反应，基础血清促甲状腺素水平即增高，静脉注射促甲状腺素释放激素后促甲状腺素显著增高。

b. 垂体性甲减：由于病变在垂体，所以基础促甲状腺素水平低，注射促甲状腺素释放激素后促甲状腺素水平无变化。

c. 下丘脑性甲减：由于病变在下丘脑，所以基础促甲状腺素水平低，注射促甲状腺素释放激素后，垂体合成促甲状腺素的细胞兴奋，血促甲状腺素水平有所升高。

❹ 孕妇、哺乳期、儿童不宜进行促甲状腺素释放激素兴奋试验、^{131}I 摄取率检查。

注：1. 替代治疗剂量的个体差异较大，治疗方案应个体化。

2. 替代治疗的目标是将血清甲状腺激素和促甲状腺激素水平控制在正常范围。甲状腺功能减退症，一经确诊即需终身依赖甲状腺激素替代治疗，大多数患者经过治疗能生活自理，坚持工作，因此，在治疗中不能自行停药或减量并积极预防应激（寒冷、感染、手术、外伤）状态发生。少数患者因黏液性水肿低体温昏迷、垂体危象而死亡。一旦发生危象必须急送医院进行抢救治疗。

3. 在甲状腺激素替代治疗过程中，每年需要监测至少两次血清总三碘甲状腺原氨酸、血清总甲状腺素、血清游离三碘甲状腺原氨酸、血清游离甲状腺素、促甲状腺素水平，按检测结果调整药物剂量。

三、1型糖尿病

长 期 医 嘱	临 时 医 嘱
糖尿病护理常规	空腹血糖、胰岛素、C 肽
二级护理	餐后 2h 血糖、胰岛素、C 肽
糖尿病健康教育	糖化血红蛋白
糖尿病饮食	胰岛细胞自身抗体（ICA）
赖脯胰岛素或门冬胰岛素❶	胰岛素自身抗体（IAA）
10～20U H（餐前 30min）tid	谷氨酸脱羧酶自身抗体（GAD）
或 70-30 混合人胰岛素❷	口服葡萄糖耐量试验（OGTT）
30R 12U（早）8U（晚）	胰岛素、C 肽释放试验
H（餐前 30min）	血生化全套
地特胰岛素或甘精胰岛素❸	尿糖、酮体
10U H qd（07：00）	24h 尿蛋白定量
二甲双胍❹ 500mg po tid	尿微白蛋白
阿卡波糖❺ 50mg po tid	血气分析
或 伏格列波糖　0.2mg po tid	心电图
	胸部 X 线片
	腹部 B 超
	四肢血管超声多普勒
	肌电图
	请眼科会诊

　　❶ 为速效胰岛素，初次使用胰岛素量应根据血糖浓度而定，一般 0.5～1.0U/(kg·d)，初剂量可给予总量的 1/3～2/3，然后调整。

　　❷ 短中效预混胰岛素，其商品名有诺和灵 30R、优泌林 70/30 等。

　　❸ 为长效胰岛素，提供基础胰岛素，与速效胰岛素合用以强化降糖数，控制夜间高血糖。地特胰岛素不宜用于 6 岁以下儿童；甘精胰岛素不宜用于 18 岁以下人群。

　　❹ 在应用胰岛素基础上，血糖波动较大者可加用双胍类。双

胍类禁用于糖尿病酮症酸中毒、急性感染、充血性心力衰竭、肝肾功能不全或有任何缺氧状态存在者，也不宜用于儿童、孕妇和哺乳期妇女。

❺ 餐时嚼服。α-葡萄糖苷酶抑制剂禁用于严重酮症、昏迷或昏迷前的患者以及严重感染、手术前后、严重创伤的患者。不宜用于胃肠功能紊乱者、孕妇、哺乳期妇女和儿童。其中，阿卡波糖不宜用于 18 岁以下青少年、儿童。

注：1. 1 型糖尿病主要用胰岛素治疗，禁用磺脲类药物，不宜用胰岛素增敏剂噻唑烷二酮类。

2. 糖尿病的治疗原则：早期治疗、长期治疗、综合治疗、治疗措施个体化。治疗的五个要点：饮食控制、运动疗法、血糖监测、药物治疗、糖尿病教育。血糖控制目标：空腹为 4.4~6.1mmol/L，非空腹 6~8.0mmol/L。

四、2 型糖尿病

长 期 医 嘱	临 时 医 嘱
糖尿病护理常规	空腹血糖、胰岛素、C 肽
二级护理	
糖尿病饮食	餐后 2h 血糖、胰岛素、C 肽
二甲双胍　500mg po（餐时）tid❶	
格列齐特❷　80mg po（餐前 30min）bid	糖化血红蛋白
或 格列本脲　2.5mg po（餐前 30min）tid	口服葡萄糖耐量试验（OGTT）
或 格列吡嗪　5mg po（餐前 30min）tid	
或 格列喹酮　30mg po（餐前 30min）tid	胰岛素、C 肽释放试验
或 格列美脲　1mg po（餐前 30min）qd	血生化全套
或 瑞格列奈　2mg po（餐时）tid	尿糖、酮体测定
或 那格列奈 120mg po（餐时）tid	24h 尿蛋白定量
阿卡波糖❸　50mg po（餐时）tid	尿微白蛋白
或 伏格列波糖　0.2mg po（餐时）tid	血气分析
罗格列酮❹　4mg po qd	心电图
或 吡格列酮　15mg po qd	胸部 X 线片

续表

长 期 医 嘱	临 时 医 嘱
普通胰岛素⑤ 10～20U H（餐前 30min）tid 或 70-30 混合人胰岛素 30R 12U（早） 8U（晚）H（餐前 30min）	腹部 B 超 四肢血管超声多普勒 肌电图
精蛋白锌胰岛素⑥10～30U H（早餐前） 或 甘精胰岛素 10U H qd	请眼科会诊

❶ 双胍类：目前二甲双胍为治疗 2 型糖尿病的一线用药。若患者无应用禁忌，均应首选二甲双胍降糖。

❷ 磺脲类、非磺脲类促泌剂降糖药的同类药物只需选用一种即可，如果每日用量达使用范围上限但达不到治疗目标，则不宜再加大剂量，此时加用二甲双胍或（和）葡萄糖苷酶抑制剂或（和）胰岛素增敏剂可起协同作用。

❸ 阿卡波糖为 α-葡萄糖苷酶抑制剂，在肠道内竞争性抑制葡萄糖苷水解酶。降低多糖及寡糖分解成葡萄糖，使糖的吸收相应减缓，具有使饭后血糖降低的作用。一般单用，或与其他口服降血糖药，或胰岛素合用，配合餐饮，治疗胰岛素依赖型或非依赖型糖尿病。需要注意的是，必须进餐时服药，否则没有作用；18 岁以下以及孕妇和哺乳妇女避免使用；若与其他降糖药合用而出现低血糖时，应将其他降糖药减量，出现严重低血糖时，应直接补充葡萄糖；应避免与抗酸药或消化酶制剂同时服用。

❹ 罗格列酮（文迪雅）是胰岛素增敏剂。2010 年 9 月 23 日，欧盟药品管理局（EMA）发布信息，建议暂停文迪雅（Avandia，罗格列酮片）、文达敏（Avandamet，罗格列酮和二甲双胍复方制剂）和 Avaglim（罗格列酮和格列美脲复方制剂）的上市许可。同日，美国食品药品管理局（FDA）发布信息，严格限制文迪雅的使用，仅用于那些其他药品不能控制血糖的 2 型糖尿病患者，但目前正在使用文迪雅并从中受益的患者，如愿意可以继续使用该药品。2010 年 10 月 15 日，中国食品药品监督管理局发布关于加强罗格列酮及其复方制剂使用管理的通知，其中指出：对于未使用过罗格列酮及其复方制剂的糖尿病患者，只能在无法使用其他降糖药或使用其他降

糖药无法达到血糖控制目标的情况下，才可考虑使用罗格列酮及其复方制剂。对于使用罗格列酮及其复方制剂的患者，应评估心血管疾病风险，在权衡用药利弊后，方可继续用药。

❺ 磺脲类、非磺脲类降糖药达不到治疗目标或有糖尿病并发症出现时使用。

❻ 与短效胰岛素合用。比短效胰岛素吸收缓慢而作用均匀，维持时间达 24～36h，与短效胰岛素合用，用于轻型和中型糖尿病，因其作用缓慢，不能作为酮症酸中毒的急救。注意不能用于静脉注射。

注：2 型糖尿病的治疗原则、治疗要点、血糖控制目标同 1 型糖尿病。

五、糖尿病酮症酸中毒

长 期 医 嘱	临 时 医 嘱
糖尿病护理常规 　或 昏迷护理常规	血常规
	测血糖、血渗透压
病重通知 　或 病危通知	尿糖、酮体测定
	血、尿淀粉酶
一级护理	血气分析
观察意识、血压、脉搏、呼吸 q2h	血电解质
测血糖　q2h 或 qh	心、肝、肾功能检查
测酮体　qh	心电图
记录 24h 出入量	胸部 X 线片
NS　500ml 青霉素❶　640 万 U ┤iv gtt q8d 　或 NS　250ml 　头孢唑肟　2.0g ┤iv gtt bid	NS　50ml 普通胰岛素❷ 　50U ┤微量泵 (0.1U/h·kg) 　或 NS　500ml 　普通胰岛素❷　20U 　10%氯化钾　10ml ┤iv gtt (2～4h 滴完)
	NS❸　500～1000ml iv gtt
	青霉素皮试

❶ 感染是糖尿病酮症酸中毒的常见诱因，亦可继发于本症之后，常需要抗感染治疗。须注意鉴别感染灶。

❷ 应用小剂量胰岛素治疗时，至少每 2h 监测血糖一次。当血糖降至 13.9mmol/L 以下 [中国高血糖危象诊断与治疗指南（2012年版）建议降至 11.1mmol/L 以下]，应该用 5% 葡萄糖注射液（按每 3～4g 葡萄糖加 1U 胰岛素计算）。但血糖降低不可过快，每小时降低到 2～4mmol/L，不超过 6.1mmol/L 为宜。尿酮体消失后，根据患者的血糖及饮食状况调节胰岛素剂量或改为每 4～6h 皮下注射胰岛素一次。然后逐步调节恢复平时的治疗。出院后尽量继续使用胰岛素 2～3 个月，再决定将来方案。

❸ 大量补液是治疗必须，开始适宜用 0.9% 氯化钠注射液，第 1h 输液量可达 1000ml 以上，对老年及心功能不全者应在中心静脉压监护下调节输液量及速度。

注：1. 糖尿病酮症酸中毒患者有不同程度的缺钾，如治疗前血钾水平已正常，开始治疗时即应补钾，前 2～4h 补 1.0～1.5g 氯化钾，之后依据尿量和血钾水平调整。若血钾低于 3.3mmol/L 时，应先补液、补钾，暂停胰岛素治疗。

2. 要注意处理诱发病和防治并发症。

血 pH<6.9 时，可酌情补 84～125ml 的 5% 碳酸氢钠。

六、糖尿病高渗性高血糖状态

长 期 医 嘱		临 时 医 嘱	
糖尿病护理常规 　或 昏迷护理常规		测血糖、血渗透压	
		尿糖、酮体测定	
病重通知 　或 病危通知		血气分析	
		电解质	
一级护理		心、肝、肾功能检查	
观察意识、血压、脉搏、呼吸　q2h		心电图	
测血糖　q2h		胸部 X 线片	
记 24h 出入量		NS　50ml	微量泵 (0.1U/h・kg)
NS　500ml 青霉素❶　640 万 U	iv gtt q8h	普通胰岛素❷ 50U	

续表

长 期 医 嘱		临 时 医 嘱	
或 NS 250ml 　头孢唑肟 2.0g	iv gtt bid	或 NS 500ml 　普通胰岛素❷ 20U 　10%氯化钾 10ml	iv gtt (2～4h 滴完)
		0.45%～0.6%氯化钠注射液❸ 2000ml iv gtt (快速)	
		青霉素皮试	

❶ 感染也是高血糖高渗状态的常见诱因，亦可继发于本症之后，常需要抗感染治疗。须注意鉴别感染灶。

❷ 应用小剂量胰岛素治疗时，至少每2h监测血糖一次。当血糖下降至16.7mmol/L以下，可开始输入5%葡萄糖溶液并加入普通胰岛素（每3～4g葡萄糖加1U胰岛素），同时参考每小时尿量补充钾盐。

❸ 患者渗透压明显增高无休克者可静脉滴注0.45%～0.6%氯化钠注射液。但有休克者宜给0.9%氯化钠注射液。治疗初1～2h内可快速静脉滴注0.9%氯化钠注射液1000～2000ml，继以每2～4h补液1000ml。

注：1. 大量补液是抢救的关键，补液量比糖尿病酮症酸中毒的要大。

2. 应注意高血糖是维护患者血容量的重要因素，如血糖迅速降低而液体补充不足，将导致血容量和血压进一步下降。

3. 其他注意事项参照糖尿病酮症酸中毒。

七、低钾血症

长 期 医 嘱	临 时 医 嘱
内科护理常规	血电解质
二级护理	心电图
普食	24h尿钾
记录24h尿量❶	血常规、尿常规、粪常规

续表

长 期 医 嘱		临 时 医 嘱
5%GS 500ml	iv gtt	心、肝、肾功能检查
10%氯化钾 15ml	qd～bid❷	血气分析
10%氯化钾口服液 10～		肾素、血管紧张素和醛固酮测定
20ml po tid		10%氯化钾口服液 10～20ml po tid
氯化钾缓释片 1.0～2.0g		或 氯化钾缓释片 1.0～2.0g po tid
po tid		或 10%枸橼酸钾 10ml po tid

❶ 补钾须检查肾功能和尿量，每日尿量大于700ml，每小时大于30ml则补钾安全。

❷ 静脉补钾速度以每小时补入20～40mmol/L（1.5～3.0g/L）为宜；浓度以含钾20～40mmol/L或氯化钾1.5～3.0g/L为宜。补钾途径可用口服补钾或静脉滴注补钾。静脉滴注的钾进入细胞内较为缓慢，细胞内外平衡时间约需15h，应注意防止一过性高钾血症。

注：1. 病情严重又需限制补液量时，可在严密监视下，提高浓度达60mmol/L，此时需选择大静脉或中心静脉补钾。

2. 对难治性低钾血症，应注意纠正碱中毒和低镁血症。

3. 补钾后可加重原有的低钙血症而出现手足搐搦，应补给钙剂。

4. 积极治疗原发病。补钾多需持续3～5天。

八、高钾血症

长 期 医 嘱	临 时 医 嘱
内科护理常规	血电解质
一级护理	心电图
低钾饮食	血常规、尿常规、粪常规
	心、肝、肾功能检查
	血气分析
	5%碳酸氢钠液❶ 100～200ml iv gtt
	呋塞米 20～40mg iv
	25%山梨醇溶液 100～200ml　保留灌肠
	聚磺苯乙烯 40g

续表

长 期 医 嘱	临 时 医 嘱	
	血液透析或腹膜透析治疗❷	
	10%GS　200ml	
	50%GS　50ml	iv gtt st❸
	普通胰岛素　6～9U	

　　❶ 碳酸氢钠缓慢静滴数分钟起作用，注意观察，防止诱发肺水肿。

　　❷ 透析治疗用于肾功能衰竭合并血钾过高时。

　　❸ 葡萄糖和胰岛素的使用，可使血清钾转移至细胞内。一般用25%～50%葡萄糖溶液，按每4g葡萄糖给予1U普通胰岛素持续静脉滴注。

　　注：1. 钙剂、胰岛素、碳酸氢钠均为临时措施，当有肾功能不全时，采用利尿药、离子交换树脂或血液透析治疗才是根本方法。

　　2. 停止或减少经口、静脉的含钾饮食、药物。

　　3. 注意清除体内积血或坏死组织。

　　4. 注意控制感染，减少细胞分解。

　　5. 排除内分泌疾病引起高钾血症。

　　6. 有些疾病经长期控制血钾。

九、周期性瘫痪

(一) 低钾性周期性瘫痪
参见低钾血症。

(二) 高钾性周期性瘫痪
参见高钾血症。

十、痛风

长 期 医 嘱	临 时 医 嘱
内科护理常规	血常规、尿常规
二级护理	粪常规

续表

长 期 医 嘱	临 时 医 嘱
低嘌呤饮食❶	24h 尿尿酸测量
多饮水❷	全套血生化检查
抬高患肢❸	糖耐量试验
秋水仙碱❹　0.5mg po q1h	尿 NAG、尿蛋白电泳
布洛芬❺　0.4~0.8g po tid~qid	尿比重、尿渗透压、尿酸化功能
或 吲哚美辛　50mg po tid	肾图
泼尼松❻　10mg po tid	静脉肾盂造影
苯溴马隆❼　50mg po qd	腹部平片、受累关节 X 线摄片
或 丙磺舒❼　0.25~0.5g po tid	痛风石活检
或 磺吡酮❼　50mg po bid	肾、输尿管、膀胱 B 超
碳酸氢钠❼　1.0g po tid	
别嘌醇❽　0.1g po qd	
非布索坦❾　40mg qd	
或 非布索坦　80mg qd	

　❶ 各种谷类制品、水果、蔬菜、牛奶、奶制品、鸡蛋等含嘌呤较少，含嘌呤较多的食物主要包括动物内脏、沙丁鱼、蛤、蚝等海味及浓肉汤，其次为鱼虾类、肉类、豌豆类等。应采用低热能膳食，避免高嘌呤食物及暴食，严格戒饮各种酒类，保持理想体重。

　❷ 每日饮水应在 2000ml 以上，慎用影响尿酸排泄的药物，如利尿药、阿司匹林等。

　❸ 急性期需要卧床休息、抬高患肢，避免负重，即使缓解期亦不主张痛风患者参加跑步或进行长途步行旅游等较强的体育锻炼。

　❹ 秋水仙碱主要用于痛风急性期，口服给药 0.5mg（每小时 1 次）或 1mg（每 2h 1 次），直至出现下列 3 个停药指标之一：a. 疼痛、炎症明显缓解；b. 出现恶心呕吐、腹泻等；c. 24h 总量达 6mg（总量不宜超过 6mg）。若消化道对秋水仙碱不能耐受，也可静脉给药，将秋水仙碱 1mg 溶于 0.9% 氯化钠溶液 20ml 中，缓慢注射（5min），单一剂量不超过 2mg，24h 总量 4mg。急性发作期经秋水仙碱治疗缓解后，可用 0.5mg，每日 1~3 次维持。值得注意的是

秋水仙碱治疗剂量与中毒剂量十分接近，除胃肠道反应外，可有白细胞减少、再生障碍性贫血、肝细胞损害、脱发等，有肾功能不全者慎用。

❺ 非甾体消炎药（NSAIDs）多用于急性发作，通常开始使用足量，症状缓解后减量。最常见的副作用是胃肠道症状，也可能加重肾功能不全，影响血小板功能等。活动的消化性溃疡者禁用。

❻ 糖皮质激素通常用于秋水仙碱和非甾体消炎药无效或不能耐受者，可口服泼尼松 10mg，每日 2～3 次。3～4 天后逐渐减量停服。

❼ 苯溴马隆、丙磺舒、磺吡酮为促尿酸排泄药，用于痛风间歇期和慢性期的治疗。适用于肾功能正常或轻度异常（内生肌酐清除率＜30ml/min 时无效）、无尿路结石及尿酸盐肾病患者。用药期间服用碱性药物，如碳酸氢钠 1～2g，每日 3 次；或碱性合剂 10ml，每日 3 次，使尿 pH 保持在 6.5 左右（但不可过碱，以防钙质结石形成），并嘱大量饮水，保持尿量。

◆ 苯溴马隆：50mg，每日 1 次，可渐增至 100mg，每日 1 次。不良反应包括胃肠道反应（如腹泻），偶见皮疹、过敏性结膜炎及粒细胞减少等。

◆ 丙磺舒：0.25g，每日 2 次，渐增至 0.5g，每日 3 次。一日最大剂量为 2g。主要副作用：胃肠道反应、皮疹、过敏反应、骨髓抑制等。对磺胺过敏者禁用。

◆ 苯磺吡酮：50mg，每日 2 次，渐增至 100mg，每日 3 次，一日最大剂量 600mg。主要副作用：胃肠道反应、皮疹、骨髓抑制等，偶见肾毒性作用。本药有轻度水钠潴留作用，慎用于慢性心功能不全者。

❽ 别嘌醇为抑制尿酸生成药，用于痛风间歇期和慢性期的治疗，100mg，每日 1 次，渐增至 100～200mg，每日 3 次。不良反应：胃肠道反应、皮疹、药物热、骨髓抑制、肝肾功能损害等，偶有严重的毒性作用。对于肾功能不全者，应减量使用。

❾ 非布索坦为非嘌呤类黄嘌呤氧化酶选择性抑制剂。

注：1. 急性痛风性关节炎时应暂缓使用降尿酸药物（促尿酸排泄药和抑制尿酸生成药），以免引起血尿酸波动，延长发作时间或

引起转移性痛风。如既往服降尿酸药物，可不停药；如已充分抗炎镇痛，亦可谨慎降尿酸。

2. 痛风间歇期和慢性期在服用降尿酸药物时，为防止用药后血尿酸迅速降低诱发急性关节炎，应从小剂量开始，逐渐加至治疗量，生效后改为维持量，长期服用，使血尿酸维持在 $327\mu mol/L$（$5.5mg/dl$）以下。此外为防止急性发作，也可在开始使用降尿酸药物的同时，预防性服用秋水仙碱 $0.5mg$，每日 $1\sim2$ 次，或使用非甾体消炎药。下列情况合用两类降尿酸药物：单用一类药物效果不好、血尿酸 $>535\mu mol/L$（$9.0mg/dl$）、痛风石大量形成。

3. 伴肾脏病变，除积极控制血尿酸水平外，碱化尿液、多饮多尿十分重要。在使用利尿药时应避免使用影响尿酸排泄的噻嗪类利尿药、呋塞米等，可选择螺内酯（安体舒通）或乙酰唑胺。对于急性尿酸性肾病，除积极降低血尿酸外，应按急性肾功能衰竭进行处理。对于慢性肾功能不全可行透析治疗，必要时可做肾移植。

4. 对于尿酸性尿路结石，大部分可溶解后自行排出，体积大且固定者可体外碎石或手术治疗。

5. 无症状高尿酸血症的治疗，无高危因素对于血尿酸水平在 $520\mu mol/L$ 以下，无痛风家族史者一般无须用药治疗，但应控制饮食，避免诱因，并密切随访。反之应使用降尿酸药物。如果伴发高血压病、糖尿病、高脂血症、心脑血管病等高危因素，尿酸男性 $>420\mu mol/L$，女性 $>360\mu mol/L$ 即可治疗。应在治疗伴发病的同时，适当降低血尿酸。

第七节　结缔组织病和风湿性疾病

一、类风湿关节炎

长 期 医 嘱		临 时 医 嘱
内科护理常规		血常规、尿常规、粪常规
二级护理		血沉、CRP、血清补体
普通饮食		肝肾功能
布洛芬[1]	$0.4\sim0.8g$ po tid$\sim$qid	免疫球蛋白

长 期 医 嘱	临 时 医 嘱
或 萘普生 0.25～0.5g po bid	抗环瓜氨酸肽抗体（抗-CCP 抗体）[⑤]
或 双氯酚酸 25～50mg po tid	
或 美洛昔康 7.5mg po qd	类风湿因子
或 塞来昔布 200mg po bid	抗核周因子抗体[⑥]
兰索拉唑 15mg po bid	抗角蛋白抗体[⑦]
甲氨蝶呤[②] 7.5～15mg po qw	双手、腕或病变关节 X 线片
或 甲氨蝶呤 7.5～15mg im/iv qw	
或 柳氮磺吡啶 0.5～1.0g po bid	关节滑液检查 prn
或 羟氯喹 0.1～0.2g po bid	胸部 X 线检查
或 来氟米特 10～20mg po qd	心电图
或 艾拉莫德 25mg po bid	超声心动图
硫唑嘌呤 50～100mg po qd（病情较重时）	
或 环孢素 50～150mg 120qd	
或 环磷酰胺 50～100mg po qd	
或 环磷酰胺 400mg iv gtt q2～4 周	
泼尼松 prn[③] 10mg po qd	
碳酸钙-维生素 D_3 0.6g po qd	
雷公藤多苷片[④] 10～20mg tid prn	

❶ 非甾体消炎药不能改变病程和预防关节破坏，故必须与改善病情抗风湿药物联用。参照指南，非甾体消炎药的不良反应有以下几种。

◆ 胃肠道不良反应：恶心、呕吐、腹痛、腹泻、腹胀、食欲不佳，严重者有消化道溃疡、出血、穿孔等；选择性环氧合酶-2 抑制药的胃肠道安全性优于非选择性抑制药。

◆ 肾脏不良反应：肾灌注减少，出现水钠潴留、高血钾、血尿、蛋白尿、间质性肾炎，严重者发生肾坏死致肾功能不全。

◆ 心血管事件：对环氧合酶-2 的选择性太高是发生心血管的风险因素。

◆ 其他：外周血细胞减少、凝血障碍、再生障碍性贫血、肝功能损害等，少数可发生过敏反应（皮疹、哮喘），以及耳鸣、听力下降、无菌性脑膜炎等。

❷ 改善病情抗风湿药物不具备镇痛抗炎作用，但有改善和延缓病情进展的作用。一般首选甲氨蝶呤，并将其作为联合治疗的基本药物。甲氨蝶呤的不良反应：胃肠道症状、口腔炎、皮疹、脱发，偶有骨髓抑制、肝脏毒性、肺间质变（罕见但严重，可能危及生命）。也可引起流产、畸胎和影响生育力。如计划妊娠，应在妊娠前停甲氨蝶呤 3 个月以上；有慢性肝病的患者应谨慎；使用甲氨蝶呤至肝功能升高，如在上限的 2.5 倍以内则无须停药，通常减量就可恢复正常。长期使用疗效和耐受性好。通常为每周 7.5mg，最大剂量 25～30mg。

❸ 糖皮质激素能迅速减轻关节疼痛、肿胀，在关节炎急性发作，或伴有心、肺、眼、和神经系统等器官受累的重症患者，可给予短效激素，其剂量依病情严重程度而调整。在下述情况可选用糖皮质激素。

◆ 类风湿血管炎：包括多发性神经炎、Felty 综合征、类风湿肺及浆膜炎等。

◆ 过渡治疗：在重症类风湿关节炎患者，可用小量激素缓解病情。

◆ 经正规慢作用抗风湿药治疗无效的患者。

◆ 局部应用：如关节腔内注射可有效缓解关节的炎症。

❹ 植物药制剂雷公藤多苷 30～60mg/d，分 3 次饭后服。主要不良反应是性腺抑制，导致精子生成减少的男性不育和女性闭经；还可引起纳差、恶心、呕吐、腹痛、腹泻、骨髓抑制、可逆性肝酶升高和血肌酐清除率下降、皮疹、色素沉着、口腔溃疡、指甲变软、脱发、口干、心悸、胸闷、头痛、失眠等。

❺ 抗-CCP 抗体是类风湿关节炎特异而敏感的早期诊断指标，正常人呈阴性。阳性者通常出现于或易发展为严重的关节骨质破坏。

❻ 抗核周因子抗体可以出现在类风湿关节炎早期，甚至在发病之前。抗核周因子阳性、类风湿因子阴性的类风湿关节炎患者往往预后较差。抗核周因子与类风湿关节炎病情活动性指标呈正

相关。

❼ 抗角蛋白抗体（AKA）可出现在诊断未肯定的关节痛/关节炎患者中，对类风湿因子阴性类风湿性关节炎患者具有补充诊断意义。

注：1. 用激素时应同时服用改善病情抗风湿药物。其治疗原则：不需要用大剂量时则用小剂量；能短期使用，不长期使用；治疗过程中注意补充钙剂和维生素以防治骨质疏松。关节腔注射激素有利于减轻关节炎症状，改善关节功能。但同一关节一年内不宜超过3次。过多关节腔穿刺，除了并发感染外，还可能发生类固醇晶体性关节炎。

2. 要在开始治疗的3～6个月内判断改善病情抗风湿药物疗效，当疗效不佳时，或对一种或几种慢作用药疗效不佳的中重度类风湿关节患者，应及时使用生物制剂抗 TNFα 制剂（阿达木单抗、英夫利昔单抗及依那西普）、或 IL-6 拮抗药（托组单抗）以及时控制炎症，阻止关节和骨的侵蚀。

3. 免疫及生物治疗　包括：a. 针对细胞因子及细胞因子等的靶分子免疫治疗，如 TNFα 抑制药、IL-1 受体拮抗药、IL-6 拮抗药、抗 CD20 单抗（美罗华）、CTLA4-1g（阿巴西普）等；b. 以去除血浆中异常免疫球蛋白及免疫细胞为主要目的的免疫净化疗法，如血浆置换、免疫吸附及去淋巴细胞治疗等。这些方法针对性地干扰类风湿关节炎发病及病变进展的主要环节，可能有较好的缓解病情作用。

4. 因非甾体消炎药对缓解关节炎疼痛的疗效存在个体差异，故当用一种非甾体消炎药，足量使用1～2周后无效时，更改为另一种，避免两种或两种以上非甾体消炎药同时服用，因为不仅其疗效不叠加，而且不良反应增多。老年人宜选用半衰期短的非甾体消炎药，对有溃疡病史的老年人，宜服用选择性环氧合酶-2 抑制药以减少胃肠道的不良反应。应强调非甾体消炎药不能改变病程和预防关节破坏，故必须与改善病情抗风湿药物联用。

5. 在使用非甾体消炎药缓解关节炎疼痛时，应告知患者可能的药物副作用，并行副作用监测包括查血象、肝肾功能和测血压。

6. 因中高度心血管病风险且正服阿司匹林的患者，如必须持续用非甾体消炎药缓解关节炎疼痛，可选择萘普生，应注意间断或低剂量用萘普生（不抑制血小板聚集），也可发生心血管病危险。应避免持续服用选择性环氧合酶-2抑制药，因其可降低阿司匹林的心血管病保护作用。

二、系统性红斑狼疮（SLE）

长 期 医 嘱	临 时 医 嘱
内科护理常规	血常规
一级护理	尿常规
或 二级护理	粪常规
低盐普通饮食	24h 尿蛋白定量
记 24h 出入量	全套血生化检查
测血压　bid	糖耐量试验
泼尼松[1]　30～60mg po qd	ASO、血沉、C 反应蛋白
碳酸钙-维生素 D_3　0.6g po qd	血清蛋白电泳
兰索拉唑　15mg po bid	血清补体
氯喹[2]　0.25g po qd	免疫球蛋白、免疫复合
或 羟氯喹　0.1～0.2g po bid	物、抗核抗体、抗 ds-DNA
沙利度胺　50～100mg po qd（改善皮损）	抗体和抗 Sm 抗体测定
复合维生素 B　2 片 po tid prn	肾穿刺活检 prn
氢氯噻嗪　25mg po bid prn	胸部 X 线摄片
NS 500ml　| iv gtt 1 次/月	或 胸部 CT
环磷酰胺[3]　0.8g |	心电图
或 硫唑嘌呤[3]　50～100mg po qd	超声心动图
或 霉酚酸酯　0.75～1.0g po bid	脑电图　prn
或 甲氨蝶呤[3]　7.5～15mg po qw	双肾 B 超
或 来氟米特　10～20mg po qd	血浆置换[7] prn
双嘧达莫[4]　50mg po tid	
或 阿司匹林　0.1g po qd	
雷公藤多苷片　20mg po tid prn	
白蛋白[5]　10g iv gtt qd prn	

续表

长 期 医 嘱		临 时 医 嘱
5%GS 或 NS 500ml 甲泼尼龙琥珀酸钠^❻ 500～1000mg	iv gtt qd×3d prn	

❶ 治疗中重型系统性红斑狼疮时糖皮质激素的标准剂量：泼尼松 1mg/(kg·d)，通常晨起 1 次服用（可分次服用），病情稳定后 2 周或治疗 8 周内减量（如果病情不允许可延长至 12 周）；开始以每 1～2 周减药 10% 的速度缓慢减量，减至泼尼松 0.5mg/(kg·d)后，减药速度按病情适当调慢；如果病情允许，维持治疗的激素剂量尽可能小于泼尼松 10mg/d。在减量过程中，如果病情不稳定，可暂时维持原剂量不变或酌情增加剂量或加用免疫抑制药联合治疗。

对重要脏器受累，可以使用较大剂量泼尼松≥2mg/(kg·d)治疗。国内外的研究进展提示利妥昔单抗（抗 CD20 单克隆抗体）对部分难治性重症系统性红斑狼疮有效，并有望成为新的系统性红斑狼疮诱导缓解药物。

系统性红斑狼疮的激素疗程较漫长，应注意保护下丘脑-垂体-肾上腺轴，避免使用对该轴影响较大的地塞米松等长效和超长效激素。激素的副作用除感染外，还有高血压、高血糖、高脂血症、低钾血症、骨质疏松、无菌性骨坏死、白内障、体重增加、水钠潴留等。治疗开始应记录血压、血糖、血钾、血脂、骨密度、胸部 X 线片等作为评估基线，并定期随访。应指出对重症系统性红斑狼疮患者，尤其是在危及生命的情况下，股骨头无菌性坏死并非是使用大剂量激素的绝对禁忌。

❷ 抗疟药：控制皮疹和减轻光敏感。常用氯喹 0.25g，每日 1 次，或羟氯喹 200mg，每日 1～2 次。主要不良反应：眼底病变，用药超过 6 个月者，有视力明显下降者，应检查眼底，明确原因。有心脏病史者，特别是心动过缓或有传导阻滞者禁用抗疟药。可短期局部应用激素治疗皮疹，但脸部应尽量避免使用强效激素类外用药，一旦使用，不应超过 1 周。

❸ 免疫抑制药用于减少糖皮质激素用量，糖皮质激素不能控

制病情、重要脏器受累、出现狼疮危象的患者。可以选用环磷酰胺、硫唑嘌呤、甲氨蝶呤、环孢素、霉酚酸酯等，联合应用糖皮质激素以便更快地诱导病情缓解和巩固疗效。

◆ 环磷酰胺（CYC）：在狼疮肾炎和血管炎的患者中，环磷酰胺与激素联合治疗能有效地诱导疾病缓解，阻止和逆转病变的发展，改善预后。目前普遍采用的标准环磷酰胺冲击疗法是：$0.5\sim1g/m^2$ 体表面积，加入 0.9%氯化钠注射液 250ml 中静脉滴注，每个月 1 次，个别难治、危重患者可缩短冲击间隔期。在巩固治疗阶段，常需要继续环磷酰胺冲击治疗，每 3 个月 1 次，维持约 3 年。治疗时应根据患者的具体情况掌握好剂量、冲击间隔期和疗程。

环磷酰胺冲击治疗的副作用包括白细胞减少、诱发感染、性腺抑制（尤其是女性的卵巢功能衰竭）、胃肠道反应、脱发、肝功能损害，少见远期致癌作用（主要是淋巴瘤等血液系统肿瘤），出血性膀胱炎、膀胱纤维化和长期口服而致膀胱癌。大剂量冲击前需查血常规及肝功能、白细胞计数对指导环磷酰胺治疗有重要意义，治疗中应注意避免导致白细胞过低，一般要求白细胞低谷不小于 $3.0\times10^9/L$。一次大剂量环磷酰胺进入人体内，第 3 天左右白细胞开始下降，7～14 天至低谷，之后白细胞逐渐上升，至 21 天左右恢复正常。对于间隔期少于 3 周者，应密切注意监测血常规。

◆ 硫唑嘌呤：$1\sim2.5mg/(kg\cdot d)$，常用剂量 50～100mg/d。副作用：骨髓抑制、胃肠道反应、肝功能损害等。少数对硫唑嘌呤极敏感者用药后短期内就可出现严重脱发和造血危象，引起严重粒细胞和血小板缺乏症，轻者停药后血常规多在 2～3 周内恢复正常，重者则需按粒细胞缺乏或急性再生障碍性贫血处理，以后不宜再用。

◆ 甲氨蝶呤：10～15mg，每周 1 次，或依据病情适当加大剂量。主要用于关节炎、肌炎、浆膜炎和皮肤损害为主的系统性红斑狼疮。其副作用有胃肠道反应、口腔黏膜糜烂、肝功能损害、骨髓抑制，偶见甲氨蝶呤导致的肺炎和肺纤维化。

◆ 环孢素：$3\sim5mg/(kg\cdot d)$，分 2 次口服。用药期间注意肝功能、肾功能及高血压、高尿酸血症、高钾血症等，有条件者应测血药浓度，调整剂量，血肌酐较使用前升高 30%，需要减药或停药。

◆ 霉酚酸酯：可有效控制Ⅳ型狼疮肾炎活动。剂量为 10～30mg/(kg·d)，分 2 次口服。

❹ 狼疮伴肾病综合征患者常处于高凝状态，有较高的血栓并发症的发生率，需要口服抗凝血药双嘧达莫（每次 50～100mg，每天 3 次）、阿司匹林（0.1g/d）常规抗血小板治疗。建议当患者血浆白蛋白低于 20g/L 时，使用肝素（1～2mg/d，皮下注射）或低分子肝素（5000U/d，皮下注射）。如已发生血栓形成或血管栓塞的患者应尽快行溶栓治疗，可给予尿激酶或链激酶静脉滴注，同时辅以抗凝治疗。治疗期间应密切观察患者的出血、凝血情况，避免药物过量导致出血并发症。

❺ 严重低蛋白血症者，需输血浆或白蛋白，以提高胶体渗透压，增强利尿效果。因输注的血浆或蛋白在 1～2 天内从尿丢失，损伤肾小球脏层上皮细胞，导致蛋白超负荷肾病，滤过的蛋白损伤肾小管，促进肾间质纤维化，现多数学者认为，非必要时一般不宜多用。

❻ 对重要脏器受累或出现狼疮危象的患者，可以使用大剂量甲泼尼龙（MP）冲击治疗，500～1000mg，每天 1 次，加入 5% 葡萄糖或 0.9% 氯化钠注射液 250～500ml 中，缓慢静脉滴注 1～2h，连续 3 天为 1 个疗程，间隔期和冲击后需口服泼尼松 0.5～1mg/(kg·d) 维持治疗。大剂量甲泼尼龙冲击疗法应强调缓慢静脉滴注 1h 以上；用药前需注意水、电解质和酸碱平衡。常见副作用：脸红、失眠、头痛、乏力、血压升高、短暂的血糖升高。严重副作用：感染、上消化道大出血、水钠潴留、诱发高血压危象、诱发癫痫大发作、精神症状、心律失常。甲泼尼龙冲击疗法对狼疮危象常具有立竿见影的效果，但是冲击疗法必须与免疫抑制药配合使用，否则病情容易反复。需强调的是，在大剂量冲击治疗前或治疗中应密切观察有无感染发生，如有感染应及时给予相应的抗感染治疗。

❼ 血浆置换对于狼疮危象，或伴严重冷球蛋白血症、血管炎、血小板减少性紫癜、不能耐受大剂量药物治疗，或多种治疗无效的患者往往能迅速缓解病情。

注：1. 系统性红斑狼疮的临床表现多样且错综复杂，治疗方案应根据患者病情个体化处理。

2. 急进性肾小球肾炎的治疗包括纠正水、电解质和酸碱平衡紊乱，纠正低蛋白血症，防治感染，纠正高血压、心力衰竭等合并症，为保护重要脏器，必要时需要透析支持治疗。对明显活动、非纤维化/硬化等不可逆病变为主的患者，应积极使用激素 $[\geqslant 2mg/(kg \cdot d)]$，或使用大剂量甲泼尼龙冲击疗法，同时用环磷酰胺 $0.4\sim0.8g$，每2周静脉冲击治疗。

3. 神经精神狼疮（NAP）的诊断，必须排外化脓性脑膜炎、结核性脑膜炎、隐球性脑膜炎、病毒性脑膜炎等中枢神经系统感染。弥漫性神经精神狼疮在控制系统性红斑狼疮的基础药物上强调对症治疗，包括抗精神病药物，癫痫大发作或癫痫持续状态时需积极抗癫痫治疗，注意加强护理。抗心磷脂抗体（ACL）相关神经精神狼疮，应加用抗凝、抗血小板聚集药物。有全身血管炎表现及明显活动证据，应用大剂量甲泼尼龙冲击治疗。

4. 重症血小板减少性紫癜。血小板 $<20\times10^{9}/L$，有自发出血倾向，常规激素治疗无效，应加大泼尼松用量用至 $2mg/(kg \cdot d)$ 以上。还可静脉滴注长春新碱 $1\sim2mg/$周$\times(3\sim6)$ 次。静脉输注大剂量静脉用丙种球蛋白（IVIG）对重症血小板减少性紫癜有效，可按 $0.4g/(kg \cdot d)$，静脉滴注，连续 $3\sim5$ 天为1个疗程。静脉用丙种球蛋白一方面对系统性红斑狼疮本身具有免疫治疗作用，另一方面具有非特异性的抗感染作用，可以对大剂量甲泼尼龙和环磷酰胺的联合冲击治疗所致的免疫力下降起到一定的保护作用，能够明显提高各种狼疮危象治疗的成功率。无骨髓增生低下的重症血小板减少性紫癜还可以使用其他免疫抑制药，如环磷酰胺、环孢素等。其他药物包括达那唑等。内科非手术治疗无效时，可考虑行脾切除术。

5. 弥漫性出血性肺泡炎和急性重症肺间质病变极易合并感染，预后很差。治疗包括氧疗、机械通气（必要时）、控制感染和支持治疗。可用大剂量甲泼尼龙冲击治疗、静脉用丙种球蛋白和血浆置换。

6. 严重的肠系膜血管炎的治疗，常需泼尼松大于 $2mg/(kg \cdot d)$ 的激素剂量方能控制病情。应注意水、电解质和酸碱平衡，加强肠外营养支持，防止合并感染，避免不必要的手术探查。一旦并发肠坏死、穿孔、中毒性肠麻痹，应及时手术治疗。

第八节 神经系统

一、三叉神经痛

长 期 医 嘱	临 时 医 嘱
神经内科护理常规	血常规、尿常规、粪常规
二级护理	肝肾功能
普通饮食	颅底 X 线平片 prn
卡马西平　0.1g po tid[1]	头颅 CT 或 MRI
或 甲钴胺(弥可保)　500μg iv qd	口腔科、耳鼻喉科会诊
维生素 B_1　20mg po tid	针灸科会诊
	神经外科会诊
	三叉神经阻滞术[2]
	神经节阻滞术[3]
	神经外科会诊微血管减压术[4]

[1] 卡马西平为治疗该病的首选药,宜在饭后服用,治疗期间定期复查血常规和肝肾功能。孕妇和哺乳妇女禁用卡马西平。次选用药物有苯妥英钠、氯硝西泮等。

[2] 药物无效时使用。三叉神经痛的神经阻滞治疗有以下 2 种方法。一是局部注射麻醉剂普鲁卡因至扳击点或疼痛部位可暂时阻止三叉神经痛。二是用乙醇阻滞三叉神经的外周分支,酒精阻滞的作用很少持续超过一年,需要反复阻滞,并发症有感觉缺失和痛觉减退。另外,甘油也常用来作为阻滞治疗的药物。

[3] 神经节阻滞操作是把针通过面颊穿入卵圆孔,然后到达半月神经节的后根,有两种方法被用来破坏病灶:一是用热控的射频电流加热和破坏随机选择的半月神经节的后根部分;二是在三叉神经节中注射甘油。神经节阻滞对衰弱、年老不能进行手术的患者尤其适用。

[4] 内科治疗无效时可行微血管减压术。该术在常规麻醉下执行,经枕骨下切开部分颅骨,用显微镜观察从脑桥发出的三叉神经的走

向，通过移开侵害性动脉或凝固静脉来缓解血管对神经的压迫。

注：1. 本病如能查得病因，应首先考虑病因治疗，辅以对症处理。大量 B 族维生素、局部按摩、理疗及针刺疗法均可能有助于神经症状恢复。

2. 原发性三叉神经痛治疗上以镇痛为目的，先用药物，无效时可用神经阻滞或手术或微血管减压术治疗。

二、带状疱疹

长 期 医 嘱	临 时 医 嘱
神经内科护理常规	血常规
二级护理	尿常规
普通饮食	粪常规
阿昔洛韦　800mg po qid[1] 　或 伐昔洛韦　1g po tid[2]	肝肾功能
	皮肤科会诊
维生素 B_{12}　0.5mg im qd	
维生素 B_1　100mg im qd	
卡马西平　0.1g po tid[3]	

[1] 用于免疫功能正常患者治疗，共 7～10 天。

[2] 用于免疫功能低下患者治疗，共 7 天。

[3] 用于剧烈疼痛患者。要注意已知对卡马西平相关结构药物（如三环类抗抑郁药）过敏、有房室传导阻滞、血清铁严重异常、骨髓抑制、严重肝功能不全等病史者禁止使用。

注：1. 早期也可应用糖皮质激素缓解炎症反应，减轻疼痛症状。

2. 对症治疗可用镇痛药、镇静药、B 族维生素和血管扩张药（如地巴唑、山莨菪碱等）。

三、面神经炎

长 期 医 嘱	临 时 医 嘱
神经内科护理常规	血常规、尿常规、粪常规
二级护理	生化全套

续表

长 期 医 嘱	临 时 医 嘱
半流质饮食	肌电图检查❸
泼尼松　30mg po qd❶	耳鼻喉科会诊❹
地巴唑　10mg po tid	皮肤科会诊 prn
维生素 B$_1$　100mg im qd	脑脊液检查❺
维生素 B$_{12}$　0.5mg im qd	头颅 CT 或 MRI 检查
氯霉素眼药水　2 滴 滴眼 qid❷	针灸科会诊
	神经外科会诊 prn

❶ 糖皮质激素的应用仅限于面神经炎的急性期,用上述剂量的泼尼松 1 周后逐渐减量。有高血压、活动性溃疡病和糖尿病者慎用,辅予制酸药保护胃黏膜、补钾、补钙治疗。

❷ 严重的面神经炎由于眼睑闭合不能,易导致眼内感染。

❸ 肌电图的面神经传导速度测定有助于判断预后。

❹ 耳科会诊的目的是排除耳源性面瘫,神经外科会诊是为了排除颅内占位性病变。

❺ 脑脊液检查主要应用于与吉兰-巴雷 (格林-巴利) 综合征鉴别。

注:1. 如系带状疱疹引起者,应口服阿昔洛韦 800mg,每天 5次,共 7～10 天,并请皮肤科会诊。

2. 严重的面神经炎由于眼睑闭合不能,应用眼罩保护眼球,防止发生角膜损害。

3. 急性期可采用茎乳孔附近的超短波透热、红外线照射等局部理疗措施。恢复期可予针灸透入治疗。

4. 起病后 2 年或以上仍未恢复者,可考虑行整容手术或面-舌下神经或面-副神经吻合术。

四、面肌痉挛

长 期 医 嘱	临 时 医 嘱
神经内科护理常规	血常规、尿常规、粪常规
二级护理	肝肾功能

续表

长　期　医　嘱	临　时　医　嘱
普通饮食	肌电图检查
卡马西平　0.1g po tid	头颅 CT 或 MRI 检查
维生素 B$_{12}$　0.5mg im qd	口腔科会诊 prn
地巴唑　10mg po tid	精神科会诊 prn
	理疗科会诊
	肉毒杆菌毒素局部注射治疗❶
	神经阻滞术❷
	封闭治疗❸

❶ 对药物治疗无效者可根据病情选用。方法是采用肉毒杆菌毒素对面神经主干或分支进行封闭，通过造成面肌部分或完全瘫痪后使面肌痉挛停止。A 型肉毒杆菌毒素于面肌痉挛同侧的面肌做相应部位多点注射，如颧弓、颊部、口角、眼睑外眦处，每点注射 0.1～0.2ml（2.5～5U），1 次注射总量不超过 55U，1 个月总量不超过 200U。一次治疗可维持疗效 3～6 个月，副作用少，仅部分患者出现注射部位面部表情肌一过性无力，多在半个月至 1 个月左右消失。复发者可以重复注射。

❷ 对药物治疗无效者可根据病情选用神经阻滞术。方法是采用普鲁卡因或乙醇对面神经主干或分支进行封闭，通过造成面肌部分或完全瘫痪后使面肌痉挛停止。

❸ 对药物治疗无效者可根据病情选用封闭治疗。

注：对内科治疗无效者可根据病情请神经外科会诊手术治疗。

五、坐骨神经痛

长　期　医　嘱	临　时　医　嘱
神经内科护理常规	血常规、尿常规、粪常规
二级护理	肝肾功能
普通饮食	腰骶椎、骨盆、髋关节 X 线平片
卧床休息❶	脑脊液检查

续表

长 期 医 嘱	临 时 医 嘱
骨盆牵引	腰椎、骶椎 CT 或 MRI
或 腰围固定	肌电图
泼尼松　10mg po tid❷	下肢体感诱发电位
吲哚美辛　25mg po tid❸	骨科会诊
或 阿司匹林　0.5g po tid	针灸科会诊
或 布洛芬　0.2g po tid	推拿科会诊
或 卡马西平 0.1～0.2g po tid	封闭治疗❸
地巴唑　10mg po tid	
维生素 B_1　100mg im qd	
维生素 B_{12}　0.5mg im qd	

❶ 坐骨神经痛的急性期应卧硬板床休息3～4周。

❷ 坐骨神经痛急性期可用糖皮质激素治疗，疗程1～2周。

❸ 急性期可用醋酸确炎舒松 20mg 和利多卡因 40mg 做椎旁封闭。注意对局部麻醉药过敏者禁用。

注：1. 本病分为原发性和继发性两种，以后者多见，故需查找原因，并区别根性与干性坐骨神经痛，作相应处理。

2. 腰椎间盘突出和坐骨神经痛的急性期应卧硬板床休息3～4周，腰椎间盘突出疗效不佳时可用骨盆牵引。

六、病毒性脑膜炎

长 期 医 嘱	临 时 医 嘱
神经内科护理常规	血常规、尿常规、粪常规
一级护理	生化全套
半流质饮食	脑电图
或 流质饮食	心电图
测血压、脉搏、呼吸、瞳孔　q4h	脑干诱发电位
10％枸橼酸钾　10ml po tid	腰穿脑脊液测压、常规、生
维生素 B_1　100mg im qd	化、细胞学检查、CSF 涂片找结
维生素 B_{12}　0.5mg im qd	核杆菌和新型隐球菌

续表

长 期 医 嘱	临 时 医 嘱
20%甘露醇　125ml iv gtt q8h	细菌培养及药物敏感试验
呋塞米　20mg iv q8h	病毒抗体测定❷
5% GNS　250ml 阿昔洛韦　0.5g ┃ iv gtt q8h❶	头颅 CT 或 MRI 检查（平扫＋增强）
5% GNS　500ml 三磷腺苷　40mg 辅酶 A　100U 维生素 C　2.0g ┃ iv gtt qd 维生素 B₆　0.2g 10%氯化钾　10ml	神经外科会诊 prn
	精神科会诊 prn
	传染科会诊 prn
	气管切开及机械辅助通气 prn
	地西泮　10mg iv prn❸
脂肪乳　500ml iv gtt qd 或 NS　100ml 　　甲泼尼龙　5～10mg ┃ iv gtt qd	奋乃静　2～4mg po tid prn❹
	物理降温 prn❺

❶ 单纯疱疹性脑膜炎可加用阿昔洛韦按 5～10mg/kg 静脉滴注，1h 内滴入。连续 10 天后改为口服，剂量为 0.2g，每天 5 次，5～10 天后改为每天 2～3 次。用药时间不少于 4 周。

❷ 通常检测人类免疫缺陷病毒抗体、麻疹病毒抗体、风疹病毒抗体和巨细胞病毒抗体。

❸ 有抽搐者，应及时选用抗惊厥药物控制发作。可静脉推注地西泮 10～20mg，每分钟 2mg。若为连续发作者可用地西泮 100mg 加于 0.9%氯化钠液 250ml 中静脉滴注。

❹ 有明显精神症状者可用抗精神病药物，必要时请精神会诊。

❺ 高热患者物理降温疗效不显效时可考虑冬眠疗法。

注：1. 随着病毒学、免疫学等实验室诊断条件的不断完善，现在基本上把过去混在一起的病毒性脑炎和急性脱髓鞘脑病区分开来，本病治疗上以抗病毒为主的综合治疗，部分重症患者可加用糖皮质激素，但一般不常规使用。

2. 全身支持治疗和积极的护理对重症患者尤为重要，对体质较差者可给予复方氨基酸或小量输血，必要时可用丙种球蛋白、干扰素、转移因子以增加免疫力。

七、化脓性脑膜炎

长 期 医 嘱	临 时 医 嘱
神经内科护理常规	血常规、尿常规、粪常规
一级护理	生化全套
半流质❶	脑电图
或 流质饮食	心电图
测血压、脉搏、呼吸、瞳孔 q4h	胸部 X 线透视
10%枸橼酸钾 10ml po tid	腰穿脑脊液测压、常规、生化、细胞学检查、CSF 涂片找结核杆菌和新型隐球菌
维生素 B$_1$ 100mg im qd	
维生素 B$_{12}$ 0.5mg im qd	
20%甘露醇 125ml iv gtt q8h	细菌培养及药物敏感试验
呋塞米 20mg iv q8h	头颅 CT 或 MRI 检查（平扫＋增强）
5% GNS 500ml 维生素 C 2.0g 维生素 B$_6$ 0.2g iv gtt qd 10%氯化钾 10ml	神经外科会诊 prn
	精神科会诊 prn
	传染科会诊 prn
脂肪乳 500ml iv gtt qd	物理降温 prn
NS 250ml 氨苄西林 3.0g iv gtt bid❷	气管切开及机械辅助通气 prn
NS 100ml 地塞米松 5~10mg iv gtt qd	青霉素皮试（ ）
或 NS 100ml 甲泼尼龙 40mg iv gtt qd	

 ❶ 对重症和昏迷患者，应进行鼻饲，维持营养及水、电解质平衡。

 ❷ 抗生素的应用及疗程根据病情和脑脊液变化情况而定，严重感染可用第三代或第四代头孢菌素类抗生素。

 注：1. 宜早期、足量使用抗生素，急性期须以静脉途径给药。

 2. 病原菌不明时应选择抗菌能力强的广谱抗生素，力争在最短的时间内控制感染，同时应考虑其透过血脑屏障的能力。目前较常选用的第三代头孢菌素多为广谱抗生素，已知病原菌时根据药物敏感试验选择抗生素。

3. 顽固难治性病例可试用鞘内给药。

4. 注意查找病原菌。

5. 慎用镇静药。

6. 合并休克者按感染性休克处理。

7. 有严重的毒血症症状、颅内高压可使用糖皮质激素。

8. 化脓性脑膜炎常规使用脱水药，当药物疗效不佳时可手术去骨瓣减压。

八、结核性脑膜炎

长 期 医 嘱	临 时 医 嘱
神经内科护理常规	血常规、尿常规、粪常规
一级护理	生化全套
半流质	血气分析
或 流质饮食	链霉素皮试
测血压、脉搏、呼吸、瞳孔　q4h	脑电图
记录24h出入量	心电图
10%枸橼酸钾　10ml po tid	胸部X线片
维生素C　0.1g po tid	腰穿脑脊液测压、常规、生化、细
复合维生素B　2片 po tid	胞学检查、CSF涂片找结核杆菌和
20%甘露醇　125ml iv gtt q6h	新型隐球菌
呋塞米　20mg iv q6h	细菌培养及药物敏感试验
利福平　0.45g po qd❶	免疫球蛋白测定抗结核抗体测定
吡嗪酰胺　0.5g po tid❷	ADA测定
链霉素　0.75g im qd❸	头颅CT/MRI检查（平扫＋增强）
NS　500ml 异烟肼　0.6g ｜ iv gtt qd❹	神经外科会诊 prn
	精神科会诊 prn
5%GS　500ml 肌苷　0.6g ｜ iv gtt qd	传染科会诊 prn
	腰穿鞘内注药 prn❺

长 期 医 嘱	临 时 医 嘱
脂肪乳　500ml iv gtt qd	侧脑室穿刺引流及注射异烟肼 prn
	脑脊液分流术 prn[6]

❶ 利福平不耐药菌株总疗程为 9 个月，耐药菌株需连续治疗 18～24 个月。

❷ 吡嗪酰胺总疗程 2～3 个月。

❸ 链霉素总疗程 2～3 个月。

❹ 异烟肼总疗程 1～2 年，症状好转后可改为口服，600mg，每日 1 次。

❺ 对于重症、颅底蛛网膜粘连及脊髓型患者在口服及静脉应用抗结核药的同时，应采取鞘内给药；常用给药方法为异烟肼（每次 50～100mg）＋地塞米松（每次 1～3mg/次），鞘内注入，2～3 次/周。

❻ 结核性脑膜炎已控制，有梗阻性脑积水者，可行外科分流术。

注：1. 抗结核治疗应早期、足量、足疗程、联合、系统用药、急性期应尽量争取静脉途径给药。

2. 目前主张联合应用 3～4 种药物抗结核治疗，常用方案为异烟肼＋利福平＋链霉素＋吡嗪酰胺，或异烟肼＋利福平＋链霉素＋乙胺丁醇。

3. 一般主张症状控制后仍需用药，总疗程为 1 年至 1 年半。

4. 糖皮质激素可用来治疗和预防结核性脑膜炎患者的蛛网膜粘连，但一定要在应用足量抗结核药物的前提下使用，否则将引起结核扩散，给药途径可通过口服、静滴或鞘内给药。

5. 慎用镇静药。

6. 抗结核药物均可引起严重的副作用，用药过程中应密切观察，如肝肾功能损害、耳蜗前庭神经损害、视力下降等，可相应使用保护性药物。

7. 加强营养，改善全身状况，增强抵抗力，维持水电解质平衡是结核性脑膜炎治疗中不可缺少的部分，应给予足够的重视。

九、脑出血

（一）轻型脑出血

长 期 医 嘱	临 时 医 嘱
神经内科护理常规	血常规、尿常规、粪常规
一级护理	血栓前状态
流质饮食	生化全套
病重通知	心电图
测血压、脉搏、呼吸　q8h	头颅 CT 检查
20%甘露醇　125ml iv gtt q8h❶	康复治疗
或 甘油果糖　250ml iv gtt qd～bid	
呋塞米　20mg po tid❷	
10% 氯化钾　10ml po　tid	
维生素 E 胶囊　0.1g po tid	
5%GS　500ml 维生素 C　2.0g ⎱ iv gtt qd❸	

❶ 脱水治疗在脑出血的治疗中至关重要。目前主张用甘露醇小剂量多次给药的方法，常用 20%甘露醇 125～250ml 静滴，每 6～8h 1 次，病情较平稳时可用 10%甘油果糖 250ml，静滴 1～2 次/日，或视病情而定。

❷ 有心、肾功能不全不宜用甘露醇或甘露醇应用后仍不足以降低颅内压者，可加用呋塞米，并注意水电解质平衡。

❸ 神经元保护治疗在脑出血的治疗日益受到重视，主要有抗氧自由基、抗钙超载和抗兴奋性氨基酸三大方面的治疗，目前自由基清除剂在脑出血治疗中使用较普遍，常用药物有甘露醇、维生素 C、维生素 E、地塞米松、苯巴比妥等药物。

（二）重型脑出血

长 期 医 嘱	临 时 医 嘱
神经内科护理常规	血常规、尿常规、粪常规
一级护理	血栓前状态

续表

长 期 医 嘱	临 时 医 嘱
昏迷护理	生化全套
禁食❶	心电图
病危通知	头颅 CT 检查
注意神志、瞳孔变化	青霉素皮试
测血压、脉搏、呼吸　q2h	腰穿脑脊液测压、常规、生化
记录 24h 出入量	prn
吸氧	神经外科会诊
吸痰　prn	气管插管 prn
维生素 B$_1$　100mg im qd	或 气管切开及人工呼吸
维生素 B$_{12}$　0.5mg im qd	机 prn
20%甘露醇　125ml iv gtt q6h❷	苯巴比妥钠　0.1～0.2g im
或 10%甘油果糖 250ml iv gtt bid	prn
呋塞米 40mg iv q6h❸	物理降温❺
NS　500ml 青霉素　240 万 U ⎱ iv gtt bid❹	
5%GS　500ml 维生素 C　2.0g 维生素 B$_6$　0.2g 10%氯化钾　15ml ⎱ iv gtt qd	
NS　500ml 10%氯化钾　10ml ⎱ iv gtt bid 西咪替丁　0.4g	
脂肪乳　500ml iv gtt qd	

❶ 重症患者病情稳定后可改为鼻饲流质。

❷ 目前主张用甘露醇小剂量多次给药的方法降颅压。常用 20%甘露醇 125～250ml 静滴，每 6～8h 1 次，病情较平稳时可用 10%甘油果糖 250ml，静滴，1～2 次/日，或视病情而定。脱水效果不佳时可加用白蛋白。

❸ 有心、肾功能不全不宜用甘露醇或甘露醇应用后仍不足以

降低颅内压者，可加用呋塞米，并注意水电解质平衡。

❹ 发病早期或病情较轻时通常不使用抗生素，老年患者合并意识障碍易并发肺部感染、尿路感染，可根据经验、痰或尿培养、药物敏感试验等选用抗生素治疗。

❺ 有中枢性高热（表现为体温骤升至 39℃ 以上，体表无汗且双侧程度不对称，相对缓脉、白细胞正常），可用物理降温，无效时可试用亚冬眠疗法。

注：1. 急性期患者要绝对卧床休息，对头痛明显、躁动不安者可适当予以镇静药，如苯巴比妥钠 0.1g，肌注。但禁用吗啡等呼吸抑制药。

2. 神经元保护治疗在脑出血的治疗中日益受到重视，主要有抗氧自由基、抗钙超载和抗兴奋性氨基酸三大方面的治疗，目前自由基清除剂在脑出血治疗中使用较普遍，常用药物有甘露醇、维生素 C、维生素 E、地塞米松、苯巴比妥等。

3. 调整脑出血患者的血压要慎重，当血压 ≥200/110mmHg 时，在降颅压的同时可慎重、平稳地进行降血压治疗，使血压维持在高于发病前水平或 180/105mmHg 左右；收缩压在 170～200mmHg 或舒张压在 100～110mmHg，暂时可不用降压药，可先用脱水药降颅压，并密切观察血压情况，必要时再用降压药，如卡托普利等，但须非常小心，防止个体对降压药异常敏感。以降到稍高于平时血压水平为宜，切忌降压太快、太剧烈。急性期后可常规用药以控制血压。

4. 是手术治疗还是非手术治疗更能提高脑出血患者的生存质量，目前仍无定论，通常认为，在占位效应不明显和神经功能始终稳定的情况下，适宜非手术治疗；当因出血和（或）水肿引起占位效应加重，从而导致神经系统功能恶化时，需采用手术治疗。

5. 不常规使用止血药，只有合并消化道出血或疑有出血性疾病时采用。合并消化道应激性溃疡出血时，参照消化道出血处理。

6. 每日液体输入量按尿量加 500ml 计算，高热、多汗、呕吐或腹泻的患者还需适当增加入液量。注意防止低钠血症，以免加重脑水肿。

7. 注意置肢体于功能位置，适当按摩、针灸、理疗、被动运动、防止关节挛缩，并依病情行起坐、站立、步行锻炼。加强语言训练。

十、蛛网膜下腔出血

长 期 医 嘱	临 时 医 嘱
神经内科护理常规	血常规、尿常规、粪常规
一级护理	生化全套
半流质饮食	出血时间、凝血时间
绝对卧床	血气分析
病危通知	脑电图
持续低流量给氧	心电图
心电监测	胸部 X 线片
血氧饱和度监测　q2h	头颅 CT 或 MRI 检查
注意神志、瞳孔变化	腰穿脑脊液测压、常规、
测血压、脉搏、呼吸　q2h	生化及细胞学检查
酚酞　2 片 po qd	脑血管造影、CTA、MRA
罗通定　60mg po tid prn	或 DSA 检查
复合维生素 B　2 片 po tid	经颅多普勒脑超声测定
20％甘露醇　125ml iv gtt q8h❶	神经外科会诊
或 甘油果糖　250～500ml iv gtt	放射介入疗法
（慢）bid	可待因　30mg im　prn
5％GS　500ml 氨基己酸　12g 10％氯化钾　10ml ┤iv gtt（1.0g/h）bid❷	
5％GS　500ml 维生素 C　2.0g 维生素 B₆　0.2g 10％氯化钾　10ml ┤iv gtt qd	
NS　100ml 尼莫地平（尼膜同）❸ 　10mg ┤iv［泵入，避光， 0.5μg/(kg・min)， 视血压调节］	

❶ 脱水药使用要适度，切忌脱水太强，以免诱发再次出血。

❷ 静脉滴注止血药至少 3 周。目前最常用的止血药为氨基己酸，用法为首剂 4～6g 加于 0.9%氯化钠液 100ml 静脉滴注，15～30min 内滴完，此后给予 1.0g/h 的速度静滴，但每日总量不超过 20g，1 周后逐渐减量。

❸ 常规应用尼莫地平静脉滴注治疗和预脑血管痉挛，应尽早使用，每天 1 次，维持 24h，静脉用药 14 天左右，病情稳定后。改口服（剂量 20mg tid）7～14 天。其他疗法如扩容、升压、血液稀释治疗等，也可用来治疗和预防脑血管痉挛。

注：1. 绝对卧床 4～6 周。床头抬高 15°～20°，保持安静，避免引起血压及颅内压增高的诱因。

2. 出血量较多的患者经上述治疗无改善可以施行腰穿放液，每次 5～10ml，1～2 次/周，至症状缓解或脑脊液逐渐变清。但每次腰穿前必须脱水。

3. 脑血管造影的时机宜选择在发病后 3 天内或延迟至发病后第 4 周进行。

4. 有手术适应证者，可考虑神经外科手术治疗，时机一般选择在发病 1 个月后为宜。

十一、短暂性脑缺血发作

长 期 医 嘱		临 时 医 嘱
神经内科护理常规		血常规、尿常规、粪常规
一级护理		血液流变学
低盐低脂饮食		血栓前状态
阿司匹林肠溶片　100mg po qd❶		生化全套
或 氯吡格雷　75mg po qd		脑电图、心电图
阿托伐他汀　20mg po qn		超声心动图检查
右旋糖酐-40　500ml iv gtt qd		颈部血管彩色 B 超检查
NS　100ml	iv gtt qd❷	经颅多普勒超声脑血流测定
尿激酶　100 万 U	prn	胸部 X 线片

续表

长 期 医 嘱	临 时 医 嘱
	颈椎 X 线片 prn
	头颅 CT 或 MRI 检查
	颈椎 MRI 检查 prn
	腰穿脑脊液检查 prn
	右旋糖酐-40 皮试
	脑血管造影或 DSA 检查 prn 或 SPECT 检查 prn
	神经外科会诊 prn

❶ 抗血小板聚集使用阿司匹林的剂量不宜太大，一般为 50～300mg/d，疗程要长，如无禁忌最好终身服药。亦可选用氯吡格雷75mg/d，口服，对高危患者（曾发生脑卒中、外周动脉疾病、症状性冠状动脉疾病或糖尿病），效果可能更佳。

❷ 对于近期频繁发作的短暂性脑缺血发作者可用尿激酶 50 万～100 万 U，连用 2～3 天，以预防进展或复发。

注：1. 短暂性脑缺血发作治疗的根本在于病因治疗。

2. 如考虑病因为非细菌性微栓塞，经上述治疗无效、发作频繁，又无出血性疾病禁忌，可选用抗凝疗法。

3. 右旋糖酐-40 7～10 天为 1 个疗程，过敏者可选用 6% 羟乙基淀粉，剂量与用法同右旋糖酐-40。

4. 颈内动脉狭窄因动脉硬化所致，且达手术标准者可行颈内动脉内膜剥离术。

5. 短暂性脑缺血发作病因、危险因素和合并症的处理，按具体发现分别予以相应的处理。

十二、脑血栓形成

长 期 医 嘱	临 时 医 嘱
神经内科护理常规	血常规、尿常规、粪常规
一级护理	生化全套

续表

长 期 医 嘱	临 时 医 嘱
半流质饮食	血液流变学
心电血压监护	脑电图、心电图
吸氧	胸部 X 线片
尼莫地平　20mg tid	头颅 CT 或 MRI 检查（CTA
维生素 E　50mg tid	或 MRA）
阿司匹林肠溶片　100mg po qd❶	出血时间
阿托伐他汀　20mg po qn	全血凝血酶时间测定
或 氯吡格雷　75mg po qd	活化部分凝血活酶时间测定
20%甘露醇　125ml iv gtt q8h❷	（APTT）
10%甘油果糖 250ml iv gtt bid	血浆凝血酶原时间测定（PT）
NS　250ml 三七总皂苷（血栓通）　0.45g ｜ iv gtt qd	经颅超声多普勒脑血流测定
	腰穿脑脊液检查 prn
NS　500ml 脑蛋白水解物（脑活素） 　　60mg 10%氯化钾　10ml ｜ iv gtt qd	血钩体病凝溶试验
	血清和脑脊液荧光梅毒螺旋 体"O"抗体吸附试验
	脑血管造影
NS　500ml 维生素 C　2.0g 维生素 B₆　0.2g 10%氯化钾　10ml ｜ iv gtt qd	SPECT 检查 prn
	针灸科会诊
	神经外科会诊 prn
	NS　200ml 尿激酶❸100 万 U ｜ iv gtt st

❶ 抗血小板聚集药物不能与溶栓和抗凝治疗同时应用。可用于脑血栓形成治疗的各个阶段，主要用于预防血栓再发。

❷ 发病后 48h 至 5 天为脑水肿高峰期，脱水药的应用参见脑出血的相关内容。

❸ 起病 3～6h 以内诊断明确的患者，如无溶栓禁忌证且条件许可，应采取溶栓治疗。常用溶栓药物有尿激酶和链激酶。尿激酶 50 万～150 万 U，加入 100～200ml 0.9%氯化钠液中，1h 内静脉滴入。应用本品前，应对患者进行血细胞比容、血小板计数、凝血酶

时间（TT）、凝血酶原时间（PT）、活化部分凝血活酶时间（APTT）测定，TT 和 APTT 应小于 2 倍延长的范围内。用药期间应密切观察患者的反应，如脉率、体温、呼吸频率、血压和出血倾向等，至少每 4h 记录 1 次。静脉给药时，要求穿刺一次成功，以避免局部出血或血肿。下述情况使用本品会使所冒风险增大，应权衡利弊后慎用本品：近 10 天内分娩、进行过组织活检、静脉穿刺、手术及严重胃肠道出血患者；极有可能出现左心血栓患者，如二尖瓣狭窄伴心房纤颤；亚急性细菌性心内膜炎患者；继发于肝肾疾病而有出血倾向或凝血功能障碍患者；糖尿病性出血性视网膜病患者、妊娠妇女。

注：1. 起病 3～6h 以内诊断明确的患者，如无溶栓禁忌证且条件许可，应采取溶栓治疗。常用溶栓药物有尿激酶、链激酶、重组组织型纤溶酶原激活剂（rt-PA）使用方法各不相同。常用尿激酶 50 万～150 万 U，加入 100～200ml 0.9% 氯化钠液中，1h 静脉滴入。使用 rt-PA，一次用量 0.9mg/kg，最大剂量 <90mg，10% 的剂量先予静脉注射，余下在 60min 内静滴。

2. 不能溶栓但有抗凝治疗适应证者可试用抗凝疗法，目前较简便实用的方法是用低分子肝素 0.4ml，皮下注射，每日 2 次，连用 10～14 天。部分患者在溶栓治疗后可继续抗凝 7～10 天，以防止再形成血栓。

3. 如不能进行溶栓和抗凝，也可行降纤治疗。通过降解血中纤维蛋白原、增强纤溶系统活性以抑制血栓形成。常用巴曲酶首剂 10BU，以后隔日 5BU，静脉注射，共 3～4 次，安全性较好。

4. 病情轻或无脑水肿表现者，可不用甘露醇等脱水药，或仅用小剂量甘露醇缓慢静脉滴注清除自由基等治疗。

5. 高渗糖和血管扩张药不宜在发病初期使用。神经元保护治疗参见脑出血的相关内容。除自由基清除剂外，在脑血栓形成的治疗中较为广泛地应用钙通道阻滞药。常用药物有尼莫地平和氟桂利嗪（西比灵）。

6. 缺血性卒中后血压升高者通常无需紧急处理，病后 24～48h 收缩压 >220mmHg、舒张压 >120mmHg 或平均动脉压 >130mmHg 时可用降压药，但切忌过度降压使脑灌注压降低导致脑缺血加剧。

7. 注意患者的营养和水电解质平衡，但禁用高渗葡萄糖供能。

血糖水平宜控制在 6～9mmol/L，过高或过低均会加重缺血性脑损伤，合并糖尿病或继续血糖升高者应酌情处理，如＞10mmol/L 宜给予胰岛素治疗。输液中如含有等渗葡萄糖液体应加用胰岛素，每4～6g 葡萄糖用 1U 胰岛素对抗。

8. 对特殊病因所致脑血栓形成者，如风湿病、钩体病、血液病等，应作相应的病因治疗，合并心功能不全或心律失常者要及时纠正。

9. 腔隙性脑梗死的治疗较特殊，尤其不宜进行溶栓和抗凝治疗，但因病灶小，预后相对较好。

10. 一旦病情稳定即开始各种康复治疗，包括针灸、按摩、肌电生物反馈等。

十三、脑栓塞

长 期 医 嘱		临 时 医 嘱
神经内科护理常规		血常规、尿常规、粪常规
一级护理		生化全套
半流质饮食		血液流变学
心电血压监护		脑电图、心电图（动态心电图）
吸氧		胸部 X 线片
尼莫地平　20mg tid		头颅 CT 或 MRI 检查（CTA、
维生素 E　0.1g po tid		MRA）
维生素 B$_1$　100mg im qd		出血时间
维生素 B$_{12}$　0.5mg im qd		全血凝血酶时间测定
20%甘露醇　125ml iv gtt q8h[1]		活化部分凝血活酶时间测定
呋塞米　20mg iv q8h		（APTT）
低分子肝素　4000～5000IU H bid[2]		血浆凝血酶原时间测定（PT）
NS　250ml	iv gtt qd	经颅超声多普勒脑血流测定
三七总皂苷(血栓通)		腰穿脑脊液检查 prn
0.45g		脑血管造影
NS　500ml	iv gtt qd	SPECT 检查 prn
脑蛋白水解物　60mg		超声心动图检查；TCD 发泡
10%氯化钾　10ml		试验

续表

长 期 医 嘱		临 时 医 嘱
NS 500ml		心功能测定
维生素 C 2.0g	iv gtt qd	血细胞培养及药物敏感试验
维生素 B_6 0.2g		心内科会诊
10%氯化钾 10ml		胸外科会诊 prn

❶ 因本病多由心脏疾病所致，在使用甘露醇等增加心脏负荷的脱水药时要慎重，剂量宜偏小，并常同时合并使用利尿药，加呋塞米静脉注射。

❷ 确诊为非出血性梗死、无感染等并发症、非炎性栓子，可采用抗凝疗法。连用 7～10 天。治疗中要定期监测凝血功能并调整剂量。疑为大面积栓塞性梗死、早期（1 周内）慎用低分子肝素，复查头颅 CT 排除出血转化后，使用抗凝药物。

注：1. 溶栓治疗适用于血栓脱落引起的脑栓塞，首选尿激酶，宜早期使用。

2. 脑栓塞多由各种心脏疾病及其他疾病所致，故病因治疗各异。

3. 由亚急性细菌性心内膜炎引起者应加用大抗生素剂量，最好根据药物敏感试验选用。

4. 疑为气栓者应采用头低位和左侧卧位，如为减压病则应立即进行高压氧治疗。

5. 脂肪栓塞时需静脉注射 20%去氢胆酸钠（用法：每次 5～10ml，每日 1～2 次，缓慢静脉注射）或 10%乙醇 250ml，静滴，每日 2 次。

6. 对大面积脑梗死，颅内高压经药物处理不能控制者，可行去骨瓣减压或坏死脑组织切除手术处理。

7. 合并痫者应同时行抗癫痫治疗，时间不少于 6 个月。

8. 治疗期间发生出血性脑梗死，应停用有所抗凝、溶栓药，也不宜使用右旋糖酐-40，而仅予以脱水药和支持治疗。

9. 神经元保护治疗、血管扩张药的应用和血压调控参见脑血栓的相关内容。

十四、癫痫

(一) 强直-阵挛性发作

长 期 医 嘱	临 时 医 嘱
神经内科护理常规	血常规、嗜酸粒细胞绝对值
二级护理	尿常规、粪常规
普食	生化全套❶
陪护	心电图检查
苯妥英钠　0.1g po tid❶	脑电图
或 托砒酯 25mg po bid❷	或 动态脑电图
γ-氨酪酸　1.0g po tid	或 视频脑电图检查（最佳）
尼莫地平　30mg po tid	血吸虫环卵试验 prn
	肺吸虫抗原皮试 prn
	猪囊虫抗原皮试 prn
	腰穿做 CSF 测压、常规、生化、免疫球蛋白检查；CSF PPD-IgG、PPD-IgM、结明试验、寄生虫全套等 prn
	头颅 CT 或 MRI 检查（平扫＋增强）
	脑血管造影或 DSA prn
	抗癫痫药物浓度测定
	苯巴比妥　0.2g im prn
	吸氧（发作时）
	吸痰（发作时）
	NS　500ml(吸痰用)
	备纱布裹着的压舌板一根❸

　　❶ 用药期间要定期复查血常规、肝功能、肾功能，并及时处理出现的药物毒性作用。儿童用量为 5～10mg/(kg·d)。

　　❷ 若患者的血常规、肝功能、肾功能恶化，可改用新型抗癫痫药物托砒酯 25mg，每日 2 次起，每周增加 25mg/d，最适剂量为 200～400mg/d；儿童 1～3mg/(kg·d) 起，每周可增加 0.5mg/(kg·d) 直至 4～8mg/(kg·d)。

❸ 必要时置于上下磨牙间防舌、颊咬伤。

注：1. 癫痫的治疗在于根除病因和控制发作。一方面尽可能查到病因，针对病因治疗；另一方面应选用抗癫痫药物控制发作。

2. 合理用药原则如下。

（1）按发作类型选择药物　特发性大发作首选丙戊酸钠，其次为苯妥英钠或苯巴比妥（30mg，每天3次）；继发性大发作或性质不明的大发作可给予卡马西平或苯妥英钠或苯巴比妥；小发作首选乙琥胺（0.1g，每天3次），其次丙戊酸钠，二线药物硝基西泮（5mg，每天3次）或氯硝西泮（2mg，每天3次），复杂部分发作首选卡马西平，次选苯妥英钠。

（2）单一用药为宜，并从小剂量开始，逐渐增加，直至达到有效控制发作，而不产生毒性作用的剂量，即有效血浓度为止。可做血药浓度监测。

（3）如需要更换药物，需逐渐更换，两药一增一减，时间不少于1周。

（4）停药指征　大发作和单纯部分性发作完全控制2～5年，失神发作完全控制6个月，才能考虑终止治疗。但停药须缓慢减量，从开始减药至完全停药时间不少于3个月。复杂部分性发作即使完全控制亦需终身小剂量维持。

3. 药物治疗无效或有手术适应证者可手术治疗。

4. 发作期间需加强防护，防止各种并发症。对复杂部分发作有精神症状的要特别注意防止伤人、自伤。必要时可予以苯巴比妥0.1～0.2g，肌注；否则无须特殊处理。

（二）失神发作

长 期 医 嘱	临 时 医 嘱
神经内科护理常规	智力测验
二级护理	血抗癫痫药物浓度测定
普食	血常规、嗜酸粒细胞绝对值
丙戊酸钠　　0.2g po tid❶	尿常规、粪常规
	生化全套
	心电图检查

续表

长 期 医 嘱	临 时 医 嘱
	脑电图
	或 动态脑电图
	或 视频脑电图检查（最佳）
	血吸虫环卵试验 prn
	肺吸虫抗原皮试 prn
	猪囊虫抗原皮试 prn
	腰穿做 CSF 测压、常规、生化、免疫球蛋白检查；CSF PPD-IgG、PPD-IgM，结明试验，寄生虫全套等 prn
	头颅 CT 或 MRI 检查（平扫＋增强）
	脑血管造影或 DSA prn
	苯巴比妥　0.2g im prn
	吸氧（发作时）
	吸痰（发作时）
	NS　500ml(吸痰用)
	备纱布裹着的压舌板一根

❶ 儿童用量为 20～40mg/(kg·d)，分次口服。

（三）简单或复杂部分发作

长 期 医 嘱	临 时 医 嘱
神经内科护理常规	苯巴比妥　0.2g im st
二级护理	血抗癫痫药物浓度测定
普食	血常规、嗜酸粒细胞绝对值
卡马西平　0.1g po tid❶	尿常规、粪常规
	生化全套
	心电图检查
	脑电图
	或 动态脑电图
	或 视频脑电图检查（最佳）

续表

长 期 医 嘱	临 时 医 嘱
	血吸虫环卵试验 prn
	肺吸虫抗原皮试 prn
	猪囊虫抗原皮试 prn
	腰穿做 CSF 测压、常规、生化、免疫球蛋白检查；CSF PPD-IgG，PPD-IgM，结明试验，寄生虫全套等 prn
	头颅 CT 或 MRI 检查（平扫＋增强）
	脑血管造影或 DSA prn
	苯巴比妥 0.2g im prn
	吸氧(发作时)
	吸痰(发作时)
	NS 500ml(吸痰用)
	备纱布裹着的压舌板一根

❶ 儿童用量为 10～20mg/(kg・d)，分次口服。

十五、偏头痛

长 期 医 嘱	临 时 医 嘱
神经内科护理常规	血常规、尿常规、粪常规
二级护理	生化全套
低脂饮食❶	经颅多普勒检查
卧床休息❷	头颅 SPECT 检查 prn
对乙酰氨基酚❸ 0.5g po tid	头颅 CT/MRI prn CTA 或 MRA
或 酚麻美敏 1 片 po tid	
或 阿司匹林 0.3g po tid	脑血管造影 prn
地西泮 2.5mg po bid	麦角胺咖啡因❺ 2 片 po st
氟桂利嗪❹ 5mg po qn	或 佐米曲普坦(佐米格)❻
或 普萘洛尔 10mg po tid	2.5mg po st
或 氟西汀 20mg po qN	

❶ 饮食要有节制，不要进食高脂肪食物和饮酒。

❷ 发作时必须卧床休息，保持安静。

❸ 对不常发作也不很强烈的偏头痛，发作时可给予对乙酰氨基酚、酚麻美敏、阿司匹林等非类固醇消炎镇痛药。

❹ 对每月发作 2 次以上者，可使用选择性钙通道阻滞药（氟桂利嗪）、β受体阻滞药（普萘洛尔）、5-羟色氨再摄取抑制药（氟西汀）等预防发作。

❺ 对不常发作但很强烈的偏头痛，在发作早期给予麦角胺咖啡因 2 片（儿童减半），若不能止住发作，隔 30min 或 1h 可追加 1～2 片，注意每日总量不超过 6 片，每周不超过 12 片。有严重心、肝、肾疾病者禁用，对偏瘫型、眼肌瘫痪型、基底动脉型，因有促进颅内血栓形成的可能，也不适用。

❻ 对于麦角胺制剂无效的，可应用 5-羟色胺受体激动药佐米曲普坦（佐米格）等治疗。

十六、周期性瘫痪

详见第一章第六节相关内容。

第九节　理化因素所致疾病

一、阿片类药物中毒

长 期 医 嘱	临 时 医 嘱
内科护理常规	血常规、尿常规、粪常规＋隐血试验
一级护理	
禁食	生化全套
心电监护	血气分析
测血压、呼吸、脉搏、血氧饱和度　q2h	床边心电图
监测神志、瞳孔　q2h	床边胸部 X 线检查
记 24h 出入量	血阿片类药物检测
吸氧❶	胃内容物阿片类药物检测
吸痰　prn	尿阿片类药物检测

续表

长 期 医 嘱		临 时 医 嘱	
温水 300ml 药用炭(活性炭) 100g	洗胃后胃管内 注入 q4h	插胃管	
		碘酊 1ml 温水 400ml/次	胃管内 注入洗胃
平衡盐液 500ml iv gtt bid		0.05%高锰酸钾 400ml/次(共 10000ml)胃管内注入洗胃	
		50%硫酸镁 60ml 胃管内注入	
		NS 1000ml 药用炭(活性炭) 1g	灌肠
		纳洛酮 0.4~0.8mg iv❷ 　或 烯丙吗啡(纳洛芬) 5~ 10mg iv	
		尼克刹米 0.375g iv❸ 　或 洛贝林 3mg iv 　或 苯甲酸钠咖啡因(安钠咖) 0.5g im	
		血液透析 prn❶	

❶ 阿片类中毒患者依靠低氧血症维持呼吸中枢兴奋,因而吸氧时注意不可吸纯氧;注意保持呼吸道通畅,注意监测呼吸频率、血氧饱和度,必要时紧急气管插管或气管切开行机械通气。

❷ 纳洛酮是阿片类药物中毒的特殊解毒药。其化学结构与吗啡非常相似,可与阿片受体专一性结合,从而阻断吗啡样物质与受体的结合,用药后迅速翻转阿片碱的作用。可予以纳洛酮 0.4~0.8mg/次,静脉注射,必要时 5~10min 后重复给药。如果为作用时间长的阿片类药物中毒(如美沙酮)或强效阿片类药物中毒(如芬太尼),此时纳洛酮需重复连续用药,可用 NS 50ml 和纳洛酮4mg,以 4ml/h 的速度经微量泵泵入。一般情况下应用纳洛酮较为安全,原有心血管疾病者,纳洛酮可能引起高血压和心律失常。

❸ 中毒患者可适当应用呼吸兴奋药,如尼可刹米(可拉明)0.375~0.75g 肌内注射或静脉注射;或洛贝林 3~15mg 肌内注射

或静脉注射；也可用苯甲酸钠咖啡因 0.5g 肌内注射，必要时 2～4h 重复使用。注意监测呼吸频率、血氧饱和度，必要时紧急气管插管或气管切开行机械通气。

❹ 重度中毒患者可考虑予以血液透析治疗。

注：1. 如果中毒系皮下注射过量，应尽快在注射部位上方用布带或橡皮带扎紧 20～30min，放松 2min，不可持续扎紧，以免引起结扎远端肢体缺血坏死；同时在注射部位用冰块冷敷以延缓毒物吸收。

2. 阿片类药物可引起幽门痉挛、胃排空延缓及肠蠕动减慢，因而口服中毒者不论服毒时间长短都应洗胃。禁用阿扑吗啡催吐，因其可加重中毒。

3. 中毒导致呼吸、心搏停止，应立即行心肺复苏。

4. 中毒患者出现休克行锁骨下静脉穿刺，以监测中心静脉压（CVP），静滴平衡盐液或林格液 500～1000ml；根据 CVP 调整输液速度及输液量。如果血容量已补足，血压仍偏低，可予以血管活性药多巴胺 5～20μg/(kg·min) 静脉滴注，以升高血压。

5. 应定时唤醒、翻身、拍背昏睡患者，以防吸入性肺炎的发生；必要时 NS 100ml＋青霉素 160 万 U，静滴，每 8h 1 次。青霉素使用前需皮试。并行痰细菌培养，根据培养结果调整抗生素。

二、巴比妥类药物中毒

长期医嘱	临时医嘱
内科护理常规	血常规、尿常规
一级护理	粪常规＋隐血试验
禁食	生化全套
心电监护	血气分析
测血压、呼吸、脉搏、血氧饱和度　q2h	肌钙蛋白
监测神志、瞳孔　q2h	床边心电图
中心静脉压监测　q2h	血液巴比妥类药物检测
记 24h 出入量	呕吐物巴比妥类药物检测
吸氧	床边胸部 X 线检查
吸痰❶　prn	插胃管

续表

长 期 医 嘱	临 时 医 嘱
呋塞米　20mg iv bid❷	0.05％高锰酸钾　300ml/次（共10000ml)胃管内注入洗胃
5％GS　500ml 贝美格(美解眠)❸　　iv gtt 200mg　　　　（持续）	或 清水　300ml/次（共10000ml)胃管内注入洗胃
5％GS　500ml 维生素C　2g　　iv gtt qd❹ 10％氯化钾　10ml	温水　300ml｜洗胃后胃 药用炭　100g｜管内注入
	5％硫酸钠　60ml 胃管内注入❺
	20％甘露醇　250ml iv gtt
	5％碳酸氢钠❻　250ml iv gtt
	锁骨下静脉穿刺置管
	股静脉置管
	血液灌流❼
	或 血液灌流联合血液透析

❶ 重症患者应注意保持呼吸道通畅，注意观察呼吸情况，若出现呼吸衰竭应及时气管插管甚至气管切开行机械通气。

❷ 呋塞米、甘露醇等利尿药可使血浆中巴比妥类药物的浓度下降加快，从而缩短患者的昏迷时间。使用过程应注意循环功能及肾功能，注意补钾。

❸ 贝美格（美解眠）用于深昏迷、反射消失或呼吸衰竭患者。可5％葡萄糖500ml加美解眠200mg持续静脉滴注，或0.9％氯化钠20ml加美解眠50mg静推，每3～5min 1次，反射恢复正常后停药。美解眠为中枢兴奋药，用量过大易致惊厥，反而加重中枢抑制和衰竭，因而用药过程应注意恢复和保持反射即可，不可追求用中枢兴奋药使患者完全清醒。

❹ 输液可起利尿作用，从而使毒物排出增加。在心、肾功能良好情况下，根据中心静脉压，每日可输5％～10％葡萄糖及0.9％氯化钠3000～4000ml，但要注意避免输液过量导致急性肺水肿的发生。

❺ 导泻时应注意避免使用硫酸镁，以免镁离子吸收后加重对

呼吸中枢的抑制。

❻ 碱化尿液有利于巴比妥类药物由周围组织释出，减少肾小管对药物的重吸收，加快毒物从肾脏排泄。

❼ 重度巴比妥类药物中毒深昏迷患者应行血液灌流（活性炭或树脂作为吸附剂），以清除血液中的毒物，有条件的话，应作为首选。一般灌流时间为 1～3h，3h 后灌流器吸附毒物已趋饱和，需更换新的灌流器。如果合并肾功能不全、心力衰竭、肺水肿应联合血液透析。

注：1. 巴比妥类药物中毒常有体温降低，因而应注意保温。

2. 重度中毒深昏迷患者易发生坠积性肺炎，因而应注意翻身、拍背、吸痰。行痰细菌培养，根据药物敏感试验结果应用抗生素。

3. 合并脑水肿时应用 20% 甘露醇 250ml，15～30min 内快速静脉滴注，每 6h 1 次。甘露醇有一定的肾脏损害作用，如果伴有肾功能不全，可用甘油果糖 500～1000ml/d，滴速为 4.2ml/min。同时还可用呋塞米 20～40mg 肌内注射或静脉注射，2～4 次/天以减轻脑水肿。

4. 洗胃应洗到洗出液澄清、无药物颗粒为止。

三、氨茶碱中毒

长 期 医 嘱	临 时 医 嘱
内科护理常规	血常规、尿常规
一级护理	粪常规＋隐血试验
流质膳食	生化全套
心电监护	床边心电图
测血压、呼吸、脉搏、血氧饱和度　q4h	血氨茶碱浓度测定　q4h×4
吸氧	插胃管
保留胃管	1：5000 高锰酸钾溶液
山梨醇　50ml｜胃管内注入❶ 药用炭　20g｜q4h	400ml/次（共 10000ml）胃管内注入洗胃
5%GS❷　500ml iv gtt qd	山梨醇　70ml｜洗胃后胃
NS　500ml iv gtt qd	药用炭　40g｜管内注入

续表

长 期 医 嘱	临 时 医 嘱
	呋塞米[3]　　20mg iv
	甲氧氯普胺　10mg im
	地西泮　　10mg im[4]

❶ 氨茶碱中毒没有特效解毒剂，以对症治疗为主，因此避免氨茶碱继续吸收及尽快清除体内氨茶碱就显得更重要。药用炭可吸附胃肠道内的氨茶碱，因此应反复使用药用炭；与山梨醇合用可加速氨茶碱的排出。但应注意山梨醇为渗透性泻药，多次或大剂量使用时应注意防止脱水、低血压或低血容量性休克的发生。

❷ 输液可起利尿作用，从而使毒物排出增加。在心、肾功能良好情况下，根据中心静脉压，每日可输 5%～10%葡萄糖及 0.9%氯化钠 3000～4000ml，但在输液过程要注意观察病情及监护指标，避免输液过量导致肺水肿的发生，注意纠正水、电解质紊乱。

❸ 利尿药可加速药物从体内排出，可酌情使用呋塞米 20mg，肌注或静注，但在应用过程应注意呋塞米可能提高中毒患者血液中的茶碱浓度。

❹ 如果出现烦躁不安、谵妄或惊厥时可用地西泮 10mg，肌注或静推，必要时可 15～60min 重复一次，一般可重复 2～3 次，24h内不宜超过 100mg。也可用苯巴比妥 15～30mg，肌注，每天 2～3次，起镇静作用；或 30～60mg，肌注，每天 3 次起抗惊厥作用。苯巴比妥的极量为每次 250mg 或 500mg/d。应用地西泮及苯巴比妥时应注意观察呼吸及血压等生命体征，如果出现呼吸抑制，应立即气管插管，呼吸机辅助通气。

注：1. 茶碱类药物的临床使用较广泛，但其安全范围较窄，治疗剂量与中毒剂量较接近，因此在应用过程应注意监测血药浓度。在合用大环内酯类药物、喹诺酮类药物、普萘洛尔（心得安）、别嘌醇、西咪替丁、氢化可的松等能增加茶碱血药浓度的药物时，及存在其他能提高茶碱血药浓度的因素，如高热、老年人、充血性心力衰竭、呼吸衰竭、肾衰竭、肝病等时，应注意适当减少茶碱的用量，避免茶碱中毒。

2. 因为氨茶碱对胃黏膜有刺激作用，易引起上消化道出血，因此置入胃管后或洗胃过程中发现有胃出血，而此时毒物仍大量滞留于胃内，仍应洗胃，但动作宜轻柔，洗胃液改用冷水，必要时可在洗胃液中加去甲肾上腺素（4～8mg/100ml）。如果出血量较大则应停止洗胃，同时使用抑酸药，如奥美拉唑（洛赛克）40mg，静推。

3. 如果出现需紧急处理的室性期前收缩或室性心动过速，可用利多卡因 50～100mg 加 NS 20ml 缓慢静脉注射，必要时 5～10min 重复一次，直至室性期前收缩消失或利多卡因总量达 300mg；然后再根据病情以 1～3mg/min 的滴速静脉滴注，维持 12～48h。

4. 重度氨茶碱中毒患者应行血液灌流（活性炭或树脂作为吸附剂），以清除血中的毒物，一般灌流时间为 1～3h，3h 后灌流器吸附毒物已趋饱和，需更换新的灌流器。如果合并肾功能不全、心力衰竭、肺水肿应联合血液透析。

5. 氨茶碱中毒或过量禁用三磷腺苷。

四、抗胆碱类药物中毒

长 期 医 嘱	临 时 医 嘱
内科护理常规	血常规、尿常规
一级护理	粪常规＋隐血试验
流质饮食	生化全套
心电监护	血气分析
测血压、呼吸、脉搏、血氧饱和度　q2h	床边心电图
监测神志、瞳孔　q2h	插胃管
记 24h 出入量	0.02%高锰酸钾　400ml/次
吸氧	（共 10000ml）胃管内注入洗胃
持续导尿①	或 2% 鞣酸　400ml/次
5%GS　500ml iv gtt tid	（共 10000ml）胃管内注入洗胃
	或 浓茶　400ml/次（共 10000ml）胃管内注入洗胃
	50% 硫酸钠　60ml 胃管内注入

续表

长 期 医 嘱	临 时 医 嘱
	呋塞米　20mg iv
	插尿管
	毛果芸香碱❷　5mg H 　或 新斯的明❸　0.5mg H
	5%GS　500ml iv gtt

❶ 尿潴留者应持续导尿，以防尿中生物碱在膀胱内被重新吸收。

❷ 毛果芸香碱（匹罗卡品）系拟胆碱药物，主要作用于胆碱能神经 M 受体，可拮抗抗胆碱类药物中毒所致的节后胆碱能神经抑制作用，是该类药物中毒的特异性解毒剂。5～10mg/次，皮下注射，中度中毒时每隔 6h 重复用药；重度中毒时每隔 15～20min 重复用药，直至瞳孔缩小、口干症状消失为止。

❸ 新斯的明也是抗胆碱类药物中毒的特异性解毒剂。每次 0.5～1.0mg，皮下注射，每隔 30min 重复用药，直至瞳孔缩小、口干症状消失为止。

注：1. 狂躁不安或惊厥时可予以 NS 10ml 加地西泮 10mg 缓慢静脉注射；或 10%水合氯醛 10～20ml 保留灌肠。用药过程应注意观察呼吸情况，不可剂量过大，以免与抗胆碱能药物中毒时的中枢抑制作用产生协同，抑制呼吸中枢。

2. 高热者可采用大动脉冰敷、冰枕或乙醇擦浴等方法降温；必要时可用解热镇痛药，如对乙酰氨基酚 0.5g，口服。

3. 呼吸困难时可用中枢兴奋药，如苯甲酸钠咖啡因（安钠咖）0.5g 肌内注射，必要时 2～4h 重复使用。注意监测呼吸频率、血氧饱和度，必要时紧急气管插管或气管切开行机械通气。

4. 应静脉输液以促进毒物排出。

五、急性有机磷农药中毒（轻、中度）

长 期 医 嘱	临 时 医 嘱
内科护理常规	血常规、尿常规

续表

长 期 医 嘱	临 时 医 嘱
二级护理	粪常规＋隐血试验
普食	全血胆碱酯酶活力❺
测血压、呼吸、脉搏、瞳孔、体温 q4h	生化全套
阿托品 5mg iv q15～20min❶	血气分析
或 盐酸戊乙奎醚注射液（长托宁）	肌钙蛋白
2mg im q6h❷	床边心电图
或 山莨菪碱 20mg iv q10min❸	血淀粉酶
或 东莨菪碱 1.5mg iv q10min❹	尿淀粉酶
	阿托品 5mg iv
	温水清洗皮肤
	插胃管❻
	温水 400ml（共 10000ml）胃管内注入洗胃❼
	温水 200ml 洗胃后胃 药用炭❽ 50g 管内注入
	5％硫酸钠 60ml 胃管内注入❾
	20％甘露醇 250ml iv gtt❿
	NS 40ml iv⓫ 氯解磷定 1g
	或 NS 40ml iv iv 双复磷 0.25g

❶ 阿托品为 M 胆碱受体阻滞药，应用阿托品的原则为早期、足量、反复和维持。用药可分三个阶段进行。

◆ 第一阶段为快速阿托品化阶段：应尽量争取在 1h 内达到阿托品化，最迟不要超过 12h。

◆ 第二阶段为维持阶段：达到阿托品化后根据病情逐渐减少阿托品剂量及延长给药间隔时间，保持轻度阿托品化，一般此阶段为 24～48h。

◆ 第三阶段为恢复阶段：根据病情阿托品逐渐减量到停药，一般需要2~7天。

给药方式以静脉注射为首选或肌内注射，不提倡静脉滴注。应该注意的是，阿托品的剂量因病情、因人而异，无统一标准，表1-8为河南急诊医学学会拟订的方案，可供参考。

表1-8 经口有机磷杀虫剂中毒的阿托品治疗方案

中毒程度	首剂/mg	间隔时间/min	阿托品化后用法	疗程/天
轻	1~3(ih 或 im)	15~30	0.5~1mg(im)，每2~6h 1次	3~5
中	5~10(iv)	15~20	1~4mg(im 或 iv)，每1~6h 1次	5~7

阿托品化的主要表现：瞳孔散大不再缩小、皮肤干燥无汗、口干、颜面潮红、心率加快（100~120次/分）、肺部啰音消失、体温轻度升高及轻度烦躁。需要注意的是在使用阿托品过程中不能片面强调阿托品化的某一项指标，也不能要求全部指标达标，应对上述指征全面分析，综合判断，避免阿托品用量不足或阿托品中毒。

阿托品中毒的主要表现：瞳孔明显扩大、颜面呈紫红色、体温高达39~40℃、心动过速（超过140次/分）、高度腹胀或伴有尿潴留，甚至可出现谵妄、幻觉、狂躁、抽搐或昏迷。

❷ 盐酸乙奎醚注射液（长托宁）是一种新型抗胆碱药，比阿托品的毒性作用和副作用少或轻，有效剂量小，抗胆碱作用强而全面，持续作用时间长。给药途径为肌注。首次给药剂量：轻度中毒1~2mg，中度中毒2~4mg。首次给药30min后，如中毒症状未明显消失和全血胆碱酯酶（ChE）活性低于50%时，再给予首次用药的半量。首次给药后1~2h，如中毒症状未明显消失或又重新出现和全血胆碱酯酶（ChE）活性低于50%时，再给予首次用药的半量。患者病情基本好转后酌情肌注长托宁1~2mg（每6~12h 1次），维持阿托品化。中毒症状基本消失和全血ChE活性恢复至60%以上可停药观察，停药12~24h如ChE活性仍保持在60%以上可考虑出院。

❸ 山莨菪碱（654-2）为抗胆碱药，其中枢兴奋作用、抑制腺

体分泌作用和对瞳孔的作用均较阿托品弱，较少引起躁动、谵妄、高热、心动过速和尿潴留。根据病情可用 20～100mg 静脉注射，每 10～15min 1 次，连用 2～3 次，然后改为 200～600mg 加入 10% 葡萄糖溶液 500ml 中静脉滴注，1～2ml/min；阿托品化后逐步改为肌内注射、口服直至停药，一般维持用药 7 天。

❹ 东莨菪碱亦为抗胆碱药，中枢作用较强，对减轻中毒时的呼吸中枢抑制和惊厥作用强于阿托品；根据病情可用 1.5～4.5mg，静脉注射，每 10min 1 次，阿托品化后改维持量，疗程为 5～11 天。

❺ 有机磷农药可经消化道、呼吸道、皮肤及眼黏膜吸收。急性有机磷农药中毒一般分为轻、中、重度。轻度中毒主要出现轻度毒蕈碱样症状和中枢症状，可表现为头晕、头痛、流涎、恶心、呕吐、腹痛、无力等，全血 ChE 活性下降到 50%～70%。中度中毒在上述轻度症状加重的同时，出现较明显的烟碱样症状。表现为多汗、呕吐、腹泻、瞳孔轻度缩小、视物模糊、胸闷、表情淡漠、肌颤、步态不稳等，此时全血 ChE 活性下降到 30%～50%。重度中毒见下文。

❻ 插胃管有困难时，可先以小儿用气管导管插入食管上段作引导，然后再将胃管由导管中插入，这样较易插管成功。由胃管抽得胃内容物即可判断胃管已插入胃中。若胃管误入气管，清醒患者将有呛咳反应，则可判断误插入气管，此时应立即拔出重插，千万不可随意注入洗胃液。

❼ 洗胃方法有手工洗胃法（漏斗灌注法、针筒注吸法）和洗胃机法。如果配备有洗胃机应先用洗胃机，用大胃管经口插入进行洗胃，当抽出液澄清时停止洗胃；如果没有洗胃机，应直接采用手工洗胃法。洗胃的注意事项有以下几项。

◆ 洗胃时间：洗胃以服有机磷 6h 内最有效，但对服毒 6h 以上也不宜放弃洗胃。洗胃之前必须确定洗胃机功能良好。

◆ 患者口内有活动性义齿或其他异物时，洗胃前应先清除。

◆ 患者的体位：洗胃时患者头稍低，以偏向一侧为宜，可避免呕吐物反流或洗胃液被吸入气道。

◆ 在洗胃之前先将胃内的内容物抽出。

◆ 洗胃液的种类：常用的洗胃液有清水、碳酸氢钠溶液和高锰酸钾溶液；但要注意敌百虫忌用碱性洗胃液，硫化磷酸酯类（如马拉硫磷、乐果、对硫磷、内吸磷等）禁用高锰酸钾洗胃。

◆ 洗胃液的温度：主张用 32～38℃ 温开水加少许食盐，洗胃液若太凉易刺激胃肠蠕动，促进毒物向肠腔移动，不利于毒物的洗出；若太热，则使胃肠黏膜血管扩张，促使毒物被吸收。

◆ 每次灌注量：每次洗胃液以 300～500ml 为宜，若注入胃内洗胃液量过多，可促使毒物进入肠道，还可导致急性胃扩张或洗胃液反流进入呼吸道；若液体量过少，则不易清洗彻底。

◆ 抽洗胃液时要控制负压不要过大，否则易损伤胃黏膜，造成胃出血。

◆ 洗胃时要掌握先吸出后灌入，快入快出，出入量平衡、务求彻底的原则。

◆ 洗胃首次抽出的胃内容物宜保留做备查的毒物标本。

◆ 如果置入胃管后发现有胃出血，而毒物仍大量滞留于胃内，此时仍应洗胃，但动作宜轻柔，洗胃液改用冷水，必要时可于洗胃液中加去甲肾上腺素 4～8mg/100ml。

◆ 总洗胃液：轻度中毒总洗胃液量为 10000～20000ml，中度中毒应洗 30000ml，还可根据具体情况酌情加大洗胃液量。

◆ 在结束洗胃抽出胃管时一定要小心地将管子完全堵塞以免残留于管内的液体流入咽部。

◆ 在洗胃时要注意防止发生洗胃的并发症（如食管破裂、吸入性肺炎等）。一般而言，食管破裂多发生于患者用力挣扎时，因而患者不配合时，是否洗胃应重新考虑。食管破裂发生时，患者会有胸痛、休克、流汗、脸色苍白、心搏加速等表现，在颈根部可触到捻发音，胸部 X 线片上可显出胸部皮下气肿。此时应马上行相应检查确定食管的破裂处，以利于胸腔外科医师行食管修补术。

❽ 药用炭是在没有空气下燃烧所形成的炭粒再由高温的水蒸气活化的产物，炭粒表面多孔化，吸附毒物的表面积大，是最有效的强力吸附剂。药用炭在胃、小肠和大肠里都能结合毒物。药用炭的不良反应很少，大剂量时偶可引起小肠阻塞。药用炭注入后短期保留然后抽吸干净。

❾ 有机磷农药中毒时导泻宜用盐类泻药，禁用油类泻药。导

泻时应注意婴幼儿和心血管系统功能不稳定者慎用；不宜多次或大剂量使用渗透性泻药甘露醇、山梨醇等，以防引起低血压或低血容量休克。

⑩ 因为患者接受洗胃、补液及大剂量阿托品等治疗，可能存在低渗血症，因而可选用高渗利尿药以促进吸收的毒物由肾脏排出。

⑪ 氯解磷定是目前首选的胆碱酯酶重活化剂（复能剂），给药途径为静脉注射或肌内注射，一般轻度中毒用 0.5～1.0g，中度中毒用 1.0～2.0g。首剂后症状未明显改善，可用首剂的半量间隔 2～3h 给药，维持有效血药溶度大于 $4\mu g/ml$。也可用双复磷静脉注射或肌内注射，剂量为轻度中毒用 0.25～0.5g，中度中毒 0.5～0.75g。可重复用药，维持有效血药溶度大于 $2\mu g/ml$。

复能剂的使用原则为：给药越早，作用越好，48h 后再给药疗效较差；首剂足量，首次给药后应根据病情和药物的半衰期重复用药；与抗胆碱药合用时两药均应减量使用。复能剂对内吸磷、对硫磷、甲拌磷中毒效果好，对敌百虫、敌敌畏中毒效果差，对乐果、马拉硫磷中毒效果不明显。复能剂的常见不良反应为头晕、视物模糊、恶心、呕吐、心动过速、血压升高等，严重时可引起呼吸抑制、抽搐甚至昏迷。

注：如果患者意识清楚、生命体征平稳、配合治疗，可进行催吐。嘱咐患者饮水 300～500ml，然后压迫舌根，刺激咽后壁催吐；也可口服吐根碱糖浆 30ml，服后应立即饮水催吐。催吐只能用于意识清醒的患者。昏迷、呼吸衰竭、抽搐或惊厥未得到控制、主动脉瘤、食管静脉曲张、近期发生过急性心肌梗死者禁忌催吐。老人、小儿、孕妇易误吸，应慎用。

六、急性有机磷农药中毒（重度）

长 期 医 嘱	临 时 医 嘱
内科护理常规	血常规、尿常规
一级护理	粪常规＋隐血试验
禁食	全血胆碱酯酶活力⑧
病危通知	生化全套

续表

长 期 医 嘱	临 时 医 嘱
心电监护	血气分析
测血压、呼吸、脉搏、血氧饱和度　q2h	肌钙蛋白
监测神志、瞳孔 q2h	床边心电图
记 24h 出入量❶	血淀粉酶
吸氧❷	尿淀粉酶
吸痰　prn	温水清洗皮肤
保留胃管	插胃管❾
温水　400ml（共 10000ml）胃管 　　内注入洗胃 q4h❸	NS　40ml 氯解磷定　2g ｜iv❿
温水　300ml ｜洗胃后胃管 药用炭　100g ｜内注入 q4h	或 NS　40ml 　　双复磷 1.0g ｜iv
阿托品　20mg iv q10min❹	5%硫酸钠　60ml 胃管内注入
或 NS　20ml 　　　　｜iv 　　　山莨菪碱　100mg ｜q10min❺	股静脉置管
或 NS　20ml 　　　　｜iv 　　　东莨菪碱　4.5mg ｜q10min❻	血液灌流⓫ 　　或 血液灌流联合血液透析⓫
或 盐酸戊乙奎醚注射液（长托宁） 　　6mg im❼	地西泮　10mg iv⓬ 　　或 水合氯醛　10ml 保留 灌肠
20%甘露醇　250ml iv gtt q6h	
奥美拉唑（洛赛克）　40mg iv bid	

❶ 重度有机磷农药中毒时易引起肺水肿、脑水肿，因而应限制液体入量，记 24h 出入量，注意出入量平衡。

❷ 重度有机磷农药中毒应该常规吸氧，在吸氧及阿托品化后仍出现呼吸衰竭者，应立即予气管插管或气管切开，呼吸机辅助呼吸。

❸ 重度有机磷中毒首次洗胃应洗 50000ml，还可根据具体情酌情加大洗胃液量。口服量较多的患者，洗胃后要保留胃管（或由大胃管改为小胃管），48h 内反复洗胃，每 4～6h 1 次，每次洗胃总量为 10000～20000ml。

❹ 重度有机磷农药中毒时阿托品首次用药为 10～20mg，静脉推注，间隔 10～15min 重复用药，达到阿托品化后逐步减量并延长给药时间，疗程为 7～10 天。

❺ 山莨菪碱（654-2）首剂可用 100mg 静脉推注，每 10～15min 1 次，连用 2～3 次，然后改为 200～600mg 加入 10% 葡萄糖溶液 500ml 中静脉滴注，1～2ml/min；阿托品化后逐步改为肌内注射、口服直至停药，一般维持用药 7 天。

❻ 东莨菪碱 4.5mg，静脉注射，每 10min 1 次，阿托品化后改维持量，疗程为 5～11 天。

❼ 盐酸戊乙奎醚注射液首次给药剂量为 4～6mg 肌内注射；首次给药 30min 后，如中毒症状未明显消失和全血胆碱酯酶（ChE）活性低于 50% 时，再给予首次用药的半量。首次给药后 1～2h，如中毒症状未明显消失或又重新出现和全血胆碱酯酶（ChE）活性低于 50% 时，再给予首次用药的半量。患者病情基本好转后酌情肌注盐酸戊乙奎醚注射液 1～2mg（每 6～12h 1 次），维持阿托品化。中毒症状基本消失和全血 ChE 活性恢复至 60% 以上可停药观察，停药 12～24h，如 ChE 活性仍保持在 60% 以上可考虑出院。

❽ 重度急性有机磷农药中毒症状进一步加重，中枢症状更为突出。表现为神志不清甚至昏迷、抽搐、大汗淋漓、瞳孔极度缩小、全身肌肉颤动、双肺湿啰音、呼吸困难、心搏缓慢、血压下降、大小便失禁等，此时全血 ChE 活性下降到 30% 以下。

❾ 插胃管时若胃管误入气管，深昏迷患者难于确定时，如果用注射器空吸有抽不完的空气，或者将胃管游离端置于水中有气泡逸出，则可判断误插入气管，此时应立即拔出重插，千万不可随意注入洗胃液。多方设法反复插胃管不成功时，应当机立断，速行剖腹胃造口术洗胃。

❿ 氯解磷定是目前首选的胆碱酯酶重活化剂，给药途径为静脉注射或肌内注射，重度中毒 2.0～3.0g。首剂后症状未明显改善，可用首剂的半量间隔 2～3h 给药，维持有效血药溶度大于 $4\mu g/ml$。也可用双复磷静脉注射或肌内注射，剂量为 0.75～1.0g，可重复用药，维持有效血药溶度大于 $2\mu g/ml$。

⓫ 血液灌流是将患者血液在体外直接流经活性炭、树脂、氧

化淀粉等吸附剂,将血液中的有机磷吸附,以达到净化血液的目的。一般灌流时间为1~3h,3h后灌流器吸附毒物达到饱和,须更换新的灌流器。血液灌流能明显缩短急性有机磷中毒的抢救时间、提高抢救成功率、减少严重并发症的发生。血液灌流的不良反应有血小板、白细胞减少,血钙及血糖轻度降低,偶有低血压的发生。因此在治疗过程要注意肝素用量,监测血小板、白细胞。但血液灌流只能清除毒物,对合并急性肾损伤、心力衰竭、肺水肿的危重患者无法进行处理,因而在合并上述并发症且药物治疗效果不好时应联合应用血液透析,从而达到既能迅速清除毒物、减轻毒物对各系统的损害、减少并发症的发生,又能迅速改善内环境、纠正水电解质紊乱、改善器官功能的目的。

⑫ 重度有机磷中毒经解毒治疗仍出现抽搐,或阿托品使用过程中过量导致阿托品中毒出现抽搐时,可给予地西泮10mg肌注或静脉注射,或水合氯醛10ml保留灌肠,必要时可重复使用以控制抽搐,防止加重脑缺氧及脑水肿。在使用地西泮时应注意观察呼吸情况。

注:1. **急性胆碱能危象** 中毒后立即出现,是急性有机磷农药中毒的主要临床表现。毒蕈碱样症状(M样症状):支气管痉挛、肺水肿、流涎、瞳孔缩小、心率缓慢、大汗淋漓、腹痛、腹泻、大小便失禁等。烟碱样症状(N样症状):面色苍白、血压升高、胸部紧束感、呼吸肌麻痹、肌肉震颤甚至瘫痪。中枢神经系统症状:眩晕、头昏、意识障碍、谵妄、抽搐甚至昏迷。

2. 昏迷患者应解开衣领、卸去义齿,清除口腔异物和呼吸道分泌物,必要时吸痰,保持呼吸道畅通。

3. 口服乐果、敌敌畏、甲胺磷等中毒者在病情好转后第2~15天可再度出现急性胆碱能危象症状,称为有机磷中毒反跳。反跳可能与洗胃不彻底、治疗过程所用解毒剂、复能剂量不足或停药太早,以及毒物在肝内氧化后毒性增强等因素有关。因此在有机磷农药的治疗过程中要密切观察病情,及早发现反跳迹象。一旦确定为反跳,立即用阿托品首次剂量加倍静脉注射,并重新反复用药,症状减轻或消失后再逐渐减量。

4. 乐果、氧化乐果、敌敌畏等中毒常在中毒后第1~4天,出现类似重症肌无力症状，称为中间综合征。表现为抬头困难、吞咽困难、眼球活动困难与呼吸困难。一旦患者发生呼吸肌麻痹，应及时气管插管或气管切开、呼吸机辅助通气，否则患者常死于呼吸衰竭。

5. 肾上腺糖皮质激素有增强机体应激能力，改善毛细血管通透性，减少液体渗出，抑制垂体后叶分泌抗利尿激素，增加肾血流量和肾小球滤过率以及稳定细胞膜和溶酶体，减少细胞损害，减轻脑水肿等作用，因而在重度有机磷中毒出现中毒性脑病、肺水肿、急性呼吸窘迫综合征、中毒性肝炎等并发症时可以考虑应用。治疗原则为早期、足量、短程。常用地塞米松 10～20mg 静脉注射，以后 5～10mg，每 6h 1 次，使用 3 天左右。

6. 合并脑水肿时应用 20% 甘露醇（0.5g～1.0g/kg）250ml，15～30min 内快速静脉滴注，每 6h 1 次。甘露醇有一定的肾脏损害作用，如果伴有肾功能不全，可用甘油果糖 500～1000ml/d，滴速为 4.2ml/min。同时还可用呋塞米 20～40mg 肌内注射或静脉注射，2～4 次/天以减轻脑水肿。

七、拟除虫菊酯类农药中毒

长 期 医 嘱	临 时 医 嘱
内科护理常规	血常规、尿常规
一级护理	粪常规＋隐血试验
普食	生化全套
测血压、呼吸、脉搏、瞳孔、体温　q4h	血气分析
5％GS　500ml ｜ iv gtt	心电图、脑电图
葛根素　300mg ｜ q4h[1]	肥皂水
葡醛内酯（肝泰乐）[2]　0.1g po tid	或 2％～4％碳酸氢钠溶液清洗皮肤[3]
	插胃管
	温水　400ml（共 10000ml）胃管内注入洗胃
	温水　200ml ｜ 洗胃后胃 药用炭　50g ｜ 管内注入

续表

长　期　医　嘱	临　时　医　嘱
	5％硫酸钠　60ml 胃管内注入
	20％甘露醇　250ml iv gtt
	地西泮　10mg im❹
	或 异戊巴比妥钠　0.1g im
	5％碳酸氢钠❺　125ml iv gtt

❶ 目前尚无该类杀虫剂的满意特效解毒药。山东劳动卫生研究所研究发现中药葛根素对该类中毒动物有保护和治疗作用，已试用于临床，对控制症状和缩短疗程有一定效果。通常可用葛根素，每次 5mg/kg 加入 5％葡萄糖250～500ml 静脉滴注，每 2～4h 可重复用药，24h 总量不宜大于 20mg/kg，症状改善后改为每日 1～2次，直到症状消失。

❷ 葡醛内酯（肝泰乐）有利于该类毒物的分解、代谢。

❸ 皮肤被毒物污染或从皮肤吸收中毒时，应用大量肥皂水或2％～4％碳酸氢钠溶液清洗皮肤存在局部皮肤损害时，清洗后应涂维生素 E 或氨基甲酸乙酯霜，有过敏性皮炎时应加用氟轻松霜等糖皮质激素外用药。

❹ 控制抽搐对急救该类杀虫剂中毒至关重要。国内较多用地西泮或异戊巴比妥钠（阿米妥钠）肌内或静脉注射。抽搐未发作前可预防性使用地西泮（10mg，肌注）或异戊巴比妥钠（0.1g，肌注）；抽搐发生时，用 NS 20ml 加地西泮 10～20mg，缓慢静脉注射，或 NS 20ml 加异戊巴比妥钠 0.1～0.3g，缓慢静脉注射。用药时应注意它们抑制呼吸的副作用。抽搐控制后可选用上述两种药物肌内注射或静脉滴注维持用药，防止再抽搐。

❺ 由于拟除虫菊酯类农药遇碱易分解失效，因而可适当补充碳酸氢钠等碱性溶液。

注：1. 拟除虫菊酯类农药可经呼吸道、皮肤及胃肠道吸收进入人体导致中毒。急性中毒可分轻、中、重度。凡伴有阵发性抽搐、肺水肿和意识丧失者均为重度中毒。中毒严重者可行血液灌流以清除血液中的毒物。

2. 流涎或出汗者，可用阿托品 0.5～1mg，肌内注射或皮下注射；发生肺水肿者，每次可增大至 1～2mg，肌内注射或皮下注射，控制症状即可，切不可过量，以免加重抽搐甚至促进死亡。

3. 重度中毒伴肺水肿或严重心肌损害及全身变态反应者，应加用地塞米松每天 10～20mg 静脉注射，连用 3～5 天。

4. 含氰基的品种中毒，可予以 NS 40ml 加硫代硫酸钠 1g，静脉推注，每天 2 次，硫代硫酸钠有头晕、乏力、恶心、呕吐等不良反应。静脉注射时不宜过快，以免引起血压下降。或 5%GS 500ml 加细胞色素 C 15mg，静脉滴注，每天 2 次。使用细胞色素 C 前应先做皮试。

八、毒鼠强中毒

长 期 医 嘱	临 时 医 嘱
内科护理常规	血常规、尿常规
一级护理	粪常规＋隐血试验
禁食	生化全套
病危通知	血气分析
心电监护	床边心电图
测血压、呼吸、脉搏、血氧饱和度　q2h	脑电图
监测神志、瞳孔 q2h	插胃管❹
记 24h 出入量	50% 硫酸镁　60ml 胃管内注入
吸氧	
保留胃管	或 20% 甘露醇　500ml 胃管内注入
温水　400ml（共 10000ml）胃管内注入洗胃　q4h❶	
或 0.05% 高锰酸钾　400ml（共 10000ml）胃管内注入洗胃　q4h	地西泮❺　10mg im
	或 苯巴比妥❻　0.1g im
或 3%～5% 鞣酸液　400ml（共 10000ml）胃管内注入洗胃　q4h	股静脉置管
	血液灌流❼
温水　300ml｜洗胃后胃管内注入　q4h 药用炭　100g｜	

续表

长 期 医 嘱	临 时 医 嘱
二巯丙磺钠[2]　　0.125g im q8h	
丙戊酸钠[3]　　0.2g tid	
5%GS　　500ml	
维生素 B_6[4]　　300mg　iv gtt q8h	

[1] 如果发生惊厥应先予以控制后再洗胃。忌催吐以免诱发惊厥。

[2] 二巯丙磺钠（二巯基丙磺酸钠，Na-DMPS）对中毒患者体内的四次甲基二砜四胺的代谢、排泄有促进作用，但治疗效果尚有争议。首次剂量为 0.125～0.5g，肌注，以后每隔 30min 至 1h 再重复用药，直至抽搐基本控制，但一般每天 3～4 次即可。血液中四次甲基二砜四胺检测成分消失后二巯丙磺钠减为 0.125g，每天 2次，维持 2～4 天；然后改为 0.125g，每天 1 次，维持 3～10 天，脑电图恢复正常后停药。

[3] 丙戊酸钠可提高脑内 γ-氨基丁酸（GABA）的浓度，刺激兴奋 GABA 受体，加强对 GABA 的抑制作用。一般按 10～20mg/(kg·d)，分 3 次服用。严重中毒者可服用 2 个月左右以预防后继抽搐发作。

[4] 维生素 B_6 可增加脑组织内 GABA 的合成，可采用。但有学者认为其治疗作用有待于进一步证实。

[5] 地西泮（安定）可以强化或易化 GABA 的抑制神经递质的作用从而控制抽搐。用法 10～20mg 肌内注射或缓慢静脉注射，必要时可重复；也可以每小时 5～10mg 的速度静脉滴注。用药过程应注意观察呼吸情况。

[6] 苯巴比妥对毒鼠强致惊厥有拮抗作用。一般 0.1～0.2g，肌注，每 8h 1 次。重度中毒抽搐发作频繁者必须与地西泮联合应用。苯巴比妥应用原则为早期使用、减量缓慢、持续用药时间要长。一般用药 1～2 周，最长可达 1 个月以上以预防后继抽搐发作。

[7] 血液灌流（以活性炭为吸附剂）是最有效的清除体内四次甲基二砜四胺的治疗手段，必要时可多次进行。

注：1. 毒鼠强化学名为四次甲基二砜四胺，简称"四二四"，

商品名或俗名"没鼠命""三步倒""一扫光"等，为剧毒的、无需代谢即发生毒性作用的中枢神经系统兴奋性杀鼠剂。可通过口腔和咽喉部黏膜、胃肠道以及呼吸道迅速吸收，不易经完整的皮肤吸收。

2. 毒鼠强中毒的突出表现为严重程度不同的癫痫大发作样抽搐，因而控制抽搐对毒鼠强中毒至关重要，通常需大剂量或联合应用抗惊厥药物，以控制抽搐不再发生。

3. 毒鼠强能通过黏膜迅速吸收，因而应以0.9%氯化钠液彻底清洗口腔、鼻腔及有创面的皮肤等可能沾毒的部位。

4. 患者应置于安静、避光环境中，避免刺激，以免诱发惊厥。保持呼吸道通畅，密切注意呼吸情况，如果出现呼吸抑制或呼吸停止，应立即气管插管或气管切开予以机械通气。慎用呼吸兴奋药。

5. 严重痉挛抽搐导致脑水肿、急性肺水肿时应作相应处理。在心、肾功能好的情况下应输液（如5%葡萄糖或0.9%氯化钠液）以促进毒物排出，注意纠正电解质紊乱。

九、抗凝血类灭鼠药中毒

长 期 医 嘱	临 时 医 嘱
内科护理常规	血常规、尿常规
一级护理	粪常规＋隐血试验
普通饮食	生化全套
测血压、呼吸、脉搏 q4h	心电图
维生素 $K_1$❶ 10mg im q8h	凝血全套
维生素 C 0.2g po tid	DIC全套
	插胃管
	温水 400ml（共10000ml）胃管内注入洗胃
	或0.05%高锰酸钾 400ml（共10000ml）胃管内注入洗胃
	50%硫酸镁 60ml 胃管内注入
	NS 1000ml 高位结肠灌肠

❶ 维生素 K_1 是抗凝血类灭鼠剂的特效解毒药。轻度出血可用维生素 K_1 10～20mg 肌内注射，每日 3～4 次；严重出血者，首剂 10～20mg 静脉注射，继之用 5%GS 500ml 加维生素 K_1 60～80mg，静滴，每天 1 次。出血症状好转后逐渐减量，改为 10mg 肌内注射，每日 3～4 次；出血症状消失及凝血酶时间、凝血酶原活动度恢复正常后停药；一般用药时间为 10～14 天。静脉滴注维生素 K_1 过程应遮光。

注：1. 抗凝血类灭鼠剂属于慢性杀鼠剂，对鼠类高毒，对人类相对低毒，是我国最常用的合法灭鼠药。

2. 皮肤被污染者需用大量清水彻底冲洗。

3. 若失血量大，实验室检查结果血红蛋白＜70g/L，红细胞计数＜$3×10^{12}$/L 时应输新鲜全血，以纠正贫血，补充凝血因子。也可输新鲜冷冻血浆或凝血酶原复合物以补充凝血因子。凝血酶原复合物内含凝血因子 Ⅱ、Ⅶ、Ⅸ、Ⅹ 四种，首剂为 40U/kg，以后每天以 15～20U/kg 维持，出血停止后停用。

4. 肾上腺糖皮质激素可以减少毛细血管通透性，保护血小板和凝血因子，促进止血、抗过敏及提高机体应激能力等作用。严重中毒出血量大者可酌情用甲泼尼龙 40mg，静推，每天 1 次，持续 3 天。

5. 在心、肾功能好的情况下应输液（如 5% 葡萄糖或 0.9% 氯化钠液）以促进毒物排出，注意纠正电解质紊乱。

十、一氧化碳中毒（重度）

长 期 医 嘱	临 时 医 嘱
内科护理常规	血常规、尿常规、粪常规
一级护理	生化全套
禁食	血气分析
病危通知	肌钙蛋白
心电监护	床边心电图
测血压、呼吸、脉搏、血氧饱和度　q2h	血碳氧血红蛋白测定
监测神志、瞳孔　q2h	头颅 CT 检查
记 24h 出入量❶	地西泮　10mg iv❼
吸氧❷	

续表

长 期 医 嘱	临 时 医 嘱
高压氧[3]　qd	或 水合氯醛　10ml 保
吸痰　prn	留灌肠
20%甘露醇[4]　250ml iv gtt q6h	
50%GS　40ml 呋塞米　20mg ｝ iv q6h	
地塞米松[5]　5mg iv q6h	
NS　250ml ATP[6]　20mg ｝ iv gtt qd 维生素 B₆　200mg	
阿米三嗪/萝巴新(都可喜)　1 片 po bid	

❶ 重度一氧化碳中毒时易引起脑水肿、肺水肿,因而应限制液体入量,记 24h 出入量,注意出入量平衡。

❷ 一氧化碳中毒应该常规吸氧。因为一氧化碳(CO)吸入体内后立即与血液中的血红蛋白(Hb)结合,形成碳氧血红蛋白(HbCO),而 HbCO 无携氧能力,因此一氧化碳中毒主要引起组织缺氧。氧疗可加速 HbCO 的解离,从而改善和纠正缺氧。如果出现呼吸衰竭应立即气管插管、呼吸机辅助呼吸。

❸ 如果有高压氧设备,一氧化碳中毒患者应尽早(最好在中毒后 4h 内)选择高压氧治疗,依病情开始时 1～2 次/天,病情稳定后 1 次/天。重度中毒患者至少 30 次;轻度中毒患者 5～7 次;中度中毒患者 10～20 次。高压氧治疗不但加速一氧化碳的清除,而且能够改善脑缺氧、脑水肿、心肌缺氧,从而达到缩短病程,降低病死率的目的。早期高压氧治疗还可防止迟发性脑病的发生。因此,一氧化碳中毒患者进行高压氧治疗的原则为尽早及充分。重症患者高压氧治疗时应有医护人员陪同。如果没有高压氧设备,可输异体同型鲜血或抽取患者血液 300ml,在体外经血液辐射仪充氧后再回输,行自体血体外辐射充氧治疗。

❹ 一氧化碳中毒主要引起组织缺氧,因此体内对缺氧最敏感的组织——大脑最易遭受损害,出现脑水肿。此时应用 20%甘露醇

（0.5～1.0g/kg）250ml，静滴（15～30min 内），每 6h 1 次；或山梨醇（1.0～2.0g/kg）250ml，静滴（30min 内），每 6h 1 次。甘露醇有一定的肾脏损害作用，如果伴有肾功能不全，可用甘油果糖 500～1000ml/d，滴速为 4.2ml/min。甘油果糖的降颅压作用比甘露醇慢。同时还可用呋塞米 20～40mg 加入 50%GS 20ml 中静推，每 12～6h 1 次，以减轻脑水肿。应用脱水药及利尿药时应注意观察心功能及肾功能，注意水、电解质平衡，低钾时注意补钾。

❺ 肾上腺糖皮质激素有增强机体应激能力，改善毛细血管通透性，减少液体渗出，抑制垂体后叶分泌抗利尿激素，增加肾血流量和肾小球滤过率以及稳定细胞膜和溶酶体，减少细胞损害，减轻脑水肿等作用，因而在重度一氧化碳中毒出现中毒性脑病、脑水肿时可以考虑应用。治疗原则为早期、足量、短程。常用地塞米松 10～20mg，静推，以后 5～10mg，静推，每 6h 1 次，使用 3 天左右。

❻ 可酌情使用促进脑细胞功能恢复的药物。如：NS 250ml 加ATP 20mg，静滴，每日 1 次，疗程为 10 天。NS 100ml 加细胞色素 C 15～30mg，静脉滴注，视病情轻重，一日 2～3 次，疗程为 7～10 天；应注意，使用细胞色素 C 前应做皮试，皮试阴性后方可使用。也可选用胞磷胆碱或脑蛋白水解物（脑活素）。具体为：5% GS 250ml 加胞磷胆碱 0.25～0.5g，静滴，每天 1 次，每 5～10 天为 1 个疗程。或 NS 250ml 加脑活素 10～30ml，静滴（60～120min 滴完）每天 1 次，疗程为 10 天。脑活素注射过快会有轻度发热感，极少数病例会出现寒战，轻度发热。对脑活素过敏、癫痫持续状态、癫痫大发作、严重肾功能障碍等应禁用。

❼ 出现抽搐时，可给予地西泮 10mg，肌注或静推，或水合氯醛 10ml 保留灌肠，必要时可重复使用以控制抽搐，防止加重脑缺氧及脑水肿。抽搐时忌用吗啡。在使用地西泮时应注意观察呼吸情况，出现呼吸或（及）心脏停搏，应立即行心肺复苏术。

注：1. 应尽量将患者送往有高压氧设备的医院进行抢救、治疗。

2. 一氧化碳轻度中毒时一氧化碳血红蛋白饱和度在 10%～30%；中度中毒一氧化碳血红蛋白饱和度在 30%～40%；重度中毒一氧化碳血红蛋白饱和度＞40%。

3. 昏迷患者应解开衣领，卸去义齿，清除口腔异物和呼吸道分泌物，必要时吸痰，保持呼吸道畅通。

4. 频繁抽搐且昏迷时间较长的患者应用冰帽或冰枕，行头部降温，以降低脑代谢及脑耗氧量。

5. 部分急性一氧化碳中毒患者经抢救苏醒后，经过2~60天的假愈期，发生迟发性脑病，对此应提高警惕。早期、充分的高压氧治疗可防止迟发性脑病的发生。

十一、亚硝酸盐中毒

长期医嘱	临时医嘱
内科护理常规	血常规、尿常规、粪常规
一级护理	生化全套
流质饮食	血气分析
卧床休息	肌钙蛋白
心电监护	床边心电图
测血压、呼吸、脉搏、血氧饱和度　q4h	血正铁血红蛋白测定
吸氧	插胃管
10%GS　500ml 维生素 C　2.0g ┤ iv gtt bid❶	1∶5000 高锰酸钾　400ml （共10000ml）胃管内注入洗胃
	残余食物或洗胃抽出夜亚硝酸盐测定
	5%硫酸钠　60ml 胃管内注入 　　或 50%硫酸镁　60ml 胃管内注入
	1%亚甲蓝❷　50mg ┤ iv gtt 50%GS　40ml

❶ 大剂量维生素 C 可使正铁血红蛋白还原为血红蛋白，从而使血液中正铁血红蛋白浓度降低；高渗葡萄糖可加强亚甲蓝的疗效。

❷ 亚甲蓝是亚硝酸盐中毒的特效解药。用法为 1%亚甲蓝 1~2mg/kg 加入 25%~50%GS 20~40ml 中，于 10~15min 内缓慢静注；必要时 2h 后可重复一次。在应用亚甲蓝过程中应注意避免用

量过大而出现兴奋、谵妄、溶血等中毒反应。

注:1. 口服中毒时间较长时,可配合 NS 1000ml 高位灌肠以清除残存毒物。

2. 如果出现呼吸衰竭应立即气管插管、呼吸机辅助通气。

3. 如果出现烦躁不安、谵妄或惊厥时可用地西泮 10mg,肌注或静推,必要时可 15～60min 重复一次;也可用苯巴比妥 15～30mg,每天 2～3 次,起镇静作用,或 30～60mg,每天 3 次起抗惊厥作用。

4. 如果患者出现休克,可予间羟胺 20～100mg 加入 5%GS 250～500ml,以 8～15μg/(kg·min) 的速度静脉滴注,根据血压情况进行调节。

5. 如果患者病情危重,经亚甲蓝等药物治疗后仍青紫明显,可输鲜血 300～500ml,或者行换血治疗。

十二、氰化物中毒

长 期 医 嘱	临 时 医 嘱
内科护理常规	血常规、尿常规
一级护理	粪常规＋隐血试验
禁食	生化全套
病危通知	血气分析
心电监护	床边心电图
测血压、呼吸、脉搏、血氧饱和度　q2h	血浆氰含量测定
监测神志、瞳孔 q2h	血浆硫氰酸盐含量测定
记 24h 出入量	尿硫氰酸盐含量测定
吸氧❶	血乳酸测定
卧床休息	亚硝酸异戊酯❸　　　1 支　吸入
10%GS❷　　500ml ⎤ iv gtt qd 维生素 C　3.0g ⎦	3%亚硝酸钠❹　　10ml ⎤ iv 25%GS　20ml ⎦
	20%硫代硫酸钠❺　　75ml iv
	插胃管❻
	5%硫代硫酸钠❼ 400ml/次 胃管内注入

续表

长 期 医 嘱	临 时 医 嘱
	或 0.3%高锰酸钾 400ml/次 胃管内注入
	或 3%过氧化氢 400ml/次 胃管内注入
	硫酸亚铁[8] 10ml 洗胃后胃管内注入

❶ 氰化物中毒应积极给予氧疗，尽早给高浓度氧，但吸高浓度氧持续时间一般不超过 24h，以免发生氧中毒。有条件的应尽早使用高压氧疗法，必要时用呼吸机辅助通气。

❷ 高渗葡萄糖和大剂量维生素 C 静脉注射可作为辅助解毒药。

❸ 氰化物中毒诊断明确时应立即将亚硝酸异戊酯 1～2 支放在手帕或纱布中压碎，放在患者鼻孔处吸入 15～30s，间隔 15～30s，可重复多次吸入，每隔 3min，再吸 1 支，一般总量不超过 6 支。氰化物中毒使用亚硝酸盐的机制为：亚硝酸盐可使血红蛋白氧化为正铁血红蛋白，后者可与氰离子结合成氰化正铁血红蛋白，从而阻止氰离子对细胞色素氧化酶的作用。

❹ 在吸入亚硝酸异戊酯的同时，予 3%亚硝酸钠 10ml（6～12mg/kg）加入 25%GS 20～40ml 中缓慢静脉注射，静脉注射速度为 2～3ml/min。注射过程应注意监测血压，一旦发现血压下降应及时停药。青光眼患者慎用。如果无亚硝酸钠，可用亚甲蓝代替，但需较大剂量，可予以 1%亚甲蓝 50mg（5～10mg/kg）加入 50%GS 40ml 中静推。近年还使用 4-甲基氨苯酚（4-DMAP）代替亚硝酸钠，其为一种新的正铁血红蛋白形成剂，抗氰效果好，副作用小，使用方便。可予 10% 4-DMAP 2ml 肌注。应注意应用 4-DMAP 后严禁再用亚硝酸类药物，防止正铁血红蛋白形成过度而引起发绀。

❺ 注射完亚硝酸钠后应立即用同一针头缓慢静脉注入 20%硫代硫酸钠 75～100ml，静脉注射速度为 10ml/min。轻度中毒单用硫代硫酸钠即可，危重症时 1～1.5h 后可重复静脉注射半量或全量。

硫代硫酸钠可与氰形成稳定的硫氰酸盐，后者由尿排出，从而起到解毒作用。

❻ 口服中毒者应洗胃，但因氰化物吸收极快，因而洗胃应在使用上述解毒药后进行。

❼ 口服中毒者应迅速彻底洗胃。洗胃液应选用氧化剂，如：5%硫代硫酸钠或0.3%高锰酸钾或3%过氧化氢。

❽ 硫酸亚铁可使氰化物生成无毒的亚铁氰化铁，因而可在洗胃后使用。

注：1. 氰化物为含有氰基（CN）的化合物，多为剧毒。人在短时间内吸入高浓度的氰化氢或口服大量氰化物，呼吸可立即停止而死亡，称为"闪电型"死亡，原因为呼吸循环麻痹。

2. 加强监护及对症支持疗法，呼吸、心搏停止应立即心肺复苏，防治脑水肿、呼吸衰竭及水、电解质、酸碱平衡等。

3. 皮肤或眼部染毒时应及时脱去被污染的衣服，用大量清水冲洗皮肤及眼球。皮肤被氰化物灼伤时用0.01%高锰酸钾溶液冲洗。

十三、毒蛇咬伤

长 期 医 嘱	临 时 医 嘱
内科护理常规	血常规、尿常规
一级护理	粪常规＋隐血试验
流质饮食	生化全套、血凝全套
病危通知	DIC全套、血气分析
心电监护	肌钙蛋白、床边心电图
测血压、呼吸、脉搏、血氧饱和度　q2h	创面切开冲洗❺
监测神志、瞳孔　q2h	胰蛋白酶❻　2000U ┐
记每小时尿量	0.25%普鲁卡因　┤局部封闭
吸氧	20ml ┘
卧床休息❶	或 NS　5ml ┐局部封闭
患侧肢体低位❷	糜蛋白酶　5mg ┘
患侧肢体冰敷❸	抗蛇毒血清皮试
	异丙嗪　25mg im

续表

长 期 医 嘱	临 时 医 嘱
5%GS　500ml 氢化可的松❹　200mg ┃ iv gtt bid	NS　10ml 地塞米松　5mg ┃ iv
右旋糖酐-40　500ml iv gtt qd	NS　40ml 精制抗蛇毒血清❼　10ml ┃ iv
NS　100ml 青霉素钠　160万U ┃ iv gtt q12h	破伤风类毒素皮试
	破伤风类毒素❽　1500U iH
	右旋糖酐-40 皮试
	青霉素钠皮试
	股静脉置管
	血液灌流❾ 或 血液灌流联合血液透析

❶ 毒蛇咬伤患者应卧床休息，多饮茶水以加速毒素的排出。

❷ 患侧肢体应处于低垂位置，延缓毒素的吸收。

❸ 患侧肢体冷敷或冰敷可使血管收缩，减少毒素吸收，但应注意不可过度，否则可能诱发或加重组织坏死。

❹ 糖皮质激素可减轻中毒反应及组织损害，对多种毒蛇咬伤有一定的治疗作用，可早期大剂量、短疗程应用。根据病情常用氢化可的松 200～400mg 或地塞米松 10～20mg 加入液体中静脉滴注，每日 2 次，疗程一般不超过 3 天。

❺ 注意寻找及拔除可能留在创面的毒牙，然后局部消毒，沿毒蛇牙痕方向平行切开一长 1～1.5cm 的切口；如果看不清牙痕，沿创面做长短约 0.5cm 的"十"字形切开，切口深度达真皮。切开后再次挤压创面，使含毒的淋巴液、血液流出。用 1∶2000 高锰酸钾或 3%过氧化氢或浓茶水充分冲洗伤口，用大注射器或负压吸引器吸引创面。彻底冲洗排毒后创面敷盖消毒敷料。五步蛇等咬伤创面流血较多的时候，是否对创面进行扩创排毒应慎重考虑，以免创面出血不止。

❻ 胰蛋白酶能迅速中和蛇毒中的毒性蛋白，从而使蛇毒失去毒性。早期（最好在咬伤后 2h 内）局部应用疗效较好。方法是胰

蛋白酶 2000U 加 0.25%～0.5%普鲁卡因 20～60ml 在伤口周围皮下浸润注射，在伤口上部或肿胀上方做环状封闭；必要时根据病情可重复注射。也可用糜蛋白酶，用量为糜蛋白酶 5～10mg 加入 NS 5～10ml，注射方法同上。

❼ 抗蛇毒血清是国际公认的治疗蛇伤的特效药，愈早使用效果愈好，单价血清比多价血清疗效好。应根据毒蛇咬伤的种类选择相对应的抗蛇毒血清。使用抗蛇毒血清前应先做皮试；如果皮试阳性又必须应用时，应按常规脱敏。抗蛇毒血清可皮下、肌内及静脉注射，但以后者疗效好；重症患者可重复使用，但一般不超过 5 个剂量；儿童使用剂量与成人相同。为预防过敏反应，可先用 NS 10ml 加地塞米松 5mg 静推及用异丙嗪 25mg 肌注。蝮蛇咬伤者可选用精制抗蝮蛇毒血清 10ml（8000U）加入 NS 20～40ml，缓慢静脉注射或静脉滴注。要求静脉注射最初 1ml 速度应慢至 5min 以上，其后每分钟速度不超过 1ml；静脉滴注也应缓慢，在 20～30min 内滴完。五步蛇咬伤者可选用精制抗五步蛇毒血清，一般患者用 20ml（10000U），重症患者可用 30～40ml，每毫升血清至少需用 NS 20ml 稀释，用法及注意事项同蝮蛇咬伤。眼镜（王）蛇、金环蛇、银环蛇等主要表现为神经毒性的蛇咬伤，如果 2h 内无全身反应，可将相对应的血清 1/2 支（10000U/支）注于伤口上，另一半做肌内注射；如果有全身症状，应将血清 1 支加入 NS 500ml，静滴。在使用抗蛇毒血清时应密切观察病情，及时发现并处理过敏反应。如果在使用抗蛇毒血清过程中出现过敏性休克，应立即停用抗蛇毒血清，肾上腺素 1/3 支皮下注射，甲泼尼龙 40mg 加入 NS 10ml 中静推，异丙嗪 25mg 肌注，及吸氧等处理，必要时予以升压药。

❽ 应常规注射破伤风类毒素（皮试后）1500U，预防破伤风。

❾ 危重型毒蛇咬伤应早期使用血液净化技术，如血液灌流、血浆置换等将蛇毒排出体外。

注：1. 毒蛇咬伤后应立即在伤口近心端 5cm 处扎紧，以阻止毒素扩散吸收；松紧程度以能阻断静脉及淋巴回流，但不妨碍动脉血流为宜；每 20min 放松 1～2min；一般在伤口彻底处理及应用抗蛇毒血清后 2h 解除结扎。

2. 在野外可用点燃的火柴烧灼伤口以破坏蛇毒。

3. 被毒蛇咬伤后应立即用手从伤口四周向中心挤压以排出有毒的血液及组织液，但不能用口吸吮，以免蛇毒从口腔破损处吸收导致二次中毒。

4. 可在伤口周围肿胀处用20％硫酸镁湿敷或表面加涂多磺酸黏多糖（喜疗妥）；如果患肢肿胀明显，一般处理不能减轻，必要时可考虑切开引流减压。

5. 选用合理的抗生素控制感染。

6. 中草药辨证辅助治疗。

7. 注意观察病情，防治弥散性血管内凝血、心力衰竭、休克、呼吸衰竭和急性肾损伤等并发症。

8. 救治过程忌用吗啡类、巴比妥类、肝素、双香豆素等药物；抢救致血液毒性的蛇咬伤忌用肾上腺糖皮质激素，但应用抗蛇毒血清发生过敏时可照常使用。

十四、河豚中毒

长 期 医 嘱	临 时 医 嘱
内科护理常规	血常规、尿常规、粪常规
一级护理	生化全套
禁食	血气分析
病危通知	肌钙蛋白
心电监护	床边心电图
测血压、呼吸、脉搏、血氧饱和度 q2h	1％硫酸铜 100ml 口服催吐
监测神志、瞳孔 q2h	或 阿扑吗啡 5mg im
记24h出入量	插胃管
吸氧	2％碳酸氢钠 400ml（共
保留胃管①	5000ml）胃管内注入洗胃
2％食盐水 400ml（共10000ml）胃管内注入洗胃 q4h①	5％硫酸镁 60ml 胃管内注入
或 0.2％药用炭 400ml（共10000ml）胃管内注入洗胃 q4h①	股静脉置管
	血液灌流⑥
	或 血液灌流联合血液透析

续表

长 期 医 嘱	临 时 医 嘱
L-半胱氨酸[2]　0.2g im bid	NS　10ml ┐ 呋塞米　20mg ┘ iv
阿托品　0.5mg iv q1h（与东莨菪碱交替）	
NS　10ml ┐ 东莨菪碱[3]　0.3mg ┘ iv q1h	
5%GS　250ml iv gtt	
地塞米松[4]　10mg qd	
5%GS　500ml iv gtt	
维生素C　3.0g qd	
林格液　500ml iv gtt	
ATP　40mg qd	
1%盐酸士的宁[5]　2ml im bid	

❶ 河豚中毒时河豚毒素在碱性溶液中不稳定，因此洗胃先用2%碳酸氢钠溶液，然后用2%食盐水洗胃；或者用0.25%～0.5%药用炭悬液洗胃，以吸附毒素。洗胃应遵循早期、及时、反复、彻底的原则；即便就诊时已超过6h也应洗胃；因此应保留胃管。

❷ 河豚中毒无特效解毒药。L-半胱氨酸可改变河豚毒素的分子结构从而有一定的解毒作用。

❸ 大剂量莨菪类药物可提高机体对毒素的耐受性，拮抗毒素对心脏的毒性作用，维持循环功能及改善房室传导阻滞。可用NS 10ml加东莨菪碱0.3～0.6mg，静脉推注，与阿托品0.5～2.0mg静脉推注交替使用，根据病情每30～60min 1次，病情好转后维持1～2日，逐渐减量、停药。

❹ 糖皮质激素可减少组织对毒素的反应，改善全身症状，重症时可用地塞米松10～30mg加入液体中静脉滴注。

❺ 用于肌肉麻痹者。

❻ 有条件者应行药用炭血液灌流以清除毒素。

注：1. 河豚中毒一般在进食后0.5～3h发病，病情进展迅速，发病后8h未死亡者多能恢复。因此，一旦接诊中毒患者，应争分

夺秒尽快给予各种排毒及对症处理，加强生命体征的监护，保证生命体征平稳，从而使患者度过危险期。

2. 河豚中毒患者应常规吸氧，注意呼吸肌麻痹情况，必要时吸痰，保持呼吸道通畅；呼吸困难时可适当应用呼吸兴奋药尼可刹米（可拉明）0.375g和（或）洛贝林3mg肌内注射，随时准备气管插管，呼吸机辅助呼吸，必要时气管切开。

3. 出现休克时，可给予多巴胺5～20μg/(kg·min)以提高血压。心搏停止应立即行心肺复苏术。

4. 注意维持水、电解质、酸碱平衡稳定；防治吸入性肺炎。

十五、发芽马铃薯中毒

长 期 医 嘱	临 时 医 嘱
内科护理常规	血常规、尿常规、粪常规
二级护理	生化全套
流质饮食	血气分析
测血压、呼吸、脉搏、血氧饱和度　q4h	插胃管
5%GS　500ml ⎫ iv gtt qd 维生素C　1.5g ⎭	4%鞣酸溶液　400ml（共10000ml）胃管内注入洗胃
	或 浓茶液　400ml（共10000ml）胃管内注入洗胃
	温水　300ml ⎫ 胃管内注入 药用炭[1]　50g ⎭
	5%硫酸镁 60ml 胃管内注入
	阿托品[2]　0.5mg im

[1] 洗胃后予口服药用炭，可以吸附毒素。

[2] 如果患者出现腹痛，可予阿托品0.5mg肌注，以减轻症状。

注：1. 发芽马铃薯中含有有毒成分茄碱，又称马铃薯毒素，是一种弱碱性的生物碱，遇醋酸极易分解。发芽马铃薯中毒无特殊解药，主要是对症支持疗法。可饮水后予以催吐；适当饮用食醋。

2. 患者呕吐、腹泻严重时应注意补充液体，纠正失水。注意电解质、酸碱平衡紊乱。

3. 呼吸困难时吸氧，可适当应用呼吸兴奋药尼可刹米 0.375g 和（或）洛贝林 3mg 肌内注射，密切注意呼吸情况；呼吸中枢麻痹时气管插管，呼吸机辅助呼吸，必要时予气管切开。

十六、毒蘑菇中毒

长 期 医 嘱	临 时 医 嘱
内科护理常规	血常规、尿常规、粪常规
一级护理	生化全套
禁食	血凝全套
测血压、呼吸、脉搏、血氧饱和度 q4h	插胃管
保留胃管❶	1：5000 高锰酸钾　400ml（共 10000ml）胃管内注入洗胃
1：5000 高锰酸钾　400ml（共 10000ml）胃管内注入洗胃	或 3% 鞣酸溶液　400ml（共 10000ml）胃管内注入洗胃
3%鞣酸溶液　400ml（共 10000ml）胃管内注入洗胃　q4h	或 浓茶液　400ml（共 10000ml）胃管内注入洗胃
或 浓茶液　400ml（共 10000ml）胃管内注入洗胃　q4h	温水　300ml｜胃管内注入 药用炭　50g｜
温水　100ml｜洗胃后胃管 药用炭❷　20g｜内注入　q2h	5%硫酸镁　60ml 胃管内注入 或 蓖麻油　30ml 胃管内注入
阿托品❸　1mg im q2h	温盐水　300ml×3 次灌肠
	股静脉置管
	血液灌流❹ 　　或 血液灌流联合血液透析

❶ 毒蕈中毒时由于毒素可经肝胆系统反复排入肠道，因此应保留胃管，反复、彻底的洗胃，即便就诊时已超过 6h 也应洗胃。

❷ 药用炭可吸附毒素，洗胃后予药用炭 100g 加入温水 300ml 口服或从胃管内注入，然后减量为 20g 加入温水 100ml，口服或胃管内注入，每 2h 1 次，连用 1～1.5 日。

❸ 阿托品主要用于含毒蕈碱的毒蕈中毒，可拮抗毒蕈碱作用，对毒蕈中毒所导致的房室传导阻滞及呼吸中枢衰竭都有治疗作用。

根据病情可 0.5～1mg 皮下或肌内注射，每 0.5～6h 1 次，必要时可加大剂量或改为静脉注射，直至瞳孔扩大、心率增快、面色潮红、症状缓解为止，然后逐渐减量和延长间隔时间。如果阿托品治疗效果不好，还可酌情使用抗毒蕈血清 40ml 肌内注射，应注意使用前要先做皮试。

❹ 药用炭血液灌流可吸附部分毒素，有条件应尽早做；由于毒素分子量多数较大，因而血液透析多数无效；但出现急性肾损伤时，血液透析可清除蓄积体内的代谢产物，纠正水、电解质和酸碱失衡，此时应选择做血液透析，或与血液灌流联合进行。

注：1. 患者表现为肝损害型的毒蕈中毒时可选用巯基类解毒药。巯基类解毒药的作用机制可能为含巯基药物与肝毒素结合，阻断毒素分子中的巯醚键，使其毒力减弱，从而保护了巯基酶的活性，并恢复部分已与毒素结合的含巯基酶的活性。常用 5% 二巯丙磺钠 5ml 肌注，或 5% 二巯丙磺钠 5ml 加入 10%GS 20ml 中静脉注射，每 6h 1 次或每天 2 次，连用 5～7 天。也可用二巯丁二钠 1～2g 加入注射用水 20ml 中静脉注射，然后减为二巯丁二酸钠 0.5～1.0g 加入注射用水 20ml 中静脉注射，每 6h 1 次，症状缓解后减为每天 2 次，连用 5～7 天。由于中毒患者肝脏损害多数较为严重，因此不宜选用二巯丙醇。还可用细胞色素 C 降低毒素与蛋白质结合，加速毒素的清除。用法为：NS 100ml 加细胞色素 C 15～30mg，静脉滴注，视病情轻重一天 1～2 次，疗程为 7～10 天；应注意：细胞色素 C 使用前要做皮试，皮试阴性方可使用。病情严重者应注意弥散性血管内凝血的发生，必要时可输新鲜血浆、血小板及凝血因子。

2. 肾上腺糖皮质激素主要用于溶血毒素引起的溶血反应及存在中毒性心肌炎、中毒性脑炎、中毒性肝病变等重症患者；使用原则为早期、短程、大剂量。如可用氢化可的松 300～400mg 加入 5%GS 250ml 中静滴；或地塞米松 20～30mg 加入 5%GS 250ml 中静滴；一般连用 3～5 天，病情好转后改为泼尼松口服。

3. 溶血型病情严重者应碱化尿液，可先用 5% 碳酸氢钠 100～200ml 静滴，然后口服碳酸氢钠片 1.0～2.0g 每天 4 次。严重者应输新鲜血或做换血疗法。

4. 毒蕈中毒缺乏特效疗法，因此应重视对症及综合治疗，应注意补充液体，纠正失水，注意电解质、酸碱平衡紊乱，注意中毒性脑水肿的防治、保肝及支持疗法。

十七、汽油中毒

长 期 医 嘱	临 时 医 嘱
内科护理常规	血常规、尿常规
一级护理	粪常规＋隐血试验
牛奶膳食	生化全套
病危通知	血气分析
心电监护	胸部 X 线检查
测血压、呼吸、脉搏、血氧饱和度 q2h	床边心电图
监测神志、瞳孔 q2h	
记 24h 出入量	
吸氧	
冰帽❶	
20％甘露醇❷ 250ml iv gtt q6h	
50％GS 40ml 呋塞米 20mg ｝ iv q6h	
地塞米松❸ 5mg iv q6h	
NS 250ml ATP 20mg ｝ iv gtt qd 维生素 B₆ 200mg	

❶ 汽油中毒重症患者的防治重点在中毒性脑病，因此出现脑水肿早期征象时，就应当及时使用冰帽或冰枕行头部降温。

❷ 合并脑水肿时应用 20％甘露醇（0.5g～1.0g/kg）250ml，15～30min 内快速静脉滴注，每 6h 1 次。甘露醇有一定的肾脏损害作用，如果伴有肾功能不全，可用甘油果糖 500～1000ml/d，滴速为 4.2ml/min。同时还可用呋塞米 20～40mg 肌内注射或静脉注射，2～4 次/天以减轻脑水肿。

❸ 合并中毒性脑水肿及吸入性肺炎时应早期、大剂量使用糖皮质激素，如地塞米松 20～40mg/d。

注：1. 汽油中毒的发生主要以蒸汽形式经呼吸道进入人体，经

皮肤吸收较少；也可以液体形式被吸入呼吸道（多见于汽车司机加油时用嘴吸油管）或误服入消化道。

2. 汽油中毒患者应迅速脱离中毒现场，去除被污染的衣物，呼吸新鲜空气，用肥皂水及清水彻底清洗被污染的皮肤。

3. 口服中毒者用植物油洗胃及灌肠，饮牛奶或豆浆以保护胃肠道黏膜，应注意不宜催吐。

4. 汽油中毒导致吸入性肺炎时应使用糖皮质激素（具体见上）及广谱抗生素控制感染；如可选用头孢他啶 1～2g 加入 NS 100ml 中静滴，每 12h 1 次；可口服氨溴索（沐舒坦）15mg，每天 2～3 次，以化痰；注意观察呼吸情况，注意随访胸部 X 线变化情况。

5. 眼球受刺激者可用 2% 碳酸氢钠清洗，然后使用硼酸眼药膏。

6. 昏迷患者应解开衣领、卸去义齿，清除口腔异物和呼吸道分泌物，必要时吸痰，保持呼吸道畅通。可酌情高压氧治疗。

7. 应密切注意观察病情，呼吸心搏停止应立即行心肺复苏术。应注意如果无心搏停止，则不宜用肾上腺糖皮质激素，以避免发生心室颤动。

十八、急性铅中毒

长 期 医 嘱	临 时 医 嘱
内科护理常规	血常规、尿常规、粪常规
二级护理	生化全套
流质饮食	血铅浓度测定
测血压、呼吸、脉搏　q4h	尿铅浓度测定
5%GS　500ml 依地酸钙钠❶　1.0g｜iv gtt qd 　或 NS　250ml｜iv gtt 　喷替酸钙钠　0.5g｜qd 　或 二巯丁二钠　0.5g im tid	插胃管
	1% 硫酸钠溶液　400ml/次 胃管内注入洗胃❷
	或 1% 硫酸镁溶液　400ml/次 胃管内注入洗胃
10%GS　500ml｜iv gtt qd 维生素 C　2.0g	50% 硫酸钠　60ml 胃管内注入
	或 50% 硫酸镁　60ml 胃管内注入
肌苷　0.2g po tid	
	阿托品❸　0.5mg im

❶ 铅中毒时首选依地酸钠钙行驱铅治疗。用法为：依地酸钠钙 1.0g 加入 5%GS 250ml 中静滴，每天 1 次；治疗 3 日，间隔 4 日，根据尿铅排出情况决定疗程，一般用 2～4 个疗程。如果患者腹绞痛明显，依地酸钠钙开始用量应加大为每日 2.0g，腹痛缓解后减为 1.0g；疗程次数增加至 4～6 次。也可选用喷替酸钙钠（促排灵）0.5～1.0g/d，用法及疗程同依地酸钠钙；或用二巯丁二钠（二巯丁二酸钠）0.5g，每日 3 次，疗程同依地酸钠钙。

❷ 口服中毒者应立即催吐，然后用 1%硫酸钠或 1%硫酸镁溶液彻底洗胃。硫酸镁或硫酸钠可与铅结合成不溶性的硫化铅，从而减少铅的吸收。

❸ 腹绞痛的治疗主要为加强驱铅治疗；可用阿托品 0.5～1.0mg 肌注，以缓解症状；如果腹痛难以缓解，可用 10%葡萄糖酸钙 10ml 加入 50%GS 40ml 中缓慢静脉注射，每 4h 1 次；钙剂可将血中铅迅速转移至骨骼内，从而缓解急性中毒症状，但用钙剂后将延长驱铅疗程。腹绞痛时还可在腹部热敷以减轻症状。

注：1. 出现中毒性脑病时应在驱铅的同时早期、大剂量使用糖皮质激素，如地塞米松 20～40mg/d。

2. 合并脑水肿时应用 20%甘露醇（0.5g～1.0g/kg）250ml，15～30min 内快速静脉滴注，每 6h 1 次；必要时还可合用呋塞米 20～40mg 肌内注射或静脉注射，2～4 次/天以减轻脑水肿。

3. 注意对症支持疗法。

十九、急性汞中毒

长 期 医 嘱	临 时 医 嘱	
内科护理常规	血常规、尿常规、粪常规	
一级护理	生化全套	
禁食	血铅浓度测定	
吸氧	尿铅浓度测定	
测血压、呼吸、脉搏、血氧饱和度　q4h	插胃管	
记 24h 出入量	药用炭　20g	口服或胃
保留胃管	温水　200ml	管内注入

续表

长 期 医 嘱	临 时 医 嘱
牛奶❶300ml　胃管内注入　q4h 　或 鸡蛋清　300ml 胃管内注入　q4h	2％碳酸氢钠溶液　　400ml 胃管内注入洗胃❸
5％二巯丙磺钠❷　2ml im 　或 5％二巯丁二钠　2.0g ⎤ 　　　NS　40ml　　　　⎦ iv	50％硫酸镁　40ml 胃管内 注入
	阿托品❸　0.5mg im
10％GS　500ml ⎤ ATP　40mg　　⎥ iv gtt qd 维生素 C　2.0g ⎦	
葡醛内酯　0.1g po tid	

❶ 汞中毒彻底反复洗胃后，口服或从胃管内注入牛奶或生鸡蛋清 300～400ml，然后洗出，每 4h 1 次。蛋白质既能保护胃黏膜，又可与汞结合从而阻止汞的吸收。

❷ 汞中毒后应尽早使用解毒药。可选用二巯丙磺钠；其巯基可与汞离子结合成巯-汞复合物，从尿液排出，从而使组织中被汞离子抑制的酶复能；用法为：首次剂量 5％二巯丙磺钠 2～3ml 肌注；然后减为 1～2.5ml 肌注，每 4～6h 1 次，连用 1～2 天后改为 2.5ml 肌注，每天 1 次；1 个疗程大约 7 天。以后是否行第 2 个疗程，取决于第 1 个疗程治疗后尿汞的排出情况。二巯丙磺钠的常见副作用有头晕、头痛、食欲缺乏、无力，个别患者出现剥脱性皮炎；肾功能损害时应根据肾功能损害程度及中毒程度决定络合剂的剂量及疗程，避免络合剂使用不当加重肾损害。

❸ 口服中毒者应尽早洗胃；可先在胃管内注入药用炭 20g，加入温水 300ml，以吸附胃内的汞；然后用 2％碳酸氢钠溶液反复洗胃；忌用等渗 0.9％氯化钠洗胃，因为它能增加汞的溶解度，促进汞的吸收。洗胃应轻柔，注意观察腹部情况；如果呕吐频繁或呕吐物呈咖啡色样，应慎重考虑是否继续洗胃，以免导致胃穿孔。

注：1. 注意观察病情，保护肝肾功能，如果出现肾功能损害应尽量在进行血液透析或血液灌流的同时应用解毒药物。

2. 注意水、电解质、酸碱平衡。

3. 注意对症支持疗法。如有口腔炎可用 3% 过氧化氢漱口；皮炎用 3% 硼酸湿敷。

二十、急性酒精中毒

长 期 医 嘱	临 时 医 嘱
内科护理常规	血常规、尿常规
一级护理	粪常规＋隐血试验
流质饮食	生化全套
心电监护	血气分析
测血压、呼吸、脉搏、血氧饱和度　q2h	床边心电图
监测神志、瞳孔 q2h	血中乙醇浓度测定
血糖测定[1]　q4h	或 呼出气乙醇浓度测定
吸氧	插胃管
吸痰　prn	温水　400ml/次 胃管内注入洗胃[3]
10%GS[2]　500ml 普通胰岛素　12U ⎫ iv gtt qd 维生素 B_6　100mg ⎭	或 1% 碳酸氢钠溶液 400ml 胃管内注入洗胃
	25%GS　20ml ⎫ iv 纳洛酮[4]　0.4mg ⎭
	10%GS　500ml ⎫ iv gtt 纳洛酮　1.2mg ⎭
	地西泮[5]　5mg im

[1] 急性乙醇中毒可能导致低血糖，因此应注意监测血糖；一旦发现低血糖应立即静脉注射葡萄糖。

[2] 高渗葡萄糖、胰岛素及维生素 B_6 可加速乙醇在体内的氧化，从而起到促进清醒的作用。

[3] 乙醇易挥发，吸收快，因此一般不需要洗胃、催吐及导泻；但如果摄入量大，在口服后 2h 内就诊的危重症患者可予以洗胃；洗胃液通常用 1% 碳酸氢钠溶液或温水；神志清醒者也可催吐，但禁用阿扑吗啡，以免加重酒精的抑制作用。

[4] 急性乙醇中毒目前尚无特效解毒药，也无加速其分解代谢

的药物。纳洛酮是中枢吗啡受体的拮抗剂，对乙醇中毒所导致的意识障碍、昏迷、血压下降、休克、呼吸抑制等有较好的疗效。可予以纳洛酮 0.4～0.8mg/次，静脉注射，必要时 15～30min 后重复给药。也可用 10%GS 500ml 加纳洛酮 1.2～2.0mg 持续静脉滴注，直至苏醒或呼吸平稳。一般情况下应用纳洛酮较安全。

❺ 急性乙醇中毒时慎用镇静药，以免加重乙醇的抑制作用；但如果患者躁动不安、过度兴奋时可予以地西泮 5～10mg 肌内注射或静脉注射；忌用巴比妥类药物，禁用吗啡，同时应注意观察呼吸及神志情况。

注：1. 轻度急性乙醇中毒者一般无须特殊治疗，经卧床休息、饮水、保暖等一般处理可自行恢复。

2. 昏迷患者应定时翻身、拍背，以防吸入性肺炎的发生；必要时 NS 100ml 加青霉素 160 万 U 静滴，每 8h 1 次。青霉素使用前需皮试。并行痰细菌培养，根据培养结果调整抗生素。

3. 中毒患者可适当应用呼吸兴奋药。如尼可刹米（可拉明）0.375～0.75g 肌内注射或静脉注射；或洛贝林 3～15mg 肌内注射或静脉注射；也可用苯甲酸钠咖啡因（安钠咖）0.5g 肌内注射，必要时 2～4h 重复使用。注意监测呼吸频率、血氧饱和度，必要时紧急气管插管或气管切开行机械通气。

4. 危重症患者如发生昏迷、呼吸衰竭应尽早行血液透析或腹膜透析。

5. 如果出现血压下降或休克，血容量已补足，但血压仍偏低，可予以血管活性药多巴胺 5～20μg/(kg·min) 静脉滴注以升血压。

6. 脑水肿患者应限制入水量，注意出入量平衡，并予以甘露醇脱水降颅压，必要时加用呋塞米。

7. 注意水、电解质、酸碱平衡紊乱的纠正。

二十一、甲醇中毒

长 期 医 嘱	临 时 医 嘱
内科护理常规	血常规、尿常规
一级护理	粪常规＋隐血试验
流质饮食	生化全套

长 期 医 嘱	临 时 医 嘱
病危通知	血气分析
心电监护	床边心电图
测血压、呼吸、脉搏、血氧饱和度　q2h	血中甲醇浓度测定
监测神志、瞳孔　q2h	或 血中甲酸浓度测定
吸氧	血中乙醇浓度测定
双眼纱布覆盖❶	血乳酸测定
50%白酒❷　15ml po q4h	血淀粉酶测定
5%GS　250ml ⎤ iv gtt qd	眼底检查
地塞米松❸　20mg ⎦	插胃管
20%甘露醇　250ml iv gtt qd	2%碳酸氢钠溶液　400ml
复合维生素 B　2 片 po tid	胃管内注入❹
	50%硫酸钠　60ml 胃管内注入
	股静脉置管
	血液透析❺
	5%乙醇溶液　500ml iv gtt
	5%碳酸氢钠❻　125ml iv gtt
	或 尼可刹米　0.375g　im❼

　❶ 甲醇对视神经及视网膜有特殊的致毒作用；甲醇中毒急性期无论视力如何，应用纱布覆盖眼球，以保护双眼，避免光线直接刺激。

　❷ 乙醇对醇脱氢酶的亲和力比甲醇大 20 倍，由此可抑制甲醇的代谢，并促进排出。轻度甲醇中毒患者可口服 50%白酒 30ml，每 3～4h 1 次，连用 3～4 天。中重症患者将 95%乙醇用 10%葡萄糖溶液配成 5%乙醇溶液 500～1000ml，静脉滴注。滴注过程应监测血中乙醇浓度，使其维持在 21.7～32.7mmol/L。血液中甲醇浓度降至 6.24mmol/L 以下，可停用乙醇。由于乙醇有毒，且治疗甲醇中毒时用量较大，因此有明显神经中枢抑制的患者忌用。

　❸ 视神经损害时每日大剂量使用地塞米松 20～30mg；20%甘

露醇 250ml 静滴每天 1 次；同时可服用 B 族维生素及改善微循环、营养神经的药物。

❹ 口服中毒者应立即用 2%～3%碳酸氢钠溶液反复洗胃。

❺ 早期血液透析是抢救中重度甲醇中毒的重要手段，可挽救生命，减轻中毒症状，减少后遗症。有条件时要尽早使用。血液透析的指征为：

- 血甲醇浓度>15.6mmol/L 或甲酸浓度>4.34mmol/L；
- 严重代谢性酸中毒；
- 视力严重障碍或视网膜水肿；
- 肾功能衰竭。

❻ 早期应用 5%碳酸氢钠 125ml 静滴，根据血气分析结果调整剂量；血 pH 正常后改为碳酸氢钠片 0.5～1.0g，口服，每天 3 次，连用 4～7 天。

❼ 中毒患者可适当应用呼吸兴奋药，如尼可刹米（可拉明）0.375～0.75g 肌内注射或静脉注射；或洛贝林 3～15mg 肌内注射或静脉注射；也可用安钠咖 0.5g 肌内注射，必要时 2～4h 重复使用。注意监测呼吸频率、血氧饱和度，必要时紧急气管插管或气管切开行机械通气。

注：1. 甲醇中毒多见于饮用含甲醇的假酒、误服甲醇或吸入甲醇蒸气。

2. 吸入中毒者应立即脱离中毒环境，脱去被污染的衣物，用清水充分、彻底冲洗被污染的皮肤。

3. 注意保持呼吸道通畅，注意监测呼吸频率、血氧饱和度，可予吸氧；如果出现呼吸衰竭，必要时紧急气管插管行机械通气。

4. 注意脑水肿的防治。脑水肿患者应限制入水量，注意出入量平衡，并予以甘露醇脱水降颅压，必要时加用呋塞米。

5. 注意水、电解质、酸碱平衡紊乱的纠正。

二十二、急性苯中毒

长 期 医 嘱	临 时 医 嘱
内科护理常规	血常规、尿常规
一级护理	粪常规＋隐血试验

续表

长 期 医 嘱	临 时 医 嘱
流质饮食	生化全套
心电监护	血气分析
测血压、呼吸、脉搏、血氧饱和度　q2h	床边心电图
监测神志、瞳孔　q2h	脑电图
吸氧	插胃管
10%GS　500ml 葡醛内酯❶　300mg ｜iv gtt qd 维生素 C　1.0g	0.5%药用炭❸　400ml/次洗胃 　或 2%碳酸氢钠溶液 400ml/次洗胃❸
鲨肝醇❷　100mg po tid	
肌苷　0.2g po tid	50%硫酸钠　60ml 胃管内注入
维生素 B₄　20mg po tid	地西泮❹　10mg im 　或 苯巴比妥　0.1g　im❹ 　或 水合氯醛　20ml ｜保留 　　温水　20ml ｜灌肠❹

❶ 苯中毒无特效解药；葡醛内酯及维生素 C 可能加速与苯的代谢产物酚类的结合，从而起到解毒的作用。可用葡醛内酯 300mg 和维生素 C 1.0g 加入 10%GS 500ml 中静滴，每天 1～2 次。

❷ 白细胞减少患者可口服鲨肝醇、肌苷、维生素 B₄ 等药物，以升白细胞。

❸ 口服中毒患者应立即洗胃；可用 0.5%药用炭或 2%碳酸氢钠溶液彻底洗胃；忌用催吐法清除毒物。

❹ 用于抽搐患者。

注：1. 急性苯中毒多以吸入高浓度苯蒸气或误服经消化道进入人体为常见；也可经皮肤吸收导致中毒。

2. 经呼吸道或皮肤中毒的患者应迅速脱离中毒现场，去除污染的衣物，以温肥皂水清洗皮肤，同时应注意保暖。

3. 眼部灼伤应立即用清水彻底冲洗，然后用可的松眼药膏。

4. 注意保持呼吸道通畅，密切注意呼吸情况；呼吸困难时可适当应用呼吸兴奋药；如尼可刹米 0.375g 和（或）洛贝林 3mg 肌内注射；如果出现呼吸抑制或呼吸停止，应立即气管插管予以机械通气辅助通气。

5. 合并脑水肿时应用 20％甘露醇（0.5g～1.0g/kg）250ml，15～30min 内快速静脉滴注，每6h 1 次。甘露醇有一定的肾脏损害作用，如果伴有肾功能不全，可用甘油果糖 500～1000ml/d，滴速为 4.2ml/min。同时还可用呋塞米20～40mg肌内注射或静脉注射，2～4 次/天以减轻脑水肿。

6. 出现休克时，在补足血容量基础上，用血管活性药物抗休克治疗；可给予多巴胺 5～20μg/（kg·min）以提高血压。

7. 心搏骤停应立即行心肺复苏术。肾上腺糖皮质激素仅在心肺复苏时使用；如果无心搏骤停，禁用肾上腺素，以免诱发心室颤动。

二十三、细菌性食物中毒

（一）胃肠型

长 期 医 嘱	临 时 医 嘱
内科护理常规	血常规、尿常规
二级护理	粪常规＋隐血试验
半流质饮食❶	生化全套
测血压、呼吸、脉搏　q4h	残余食物培养＋药物敏感试验❹
记 24h 出入量	呕吐物培养＋药物敏感试验
双八面体蒙脱石（思密达）❷　3g　po tid	粪便培养＋药物敏感试验
	阿托品　0.5mg H
环丙沙星❸　0.2g po tid	或 山莨菪碱　10mg H
	口服补液盐❺　1 袋 冲服

❶ 急性期患者饮食应为易消化的流质或半流质；呕吐、腹泻或腹痛患者需暂时禁食。

❷ 思密达是一种黏膜保护药，可维持肠细胞的吸收和分泌功能。

❸ 症状表现轻者，一般不用抗生素。但如果有高热、全身中毒症状明显者应根据可能的病原菌，选用合适并有效的抗菌药物；如可选用喹诺酮类（如口服环丙沙星 0.2～0.4g 或诺氟沙星 0.2g，

每天 3 次）；或氨基糖苷类（如阿米卡星 0.2g 肌注，每天 2 次）。如果已分离出致病菌，应根据药物敏感试验结果选用抗菌药物。

❹ 残余可疑食物及患者呕吐物、粪便中可分离出相同的细菌，对食物中毒的诊断与指导抗菌药物治疗有意义。

❺ 轻中度脱水患者可口服补液。将 1 袋口服补液盐溶于 500ml 的凉开水中，搅匀，充分溶解后，分次于 4～6h 内服完。成人总量每日不得超过 3000ml。无法进食者或全身中毒症状明显者应静脉补液；可选用 5% 葡萄糖氯化钠液、5%～10% 葡萄糖液及林格液；补液速度应先快后慢、见尿补钾，根据脱水程度每日静脉补液可达 3000～6000ml。必要时可行中心静脉压监测，根据中心静脉压调整补液量及速度。

注：1. 食物中毒患者通常进食被细菌及其毒素污染的食物而发病，如进食变质食物、海产品、腌制食品等；以集体发病为特点。

2. 沙门氏菌食物中毒患者应做床边隔离。

3. 在补足血容量的基础上如果血压仍低应予升压药。如间羟胺（阿拉明）20～100mg 加入 5%GS 250～500ml 中，以 8～15μg/(kg·min) 的速度静脉滴注；或多巴胺 5～20μg/(kg·min) 静脉滴注，根据血压情况调整。

4. 过敏型变形杆菌食物中毒以抗组胺药物治疗为主，如氯苯那敏 4mg 口服，每天 3 次；或苯海拉明 25mg 口服，每天 3 次；必要时加用糖皮质激素。

5. 高热患者予以乙醇或温水皮肤擦浴，或口服解热镇痛药（如对乙酰氨基酚 0.5g）。

（二）神经型

长 期 医 嘱	临 时 医 嘱
内科护理常规	血常规、尿常规
一级护理	粪常规＋隐血试验
病危通知	生化全套
鼻饲❶	残余食物厌氧菌培养❸
心电监护	呕吐物厌氧菌培养
测血压、呼吸、脉搏、血氧饱和度　　q2h	粪便厌氧菌培养

续表

长 期 医 嘱	临 时 医 嘱
监测神志、瞳孔　q2h	插胃管
记24h出入量	5%碳酸氢钠溶液　400ml/次 洗胃❹
吸氧❷	或 1∶4000 高锰酸钾溶液
呼吸机辅助通气	400ml/次 洗胃
吸痰 prn	温水　200ml ⎫ 胃管内注入 药用炭　25g ⎭
	50%硫酸镁　60ml胃管内注入
	气管切开术
	NS　500ml 灌肠
	多价肉毒抗毒血清　皮试
	多价肉毒抗毒血清❸ 50000U　im
	NS　40ml ⎫ iv 多价肉毒抗毒血清　50000U ⎭
	5%GS　500ml ⎫ 维生素C　2.0g ⎬ iv gtt ATP　20mg ⎭
	5%GS　500ml iv gtt

❶ 吞咽困难者应鼻饲。

❷ 呼吸困难时应予以吸氧；尽早气管切开，呼吸机辅助通气。

❸ 残余可疑食物、患者呕吐物及粪便行厌氧菌培养，以检出肉毒杆菌，对诊断有意义。

❹ 肉毒杆菌外毒素在碱性溶液中易被破坏，因此应尽早用5%碳酸氢钠或1∶4000高锰酸钾溶液洗胃。洗胃应彻底、反复。

❺ 多价肉毒抗毒血清是治疗本病的特效药，使用越早，疗效越好。用法为一次予以5万～10万U，静脉及肌内各注射半量，必要时6h后再重复应用一次。静脉注射速度要缓慢。如果病菌型别已确定，应肌内注射同型肉毒抗毒素，每次1万U。多价肉毒抗毒血清及同型肉毒抗毒素用药前均应先做皮肤过敏试验，如果为阳性可采用脱敏注射法。

注：1. 肉毒杆菌按抗原性不同可分为 7 种血清型，对人致病的以 A、B、E 3 型为主。发病前患者曾进食可疑被污染的变质罐头、腊肠等，同进食者可集体发病。

2. 防治脑水肿。

3. 如果进食的食物已证实有肉毒杆菌或其外毒素存在，或同食者已发生肉毒中毒时，即便是未发病者也应立即肌内注射多价肉毒抗毒血清 1000～2000U，以防止发病。

二十四、中暑

长 期 医 嘱	临 时 医 嘱
内科护理常规	血常规、尿常规
一级护理	粪常规＋隐血试验
流质饮食	生化全套
病危通知	血气分析
心电监护	床边心电图
测血压、呼吸、脉搏、血氧饱和度　q2h	插胃管
监测神志、瞳孔　q2h	冰盐水❸　400ml 胃管内注入
肛温监测❶　q1h	冰盐水　500ml 灌肠
吸氧	5％GNS　500ml ⎫ iv gtt
吸痰　prn	氯丙嗪❹　25～50mg ⎭
冰帽❷	地西泮　5mg im
大动脉冰敷	或 苯巴比妥　0.1g im
凉水或乙醇全身擦浴	NS　100ml ⎫ iv gtt
5％GNS　500ml ⎫ iv gtt qd	地塞米松❺　10mg ⎭
维生素 C　1.0g ⎬	
维生素 B₆　100mg ⎭	

❶ 中暑患者在降温治疗过程中应该密切观察记录肛温；肛温降至 38.5℃时，可停止降温治疗。

❷ 患者可戴冰帽或枕冰枕；在腋窝、腹股沟等大动脉经过部位放置冰袋；或用凉水或乙醇全身擦浴，促进蒸发散热。有条件的话也可使用降温毯对体温进行调节。

❸ 如果体外降温无效，可用冰盐水胃管内注入或灌肠；必要时将自体血液抽出在体外冷却后回输以降温。

❹ 氯丙嗪可抑制体温调节中枢，扩张血管，加速散热；并能减少震颤，使机体产热减少；是常用的可降低体温的药物，与物理降温法合用效果更好。用法为：氯丙嗪 25～50mg 加 5% GS 500ml（或 NS 500ml）中静滴。如果体温未明显下降可重复用药。有心血管病史患者慎用氯丙嗪。氯丙嗪用药过程中应密切观察血压、呼吸及神志等情况；如果出现呼吸抑制、血压下降、深昏迷应停药并作相应处理。如呼吸抑制可适当应用呼吸兴奋药，如尼可刹米（可拉明）0.375～0.75g 肌内注射或静脉注射；或洛贝林 3～15mg 肌内注射或静脉注射；必要时气管插管，呼吸机辅助通气。低血压时间羟胺（阿拉明）20～100mg 加入 5% GS 250～500ml，以 8～15μg/（kg·min）的速度静脉滴注，根据血压情况调整。

❺ 肾上腺糖皮质激素有增强机体应激能力，改善毛细血管通透性，减少液体渗出，稳定细胞膜和溶酶体，减少细胞损害，减轻脑水肿等作用，因而在高热及出现中毒性脑病、脑水肿时可以考虑应用。治疗原则为适量、短程。常用地塞米松 10～20mg 静滴，一般不超过 3 天。

注：1. 轻症中暑患者经离开高温环境，在阴凉处卧床休息、饮清凉含盐饮料等一般处理可自行恢复，一般无需特殊治疗。

2. 高热患者可将身体浸在 4℃ 的水中（头部除外），并按摩四肢皮肤，使皮肤血管扩张，加速血液循环，促进散热。老年人、体质弱及有心血管病史者慎用此法。

3. 注意水、电解质、酸碱平衡紊乱的纠正。失水为主补充 5% 葡萄糖；失钠为主补充 0.9% 氯化钠液。

4. 注意防治心力衰竭、脑水肿。

二十五、溺水

长 期 医 嘱	临 时 医 嘱
内科护理常规	血常规、尿常规
一级护理	粪常规＋隐血
禁食	生化全套

续表

长 期 医 嘱	临 时 医 嘱
病危通知	血气分析
心电监护	肌钙蛋白
测血压、呼吸、脉搏、血氧饱和度　q2h	床边心电图
监测神志、瞳孔 q2h	胸外按压❶
记 24h 出入量	面罩给氧
呼吸机辅助通气	气管插管
吸痰　q2h	双相波形电除颤❷　200J
冰帽	肾上腺素　1mg iv
	床边胸部 X 线检查

❶ 溺水患者如果呼吸、心搏停止应立即行心肺复苏术。如果患者是在冷水中溺水，由于低温时组织耗氧减少，延长了溺水者的可能生存时间，因此即便溺于水中时间长达 1h 才被发现，也应积极复苏，而且复苏时间要延长。

❷ 心室颤动患者有条件时应予立即除颤。

注：1. 发现溺水患者应争分夺秒，立即清除口、鼻中的污泥、杂草及分泌物，将患者取俯卧位，头部向下，快速按压背部，使呼吸道、胃内的水倒出。但要注意，倒水时间应尽可能的短，切不可因此延误心肺复苏的时间。

2. 淡水淹溺患者，应适当限制入水量，必要时输注全血或红细胞，以纠正血液稀释，补充溶解破裂的红细胞；海水淹溺患者一般不宜限制液体，可静脉滴注 5% 葡萄糖或血浆，如果溶血明显则宜输血。

3. 密切观察病情，积极抢救；重视脑复苏；防治脑缺氧及脑水肿；严重缺氧者或出现缺氧性脑病，可酌情行高压氧治疗。

4. 注意维持水、电解质、酸碱平衡稳定；防治急性呼吸窘迫综合征、心力衰竭、急性肾功能衰竭等合并症。如果发生急性肾功能衰竭，可予以肾必需氨基酸 250ml 静滴，每天 1 次；少尿患者予以呋塞米（血压正常情况下）20mg 静脉注射；有条件的话应行血液透析治疗。

5. 如果合并继发感染，可先经验性选用抗生素抗感染，如青霉素加甲硝唑；根据细菌培养结果调整抗生素。

二十六、电击伤

长 期 医 嘱	临 时 医 嘱
内科护理常规	血常规、尿常规
一级护理	粪常规＋隐血试验
禁食	生化全套
病危通知	血气分析
心电监护	肌钙蛋白
测血压、呼吸、脉搏、血氧饱和度　q2h	床边心电图
监测神志、瞳孔　q2h	胸外按压③
记 24h 出入量	面罩给氧
呼吸机辅助通气①	气管插管
吸痰　q2h	双相波形电除颤　200J
冰帽②	肾上腺素　1mg iv
20％甘露醇　250ml iv gtt q6h	创面消毒、包扎
50％GS　40ml 呋塞米　20mg ┃ iv q6h	破伤风抗毒素　皮试
	破伤风抗毒素　1500U iH
地塞米松　5mg iv q6h	

❶ 电击伤呼吸停止患者应立即行人工呼吸、气管插管、呼吸机辅助通气。

❷ 心肺复苏后如果患者仍昏迷，应立即开始脑复苏。低温可以降低脑代谢和颅内压，提高脑细胞对缺氧的耐受力。最好在短时间内将头部温度降至34℃左右。低温过程应注意观察病情，应预防患者出现寒战、抽搐。

❸ 心搏停止患者应立即开始心肺复苏术。

注：1. 电击伤发生后应争分夺秒采用最快、最安全的办法切断电源或使患者脱离电源。

2. 呼吸、心搏停止患者应立即行心肺复苏术。

3. 密切观察病情，积极抢救；重视脑复苏；防治脑缺氧及脑水肿。

4. 注意维持水、电解质、酸碱平衡稳定；注意急性肾损伤等并发症的发生。

5. 严重缺氧者或出现缺氧性脑病，可酌情行高压氧治疗。

6. 如果创面软组织肿胀明显并有坏死，酌情及时施行焦痂及深筋膜切开术以减低肌间隙压力，改善肢体血液循环，挽救受压而未坏死的肌肉。应注意深部组织烧伤情况。可选用有效抗生素抗感染，如青霉素＋甲硝唑；根据细菌培养结果调整抗生素。

7. 在循环稳定后 24～48h 内行探查术，清除坏死组织。

8. 高处坠落者应仔细体检，注意有无合并颅脑外伤、骨折等情况，并作相应处理。

二十七、晕动病

长期医嘱	临时医嘱
内科护理常规	血常规
二级护理	尿常规
流质饮食	粪常规
美可洛嗪[1]　25mg po qd 　或 茶苯海明　25mg po tid 　或 异丙嗪　12.5mg po bid	生化全套
氢溴酸东莨菪碱[2]　0.3mg po tid 　或 多潘立酮　10mg po tid	

[1] 美可洛嗪是哌嗪类抗组胺药，副作用为嗜睡、无力、视物模糊等。启程前 0.5～1h 服用，效果较好。

[2] 氢溴酸东莨菪碱是抗胆碱能类药物，注意：青光眼患者忌用。

注：1. 晕动病主要应用抗组胺类和抗胆碱能类药物治疗，可单独应用或联合用药。

2. 启程前尽量避免饱餐、饮酒及过度疲劳；乘车（船、飞机）

过程中应闭目休息。

3. 针刺或指压内关、合谷等穴位有一定效果。

4. 如果呕吐剧烈，可静脉补液；注意水、电解质、酸碱平衡紊乱的纠正。

第十节　传染病

一、水痘（以 6 岁 20kg 患儿为例）

长 期 医 嘱		临 时 医 嘱
传染病护理常规		传染病报告
一级护理		尿常规
呼吸道隔离		粪常规
半流质饮食		血常规
皮肤护理❶		水疱液涂片❸
阿昔洛韦　10mg/kg po q8h❷		血清水痘病毒特异性抗体❹
或 5%GS　250ml 　　　　阿糖腺苷　5～10mg/kg	iv gtt qd	胸部正位 X 片❺
		心肌酶谱 prn
或 5%GS　250ml 　　　　阿昔洛韦（无环鸟苷） 　　　　100mg	iv gtt tid	心电图 prn
		脑电图 prn
		腰椎穿刺 prn
干扰素　100 万 U im qd		CSF 常规 prn
维生素 C　100mg po tid		CSF 生化 prn
复合维生素 B　1 片 po tid		

❶ 剪短患儿指甲、戴连指手套以防抓伤；勤换内衣，消毒水洗浴，减少继发感染；局部或全身使用止痒、镇痛药。瘙痒者可给予炉甘石洗剂及抗组胺药物。皮疹已破溃可涂以硼酸溶液、新霉素溶液湿敷或外搽新霉素软膏。

❷ 抗病毒治疗，阿昔洛韦是首选的抗水痘病毒药物，治疗越早越好，一般应在皮疹出现后 48h 以内开始。口服阿昔洛韦 80mg/（kg·d）对免疫健全的儿童水痘病例有一定的益处而且无毒性，但

只有在水痘发病后 24h 内开始治疗才有效，重症患儿考虑阿昔洛韦静脉给药，美国推荐剂量 30mg/(kg·d)，分 3 次给药。阿糖腺苷 10m/(kg·d)，静滴，5～7 天，或者干扰素 5U/(kg·d)，肌注，3～5 天。早期使用 α-干扰素能较快抑制皮疹发展，加速病情恢复。继发细菌感染时给抗生素治疗。

❸ 水疱液涂片检查有多核巨细胞和核内包涵体，可分离出水痘-带状疱疹病毒或抗原阳性。

❹ 血清水痘病毒特异性 IgM 抗体检测可帮助早期诊断；双份血清特异性 IgG 抗体滴度，4 倍以上增高也有助于诊断。

❺ 疑有水痘肺炎者可进行胸部 X 线片检查。水痘肺炎典型地引起双侧多个结节性致密影和含气过多。在免疫健全的儿童较为罕见。多见于成年人。

注：1. 本病儿童多见，故以 6 岁 20kg 为例，加以说明。

2. 患儿应隔离至全部疱疹变干、结痂为止。卧床休息，给予易消化食物，保证液体及电解质平衡。

3. 加强护理，勤换衣服，保持皮肤清洁。

4. 继发感染者应及早选用敏感的抗生素。

5. 一般禁用激素，以免引起病毒播散使病情加重。病前已用激素者应用尽快减量或停用。

6. 对于发热及不适者用对乙酰氨基酚（扑热息痛），但不主张用水杨酸类（目的是为防止可能发生的瑞氏综合征），可做冷敷。

7. 积极治疗并发症，如水痘肺炎。

二、流行性腮腺炎（以 6 岁 20kg 患儿为例）

长 期 医 嘱	临 时 医 嘱
传染病护理常规	传染病报告
二级护理	尿常规、粪常规、血常规
呼吸道隔离	血清腮腺炎病毒抗原 IgM 抗体
口腔护理	体液标本分离腮腺炎病毒 prn❸
半流质饮食❶	血、尿淀粉酶❶
复合维生素 B 1 片 po tid	血心肌酶检查 prn

续表

长　期　医　嘱	临　时　医　嘱
利巴韦林　10mg/kg po 分 4 次❷	血肌钙蛋白检查 prn
板蓝根冲剂　1 包 po tid	血清脂肪酶 prn❶
	心电图 prn
	脑电图 prn
	腹部 B 超 prn
	脑脊液常规、生化检查 prn

❶ 避免进食酸性食品、饮料，注意口腔卫生。

❷ 发病早期可使用利巴韦林 10～15mg/(kg·d)，静滴，疗程 5～7 天。也可使用干扰素 5 万 U/(kg·d) 肌注。

❸ 发病早期，采集患者的唾液、尿或脑膜炎患者的脑脊液，接种于原代猴肾、Vero 细胞分离腮腺炎病毒。3～6 天内组织培养细胞可出现病变，形成多核巨细胞。

❹ 由于单纯腮腺炎即可引起血、尿淀粉酶增高，因此需做脂肪酶检查，若升高则有助于腮腺炎的诊断。

注：1. 急性期卧床休息，给予流质饮食。

2. 高热者给予解热药或物理降温。严重头痛和并发睾丸炎者可给解热镇痛药。

3. 睾丸胀痛可用棉花垫和"丁"字带托起。

4. 中医药治疗，如青黛散调醋局部涂敷腮肿处，普济消毒饮加减内服。

5. 根据可能并发的脑膜脑炎、睾丸炎或卵巢炎、胰腺炎、蜗神经受累、心肌炎、甲状腺炎、乳腺炎、肾炎等开展相应的辅助检查。

6. 对重症脑膜脑炎、睾丸炎或心肌炎等的患儿必要时可采用中等剂量的糖皮质激素，如泼尼松 1mg/(kg·d)，口服或者氢化可的松 5mg/(kg·d)，静脉滴注，进行 3～7 天的短期治疗。具体并发症治疗参考相关章节。

三、麻疹（以6岁20kg患儿为例）

长 期 医 嘱	临 时 医 嘱
传染病护理常规	传染病报告
二级护理	尿常规
呼吸道隔离	粪常规
眼、鼻、口腔护理	血常规
半流质饮食	麻疹特异性 IgM 抗体
维生素 C 100mg po tid	口腔颊黏膜刮片找多核巨
复合维生素 B 1 片 po tid	细胞❹
利巴韦林 10mg/kg po 分 4 次	胸部 X 线正位片 prn
5%GS 100ml 水溶性维生素 1 支 } iv gtt qd	心电图 prn
	脑电图 prn
丙种球蛋白 400mg/kg iv gtt qd❶	咽拭子培养＋药物敏感试验
5%GS 100ml 青霉素 120 万 U } iv gtt tid❷	prn
	青霉素皮试（ ）
维生素 AD 1 粒 po qd❸	布洛芬 100mg po prn❺

❶ 患儿病情危重或体弱时，应加强治疗，可静脉滴注免疫球蛋白，每日 400mg/kg，用 3～5 天。

❷ 合并（或怀疑）细菌感染或者危重患者时，可给予抗生素治疗或预防细菌感染，以后可根据细菌培养药物敏感度选用合理抗生素。

❸ 麻疹时维生素需要量大，可大量补充多种维生素，适当补充维生素 A、B 族维生素，以防止角膜软化或口腔炎。新剂型每粒含维生素 A 1500U，维生素 D_3 500U，每天 1 粒。部分产品分为 1 岁以下和以上 2 种剂型。均为每日 1 次，一次一粒。

❹ 病程早期（出疹前 2 天至出疹后 1 天），取患儿口腔颊黏膜刮片或鼻咽分泌物及尿沉渣涂片、瑞氏染色后镜检可见多核巨细胞或包涵体细胞阳性率较高。

❺ 出疹者的体温超过 39℃ 时，可选用小剂量解热药，不可用足量强效的解热药。勿滥用冷敷、冷水浴或酒精擦浴，以免对出疹

不利。

注：1. 注意隔离，呼吸道隔离至出疹后 5 日止；若有并发症，则隔离应延长至出疹 10 日止。

2. 并发症治疗

（1）合并肺炎　选用抗生素、抗病毒、对症等药物治疗。

（2）合并喉炎　除选用抗生素、抗病毒治疗外，还可加用糖皮质激素治疗、吸氧、超声雾化等措施。

（3）合并脑炎　可用干扰素，每日 100 万 U 肌注，每天 1 次，疗程为 10～14 天，并给予退热、镇痛、降低颅内高压等措施。

四、猩红热（以 6 岁 20kg 患儿为例）

长 期 医 嘱	临 时 医 嘱
传染病护理常规	传染病报告
一级护理	尿常规、粪常规、血常规
呼吸道隔离	血沉
半流质饮食	咽拭子培养＋药物敏感试验
或 流质饮食	血培养 prn
青霉素　5 万～	心电图 prn
20 万 U/kg　iv gtt	ASO
NS　100ml　分 2～4 次	CRP
或 5%GS　100ml	肝功能
红霉素 20～40mg/　iv gtt	肾功能
（kg·d）　分 3 次❶	RF
5%GS　100ml	多价红疹毒素实验❸
水溶性维生素　1 支　iv gtt qd❷	青霉素皮试（　）
维生素 C　3.0g	
复合维生素 B　1 片 po tid	
炉甘石洗剂　外用	

❶ 对青霉素过敏者可选用红霉素，20～40mg/(kg·d)，分 3 次给药，疗程 7～10 天。亦可选用第一代头孢菌素类或阿奇霉素。

❷ 补充大量维生素，尤其维生素 C。

❸ 此试验在发病早期呈阳性。而恢复期转为阳性者，提示无抗毒免疫力，对猩红热易感，如阴性则提示有抗毒力。

注：1. 传染病房呼吸道隔离 7 天。

2. 患者卧床给予足够的水分和热量，较大儿童用温淡盐水含漱，皮肤保持清洁可予炉甘石洗剂以减少瘙痒。并注意治疗和预防并发症。

3. 除针对风湿病、肾小球肾炎和关节炎的相应治疗外，尚应给予抗生素进行抗原治疗。并酌情加用糖皮质激素控制心力衰竭，积极抗休克。

4. 出院后 2 周门诊随访，尽早发现可能存在的变态反应。

五、伤寒（以 6 岁 20kg 患儿为例）

长 期 医 嘱	临 时 医 嘱
传染病护理常规	传染病报告
一级护理❶	尿常规、血常规、粪常规
流质饮食❷	血培养❺
卧床休息❸	或 骨髓培养❻
物理降温	粪培养❼
5%GS 100ml ⎫ 头孢曲松钠❹ 1g ⎬ iv gtt q12h	肥达反应（伤寒血清凝集反应）❽
	肝功能
或 5%GS 100ml ⎫ 头孢噻肟钠 2g ⎬ iv gtt q8h	肾功能
	电解质
	心电图

❶ 发热期给予一级护理，发热消退后至恢复期可改为二级护理。

❷ 发热期给予易消化富有营养的流质无渣饮食，少量多餐，发热消退后至恢复期可逐渐由半流质饮食过渡到正常饮食。

❸ 发热期应该卧床休息，发热消退后至恢复期取消卧床休息。

❹ 18 岁以上患儿，第二、第三代头孢菌素疗效不满意时，应

在充分医患沟通后试用氟喹诺酮类治疗，如环丙沙星或氧氟沙星。

❺ 血培养是确诊伤寒的常用方法，病程早期即可阳性，第 4 周后常为阴性。

❻ 骨髓培养阳性率高于血培养，阳性持续时间较长，适用于已用抗生素或血培养阴性者。

❼ 粪培养整个病程都可能出现阳性。

❽ 伤寒 "O" 凝集效价≥1：80，伤寒 "H" 凝集效价≥1：160，副伤寒 "H" 凝集效价≥1：80 可确定为阳性，有诊断价值。通常 5～7 天复查 1 次，效价逐渐升高者，诊断意义更大。

注：副伤寒的治疗可以参照伤寒。

六、血吸虫病（以 6 岁 20kg 患儿为例）

长 期 医 嘱	临 时 医 嘱
传染病护理常规	传染病报告
一级护理	尿常规、血常规、粪常规
流质饮食	肝功能
卧床休息	肾功能
5%GS　　100ml 氢化可的松　　100mg ∣ iv gtt q12h[1]	电解质
	心电图
吡喹酮　　200mg po tid[2]	胸部 X 线片
	消化系 B 超

❶ 有发热、荨麻疹、血管神经性水肿时使用。

❷ 儿童总剂量为 140mg/kg，6 天疗法，每天剂量分 2～3 次服用；一般病例可采用每次 10mg/kg，每天 3 次，连服 4 天。

注：1. 急性期发热患者应住院治疗，适当补液，保持水电解质平衡。

2. 巨脾型患者可行脾切除加大网膜后固定术，以降低门静脉高压，消除脾功能亢进。

3. 对腹水及上消化道出血患者的治疗，与门静脉性肝硬化处理相同。

七、手足口病

（一）普通病例（以 6 岁 20kg 患儿为例）

长 期 医 嘱	临 时 医 嘱
传染病护理常规	传染病报告
二级护理	尿常规、血常规、粪常规
口腔护理	肠道病毒（CoxA16、EV71 等）特异性核酸检测
皮肤护理	
半流质	或 肠道病毒分离
维生素 C　0.1g po tid	急性期血清 EV71-IgM 快速检测
利巴韦林　10～15mg/(kg·d) po 分 3 次❶	或 急性期与恢复期血清 EV71、CoxA16
	或 其他肠道病毒中和抗体❷
	血生化检查 prn

❶ 抗病毒药物可酌情选用利巴韦林、阿昔洛韦、更昔洛韦。

❷ 中和抗体滴度有 4 倍以上的升高具备诊断意义。

注：1. 如皮疹继发感染，可酌情使用抗生素，局部涂以抗生素软膏。

2. 密切观察病情变化，尤其是心、肺、脑等重要脏器功能，根据病情给予针对性的治疗。

3. 发热时可选用对乙酰氨基酚或者布洛芬退热。

（二）重症病例（以 6 岁 20kg 患儿为例）

长 期 医 嘱	临 时 医 嘱
传染病护理常规	传染病报告
一级护理	尿常规、血常规、粪常规
口腔护理	肠道病毒（CoxA16、EV71 等）特异性核酸检测
皮肤护理	
流质	或 肠道病毒分离
观察生命体征、神志、瞳孔　q15min 至 4h	急性期血清 EV71-IgM 快速检测

续表

长 期 医 嘱	临 时 医 嘱
心电监护	或 急性期与恢复期血清
记 24h 出入液量	EV71、CoxA16
翻身、拍背、吸痰　q2～4h	或 其他肠道病毒中和抗体
吸氧　prn	血生化检查
吸痰　prn	胸部 X 线片
干扰素　100 万 U im qd×3～5d	神经系统磁共振
20%甘露醇　0.5～1g/kg iv gtt q4h❶	脑电图
免疫球蛋白　400mg/kg iv gtt qd×2d❷	超声心动图
地塞米松　1～5mg iv qd❸	心电图

❶ 降低颅内压。每间隔 4～8h 1 次，20～30min 静脉注射，根据病情调整给药间隔时间及剂量。必要时加用呋塞米（速尿）。

❷ 总量 2g/kg，分 2～5 天给予。

❸ 参考计量：甲泼尼龙 1～2mg/(kg·d)；氢化可的松 3～5mg/(kg·d)；地塞米松 0.2～0.5mg/(kg·d)。病情稳定后，尽早减量或停用。个别病例进展快、病情凶险可考虑加大剂量，如在 2～3 天内给予甲泼尼龙 10～20mg/(kg·d)（单次最大剂量不超过 1g）或地塞米松 0.5～1.0mg/(kg·d)。

注：1. **神经系统受累的治疗**　控制颅内高压，限制入量，给予甘露醇等；静脉注射免疫球蛋白；酌情应用糖皮质激素治疗；其他对症治疗，如降温、镇静；严密观察病情变化，密切监护。

2. **呼吸、循环衰竭的治疗**

（1）保持呼吸道通畅、吸氧。

（2）确保两条静脉通道通畅，监测呼吸、心率、血压和血氧饱和度。

（3）呼吸功能障碍时，即使气管插管使用正压机械通气，建议呼吸机初调参数：吸入氧浓度为 80%～100%，吸气峰压（PIP）为 20～30cmH_2O，呼气末正压（PEEP）为 4～8cmH_2O，呼吸频率（f）为 20～40 次/分，潮气量为 6～8ml/kg。根据血气分析、胸部 X 线片结果随时调整呼吸机参数。

（4）在维持血压稳定的情况下，限制液体入量（有条件者根据中心静脉压测定调整液量）。

（5）头肩抬高 $15°\sim30°$，保持中立位；留置胃管、导尿管。

（6）药物的应用　根据血压、循环的变化可选用米力农、多巴胺、多巴酚丁胺等药物；酌情应用利尿药物治疗。

（7）保护重要脏器功能，维持内环境的稳定。

（8）监测血糖变化，严重高血糖时可应用胰岛素。

（9）抑制胃酸分泌，可应用西咪替丁、奥美拉唑等。

（10）有效抗生素防止继发肺部细菌感染。

3. 恢复期治疗　避免继发呼吸道等感染；促进各脏器功能恢复；功能康复治疗或中西医结合治疗。

八、人感染高致病性禽流感

长 期 医 嘱	临 时 医 嘱
呼吸内科护理常规	血常规、尿常规、粪常规
一级护理	血生化全套
清淡饮食	动脉血气分析
病重通知	T淋巴细胞亚群
或 病危通知	高致病性禽流感 A（H5N1）病毒抗体检测
心电血压血氧饱和度监测	
吸氧❶	高效病性禽流感 A（H5N1）病毒特异抗原或核酸检查
或 无创机械通气❷	
或 气管插管、气管切开有创机械通气❸	高致病性禽流感 A（H5N1）病毒分离
吸痰　prn	心电图
疫情报告	胸部 X 线片
隔离❹	或 胸部 CT
奥司他韦　75mg po bid❺	
≤15kg　30mg po bid	
15～23kg　45mg po bid	
23～40kg　60mg po bid	
＞40kg　75mg po bid	

续表

长 期 医 嘱	临 时 医 嘱
或 金刚烷胺❻ 　　1～9 岁　5mg/(kg · d)（最大 150mg) po（分 2 次）×5d 　　10～65 岁　100mg po bid×5d 　　＞65 岁　≤100mg po bid×5d	
NS　100ml 甲泼尼龙　40～80mg} iv gtt bid❼	

❶ 早期给予鼻导管或面罩吸氧，维持稳定的脉氧饱和度＞93%。对于鼻导管或面罩吸氧患者，若在吸氧流量≥5L/min（或吸氧浓度≥40%）的条件下，SpO_2＜93%，或呼吸频率仍在 30 次/分以上，呼吸负荷较高，应及时考虑给予无创正压通气（NIPPV）治疗。

❷ 无创机械通气：在使用无创正压通气过程中要求患者：a. 保持神志清醒状态；b. 依从性好，增强人-机的配合性；c. 使用 2h 后，临床无缓解趋势，及时改用有创通气治疗。由于高致病性禽流感 A（H5N1）仍是一种潜在的呼吸道传染性疾病，在使用无创通气的过程中，要求隔离治疗区的通风条件良好，可采取具有单一吸氧和呼气的改良面罩，并在呼气口附加高效微粒捕获滤器（High efficiency particulate arrestance filter，HEPAF），防止呼出气对环境的污染造成院内感染，同时严格个人保护。

❸ 有创机械通气：对于意识障碍、依从性差或正确应用 NIPPV 治疗 2h 仍未达到预期效果的患者，建议及时实施有创通气治疗。有创正压通气的使用策略主要提倡小潮气量肺保护策略治疗为主。在应用有创呼吸机辅助治疗时，一方面应使用封闭式吸痰系统吸取气道内分泌物，另一方面在呼吸机出气口附加高效微粒捕获滤器，尽可能避免在护理操作和给患者机械通气过程中发生交叉感染。

❹ 在人禽流感患者的治疗过程中，医务人员要加强个人保护意识，进行有效防护，包括穿戴隔离衣、手套、N95 口罩、眼罩、面罩等，在隔离区域内建立污染区、半污染区和洁净区等工作区域，创建良好的通风环境（理想的条件为在负压病房内进行治疗，

每小时室内空气更换 12 次以上)。

❺ 对临床可疑病例，在明确病原之前应尽早给予奥司他韦治疗。如果在应用奥司他韦后仍有发热且临床病情恶化，在排除细菌感染的同时，提示病毒仍在复制，此时可延长抗病毒疗程到 10 天。有些患者常规应用奥司他韦抗病毒治疗，但临床情况仍不断恶化，WHO 建议方案为给予大剂量个体化治疗，成人可加量至 150mg，每天 2 次，疗程延长至 10 天。但对青少年应慎用，因其神经心理副作用仍不清楚。建议对胃蠕动不良、胃扩张者经鼻-空肠管给药。

❻ 一般来说，除非疫区分离的高致病性禽流感 A（H5N1）病毒株对金刚烷胺类药物敏感，否则，不主张抗病毒药物联合治疗。其他抗病毒药物还有神经氨酸酶抑制药扎那米韦，但目前尚未获准上市，给药方法为经鼻吸入 10mg，每天 2 次，疗程 5 天；预防剂量为经鼻吸入 10mg，每天 1 次，疗程 7～10 天。

❼ **糖皮质激素的使用**：人禽流感患者如出现下列指征之一时，可考虑短期内给予适量糖皮质激素治疗，如氢化可的松 200mg/d 或甲泼尼龙 0.5～1mg/(kg·d)，在临床状况控制好转后，及时减量停用。糖皮质激素的应用指征：a. 短期内肺病变进展迅速，出现氧合指数<300mmHg，并有迅速下降趋势；b. 合并脓毒血症伴肾上腺皮质功能不全。

注：1. **对症支持** 对发热、咳嗽等临床症状给予对症治疗；如物理降温、镇咳祛痰等；有肝肾功能损伤者采用相应治疗。维持水、电解质平衡，加强营养支持。注意保护消化道黏膜，避免消化道出血。预防下肢深静脉血栓形成，必要时给予适当抗凝治疗。

2. **抗菌药物** 在未明确病因时，可根据当地社区获得性肺炎常见的感染病原及其耐药状况给予经验抗菌治疗，随后根据血培养和（或）痰培养结果及临床表现调整方案；已知感染病原及其药物敏感谱，则可选择特异抗菌药物进行治疗。如果已高度怀疑或已确诊高致病性禽流感 A（H5N1）感染，一般不提倡抗菌治疗，但如果合并细菌感染，可根据当地和所在医院的情况选择抗菌药物治疗。

3. **中医中药治疗** 临床用药应因时、因地、因人制宜，主要用一些益气、化湿、解毒药品，也可采用传统药物熏法等。

九、流行性乙型脑炎

（一）轻、中型（以 6 岁 20kg 患儿为例）

长 期 医 嘱	临 时 医 嘱
传染病护理	传染病报告
一级护理	尿常规、血常规、粪常规
口腔护理	腰椎穿刺
皮肤护理	脑脊液常规
流质	脑脊液生化
病危通知	脑脊液乙型脑炎病毒抗体测定
心电监护	血乙型脑炎病毒抗体测定
观察生命体征、神志、瞳孔 q2～4h	血钠、钾、钙、氯测定
记 24h 出入液量	血气分析
吸氧 prn	脑电图
吸痰 prn	头颅 CT prn
干扰素 100 万～200 万 U im qd×（3～5d）	对乙酰氨基酚注射液 8～10mg/kg im prn

（二）重型-高热（以 6 岁 20kg 患儿为例）

长 期 医 嘱	临 时 医 嘱
传染病护理❶	传染病报告
一级护理	尿常规、血常规、粪常规
口腔护理 prn	腰椎穿刺
皮肤护理 prn	脑脊液常规＋生化＋乙型脑炎病毒抗体测定
流质	
病危通知	血乙型脑炎病毒抗体测定❸
心电监护	血钠、钾、钙、氯测定
观察生命体征、神志、瞳孔 q2～4h	血气分析
记 24h 出入液量	脑电图
吸氧 prn	头颅 CT prn
吸痰 prn	头部置冰袋

续表

长 期 医 嘱	临 时 医 嘱
干扰素　100万～200万 U im qd×（3～5d）	35%乙醇在大血管处擦浴
对乙酰氨基酚注射液　8～10mg/kg im q6～8h[2]	异丙嗪　0.5～1mg/kg 氯丙嗪　0.5～1mg/kg　｝im prn
10%GS　500ml 维生素 C　1.0g　｝iv gtt qd	冷盐水　100ml 保留灌肠 prn
静脉用丙种球蛋白　400mg/kg iv gtt qd×5d	

[1] 患儿应隔离在有防蚊设备的病室内，根据当地实际情况采用空调、风扇、冰块等降温措施，使室温控制在26～28℃。

[2] 高热除采用室内降温措施外，还可用温水擦浴（水温较患儿体温低2～3℃），35%～50%乙醇擦浴、头部冰帽、冷水灌肠等物理降温措施，但要注意避免引起患儿寒战。药物降温可选用对乙酰氨基酚、布洛芬等。患儿肛温控制在38.5℃以下即可，若体温不能顺利控制时可用氯丙嗪及异丙嗪各 1mg/kg 肌注或者静滴，必要时每4～6h 重复1次，以达到镇静及辅助退热作用。亚低温（30～35℃）治疗脑缺血、脑缺氧和脑出血患者，取得了令人瞩目的研究成果。临床脑炎高热昏迷和中枢性高热等患者均可运用亚低温治疗，可望改善患者预后，提高临床疗效。

[3] 乙型脑炎病毒抗体测定

◆ 病程早期及恢复期双份血清凝抑制抗体、补体结合抗体。

◆ 乙脑病毒特异性 IgM 抗体（病程第4天出现，2周达到高峰），单份血清阳性即有诊断意义。

（三）重型-惊厥（以6岁20kg患儿为例）

长 期 医 嘱	临 时 医 嘱
传染病护理	传染病报告
一级护理	尿常规
口腔护理　prn	血常规

续表

长 期 医 嘱	临 时 医 嘱
皮肤护理　prn	粪常规
流质❶	腰椎穿刺
或 半流质❶	脑脊液常规＋生化＋乙型脑
病危通知	炎病毒抗体测定
心电监护	血乙型脑炎病毒抗体测定
观察生命体征、神志、瞳孔　q2～4h	血钠、钾、钙、氯测定
记 24h 出入液量	血气分析
吸氧　prn	脑电图
吸痰　prn	头颅 CT prn
干扰素　100 万～200 万 U im qd×	地西泮　每次 0.1～0.3mg/
（3～5d）	kg im❸
对乙酰氨基酚注射液　8～10mg/kg	或 苯巴比妥　每次 3～
im q6～8h	5mg/kg im❸
20%甘露醇　0.5～2g/kg iv gtt	或 水合氯醛　每次 40～
q8h❷	60mg/kg 灌肠❸
地塞米松　1～5mg iv q8h❷	
10%GS　500ml	
三磷腺苷　20mg ｜ iv gtt qd	
维生素 C　1.0g	

❶ 急性期患儿宜给予清凉流质或半流质，昏迷不能吞咽的患儿用鼻饲。

❷ 甘露醇、地塞米松交替使用。

❸ 地西泮必要时静注，静注时需注意患儿呼吸，静注时间＞3min。镇静药地西泮、水合氯醛、苯巴比妥不可同时或紧接着使用。

注：1. 本病的治疗主要针对高热、惊厥、呼吸衰竭。

2. 高热、呕吐、惊厥、多汗的患儿予静脉补液，为防止脑水肿，补液量不宜过多，一般为 50～80ml/(kg·d)，并酌情补充钾盐，注意电解质平衡。

3. 有条件可选用静脉用丙种球蛋白静脉注射，400mg/(kg·d)，持续 5 天。

4. 纳洛酮能竞争性阻断内源性阿片肽对神经功能的损害作用，减少自由基的产生、小胶质细胞活化和炎症介质的释放，改善神经细胞的能量代谢，逆转钙离子、兴奋性氨基酸升高等对神经系统的损害作用，并可能增加内源性脑保护因子的活性而达到神经保护的作用。剂量每次 0.01～0.02mg/kg，肌注或者静注，必要时可重复使用。

5. 要查明惊厥原因，因高热引起者给予降温；因脑水肿引起者给予脱水；因呼吸道分泌物堵塞，换气不足而使脑细胞缺氧引起者，应吸痰、给氧，必要时行气管切开并予机械呼吸。镇静药地西泮、苯巴比妥、水合氯醛不宜同时应用。

6. 有意识障碍者，需进行口腔、皮肤护理，防继发感染及褥疮发生。有呼吸道分泌物堵塞者，应给予吸痰、吸氧，并应侧卧位做体位引流或臀部提高 15°，防吸入性肺炎。

7. 昏迷不能闭眼者，用清水或 0.9% 氯化钠冲洗双眼，或红霉素眼膏涂眼，并用消毒凡士林纱布盖于局部，防暴露性角膜炎。

8. 中医药辨证治疗。

（四）重型-呼吸衰竭（以 6 岁 20kg 患儿为例）

长 期 医 嘱	临 时 医 嘱
传染病护理	传染病报告
一级护理	尿常规、血常规、粪常规
口腔护理	腰椎穿刺
皮肤护理	脑脊液常规＋生化＋乙型脑
流质	炎病毒抗体测定
病危通知	血乙型脑炎病毒抗体测定
心电监护	血钠、钾、钙、氯测定
观察生命体征、神志、瞳孔　q2～4h	血气分析
记 24h 出入液量	脑电图
翻身、拍背、吸痰　q2～4h	头颅 CT prn
吸氧　prn	20% 甘露醇　0.5～2g/kg iv prn
吸痰　prn	
干扰素　100 万～200 万 U im qd×（3～5d）	东莨菪碱　每次 0.02～0.04mg/kg iv（慢）

续表

长 期 医 嘱	临 时 医 嘱
对乙酰氨基酚注射液　8～10mg/kg　im q6～8h	洛贝林　0.3～3mg im prn
20%甘露醇　0.5～2g/kg iv gtt q8h	尼可刹米
地塞米松　1～5mg iv q8h	<6个月　75mg（1/5支）im prn
10%GS　250ml 三磷腺苷　20mg 维生素C　1.0g 辅酶A　100U　〉iv gtt qd	1岁　0.125g（1/3支）im prn
	4～7岁　0.175g（约0.5支）im prn
α-糜蛋白酶　2mg 庆大霉素　4万U　〉雾化吸入 bid NS　2ml	气管插管或气管切开 prn

十、流行性脑脊髓膜炎

（一）一般型（以6岁20kg患儿为例）

长 期 医 嘱	临 时 医 嘱
传染病护理常规	传染病报告
一级护理	尿常规、粪常规、血常规
呼吸道隔离	血流脑抗原抗体测定 prn
半流质（或鼻饲）	血钠、钾、钙、氯测定
病重通知	血气分析
或 病危通知	血DIC指标测定
吸氧　prn	血凝血时间测定（试管法）
心电监护	脑电图
头孢曲松　75～100mg/（kg·d）iv gtt（分1～2次）❶	心电图 prn
	CSF生化
或 青霉素　20万～40万/（kg·d）iv gtt（分2～4次）❶	CSF常规
	CSF涂片

续表

长 期 医 嘱	临 时 医 嘱
20%甘露醇　0.5~1g/kg iv gtt q6h[2]　prn	皮肤瘀点处组织涂片
	细菌培养＋药物敏感试验[3]
	青霉素皮试（　）
	对乙酰氨基酚　8~10mg/kg im prn
	苯巴比妥　每次 3~5mg/kg im prn

❶ 青霉素为首选药物，在大剂量使用及脑膜有炎症时可通过血脑屏障。第三代头孢菌素类可通过血脑屏障，且副作用小，故可选用。

❷ 有颅内压增高时，多选用 20%甘露醇，每次 0.5~1.0g/kg，每 4~6h 静滴 1 次。

❸ 可行 CSF 培养＋药物敏感试验或血培养＋药物敏感试验，根据药物敏感试验结果选择敏感抗生素，但注意选择易通过血脑屏障药物。

（二）爆发型（以 6 岁 20kg 患儿为例）

长 期 医 嘱	临 时 医 嘱
传染病护理常规	传染病报告
呼吸道隔离	尿常规、粪常规、血常规
一级护理	血流脑抗原抗体测定 prn
病危通知	血钠、钾、钙、氯测定
禁食	血气分析
测血压　q2h	血 DIC 指标测定
心电监护	血凝血时间测定（试管法）
吸氧	脑电图
呼吸机辅助呼吸	心电图 prn
记 24h 出入液量	CSF 生化
头孢曲松　75~100mg/(kg・d)iv gtt 分 1~2 次	CSF 常规

续表

长 期 医 嘱	临 时 医 嘱
或 青霉素　20万～40万/(kg•d) iv gtt 分2～4次	皮肤瘀点处组织涂片
	细菌培养＋药物敏感试验
5%GS　100ml 地塞米松　1～5mg ｜iv gtt qd❶	凝血分析
	血气分析
或 5%GS　100ml 氢化可的松　4～8mg/(kg•d) ｜iv gtt 分2次	电解质
	青霉素皮试（　）
	肝素　50U/kg iv❸
5%GS　100ml 山莨菪碱　0.3～2mg/kg ｜iv gtt qd❷	对乙酰氨基酚　8～10mg/kg im prn
	新鲜血浆　100ml iv gtt❹
20%甘露醇　0.5～2g/kg iv gtt q4～6h prn	毒毛花苷K　0.007～0.01mg/kg❺
	或 酚妥拉明　0.1～0.2mg/kg 10%GS　10～20ml ｜iv（缓慢）❻
	地西泮　每次0.1～0.3mg/kg iv
	或 复方氯丙嗪　每次0.5～1mg/kg im❼
	或 10%水合氯醛　每次40～60mg/kg 灌肠
	苯巴比妥　每次3～5mg/kg im prn

❶ 短程、大剂量应用糖皮质激素有利于控制休克，减少神经系统并发症，可显著降低颅内压，减轻毒血症，稳定溶酶体，亦可解痉、增强心肌收缩力及抑制血小板凝集，有利于纠正心力衰竭。一般用至休克控制后及时停用。

❷ 抗休克治疗，应用山莨菪碱或阿托品以解除微血管痉挛。至休克症状改善后延长给药间歇，逐渐停药。

❸ 发生弥散性血管内凝血时，及早应用肝素治疗，首剂以后必要时每4h给予50～100U，以后按弥散性血管内凝血测定结果应

用抗凝血药，肝素持续治疗至病情好转。

❹ 发生弥散性血管内凝血时，凝血因子消耗，可输注新鲜血浆及维生素 K_1，以补充消耗的凝血因子。

❺ 或按体表面积 0.3mg/m²，首剂给予一半剂量，其余分成几等份，间隔 0.5～2h 给予。

❻ 心功能不全的治疗。用于严重的休克，能使心搏出量增加，血管舒张，外周阻力降低，并能降低肺循环阻力，防止肺水肿的发生，从而改善休克状态时的内脏血液灌注，解除微循环障碍。

❼ 有反复惊厥者应及时控制惊厥，可用地西泮、复方冬眠制剂、水合氯醛及苯巴比妥钠交替应用。

注：1. 需对症处理　有高热、头痛及烦躁不安等症状时，需及时对症处理，并注意能量供给，纠正电解质及酸碱平衡紊乱。

2. 出现呼吸不规则、减慢、变浅、呼吸暂停等中枢性呼吸衰竭表现时，要及时应用洛贝林 0.3～3mg/次静注或静滴，可在数小时后重复应用，并可给予尼克刹米（<6 个月，75mg/次；1～3 岁，125mg/次；4～7 岁，175mg/次）交替静滴。

3. 发生气道阻塞或呼吸衰竭时，立即气管插管或切开，加压给氧，吸引分泌物及机械呼吸。

十一、霍乱（以 6 岁 20kg 患儿为例）

长　期　医　嘱	临　时　医　嘱
传染病护理常规	传染病报告
一级护理❶	尿常规、血常规、粪常规
床边隔离	粪悬滴制动试验
流质饮食	粪培养＋药物敏感试验
记 24h 出入液量	血钠、钾、氯测定
NS❷ 200ml iv gtt qd	肾功能
4：3：2 液或 3：2：1 液 1600ml	血气分析
（iv gtt qd）❸	心电图 prn
多西环素❹ 0.04g po qd	
或 环丙沙星　0.1g po bid	

续表

长 期 医 嘱	临 时 医 嘱
氯丙嗪　12.5mg po tid	
小檗碱(黄连素)　0.15g po tid	

❶ 血压恢复正常，24h 尿量在 500ml 以上时改为二级护理。

❷ 中重度霍乱患儿，第一阶段补液为扩容阶段，按 20ml/kg NS 计算，30min 至 1h 内输入。随后进入第二阶段。

❸ 第二阶段补液予 2/3 张或 3/2 张液，按 80ml/kg 计算，1 岁以内 6h 内输入，1 岁以上 5h 内输入。

❹ 首日 2.2mg/(kg·次)，每 12h 1 次，后续以 2.2～4.4mg/(kg·d)，每日 1 次。

注：1. 轻型霍乱无脱水表现，血压、脉搏均正常，血浆比重为 1.026～1.030，尿量略减少。24h 的补液量为 3000～4000ml。中型霍乱有一定程度的脱水，血压稍低，脉细速，血浆比重为 1.031～1.040，24h 尿量在 500ml 以下，24h 的补液量为 4000～8000ml。重型霍乱脱水严重，休克状态，血压甚至不能测出，脉细速常不能触及，血浆比重＞1.041，24h 尿量在 50ml 以下或无尿，24h 的补液量为 8000～12000ml。

2. 出现肾功能衰竭和急性肺水肿时按相关医嘱治疗。

十二、痢疾

(一) 普通型

长 期 医 嘱	临 时 医 嘱
传染病护理常规	传染病报告
二级护理	尿常规、血常规、粪常规
半流质	粪培养＋药物敏感试验❸
头孢克肟　1.5～3mg/kg po bid❶	1：1000 呋喃西林溶液
复合维生素 B　1 片 po tid	250ml 清洁灌肠
1：1000 呋喃西林溶液　100ml 　保留灌肠 bid×(2～3d)	

续表

长 期 医 嘱		临 时 医 嘱
或 <6 岁 NS 100ml 双八面体蒙脱石 （思密达） 3g[2]	保留灌肠 qd	
>6 岁 NS 200ml 双八面体蒙脱石 6g[2]	保留灌肠 qd	

❶ 使用抗生素的疗程为 7 天，足量用药 3 天，若无效则改换其他药物。原则上，急性细菌性痢疾的病原菌是痢疾杆菌，属于肠杆菌的志贺菌属，应该首先氟喹诺酮类药物，疗程为 5～7 天，但是考虑该类药物由于对骨骼发育可能产生不良影响，应避免用于 18 岁以下未成年人。对于普通型细菌性痢疾，可考虑口服头孢菌素类药物、半合成青霉素等药物。可根据细菌培养药物敏感试验来选择用药。

❷ 双八面体蒙脱石灌肠后最好使臀部抬高 30°，保留 1～2h，使药物发挥尽可能大的作用。

❸ 疗程结束，停药 3 天后粪培养（1 次/天），连续 3 次阴性才可取消肠道隔离。

注：1. 高热，呕吐，不能进食者，给布洛芬，或对乙酰氨基酚药物降温或温水擦浴物理降温，适当补液，注意水电解质平衡。

2. 对腹泻次数频繁，里急后重症状明显者可给予 1：1000 呋喃西林溶液 40ml 内加普鲁卡因 40～80mg 保留灌肠，2 次/天，灌肠前做普鲁卡因皮试。腹痛剧烈者可给予颠茄合剂口服，必要时口服或者肌注阿托品，0.01～0.03mg/kg。

（二）中毒型菌痢（休克型）

长 期 医 嘱	临 时 医 嘱
传染病护理常规	传染病报告
一级护理	尿常规、血常规、粪常规
床边隔离	粪培养（或肛拭培养）＋药物敏感
病危通知	试验

续表

长 期 医 嘱	临 时 医 嘱
禁食	血钠、钾、氯测定
观察生命体征、神志、瞳孔 q0.5～2h	血气分析
	DIC 指标监测 prn
心电监护	心电图 prn
记 24h 出入液量	1：5000 呋喃西林溶液　200ml
吸氧	清洁灌肠
头孢曲松钠　20～80mg/(kg·d) iv gtt qd[1]	右旋糖酐-40
	婴儿　5ml/kg iv gtt
地塞米松 1～5mg iv qd	儿童　10ml/kg iv gtt
	5％碳酸氢钠　iv gtt[2]
	10％GS　250ml　　　　iv gtt
	10％氯化钠　10ml　　 （见尿
	11.2％乳酸钠　10ml　 补钾）
	10％氯化钾　7ml
	山莨菪碱　0.5～2mg/kg iv[3]
	或 纳洛酮　0.01～0.02mg/kg iv[3]

[1] 病情改善且稳定后抗菌药物可改为口服，疗程为 7～10 天。

[2] 用于纠正代谢性酸中毒，静脉滴注，所需剂量按下式计算：
补碱量(mmol) = (- 2.3 - 实际测得的 BE 值)×0.25×体重(kg)，或
补碱量(mmol) = 正常的 CO_2CP - 实际测得的 CO_2CP (mmol)×
0.25×体重(kg)。

[3] 山莨菪碱、纳洛酮能升高血压和增强心肌收缩力。山莨菪
碱每 15min 1 次，至休克改善后延长给药间隔，逐渐停药。必要时
可重复使用。

注：1. 抢救休克时扩充血容量，纠正酸中毒以及使用糖皮质激
素、抗凝血药、血管活性药物、强心药的具体应用请参考相关内容。

2. 有弥散性血管内凝血或疑似弥散性血管内凝血者，可用肝
素抗凝，每次剂量 1mg/kg。

3. 高热需降温，药物可选用对乙酰氨基酚肌注，必要时给予复方冬眠灵（氯丙嗪、异丙嗪每次各 1mg/kg）肌注，或加 10％葡萄糖 50ml 静滴。同时可进行物理降温，如冰盐水灌肠，35％～50％乙醇擦浴，大血管处冰袋外敷及温水浴（低于体温 2～3℃）。

（三）中毒型菌痢（脑型）

长 期 医 嘱	临 时 医 嘱
传染病护理常规	传染病报告
一级护理	尿常规、血常规、粪常规
床边隔离	粪培养（或肛拭培养）＋药物敏感
病危通知	试验
禁食	血钠、钾、钙、氯测定
观察生命体征、神志、瞳孔 　　q0.5～2h	血气分析
	DIC 指标监测 prn
心电监护	心电图 prn
记 24h 出入液量	1∶5000 呋喃西林溶液　200ml
吸氧	清洁灌肠
头孢曲松钠　20～80mg/(kg·d) 　　iv gtt qd	脑电图
	地西泮　每次 0.1～0.3mg/kg iv❶
20％甘露醇　1～2g/kg iv gtt 　　q4～8h	或 苯巴比妥　每次 3～5mg/kg im❷
地塞米松　1～5mg iv q8h	或 10％水合氯醛　每次 40～ 60mg/kg 灌肠
	异丙嗪　0.5～1mg/kg ⎫ 氯丙嗪　0.5～1mg/kg ⎭ im prn

❶ 静注地西泮时需密切观察呼吸情况。

❷ 苯巴比妥的最大剂量每次不超过 100mg。

注：1. 高热处理同"休克型"。

2. 山莨菪碱对改善脑部微循环有效，必要时可应用，用法同"休克型"。

3. 脑水肿易发生呼吸衰竭，除应用脱水剂甘露醇及地塞米松外，还可用呋塞米、依他尼酸等协助利尿药脱水。对已发生呼吸衰竭者可给予洛贝林、尼克刹米，东莨菪碱类药物兴奋呼吸中枢，无效呼吸时应立即给予气管插管或气管切开，应用人工呼吸器。

十三、病毒性肝炎

长 期 医 嘱	临 时 医 嘱
传染病护理常规	传染病报告
一级护理❶	尿常规、血常规、粪常规
床边隔离	肝功能
半流质饮食❷	凝血酶时间
10%GS　250ml 甘草酸二铵注射液　150mg ｜ iv gtt qd	血浆凝血酶原时间
	活化部分凝血活酶时间
5%GS　250ml 维生素 K₁　10mg ｜ iv gtt qd	血钠、钾、钙、氯测定
	甲型肝炎病毒抗体检测
10%GS　250ml 促肝细胞生长素　100mg❸ ｜ iv gtt gd	乙型肝炎病毒抗原抗体检测
	丙型肝炎病毒抗体检测
腺苷蛋氨酸　500mg❹ iv bid	丁型肝炎病毒抗体检测
多烯磷脂酰胆碱胶囊　600mg po tid	戊型肝炎病毒抗体检测
水飞蓟宾片　70mg po tid	消化系统 B 超检查
复合维生素 B　2 片 po tid	
维生素 C　100mg po tid	

❶ 当胆红素小于正常上限 5 倍，凝血酶原活动度大于 60%时可以改为二级护理；当胆红素小于正常上限 2 倍，凝血酶原活动度大于 70%时可以改为三级护理。

❷ 当胆红素小于正常上限 2 倍，凝血酶原活动度大于 70%时可以改为软食。

❸ 当胆红素大于正常上限 5 倍，凝血酶原活动度小于 60%时需要使用促肝细胞生长素。

❹ 当胆红素大于正常上限 5 倍时应使用腺苷蛋氨酸。

注：1. 当胆红素大于正常上限 10 倍，凝血酶原活动度小于40%时患者病情危重，需要发放病危通知，在以上治疗基础上进行人工肝治疗。

2. 慢性乙型病毒性肝炎和慢性病毒性肝炎患者根据病情可以增加抗病毒治疗措施。

3. 当胆红素小于正常上限 2 倍，凝血酶原活动度大于 70% 时可以把静脉使用药物改为口服药物。

十四、急性传染性非典型肺炎（SARS）

长 期 医 嘱	临 时 医 嘱
呼吸内科护理常规	血常规
一级护理	尿常规
清淡饮食	粪常规
病重通知	血生化全套
或 病危通知	动脉血气分析
心电血压血氧饱和度监测	T 淋巴细胞亚群
吸氧❶	SARS-CoV 特异性抗体检测❾
或 无创机械通气（NIPPV）❷	SARS-CoV RNA 检测❿
或 气管插管、气管切开有创机械 通气❸	心电图
吸痰 prn	胸部 X 线片
疫情报告	或 胸部 CT
隔离❹	
NS 100ml 甲泼尼龙 40～160mg | iv gtt bid❺	
莫西沙星 0.4g iv gtt qd prn❻	
物理降温❼	
或 对乙酰氨基酚 0.5g po prn❼	
5%GS 500ml 痰热清 20ml | iv gtt qd❽	

❶ 一般早期给予持续鼻导管吸氧（吸氧浓度一般为 1～3L/min）。

❷ 无创机械通气的应用指征：呼吸次数＞30 次/分；吸氧 5L/min 条件下，血氧饱和度＜93%。禁忌证：有危及生命的情况，需要紧急气管插管；意识障碍；呕吐、上消化道出血；气道分泌物多和排

痰能力障碍；不能配合无创机械通气治疗；血流动力学不稳定和有多器官功能损害。

❸ 对 SARS 患者实施有创机械通气的指征为：实用无创机械通气治疗不耐受，或呼吸困难无改善，氧合改善不满意，动脉氧分压<70mmHg，并显示病情恶化趋势；有危及生命的临床表现或多器官功能衰竭，须紧急气管插管抢救。

❹ 按照卫生部有关规定，指定 SARS 定点医院、后备医院。要特别强调通风对 SARS 的预防作用，还必须强调呼吸道防护、洗手及消毒、正确使用防护用品、隔离管理、病区生活垃圾和医疗废物的妥善处理，加强医务人员 SARS 预防控制（消毒、隔离和个人防护）等防治知识的培训。

对患者及疑似患者及其探视者实施严格管理。原则上 SARS 患者应禁止陪伴与探视。

做好个人防护：个人防护用品包括防护口罩、手套、防护服、护目镜或面罩、鞋套等。其中以防护口罩和手套最为重要，一般接触患者应戴由 12 层以上纱布制成的口罩，有条件的或在 SARS 感染区内应佩戴 N95 口罩。在对危重患者进行抢救、插管、口腔护理等近距离接触的情况下，医护人员还应佩戴护目镜或面罩。

呼吸内科门诊和急诊室值班医师平时应佩戴口罩，当有发热、呼吸困难、类似肺炎表现的患者就诊时，更应特别注意做好个人防护。对诊疗患者时所使用的器械包括听诊器、书写笔等，要注意消毒或清洗，避免因器械污染而造成传播。接触患者后，手部在清洗前不要触摸身体的其他部位，尤其是眼部、鼻部、口腔等黏膜部位。

对医务人员，尤其是诊治 SARS 患者的一线医护人员应加强健康监测工作。所有进入 SARS 患者病区的工作人员均应进行登记，并记录与患者接触时采取的防护措施情况。工作人员在离开时，禁止将污染物品带出病区；离开病区时，应清洁口鼻、洗澡、更衣。病区工作人员应每天测体温，注意自己的健康状况，一旦出现发热或其他症状，应立即停止工作，并实行医学观察，直至排除感染为止。在诊治 SARS 患者期间，已经采取有效防护措施的医务人员，一般不必隔离观察。

❺ 具备以下指征之一时可考虑应用糖皮质激素：a. 有严重的

中毒症状，持续高热不退，经对症治疗 5 天以上最高体温仍超过 39℃；b. 胸部 X 线片显示多发或大片阴影，进展迅速，48h 之内病灶面积增大＞50% 且在胸部正位 X 线片上占双肺总面积的 1/4 以上；c. 达到急性肺损伤或急性呼吸窘迫综合征的诊断标准。成人推荐剂量相当于甲泼尼龙 80～320mg/d，具体剂量可根据病情及个体差异进行调整。开始使用糖皮质激素时宜静脉给药，当临床表现改善或胸部 X 线片显示肺内阴影有所吸收时，应及时减量停用。一般每 3～5 天减量 1/3，通常静脉给药 1～2 周后可改为口服泼尼松或泼尼松龙，一般不超过 4 周，不宜过大剂量或过长疗程。应同时应用制酸药和胃黏膜保护药，还应警惕骨缺血性改变和继发感染，包括细菌或（和）真菌感染，以及原已稳定的结核病灶的复发和扩散。

❻ 抗菌药物的应用目的主要有两个：a. 用于对疑似患者的试验性治疗，以帮助鉴别诊断；b. 用于治疗和控制继发细菌、真菌感染。鉴于 SARS 常与社区获得性肺炎相混淆，而后者常见致病原为肺炎链球菌、肺炎支原体、流感嗜血杆菌等，在诊断不清时可选用氟喹诺酮类或 β-内酰胺类联合大环内酯类药物进行试验性治疗。继发感染的致病原包括革兰阴性杆菌、耐药革兰阳性球菌、真菌及结核杆菌，应有针对性地选用适当的抗菌药物。

❼ 对症治疗。

a. 体温高于 38.5℃，或全身酸痛明显者，可使用解热镇痛药。高热者给予冰敷、酒精擦浴、降温毯等物理降温措施。儿童禁用水杨酸类解热镇痛药。

b. 咳嗽、咳痰者可给予镇咳、祛痰药。

c. 有心、肝、肾等器官功能损害者，应采取相应治疗。

d. 腹泻患者应注意补液及纠正水、电解质失衡。

❽ 目前尚未发现针对 SARS-CoV 的特异性抗病毒药物。临床回顾性分析资料显示，利巴韦林等常用抗病毒药对 SARS 无效。蛋白酶抑制剂类药物 Kaletra（洛匹那韦/利托那韦胶囊）的疗效尚待验证。

中医药治疗：本病属于中医学"瘟疫"、"热病"范畴。其病因为疫毒之邪，由口鼻而入，主要病位在肺，亦可累及其他脏腑。其基本病机为邪毒壅肺、湿痰瘀阻、肺气郁闭、气阴亏虚。中医药治疗的原则是早预防、早治疗、重祛邪、早扶正、防传变。

❾ SARS-CoV 特异性抗体检测符合以下两者之一即可判断为 SARS：a. 平行检测进展期血清抗体和恢复期血清抗体发现抗体阳转；b. 平行检测进展期血清抗体和恢复期血清抗体发现抗体滴度 4 倍及以上升高。

❿ 应用 PCR 方法，符合下面三项之一者可判断为 SARS-CoV RNA 检测结果阳性：a. 至少需要两个不同部位的临床标本检测阳性（例：鼻咽分泌物和粪便）；b. 收集至少间隔两天的同一种临床标本送检检测阳性（例：两份或多份鼻咽分泌物）；c. 在每一个特定检测中对原临床标本使用两种不同的方法，或重复 PCR 方法检测阳性。

注：1. 免疫治疗　胸腺素、干扰素、静脉用丙种球蛋白等非特异性免疫增强药对 SARS 的疗效尚未肯定，不推荐常规使用。

2. 心理治疗　对疑似病例，应合理安排收住条件，减少患者担心院内交叉感染的压力；对确诊病例，应加强关心与解释，引导患者加深对本病的自限性和可治愈性的认识。

3. SARS 恢复期患者随诊建议　SARS 患者出院后 2 个月内每 2 周至少应随诊 1 次，必要时应坚持随诊至出院后 1 年。随诊项目应包括：a. 临床症状及体格检查；b. 一般实验室检查，如血常规、肝肾功能、心电图、动脉血气分析、T 淋巴细胞亚群（有条件时）等，连续 2 次检查均正常的项目在下一次随诊时可不再复查；c. 肺功能（包括肺容积、通气功能和弥散功能）；d. 胸部 X 线片和高分辨率 CT（HRCT）　prn；e. 骨关节 MRI　prn；f. 血清 SARS-CoV 特异性抗体 IgG；g. 心理状态评价。

第二章　外科疾病

第一节　外科感染

一、丹毒

长 期 医 嘱	临 时 医 嘱
外科护理常规	血常规、尿常规、粪常规
二级护理	肝功能全套
普通膳食	肾功能全套
休息	血糖
抬高患肢	血钾、钠、氯、钙测定
局部湿敷①	血型
5%GS　250ml 青霉素　320万U②　iv gtt bid	乙肝两对半
	丙型肝炎病毒抗体
复方氯化钠注射液　500ml 阿米卡星　16万U　iv gtt qd	人类免疫缺陷病毒抗体
0.5%甲硝唑　100ml iv gtt bid	快速血浆反应素环状卡片试验（RPR）、梅毒螺旋体血细胞凝集试验（TPHA）
	胸部X线透视
	心电图
	青霉素皮试（　　）

❶ 用50%硫酸镁溶液或70%酒精湿热敷。

❷ 应用大剂量青霉素，并在全身和局部症状消失后继续应用3～5天，以免丹毒复发。

注：1. 宜积极治疗存在的足癣、口腔溃疡、鼻窦炎或血丝虫病等。

2. 还应防止接触性传染。

3. 由于不发生化脓，一般无需切开引流。

二、急性蜂窝织炎

（一）非手术治疗医嘱

长 期 医 嘱	临 时 医 嘱
外科护理常规	血常规、尿常规、粪常规
二级护理	肝功能全套
普通膳食	肾功能全套
局部热敷❶	血糖
或 鱼石脂软膏　外敷❶	血钾、钠、氯、钙测定
或 50% 硫酸镁　外敷❶	血型
或 金黄散　外敷❶	乙肝两对半
或 3%过氧化氢溶液　外敷❶	丙型肝炎病毒抗体
或 0.02%高锰酸钾液　外敷❶	人类免疫缺陷病毒抗体
物理降温❷	RPR、TPHA
营养支持❸	胸部 X 线透视
吸氧或辅助通气❹	心电图
5%GS　250ml 青霉素　320 万 U ＼ iv gtt bid	肿块 B 超检查 prn
	肿块穿刺检查❻ prn
复方氯化钠注射液　500ml 阿米卡星　16 万 U ＼ iv gtt qd	青霉素皮试（　）
0.5%甲硝唑　100ml iv gtt bid❺	

❶ 有炎症处可局部热敷，还可采用消炎、活血化瘀的中西药物局部外敷。其中 3%过氧化氢溶液用于考虑有产气杆菌感染。

❷ 用于高热时。

❸ 进食困难者给予输液维持营养和体液平衡。

❹ 呼吸急促、困难者。

❺ 疑有厌氧菌感染时加用甲硝唑。

❻ 脓肿未形成，局部没有波动感，切勿穿刺和切开引流。

注：1. 根据感染部位、脓液性状、细菌培养和药物敏感试验、抗菌药物的抗菌谱及毒性作用和价格，参照患者的肝、肾功能等选用抗菌药物。

2. 在治疗最初阶段，缺乏致病菌的详细资料，抗菌药物选择是经验性的，先按临床诊断、脓液性状估计致病菌种类，选择适当抗菌药物。

◆ 一般葡萄球菌可用苯唑西林、氯唑西林、氨基糖苷类或头孢唑林。金黄色葡萄球菌可用加酶抑制药的青霉素、阿米卡星或万古霉素。

◆ 肠球菌可用美西林、舒他西林、阿米卡星或万古霉素。

◆ 大肠杆菌、变形杆菌、克雷伯菌属可用氨基糖苷类、舒他西林、哌拉西林、氨曲南或第二、第三代头孢菌素。

◆ 产气杆菌、阴沟杆菌、沙雷菌和不动杆菌可用第三代头孢菌素、阿米卡星、喹诺酮类或亚胺培南。

◆ 铜绿假单胞菌可用哌拉西林、氨曲南、阿米卡星、环丙沙星、头孢哌酮、头孢他啶或亚胺培南。

◆ 厌氧菌可用甲硝唑、替硝唑。

◆ 需氧菌、厌氧菌混合感染需联合用药，合理的配伍是β-内酰胺类加氨基糖苷类抗生素，或用第三代头孢菌素（如头孢噻肟钠），与甲硝唑或替硝唑联用可杀灭腹内所有的混合感染。

◆ 真菌感染经广谱、足量抗菌药物治疗1周以上仍无好转，兼有下列情况之一者可考虑抗真菌治疗：口咽部或痰中、尿中找到真菌；原因不明的进展性肺、肾、肝功能不全；有免疫功能低下；使用糖皮质激素或免疫抑制药；长时间肠外营养。首选氟康唑，两性霉素B可作为二线药物，减量或停用其中一种原用抗菌药物，待病情好转再渐停用。

尽可能获取渗出液或脓液涂片做革兰染色检查有无致病菌，是阳性还是阴性，是球菌还是杆菌，可以针对性选择药物。

（二）术前、术后医嘱

长期医嘱（术后医嘱）	临时医嘱（术前医嘱）
外科护理常规	拟在局麻或全麻下行脓肿切开引流术①
全麻术后护理	
二级护理	备皮
半流质膳食（6h后）	请麻醉科会诊

续表

长期医嘱（术后医嘱）	临时医嘱（术前医嘱）
5％GS　250ml 青霉素　320万U 〉iv gtt bid	术前讨论
	与患者本人和（或）家属谈话并签字
复方氯化钠注射液　500ml 阿米卡星　16万U 〉iv gtt qd	血型＋血交叉
0.5％甲硝唑　100ml iv gtt bid	备血红细胞　2单位
	脓液细菌培养及药物敏感试验❷

❶ 引流必须通畅，必要时做对口引流。

❷ 一般抗生素无效时，可用广谱抗生素，待药物敏感试验结果出来后再选用敏感抗生素。

注：口底及颌下急性蜂窝织炎应该及早切开减压，以防喉头水肿、压迫气管；其他类型急性蜂窝织炎，为缓解皮下炎症扩展和减少皮肤坏死，也可在病变处做多个小的切口，用浸有药液的湿纱布条引流。对产气性皮下蜂窝织炎，伤口应用3％过氧化氢溶液冲洗，湿敷处理，并采取隔离治疗措施。

三、败血症

长　期　医　嘱	临　时　医　嘱
外科护理常规	血常规
一级护理	尿常规
优质蛋白饮食	粪常规
测血压　bid❶	全套血生化检查
NS　100ml 头孢哌酮钠　2.0g 〉iv gtt❷ bid	血细菌培养、药物敏感试验❸
NS　100ml 硫酸依替米星　0.15g 〉v gtt❷ bid	

❶ 部分严重病例可能出现休克，血压低时需心电监护，监测血压、心率、氧饱和度。并予补液支持治疗，血压低无法纠正时需

用多巴胺维持血压。

❷ 在抽血培养后可根据临床经验及感染来源部位估计常见细菌感染，选用抗生素，一般联合应用（如头孢菌素＋氨基糖苷类）以同时覆盖革兰染色阳性与阴性菌，待血培养结果后可依药物敏感试验结果调整抗生素。一般在患者症状消失、体温正常、血常规正常后7～10天停用抗生素。

❸ 连续检查3次，每日1次，或在高热时检查，第一次最好在首次用抗生素前检查。

注：1. 败血症是致病菌或条件致病菌侵入血液循环中生长繁殖，产生毒素和其他代谢产物所引起的急性全身性感染，临床上以寒战、高热、皮疹、关节痛及肝脾肿大为特征，部分可有感染性休克和迁徙性病灶。

2. 败血症的治疗应注意休息和营养支持，维持水、电解质及酸碱平衡。必要时给予输全血、血浆、白蛋白和丙种球蛋白。高热时可给予物理降温，烦躁者给予镇静药等。

3. 及时选用适当的抗菌药物是主要治疗原则。应注意早期、足量并以杀菌剂为主；一般两种抗菌药物联合应用，多自静脉给药；首次剂量宜偏大，注意药物的半衰期，分次给药；疗程不宜过短，一般3周以上，或热退后7～10天方可酌情停药。长期使用抗生素应注意药物的副作用，如氨基糖苷类的耳毒性、肾毒性等。

4. 原发病灶的处理至关重要。化脓性病灶不论原发性或迁徙性，均应在使用适当、足量抗生素的基础上及时行穿刺或切开引流。化脓性胸膜炎、关节脓肿等可在穿刺引流后局部注入抗菌药物。胆道及泌尿道感染有梗阻时应考虑手术治疗。

四、破伤风

长 期 医 嘱	临 时 医 嘱
外科护理常规	血常规、尿常规、粪常规
一级护理	心电图
优质蛋白饮食	全套血生化检查
隔离病房	破伤风抗毒素（TAT）皮试❶（　）

续表

长 期 医 嘱	临 时 医 嘱
避光	5%GS　500ml $\Big|$ iv gtt
测血压　bid❶	TAT　2万～5万U
NS　100ml $\Big|$ iv gtt❷ bid 青霉素　320万U	10%水合氯醛　30ml 保留灌肠 prn
10%脂肪乳剂　500ml iv gtt qd❸	或 苯巴比妥　0.1g im prn❺
复方氨基酸　250ml iv gtt qd	急诊行清创手术或气管切开手术❻
5% GS　500ml $\Big|$ iv gtt d 10%氯化钾　10ml	

❶ 部分严重病例可能出现休克，血压低时需心电监护，监测血压、心率、氧饱和度。

❷ 大剂量青霉素可抑制破伤风杆菌，并且有助于其他感染的预防，也可口服甲硝唑，每次 0.4g，每 6h 1 次，持续 7～10 天。

❸ 因患者不断阵发痉挛、出汗，每日热量消耗和水分丢失较多，要注意营养补充及水电解质平衡的调整。

❹ 破伤风抗毒素和人体破伤风免疫球蛋白不能中和已与神经组织结合的毒素，故应尽早使用，用前先做过敏试验。第 1 天用 2 万～5 万 U，加入 5%葡萄糖溶液 500～1000ml 内，静脉缓慢滴注，以后每天再用 1 万～2 万 U 做肌内注射或静脉滴注，共 3～5 天。新生儿破伤风可用 2 万 U 由静脉滴注，此外也可做脐周注射。有条件者也可应用人体破伤风免疫球蛋白做深部肌内注射，完全可以代替破伤风抗毒素，一般只需注射 1 次，剂量为 3000～6000U。

❺ 可交替使用，必要时使用用冬眠 1 号合剂（氯丙嗪 50mg、异丙嗪 50mg、哌替啶 100mg 及 5%葡萄糖注射液 250ml），静脉缓慢滴入。目的是控制和解除痉挛。

❻ 在抗毒血清治疗后，良好麻醉、控制痉挛下进行伤口处理，充分引流，局部用 3%过氧化氢溶液冲洗。喉头痉挛和抽搐频繁、药物作用差的严重患者需行气管切开。

注：1. 破伤风是破伤风杆菌侵入伤口内繁殖、分泌毒素引起的急性特异性感染，主要表现为全身或局部肌肉的持续性收缩和阵发

性痉挛。

2.破伤风杆菌是一种革兰阳性厌氧芽孢杆菌,广泛存在于泥土、粪便之中,对环境有很强的抵抗力。创伤时它可污染深部组织,若伤口较深,又有坏死组织,局部缺血、缺氧,就形成了适合细菌生长繁殖的环境。

3.本病关键在于预防及正确地处理伤口,往往可避免破伤风。如遇到可疑伤口应做到清创、扩创。用破伤风抗毒素对患者进行紧急预防,对已发病的人要进行特异性治疗。易感人群如儿童、军人和易受外伤人群应接种破伤风类毒素,儿童应采用白百破三联疫苗进行接种预防。

第二节 颅脑疾病

一、颅内压增高

长 期 医 嘱	临 时 医 嘱
神经外科护理常规	血常规、尿常规、粪常规
一级护理	肝功能全套
或 特级护理	肾功能全套
病危通知	血糖
禁食	血钾、钠、氯、钙测定
或 流质、半流质饮食	血型
注意神志、瞳孔变化	乙肝两对半
测呼吸、血压、脉搏和体温 q1~4h	丙型肝炎病毒抗体
吸氧 prn	人类免疫缺陷病毒抗体
乙酰唑胺 0.25g po bid	RPR、TPHA
或 20%甘露醇[1] 250ml iv gtt(快速)q6~12h	胸部 X 线摄片 prn
	心电图
或(和)呋塞米[2] 20mg iv q6~12h	头颅 CT
或(和)托拉塞米[3] 20mg iv q6~12h	头颅 MRI prn
或(和)50%GS 60~100ml iv gtt q6~12h	眼底检查

续表

长 期 医 嘱	临 时 医 嘱
或 地塞米松^④　5～10mg iv q6～12h	脑血管造影 prn
	脑室造影 prn
或 20%白蛋白^⑤　50ml iv gtt prn	血吸虫或猪囊虫抗原皮肤试验 prn
	腰椎穿刺^⑥
	脑脊液测压、常规、生化、细菌和真菌培养及涂片染色检查 prn
	神经外科会诊 prn（如果先入内科）
	青霉素皮试（　）

❶ 患儿甘露醇用量为每次 0.5～1g/kg，每 4～12h 1 次，颅内压控制后渐停；心功能不全时减小用量，伴休克时，应于休克纠正后才可使用，并根据情况"边补液边脱水"。

❷ 可与甘露醇交替使用。

❸ 可与甘露醇交替使用，效果是呋塞米的 4～10 倍。

❹ 可与甘露醇交替使用。

❺ 应用脱水药降低颅内压是紧急对症措施，必要时可应用 20%白蛋白 50ml 静注。

❻ 颅内高压者进行腰椎穿刺时须谨慎，必要时先行脱水，再用细针穿刺，拔针芯时宜慢、半堵出口、采脑脊液不超过 2ml，必要时采脑脊液后即注入等量 0.9%氯化钠液。

注：1. 在脑室和椎管通畅情况下，侧卧位腰椎穿刺所测得的脑脊液压力超过 1.96kPa（200mmH₂O）时，即为颅内压增高。

2. 头颅为一容积固定的容器，其内容（包括脑组织、血流量、脑脊液等）增加时，颅内压即可增高。严重时脑组织可向阻力薄弱处移位，造成脑疝。

3. 颅内压增高可因脑部病变，如感染、出血、外伤、原发性或继发性肿瘤、囊肿、脓肿等占位性病变所致；也可由于颅外因素，如高热、中暑、缺氧等因素引起和（或）加重脑水肿而致颅内压增高。

4. 保持大便通畅，避免用力增加腹内压。

5. 小儿颅内压增高症在治疗过程中应注意水电解质紊乱的纠正，补液量：婴儿按每日 40～60ml/kg，儿童按 30～50ml/kg，用 1/5～1/3 张含钾液，不宜过分强调限制补液量，应补液脱水兼顾。

二、颅脑损伤

（一）入院医嘱

长 期 医 嘱	临 时 医 嘱
神经外科护理常规	血常规、尿常规、粪常规
一级护理	肝功能全套
或 特级护理	肾功能全套
病重通知	血糖
或 病危通知	血钾、钠、氯、钙测定
禁食	血型
或 流质、半流质膳食①	乙肝两对半
注意神志、瞳孔变化	丙型肝炎病毒抗体
测呼吸、血压、脉搏和体温 q1～4h	人类免疫缺陷病毒抗体
吸氧（必要时，流量 3～4L/分）	RPR、TPHA
吸痰 prn	胸部 X 线摄片 prn
20%甘露醇 250ml iv gtt（快速）q6～12h	心电图
	头颅 CT（复查）prn
NS 20ml ⎬ iv bid 头孢曲松 2g	头颅 MRI prn
	神经外科会诊 prn（如果先入内科）
地塞米松 10mg iv q6～12h	
留置导尿	青霉素皮试（ ）

❶ 患者饮食应根据神志情况决定，如昏迷早期禁食，3 天后鼻饲流质。

注：1. 颅内血肿量大，病情危重，一旦确诊，应行紧急开颅手术，应该在急诊室初步术前准备后直接送手术室手术。

2. 脑挫裂伤、外伤性蛛网膜下腔出血与非手术治疗的颅内血肿，包括硬膜外、硬膜下血肿，均以保守观察为主，注意纠正水电解失衡，但是需控制补液量，预防脑水肿。

3. 昏迷者，应睡气垫床，并注意翻身，预防压疮。

4. 保持大便通畅，避免用力增加腹压。

5. 呼吸停止者，应立即插管，使用呼吸机。若呼吸道有梗阻，应及时清除分泌物。如有舌头后坠，应将舌拉出，同时头偏向一侧，抬起下颌。必要时行气管切开。

6. 高热者可物理降温，如冰帽、乙醇、温水等。

（二）术前、术后医嘱

长期医嘱（术后医嘱）	临时医嘱（术前医嘱）
神经外科护理常规 全麻术后护理常规	拟急诊在全麻下行开颅清创或血肿清除术❶
一级护理 或 特级护理	备皮 请麻醉科会诊
病重通知 或 病危通知	禁食、禁饮 术前讨论
禁食	与患者本人和（或）家属谈话并签字
注意神志、瞳孔变化	
测呼吸、血压、脉搏和体温 q1h （至平稳）	血型＋血交叉 备血红细胞 2～4U
持续吸氧 留置导尿	苯巴比妥 0.1g im（术前 阿托品 0.5mg 半小时）
记 24h 出入量	20%甘露醇 250ml 注射用矛头蝮蛇血凝酶 （巴曲亭、立止血） 2U 头孢曲松 2g 凝血酶 1000U 术中备用
20%甘露醇 250ml iv gtt（快速） q6～12h	
NS 20ml 头孢曲松 2g | iv bid	
地塞米松 10mg iv q6～12h	破伤风抗毒素 1500U im 皮试（ ）
10% GS 500ml 10% 氯化钾 10ml 三磷腺苷 10mg iv gtt qd 辅酶 A 100U 胰岛素 8U	

续表

长期医嘱(术后医嘱)	临时医嘱(术前医嘱)
NS 100ml 西米替丁 40mg iv gtt qd	
GNS 500ml 维生素 C 2g 维生素 B_6 0.2g iv gtt qd 10%氯化钾 10ml	
20% 脂肪乳 500ml iv gtt qd	
复方氨基酸 500ml iv gtt qd	
巴曲酶 1U iv qd	
巴曲酶 1U im qd	

❶ 需要手术的颅脑损伤常见的有开放性颅脑损伤、外伤性颅脑硬膜外血肿、外伤性颅脑硬膜下血肿、颅内血肿。

注：1. 开放性颅脑损伤 由于头皮、颅骨和脑均已开放，为预防感染，应及时清创，变开放性损伤为闭合性损伤。最好在 6~8h 内进行，可延迟到 18h；若无明显污染，在强有力的抗菌药物作用下，甚至可延迟到 72h。清创宜彻底。

2. 急性硬膜外血肿的手术指征 包括：硬膜外血肿＞30ml、颞部血肿＞20ml（需开颅清除血肿）。

3. 急性硬膜下血肿的手术指征 包括：硬膜下血肿＞30ml、颞部血肿＞20ml、血肿厚度＞10mm 或脑中线移位＞5mm 的患者，需采取手术，清除血肿。根据患者术前格拉斯哥评分、有无脑疝及术中颅内压情况决定保留或去骨瓣减压。

第三节 颈部疾病

一、甲状腺炎

长 期 医 嘱	临 时 医 嘱
外科护理常规	血常规、尿常规、粪常规

续表

长 期 医 嘱	临 时 医 嘱
二级护理	血沉❹
半流质饮食	^{131}碘吸收率检查❹
NS 100ml ╲ iv gtt❶ 哌拉西林/他唑巴坦 4.5g ╱ q6h	血清 T_3、T_4、TSH❹
或 泼尼松 30mg po qd	血清抗体检查❹
吲哚美辛（消炎痛） 25mg po bid❷	颈部穿刺抽吸脓液细菌培养❺
泼尼松 5mg po bid❷	甲状腺彩超❹
甲状腺素片 40mg po bid❸	

❶ 适于急性化脓性甲状腺炎的治疗，最好做脓液细菌培养及药物敏感试验，在结果报告前，宜选用广谱抗生素，通常针对链球菌和金黄色葡萄球菌。

❷ 适于亚急性甲状腺炎的治疗，泼尼松应用1周左右病情多明显好转，此后可根据血沉逐步递减激素用量，全程为1～2个月。吲哚美辛（消炎痛）主要是对症治疗，症状好转即可停药。

❸ 适于慢性淋巴性甲状腺炎的治疗，疗程要长甚至终生，维持量视疗效确定。

❹ 此几项检查检验是甲状腺炎诊断和不同类型间相互鉴别的主要手段。

❺ 适于急性化脓性甲状腺炎。

注：1. 甲状腺炎是以炎症为主要表现的甲状腺病，可分为急性化脓性甲状腺炎、亚急性甲状腺炎、慢性淋巴细胞性甲状腺炎、亚急性无痛性甲状腺炎及产后甲状腺炎等类型。

2. 不同类型的甲状腺炎的治疗差异性很大，故正确判断很重要。

二、甲状腺癌

（一）术前医嘱

长 期 医 嘱	临 时 医 嘱
外科护理常规	血常规、尿常规、粪常规

续表

长 期 医 嘱	临 时 医 嘱	
二级护理	全套血生化检查	
普食	凝血全套	
	血 T_3、T_4、TG、TM	
	甲状腺腺彩超	
	甲状腺核素静态成像❶	
	颈部正侧位 X 线片❷	
	胸部 X 线片❸	
	腹部 B 超❸	
	骨 ECT 扫描❸	
	心电图	
	血型	
	交叉配血	
	限期手术❹	
	备皮	
	请麻醉科会诊	
	术中冰冻检查❺	
	术前 12h 禁食、4h 禁饮	
	术前导尿	
	NS 100ml 头孢硫脒 2.0g	iv gtt(术前 半小时内)

❶ 可以显示甲状腺位置，以及甲状腺内放射性分布情况，并可显示甲状腺肿瘤；甲状腺癌在核素扫描中多为"冷结节"表现，但应了解扫描的局限性，"冷结节"并不意味着一定是恶性病变，多数甲状腺"冷结节"系良性病变，有无功能一般不能作为鉴别良性或恶性的依据。

❷ 甲状腺癌的 X 线多呈云雾状或颗粒状，边界不规则。此外，可通过颈部正侧位 X 线片了解气管与甲状腺的关系。

❸ 术前排查甲状腺癌转移的常规检查。

❹ 手术治疗是甲状腺癌的主要治疗手段之一。

❺ 最准确的诊断方式，应作为常规。

注：1. 甲状腺癌大约占所有癌症的 1%，较多发生于青壮年，其平均发病年龄为 40 岁左右。

2. 甲状腺癌可分为乳头状腺癌、滤泡状癌、未分化癌、髓样癌四种类型。它们的发病年龄、生长速度、转移途径、预后都明显不同。

（二）术后医嘱

长 期 医 嘱	临 时 医 嘱
外科护理常规	定期复查血常规
一级护理	复查血电解质
全麻术后护理常规	NS　　100ml
陪护	头孢硫脒　　2.0g ⎫ iv gtt❷ bid
禁食❶	
吸氧	
持续心电监护	
测 BP、P、R　qh	
床边备气切包	
持续导尿计量	

❶ 术后次日即可开始进食流质或半流质。

❷ Ⅰ类切口手术，预防性应用青霉素或第一、第二代头孢菌素类抗生素，时间在 24h 内即可。

第四节　乳房疾病

一、急性乳腺炎

长 期 医 嘱	临 时 医 嘱
外科护理常规	血常规、尿常规、粪常规
二级护理	全套血生化检查
普食	凝血全套

续表

长 期 医 嘱	临 时 医 嘱
停止哺乳(哺乳者)❶	心电图
吸乳器吸乳(哺乳期)	行脓肿切开引流术❸
局部理疗	脓液培养＋药物敏感试验
NS　250ml 苯唑西林　1.0g ｜ iv gtt❷ 6h	

❶ 一般不停止哺乳。但患侧应停止哺乳，并以吸乳器吸尽乳汁。若感染严重或脓肿引流后并发乳瘘，应停止哺乳，可应用溴隐亭（1.25mg，口服，每天 2 次，持续 7～14 天）。

❷ 如对青霉素过敏者可用红霉素或头孢菌素，或依脓液培养及药物敏感试验决定抗生素的使用，但应尽量避免使用四环素、氨基糖苷类、喹诺酮类等药物，以免影响婴儿。

❸ 切开时要分离各脓腔间隔，并充分引流。

注：1. 急性乳腺炎是由细菌感染所致的急性乳房炎症，常在短期内形成脓肿，多由金黄色葡萄球菌或链球菌沿淋巴管入侵所致。多见于产后 2～6 周哺乳妇女，尤其是初产妇。

2. 乳汁淤积和细菌感染是本病的两大原因。本病的预防重于治疗，预防的主要措施就是防止乳汁淤积和细菌感染。

3. 治疗原则是消除感染、排空乳汁。脓肿形成后应及时做切开引流，切口应与乳头呈放射状，避开乳晕。乳腺后脓肿或乳房下侧深部脓肿，可在乳房下胸乳折处做弧形切口。

二、乳腺癌

(一) 术前医嘱

长 期 医 嘱	临 时 医 嘱
外科护理常规	血常规、尿常规、粪常规
二级护理	全套血生化检查
普食	凝血全套
	血 CEA❶

续表

长 期 医 嘱	临 时 医 嘱	
	乳腺彩超[2]	
	乳腺钼靶检查[2]	
	胸部 X 线片[3]	
	腹部 B 超[3]	
	骨 ECT 扫描[3]	
	心电图	
	血型	
	交叉配血	
	限期手术[4]	
	备皮	
	请麻醉科会诊	
	术中冰冻病理学检查[2]	
	术前 12h 禁食、4h 禁饮	
	术前导尿	
	NS 100ml 头孢硫脒 2.0g	iv gtt(术前 半小时内)

❶ 血 CEA 在乳腺癌无特异性诊断价值，但有一定参考意义，敏感度为 30%～50%。

❷ 乳腺彩超和钼靶检查是术前诊断乳腺癌的主要辅助检查，部分诊断困难者还可借助 CT 或 MRI。针刺活检或术中做冰冻病理学检查是最准确的诊断方式，应作为常规。

❸ 肺、肝、骨等脏器是乳腺癌的常见转移器官，一般术前进行排查，如有转移则慎行根治手术。

❹ 手术治疗是乳腺癌的主要治疗手段之一。

注：1. 乳腺癌是女性最常见的恶性肿瘤之一，发病率占全身各种恶性肿瘤的 7%～10%。

2. 手术治疗是乳腺癌的主要治疗手段之一，其方式包括根治术、扩大根治术、改良根治术及乳房单纯切除术等，主要依据乳腺癌分期情况而定。此外，还包括化疗、放疗、内分泌治疗等综合治疗手段。

（二）术后医嘱

长 期 医 嘱	临 时 医 嘱
外科护理常规	定期复查血常规
一级护理	复查血电解质
全麻术后护理常规	NS 100ml
陪护	头孢硫脒 2.0g }iv gtt❷ bid
禁食	
吸氧	
持续心电监护❶	
测 BP、P、R q1h	
持续导尿计量	

❶ 术后当天需心电监护，监测血压、心率、氧饱和度，如果生命体征稳定可停止。

❷ Ⅰ类切口手术，预防性应用青霉素或第一、第二代头孢菌素类抗生素，时间在 24h 内即可。

第五节   消化系统疾病

一、急性腹膜炎

长 期 医 嘱	临 时 医 嘱
外科护理常规	血常规、尿常规、粪常规
一级护理	全套血生化检查
半卧位	凝血全套
优质蛋白饮食❶	腹穿检查
测血压 bid❷	心电图
NS 100ml }iv gtt❸ bid	胸部正位 X 线片
头孢哌酮钠 2.0g	腹部 B 超或 CT 检查
10%脂肪乳剂 500ml }iv gtt qd	手术治疗❺
10%氯化钾 15ml	

续表

长 期 医 嘱	临 时 医 嘱
复方氨基酸　250ml iv gtt qd	
5%GNS　500ml 10% 氯化钾　10ml ┃ iv gtt qd❹	

❶ 消化道穿孔患者必须禁食，并持续胃肠减压。

❷ 部分严重病例可能出现休克，血压低时需心电监护，监测血压、心率、氧饱和度。

❸ 继发性腹膜炎多为混合感染，首选第三代头孢菌素，或联合使用抗生素。根据细菌培养的菌种及药物敏感试验结果选择更合理。

❹ 需补充足够的能量，并注意水电解质平衡。

❺ 绝大多数的继发性腹膜炎需及时手术治疗。具体手术依原发病不同而各异，但都要彻底清洁腹腔，充分引流。术后仍需抗生素及营养支持治疗。

注：1. 急性腹膜炎既可为原发性，也可为继发性。原发性腹膜炎是一种罕见疾病，它主要通过血流播散而感染；继发性腹膜炎可以继发于许多原因，最常见的是消化道穿孔。

2. 腹膜炎的治疗主要是原发病治疗，应尽可能迅速决定是否需要进行紧急剖腹探查术。一般治疗包括抗生素、胃肠减压和维持水电解质酸碱平衡等。

二、急性胃肠穿孔

(一) 术前医嘱

长 期 医 嘱	临 时 医 嘱
外科护理常规	血常规、尿常规、粪常规
一级护理	全套血生化检查
禁食	凝血全套
测血压　q1h	心电图
持续胃肠减压计量	腹部 X 线平片

续表

长 期 医 嘱	临 时 医 嘱	
持续导尿记量	血型	
	交叉配血	
	乙肝两对半	
	丙型肝炎病毒抗体	
	人类免疫缺陷病毒抗体	
	RPR、TPHA	
	急诊手术❶	
	或 非手术治疗❶	
	备皮	
	请麻醉科会诊	
	NS　　100ml 头孢哌酮钠　　2.0g	iv gtt❷
	5%GNS　　500ml 10% 氯化钾　　10ml	iv gtt qd

❶ 部分空腹穿孔腹膜炎局限患者可考虑非手术治疗。大部分需急诊手术治疗。

❷ 术前使用抗生素及纠正水电解质紊乱，纠正酸碱平衡。

注：1. 胃十二指肠穿孔最多见于溃疡病变，此外还见于外伤及肿瘤；小肠穿孔绝大多数为外伤所致。

2. 小的空腹穿孔，由于腹腔污染轻，多数可采用胃肠减压、禁食、抗炎等非手术治疗措施而痊愈。多数患者需立即手术，特别是饱餐后的穿孔或穿孔合并大出血，此类患者常合并有弥漫性腹膜炎和血容量的减少，需在 6～12h 内进行急诊手术。

（二）术后医嘱

长 期 医 嘱	临 时 医 嘱
外科护理常规	定期复查血常规❹
一级护理	复查血电解质
全麻（或连硬外麻）术后护理常规	

续表

长 期 医 嘱	临 时 医 嘱
陪护	
禁食	
吸氧	
持续心电监护❶	
测 BP、P、R q1h	
持续胃肠减压计量	
持续导尿计量	
引流管计量	
NS 100ml 头孢哌酮钠 2.0g ∣ iv gtt bid	
5%GNS 500ml ∣ iv gtt❷ 10% 氯化钾 10ml ∣ qd	
10%脂肪乳剂 500ml 10%氯化钾 10ml ∣ iv gtt qd❸	
复方氨基酸 250ml iv gtt qd❸	
10%GS 500ml 10%氯化钾 10ml ∣ iv gtt qd 维生素 K_1 20mg	
NS 100ml 奥美拉唑(洛赛克) 40mg ∣ iv gtt qd	
10%GS 500ml 10%氯化钾 15ml 50%GS 60ml ∣ iv gtt qd 胰岛素 14U	

❶ 术后当天需心电监护，监测血压、心率、氧饱和度，如果生命体征稳定可停止。

❷ 需补充足够的能量，并注意水电解质平衡。因患者需胃肠减压并曾有腹膜炎症性液体渗出，每日需补充 3000～4000ml 液体，反复观察患者尿量、胃肠减压量、腹腔引流量及检查血电解质情况，并调整液体量及电解质量。

❸ 氨基酸及脂肪乳最好不要单瓶输注，应该和葡萄糖一起配成混合营养袋比较合理。

❹ 如有贫血，可根据严重程度适当输血。

三、肠梗阻

（一）入院医嘱

长 期 医 嘱	临 时 医 嘱
外科护理常规	血常规、尿常规、粪常规
一级护理	肝功能全套
病重通知　prn	肾功能全套
禁食	血糖
半卧位❶	血钾、钠、氯、钙测定
留置胃管接负压器并计量❷	血型
测呼吸、血压、脉搏和体温　q1～4h	乙肝两对半
吸氧　prn	丙型肝炎病毒抗体
记录 24h 出入量❷	人类免疫缺陷病毒抗体
5%GS　500ml 维生素 B₆　0.2g 维生素 C　2g 10%氯化钾注射液　15ml　} iv gtt qd❸	RPR、TPHA
	动脉血气分析　prn
	胸部 X 线透视
	心电图
5%GS　250ml 青霉素　320 万 U　} iv gtt bid❹	腹部立位 X 线片
	青霉素皮试（　）
复方氯化钠注射液　500ml 阿米卡星　16 万 U　} iv gtt qd❹	血浆、全血或者血浆代用品❼　prn
0.5%甲硝唑　100ml iv gtt bid❹	
NS　500ml 10%氯化钾注射液　15ml 山莨菪碱❺　10mg 西咪替丁❻　80mg　} iv gtt qd	
20%脂肪乳　250ml 10%氯化钾注射液　7.5ml　} iv gtt bid prn	

❶ 半卧位可以促使腹内渗出液流向盆腔，减轻中毒症状，有利于局限和引流；可以促使腹内脏器下移，腹肌松弛，增加腹腔容积，减轻腹胀压迫膈肌而影响呼吸和循环。

❷ 它是治疗肠梗阻的重要方法之一，一般采用较短的单腔胃管，对于低位的肠梗阻可以应用较长的双腔 M-A 管，减压效果更好。

❸ 最常用的是葡萄糖或者等渗盐水，如果梗阻已经存在数日，也需补钾，在高位小肠梗阻以及呕吐频繁的患者尤为重要。

❹ 应用抗生素，主要预防肠梗阻引起的肠管内细菌移位造成的腹膜炎和全身感染，包括抗厌氧菌，从而减少毒素的产生。

❺ 适当使用解痉药，慎用镇痛药，应遵循急腹症的治疗原则。

❻ 可以适当使用 H_2 受体阻滞药或者质子泵抑制药（常用有奥美拉唑、兰索拉唑、泮托拉唑和雷贝拉唑），减少胃酸分泌，预防应激性消化性溃疡，对于低胃酸的萎缩性胃炎患者慎用。

❼ 在单纯性肠梗阻晚期和绞窄性肠梗阻，尚需输给血浆、全血或血浆代用品，以补偿丧失至肠腔或腹腔内的血浆和血液。

注：1. 以上为肠梗阻的基础治疗。即不论采用非手术或手术治疗，均需应用的基本处理。

2. 不论采用手术和非手术治疗，纠正水、电解质紊乱和酸碱失衡是极重要的措施。输液所需容量和种类须根据呕吐情况、缺水体征、血液浓缩程度、尿排出量、尿比重，并结合血清钾、钠、氯和血气分析监测结果而定。单纯性肠梗阻，特别是早期，上述生理紊乱较易纠正。

3. 非手术治疗

(1) 主要适用于单纯性粘连性（特别是不完全性）肠梗阻，麻痹性或痉挛性肠梗阻，蛔虫或粪块堵塞引起的肠梗阻，肠结核等炎症引起的不完全性肠梗阻，肠套叠早期等。

(2) 在治疗期间 必须严密观察，如症状、体征不见好转或反有加重，即应手术治疗。

(3) 非手术治疗除前述基础疗法外，还包括中医中药治疗、口服或胃肠道灌注生植物油、针刺疗法，以及根据不同病因采用低压空气或钡灌肠，经乙状结肠镜插管、腹部按摩等各种方法。

（二）术前、术后医嘱

长期医嘱(术后医嘱)	临时医嘱(术前医嘱)
外科护理常规	拟在麻醉会诊(硬膜外麻醉或
硬膜外麻醉或者全麻术后护理	者全麻)下行剖腹探查术[5]（粘
一级护理	连松解、肠切除、扭转复位等）
病重通知	备皮
或 病危通知	请麻醉科会诊
禁食[1]	术前12h禁食
半卧位(6h,血压平稳后)	术前4h禁饮
留置胃管接负压器并计量	术前留置导尿
留置导尿	术前讨论
测呼吸、血压、脉搏和体温　q1~4h	与患者本人和(或)家属谈话
吸氧　prn	并签字
记录24h出入量	血型血交叉
盐酸哌替啶[2]　50~100mg im q8h	备血红细胞　2~5U
prn	苯巴比妥　0.1g｜im（术前
5%GS　500ml ⎤	阿托品　0.5mg｜半小时）
维生素 B_6　0.2g ⎟ iv gtt qd[3]	
维生素 C　2g ⎟	
10%氯化钾注射液　15ml ⎦	
5%GS　250ml ⎤ iv gtt bid[4]	
青霉素　320万U ⎦	
复方氯化钠注射液　500ml｜iv gtt	
阿米卡星　16万U｜qd[4]	
0.5%甲硝唑　100ml iv gtt bid[4]	
NS　500ml ⎤	
10%氯化钾注射液　15ml ⎟ iv gtt qd[3]	
山莨菪碱　10mg ⎟	
西咪替丁　80mg ⎦	
20%脂肪乳　250ml｜iv gtt	
10%氯化钾注射液　7.5ml｜bid[3] prn	
5%碳酸氢钠　250ml iv gtt qd[2]	

❶ 一般需禁食 24～48h，待肠道蠕动恢复，肛门排气后，可以开始进少量流质饮食，逐步增加到全量流质饮食；一般在第 5～6 天开始进半流质，第 7～9 天可以恢复普通饮食。

❷ 切口疼痛，可以使用镇痛药，其他应遵循急腹症的治疗原则。

❸ 注意水、电解质和酸碱的平衡，注意能量供给。

❹ 应用抗生素，主要预防肠梗阻引起的肠管内细菌移位造成的腹膜炎和全身感染，包括抗厌氧菌，从而减少毒素的产生。

❺ 手术适应证：各种类型的绞窄性肠梗阻、肿瘤及先天性肠道畸形引起的肠梗阻，以及非手术治疗无效者。

注：1. 肠梗阻的治疗原则　包括：矫正因肠梗阻所引起的全身生理紊乱和解除梗阻。

2. 肠梗阻的具体治疗方法要根据肠梗阻的类型、部位和患者的全身情况而定。

3. 由于急性肠梗阻患者的全身情况常较严重，所以手术的原则和目的是：在最短手术时间内，以最简单的方法解除梗阻或恢复肠腔的通畅。具体手术方法要根据梗阻的病因、性质、部位及患者全身情况而定。

4. 手术大体可归纳为下述四种。

(1) 解决引起梗阻的原因　如粘连松解术、肠切开去除异物、肠套叠或肠扭转复位术等。

(2) 肠切除肠吻合术　如肠管因肿瘤、炎症性狭窄等，或局部肠祥已经失活、坏死，则应做肠切除肠吻合术。

(3) 短路手术　当引起梗阻的原因既不能简单解除，又不能切除时，如晚期肿瘤已浸润固定，或肠粘连成团与周围组织愈合，则可做梗阻近端与远端肠祥的短路吻合术。

(4) 肠造口或肠外置术　如患者情况极严重，或局部病变所限，不能耐受和进行复杂手术，可用这类术式解除梗阻；但主要适用于低位肠梗阻，如急性结肠梗阻，对单纯性结肠梗阻，一般采用梗阻近侧（盲肠或横结肠）造口，以解除梗阻。如已有肠坏死，则宜切除坏死肠段并将两断端外置做造口术，待二期手术再处理结肠病变。

5. 对于绞窄性肠梗阻，应争取在肠坏死以前解除梗阻，恢复肠管血液循环，正确判断肠管的生机十分重要。如在解除梗阻原因后有下列表现，则说明肠管已无生机：a. 肠壁已呈黑色并塌陷；b. 肠壁已失去张力和蠕动能力，肠管呈麻痹、扩大、对刺激无收缩反应；c. 相应的肠系膜终末小动脉无搏动。如有可疑，可用等渗盐水纱布热敷，或用 0.5% 普鲁卡因溶液做肠系膜根部封闭等。倘若观察 10～30min，仍无好转，说明肠已坏死，应做肠切除术。若肠管生机一时实难肯定，特别当病变肠管过长，切除后会导致短肠综合征的危险，则可将其回纳入腹腔，缝合腹壁，于 18～24h 后再次行剖腹探查术（"second look" laparotomy）。但在此期间内必须严密观察，一旦病情恶化，即应随时行再次剖腹探查，加以处理。

四、急性阑尾炎

（一）术前医嘱

长 期 医 嘱	临 时 医 嘱
外科护理常规	血常规、尿常规、粪常规
一级护理	全套血生化检查
禁食	凝血全套
测血压　bid[1]	心电图
	B 超检查
	NS　　100ml ⎫ 头孢哌酮钠　2.0g ⎭ iv gtt[2]
	甲硝唑 100ml iv gtt
	急诊手术[3]
	备皮
	请麻醉会诊

[1] 部分严重病例可能出现休克，血压低时需心电监护，监测血压、心率、氧饱和度。如患者呕吐、脱水较严重，应先纠正脱水与酸碱失衡，保证足够血容量，在积极纠正患者基础状况的同时时刻准备手术治疗。

[2] 关于抗生素的选择与用量，应根据具体情况可定，阑尾炎绝大多数属混合感染，以往采用青霉素、链霉素联合甲硝唑。近年

来，新型头孢菌素不断出现，因此用第二、第三代头孢菌素与甲硝唑联合，效果更佳，但费用较贵。

❸ 绝大多数急性阑尾炎一旦确诊，应早期施行阑尾切除术。

注：1. 诊断肯定，手术指征明确，短期准备后即可手术。

2. 如病情改善，病变局限，则可考虑非手术治疗，以后择期手术；如病情加重，则应积极采取手术切除阑尾；如已局限形成脓肿，则可手术切开引流，待炎症消退，局部愈合后，再考虑择期手术，不可强行切除阑尾。

3. 急性阑尾炎并发弥漫性腹膜炎时，应积极准备，改善患者条件，争取及早手术，切除阑尾，尽可能去除腹腔内的脓性纤维组织，必要时切口放置引流。

（二）术后医嘱

长 期 医 嘱	临 时 医 嘱
外科护理常规	定期复查血常规
一级护理	
全麻（或连硬外麻）术后护理常规	
陪护	
禁食❶	
测 BP、P、R　q2h❷	
NS　100ml 头孢哌酮钠　2.0g ┃ iv gtt❸ bid	
甲硝唑　100ml iv gtt bid	
10%GS　500ml 10%氯化钾　10ml ┃ iv gtt qd 维生素 K_1　20mg	

❶ 手术当天禁食，第二天可进半流质饮食。

❷ 生命体征稳定后停止。

❸ 术后 1～3 天应用抗生素，依术中阑尾周围炎情况及患者体温情况决定。

注：1. 术后出血可能　多为阑尾系膜的结扎线松脱，引起血管出血，表现为腹痛、腹胀和失血性休克等症状。一旦发生应立即输

血、补液，紧急再次手术。

2.切口感染 多见。术中应加强切口保护、切口冲洗。表现为术后2～3天体温升高，切口胀痛或跳痛，局部红肿、压痛等。处理：拆除波动处缝线，排出脓液，放置引流，定期换药。

3.粘连性肠梗阻 术后早期离床活动可适当预防此并发症。病情重者须行手术治疗。

五、胆囊结石

(一) 术前医嘱

长 期 医 嘱	临 时 医 嘱
外科护理常规	血常规、尿常规、粪常规
二级护理	全套血生化检查
低脂饮食	凝血全套
测血压 bid	心电图
	腹部B超检查
	溶石治疗❶
	体外震波碎石治疗❷
	择期手术❸
	请麻醉会诊
	备皮
	术前禁食12h
	术前禁饮6h

❶ 有时可试用溶石治疗（熊脱氧胆酸每天10～15mg/kg）。适应证：年老、心脏或其他重要脏器疾病不能接受手术者，胆囊仍保存浓缩功能者，结石能透X线，无钙影，体积小的多发胆固醇结石，临床症状轻微，肝功能正常，女性患者不再妊娠者。有建议将鹅脱氧胆酸与熊脱氧胆酸联合使用，有可能增强其溶石效果。

❷ 部分患者可考虑胆囊结石体外震波碎石。适应证：症状性胆囊结石，胆囊功能正常，胆囊阴性结石，5～25mm单颗或5～15cm的2～5颗结石。禁忌证：胆囊急性炎症时，凝血机制有障碍，为心肺肝肾及十二指肠溃疡及心脏起搏器者，妊娠期及碎石3

次仍无效者，不宜选择此项治疗。

❸ 现今多采用腹腔镜手术（85%左右的胆囊结石患者可采用），手术创伤小，术后恢复快，为首选。

注：胆囊切除是治疗胆囊结石的首选方法，效果确切。对于有症状或并发症的胆囊结石，应及时行胆囊切除术。对于无症状的胆囊结石，一般认为不需要立即行胆囊切除术，只需观察和随诊，但以下情况时应及时手术治疗：a. 口服胆囊造影后胆囊不显影；b. 结石直径超过 2～3cm；c. 合并糖尿病者在糖尿病已控制时；d. 有心肺功能障碍者。

（二）术后医嘱

长　期　医　嘱	临　时　医　嘱
外科护理常规	
一级护理	
全麻(或连硬外麻)术后护理常规	
陪护	
禁食❶	
测 BP、P、R　q2h❷	
NS　100m 头孢哌酮钠　2.0g ⎱ iv gtt❸ bid	
10%GS　500ml 10%氯化钾　10ml ⎱ iv gtt qd 维生素 K_1　20mg	
维生素 B_1　0.1 im qd	

❶ 手术当天禁食，第二天可进低脂半流质饮食。

❷ 生命体征稳定后停止。

❸ 术后用 1 天抗生素。

注：1. 术后出血可能　多为胆囊动脉的结扎线松脱，引起血管出血，表现为腹痛、腹胀和失血性休克等症状。一旦发生应立即输血、补液，紧急再次手术。

2. 胆道损伤　术后短期内出现黄疸、腹膜炎，难以愈合的胆汁漏，或延期出现反复发作的胆管炎者，均要怀疑有胆管损伤的可能。做 B 超检查。胆管损伤的处理应根据发现的时间、损伤程度、损伤胆管及周围组织的炎症情况、患者的肝功能及全身情况采用非手术和手术方式。

六、急性胆囊炎

（一）术前医嘱

长 期 医 嘱	临 时 医 嘱
外科护理常规	血常规、尿常规、粪常规
一级护理	全套血生化检查
禁食	凝血全套
NS　100ml 头孢哌酮钠　2.0g ⎱iv gtt❶ bid	心电图
	腹部 B 超检查
10%GS　500ml 10%氯化钾　10ml ⎱iv gtt❷ qd 维生素 K₁　20mg	非手术治疗后择期手术❸
	急诊手术❹
	山莨菪碱　10mg im sos
5%GNS　500ml 10% 氯化钾　10ml ⎱iv gtt qd	

❶ 使用广谱抗生素。

❷ 注意维持水电解质平衡。

❸ 大多数患者（60%～80%）经非手术疗法治疗后病情能够得到控制，可择期手术，比急性期时手术并发症的发生率和病死率均要低得多。病程已较晚，发病 3 天以上，局部有肿块并已局限，非手术治疗下情况尚稳定者，宜继续行非手术治疗，待后期择期手术。

❹ 起病急，病情重，局部体征明显，老年患者应在纠正急性生理紊乱后，早期施行手术处理。急症手术指征：a. 寒战、高热，白细胞计数在 20×10^9/L 以上；b. 黄疸加重；c. 胆囊肿大，张力高；d. 局部腹膜刺激征；e. 并发重症急性胰腺炎；f. 60 岁以上的老年人，容易发生严重并发症，应多采取早期手术处理。

注：1. 手术时机的选择　急诊手术适用于：a. 发病在 48～72h 以内者；b. 经非手术治疗无效且病情恶化者；c. 有胆囊穿孔、弥

漫性腹膜炎、急性化脓性胆管炎、急性坏死性胰腺炎等并发症者。其他患者，特别是年老体弱的高危患者，应争取在患者情况处于最佳状态时行择期性手术。

2. **手术方式的选择** 尽量行胆囊切除术，以根除病变，但对高危患者，局部炎症水肿、粘连重，解剖关系不清者，特别是在急症情况下，应选择胆囊造口术做减压引流，3个月病情稳定后再行胆囊切除术。

（二）术后医嘱

长 期 医 嘱	临 时 医 嘱
全麻或连硬麻术后护理常规	复查血常规
一级护理	血电解质
禁食❶	
半卧位	
吸氧	
NS 100ml 头孢哌酮钠 2.0g ｜iv gtt❷ bid	
10%GS 500ml 10%氯化钾 10ml 维生素 K₁ 20mg ｜iv gtt qd	
5%GNS 500ml 10%氯化钾 10ml ｜iv gtt qd	
复方氨基酸 250ml iv gtt qd	
10%GS 500ml 10%氯化钾 10ml 维生素 K₁ 20mg ｜iv gtt qd	
NS 100ml 奥美拉唑(洛赛克) 40mg ｜iv gtt qd	
10%GS 500ml 10%氯化钾 15ml 50%GS 60ml 胰岛素 14U ｜iv gtt qd	

❶ 肛门排气后可恢复半流质低脂饮食。

❷ 使用抗生素 3 天左右。

七、非结石性慢性胆囊炎

（一）术前医嘱

长 期 医 嘱	临 时 医 嘱
外科护理常规	血常规、尿常规、粪常规
一级护理	全套血生化检查
禁食	凝血全套
测 BP、P、R、SpO₂ q2h❶	心电图
	胸部正位 X 线片
	腹部 B 超检查
	NS　100ml 头孢哌酮钠　2.0g ⎫ iv gtt
	NS　100ml 奥美拉唑　40mg ⎫ iv gtt
	考虑行手术治疗❷
	请麻醉会诊
	备皮
	术前 12h 禁食
	术前 6h 禁饮

❶ 部分严重病例可能出现休克，血压低时需心电监护，监测血压、心率、氧饱和度。

❷ 多数学者认为，临床症状明显时应手术，行胆囊切除术。在严重创伤、手术后及较长时间使用全胃肠外营养（TPN）的患者可能出现急性非结石性胆囊炎，一经诊断应及时手术，可根据患者情况选用胆囊切除术或胆囊造口术。

（二）术后医嘱

长 期 医 嘱	临 时 医 嘱
外科护理常规	复查血常规

续表

长 期 医 嘱	临 时 医 嘱
一级护理	复查血电解质
全麻(或连硬外麻)术后护理常规	复查肝肾功能
陪护	
禁食❶	
吸氧	
持续心电监护❷	
测 BP、P、R、SpO₂　q1h	
NS　100ml 头孢哌酮钠　2.0g ┃ iv gtt bid	
5%GNS　500ml 10%氯化钾　10ml ┃ iv gtt qd	
复方氨基酸　250ml iv gtt qd	
10%GS　500ml 10%氯化钾　10ml ┃ iv gtt qd 维生素 K₁　20mg	
NS　100ml 奥美拉唑　40mg ┃ iv gtt❸ qd	
10%GS　500ml 10%氯化钾　15ml ┃ iv gtt qd 50%GS　60ml 胰岛素　14U	

❶ 肛门排气后方可进食低脂半流质饮食。

❷ 部分严重病例可能出现休克，血压低时需心电监护，监测血压、心率、氧饱和度。生命体征稳定后停止。

❸ 本病多发生在危重、严重创伤、长时间 TPN 患者，注意预防应激性溃疡。

八、急性梗阻性化脓性胆管炎

长 期 医 嘱	临 时 医 嘱
外科护理常规	血常规、尿常规、粪常规
一级护理	全套血生化检查
禁食	凝血全套
持续胃肠减压	心电图
持续导尿计量	腹部 B 超检查
记 24h 出入量	NS 100ml 头孢哌酮钠 2.0g ⎫ iv gtt
心电监护	
测 BP、R、P q1h	NS 100ml 奥美拉唑 40mg ⎫ iv gtt
	5%GNS 500ml 10%氯化钾 10ml ⎫ iv gtt qd
	维生素 K_1 20mg
	林格液 500ml iv gtt❶
	急诊手术治疗❷
	请麻醉科会诊
	备皮
	置胃管
	置尿管

❶ 部分严重病例可能出现休克,需积极抢救休克的同时作好术前准备,马上手术。抗休克治疗包括:输液、输血补充血容量,必要时应用升压药物,纠正代谢性酸中毒,预防急性肾功能不全的发生及使用肾上腺皮质激素,广谱抗生素及对厌氧菌(特别是类杆菌属)有效的抗生素,全身支持治疗,如镇痛、解痉、补充维生素 K 和维生素 C。

❷ 对病情严重或治疗后病情持续恶化者,也应紧急手术,对仍有休克者,也应在边抗休克的同时进行手术治疗。手术治疗的目的是解除梗阻和引流胆道,所以手术应该是简单有效的。常用的手

术方法是剖腹探查并放置 T 形管引流术。手术时必须注意解除引流口以上的胆管梗阻或狭窄，故手术当时引流口上方胆管应有胆汁流出。若病变属肝胆管及胆总管下端的双重梗阻，则胆道引流管的一臂必须放置于胆管梗阻处的上方，手术才能达到目的。因胆囊引流不如胆管引流的作用直接，故不提倡。由嵌顿丁胆总管下端开口处结石引起的急性梗阻性化脓性胆管炎，可以经纤维十二指肠镜切开 Oddi 括约肌以解除梗阻。

注：1. 非手术治疗　既是治疗手段，更是为手术作准备。主要包括：联合使用足量有新的广谱抗生素；纠正水、电解质紊乱；恢复血容量，改善和保证组织器官的良好灌流和氧供；包括抗休克治疗。

2. 治疗原则是紧急手术解除胆道梗阻并引流，及早而有效地解除胆管内压力。临床经验证实，当胆管内压有降低，患者情况短期内即有好转，血压、脉搏渐趋平稳。说明只有解除胆管梗阻，才能控制胆道感染，制止病情进展。

3. 非手术时间一般控制在 6h 内。对病情相对较轻者，经过短期积极治疗后，如病情好转，则可在严密观察下继续治疗。如病情严重或后病情继续恶化者，应紧急手术治疗。对于仍有休克者，也应在边抗休克的同时进行手术治疗。

九、胆道蛔虫症

（一）术前医嘱

长 期 医 嘱	临 时 医 嘱
外科护理常规	血常规、尿常规、粪常规
一级护理	全套血生化检查
流质饮食❶	凝血全套
测 BP　q2h	心电图
0.5％甲硝唑　100ml iv gtt bid	腹部 B 超检查❸
NS　250ml 异帕米星　200mg｜iv gtt bid	山莨菪碱　10mg im sos❹
	左旋咪唑　200mg po❺
30％硫酸镁　10ml po tid❷	手术治疗❻

❶ 如有手术指征者术前需禁食至少 8h。

❷ 绞痛发作时可服乌梅汤、食醋。

❸ 有条件的医院可行经内镜逆行胰胆管造影（ERCP）检查并治疗。可在明确诊断的同时进行治疗，如发现蛔虫有部分在胆道外，可用取石钳将虫体取出。

❹ 疼痛发作，必要时可予哌替啶。

❺ 驱虫最好在症状缓解期进行，如症状缓解后 B 超检查发现胆管内有虫体残骸时，应继续服用消炎利胆药物 2 周，以排出胆管内的蛔虫残骸及虫卵，预防结石形成。

❻ 积极治疗 3～5 天症状无缓解或加重者，胆管内蛔虫多或蛔虫与结石并存者，胆囊蛔虫病，或并发重症胆管炎，急性坏死性胰腺炎，肝脓肿、胆汁性腹膜炎者需行手术治疗。

注：在非手术治疗下症状不能缓解或出现并发症者，应及时行手术治疗。手术治疗的指征：a. 早期经纤维十二指肠镜取虫失败者；b. 非手术治疗 3 天以上症状仍未能缓解者；c. 伴有急性胆囊炎或急性化脓性胆管炎者；d. 腹膜刺激征明显者；e. 合并肝脓肿或急性胰腺炎疑有胰管蛔虫者；f. 合并胆管结石及明显梗阻性黄疸者；g. 有胆道出血并发症者。

（二）术后医嘱

长 期 医 嘱			临 时 医 嘱
全麻或连硬麻术后护理常规			复查血常规
一级护理			复查血电解质
禁食❶			复查肝肾功能
测 BP q2h prn			
NS 250ml	iv gtt❷ bid		
异帕米星 200mg			
甲硝唑 100ml iv gtt bid			
10%GS 500ml	iv gtt❷ qd		
维生素 K$_1$ 20mg			
NS 100ml	iv gtt qd		
奥美拉唑 40mg			

❶ 术后 6h 可进流质。

❷ 需补充足够液体,注意水电解质平衡。

注:*手术切开胆管后,尽量将肝内、外胆管中的蛔虫取尽,按摩肝脏,有助于肝内胆管蛔虫排出,也可用吸引器对着肝内胆管开口处吸出蛔虫。手术后,应放置较粗的 T 形管,以便于手术后胆道蛔虫的排出。术后应定期驱蛔治疗。有时,肠道内蛔虫可在手术后再次进入胆道内。*

十、贲门失弛缓症

(一) 术前医嘱

长 期 医 嘱	临 时 医 嘱
外科护理常规	血常规、尿常规、粪常规
二级护理	全套血生化检查
少渣、半流质饮食❶	凝血全套
5%GNS 500ml 10%氯化钾 10ml ∣ iv gtt❷ qd	心电图
	肺功能检查❸
10%脂肪乳剂 500ml iv gtt qd	胃镜+活检病理学检查❹
复方氨基酸 250ml iv gtt qd	胃肠钡餐
10%GS 500ml 10%氯化钾 10ml ∣ iv gtt qd	手术治疗❺
	术前备皮、导尿、置胃管❻
	术前 12h 禁食、4h 禁饮

❶ 宜少食多餐、饮食细嚼,避免过冷、过热和刺激性饮食。

❷ 进食困难而营养消耗者,术前应予营养支持,并注意水电解质平衡。

❸ 肺功能检查为开胸手术的常规检查项目。严重的通气或弥散功能障碍是开胸手术的禁忌证。

❹ 贲门失弛缓症与贲门癌有时仅通过钡餐是很难鉴别的,而且前者病程较长的,也有一定的恶变率,因此,胃镜检查是必不可少的辅助检查项目。

❺ 以 Heller 食管下段肌层切开术为最常用。

❻ Heller 食管下段肌层切开术，胃管主要是在术中做指引及注射亚甲蓝（美兰）等药物排查黏膜破损，术后可早期拔除。

（二）术后医嘱

长 期 医 嘱	临 时 医 嘱
全麻术后护理常规	NS　100ml ⎫ 头孢硫脒　2.0g ⎭ iv gtt❸ bid
一级护理	
陪护	
禁食❶	
吸氧	
持续心电监护	
测 BP、P、R　q1h	
持续胃肠减压❷	
持续左胸闭式引流、计量❸	
5%GNS　500ml ⎫ 10%氯化钾　10ml ⎭ iv gtt❹ qd	
10%脂肪乳剂　500ml ⎫ 10%氯化钾　10ml ⎭ iv gtt qd	
复方氨基酸　250ml iv gtt qd	
10%GS　500ml ⎫ 10%氯化钾　10ml ⎬ iv gtt qd 维生素 K_1　20mg ⎭	

❶ Heller 手术可在术后次日进食。

❷ Heller 手术可在术后当天或次日拔除胃管。

❸ 胸腔闭式引流的作用是恢复胸腔负压及引流胸腔积液，可在胸引流量少且确定肺复张良好时拔除。

❹ 术后补液方案依患者进食情况而定。

❺ Heller 手术为Ⅰ类切口手术，一般在术前半小时及术后 24h 内使用一线抗生素做预防性抗炎。

注：1. 贲门失弛缓症又称巨食管，是由食管神经肌肉功能障碍所致的疾病，其主要特征是食管缺乏蠕动，食管下段括约肌高压和

对吞咽动作的松弛反应减弱。临床表现为咽下困难、食物反流和下段胸骨后不适或疼痛。多见于 20～50 岁青壮年。

2. 应用气囊或探条扩张，使食管与胃的连接处的扩张是常用的非手术治疗手段。有效率达 60%～80%，但大多容易复发，且本疗法的食管破裂发生率达 1%～6%，应谨慎操作。

3. 外科手术方法较多。以 Heller 食管下段肌层切开术为最常用。食管过度扩张，食管在膈裂孔处纤维增生严重或食管下段严重萎缩者，宜做贲门和食管下段切除和重建术。手术治疗后症状好转率为 80%～85%，但可能发生食管黏膜破裂、裂孔疝和胃食管反流等并发症。

十一、痔

（一）术前医嘱

长 期 医 嘱	临 时 医 嘱
外科护理常规	血常规、尿常规、粪常规
二级护理	生化全套
少渣饮食	凝血全套
	心电图
	直肠指诊
	非手术治疗❶
	手术治疗❷
	番泻叶 10g　术前 2 天泡服❸
	口服洗肠粉　1 瓶　术前 1 天冲服
	热水坐浴❹
	或 肛管内注入油剂或栓剂❺
	或 局部热敷❻

❶ 由于非手术疗法对大部分痔的治疗效果良好，注射疗法和胶圈套扎疗法成为痔的主要治疗方法。无并发症的内痔都可用注射疗法。一期内痔，主诉便血无脱垂者，最适宜注射治疗，对控制出血效果明显。二期、三期内痔注射后可防止或减轻脱垂，痔术后再

度出血或脱垂亦可注射。对年老体弱、严重高血压及有心、肺、肝肾等疾病患者，都可用注射治疗。注射治疗的禁忌证：任何外痔及有并发症的内痔（如栓塞、感染或溃烂等）。

❷ 手术治疗只限于非手术治疗失败或不适宜非手术治疗的患者。严重的二度、三度和四度的内痔及以内痔为主的混合痔。伴有直肠黏膜脱垂者，适用吻合器痔上黏膜环切术（procedure for prolapse and hemorrhoids，简称 PPH）。

❸ 术前的肠道准备相对不要太严格，只要直肠内没有成形大便影响手术就可。

❹ 热水坐浴可改善局部血液循环。

❺ 肛管内注入油剂或栓剂，有润滑和收敛作用，可减轻局部的瘙痒不适症状。

❻ 血栓性外痔有时经局部热敷，外敷消炎镇痛药物后，疼痛可缓解而不需要手术。

注：1. 痔的治疗原则：a. 无症状的痔无需治疗；b. 有症状的痔，在于减轻、消除症状而非根治；c. 以非手术治疗为主。严重病例才需手术治疗。在痔的初期后无症状静止期的痔，只需增加纤维性食物，改变不良的排便习惯，保持大便通畅，防治便秘和腹泻。

2. 嵌顿痔初期也采用非手术治疗，用手轻轻将脱出的痔块推回肛门内，阻止再脱出。

（二）术后医嘱

长 期 医 嘱	临 时 医 嘱	
全麻或连硬麻术后护理常规	NS　250ml	iv gtt bid
一级护理	异帕米星　200mg	
暂禁食❶	甲硝唑　100ml iv gtt bid	

❶ 手术后 6h 就可开始进少渣饮食。

注：1. 痔切除不能错误地认为是一种小手术，若掉以轻心，稍不慎，可发生严重的并发症。

2. 常见并发症的有出血、狭窄、尿潴留等。

第六节 泌尿、生殖系统疾病

一、急性细菌性膀胱炎

长 期 医 嘱	临 时 医 嘱
泌尿外科护理常规	血常规
二级护理	尿常规
普通饮食	粪常规
测体温 qd	全套血生化检查
环丙沙星 0.25g po bid❶	中段尿细菌培养❹
或 头孢克洛 0.25g po tid	泌尿系 B 超❺
或 呋喃妥因 0.1g po tid~qid	B 超测膀胱残余尿量❺
碳酸氢钠片 1.0g po tid❷	
托特罗定 1~2mg po bid❸	

❶ 抗生素应用可选择喹诺酮类的环丙沙星、左氧氟沙星等，或第二、第三代头孢菌素，或呋喃妥因，注意药物的副作用。3~7天为1个疗程。若3天后疗效不佳，建议根据尿培养结果，更换敏感药物。

❷ 口服碳酸氢钠片，碱化尿液。多饮水。避免刺激性食物。

❸ 托特罗定、索利那新、黄酮哌酯等 M 受体拮抗药可减轻膀胱痉挛，但膀胱出口梗阻患者应慎用或禁用。此外膀胱区热敷、热水坐浴亦可减轻膀胱痉挛。

❹ 中段尿细菌培养应在抗生素使用前进行。对症状轻的尿路感染伴有脓尿或菌尿患者的最初治疗，尿培养没有绝对必要，可根据经验给药。对有症状菌尿患者，诊断菌尿的标准可以减少为每毫升 10^3~10^4 细菌，这可增加敏感性，而且没有显著地减少特异性。

❺ 泌尿系 B 超检查是评估泌尿系统梗阻的最佳非侵入性方法。对平素有排尿困难者应采用 B 超测定膀胱残余尿量。

注：1. 急性细菌性膀胱炎的发病突然，有尿频、尿急、尿痛、排尿不尽等表现。常见有终末血尿，有时可为全程血尿、甚至血

块。可有急迫性尿失禁。全身症状不明显，体温正常或仅有低热，并发急性肾盂肾炎或前列腺炎、附睾炎时可有高热。耻骨上膀胱区可有压痛。

2. 发病以女性多见，因女性尿道短而直，尿道外口畸形常见，会阴部常有大量细菌存在；只要有感染的诱因存在，如性交、导尿、个人卫生不洁、抵抗力下降，都可能出现逆行感染，很少由血行或淋巴感染所致。男性常继发于其他病变，如急性前列腺炎、良性前列腺增生症、包皮炎、尿道狭窄、尿石症、肾感染等。也可继发于邻近器官感染，如阑尾脓肿。

3. 根据其病因及合并症，将尿路感染分为单纯性尿路感染和复杂性尿路感染（即发生在有糖尿病、解剖异常、早先泌尿道手术史、肾结石病史、存在泌尿导管、脊髓伤害、免疫耐受或者孕妇的尿路感染）两大类进行管理。

4. 急性细菌性膀胱炎属于单纯性尿路感染，其致病菌多数为大肠杆菌。近年来研究证实，选用敏感抗菌药物治疗女性绝经前非妊娠单纯性急性细菌性膀胱炎时，采用 3 日疗程，疗效与 7 日疗程相似且副作用少、费用低，但必须于治疗后 4～7 天复查。

5. 雌激素的缺乏是绝经后妇女易重新感染的重要因素。雌激素替代疗法可以维持正常的阴道内环境，增加乳酸杆菌并清除致病菌，减少尿路感染的发生，但应在妇科医师的指导下进行。

6. 复发性单纯性尿路感染者分为再感染和复发两类。再感染表明尿路防御感染的能力差，而不是治疗失败，可考虑用低剂量、长疗程做预防性治疗，每晚睡前或性交后口服复方磺胺甲噁唑、环丙沙星、呋喃妥因等单次剂量的抗生素，可以减少 95% 的再发风险。在持续治疗 6～12 个月后再进行评估。复发者的感染菌与前次感染相同，应根据药物敏感试验结果选择敏感的抗菌药物，最长治疗 6 周，如无效可考虑延长疗程或改用注射药物。

7. 对于复杂性尿路感染，必须进行中段尿细菌培养，同时要去除导致感染的各种诱因，注意合并症如阴道炎、宫颈炎、尿道口处女膜伞、或处女膜融合等的治疗。抗生素的使用时间适当延长，疗程可达 7～14 天，有时可延长至 21 天。在治疗结束后 5～9 天以及 4～6 周后必须进行尿细菌培养。在抗菌药物治疗过程中，细菌可能发生变异，为避免耐药菌株的产生，可同时应用两种或两种以上的抗生素。不推荐预防性应用抗生素治疗。

二、急性细菌性前列腺炎（Ⅰ型前列腺炎）

长 期 医 嘱	临 时 医 嘱
泌尿外科护理常规	血常规、尿常规、粪常规
二级护理	全套血生化检查
清淡饮食❶	中段尿细菌培养❹
卧床休息	血细菌培养❹
测体温　bid	直肠指检❺
持续膀胱造口引流尿液❷	经直肠前列腺B超❻
环丙沙星注射液　0.2～0.4g iv gtt bid❸ 或 氨苄西林　2.0～3.0g iv gtt bid	

❶ 吸烟、饮酒、嗜辛辣食品等是前列腺炎发病的重要诱因，治疗时应强调清淡饮食为宜。

❷ 急性细菌性前列腺炎伴尿潴留者可采用耻骨上膀胱穿刺造口引流尿液，也可采用细管导尿，但留置尿管时间不宜超过12h。

❸ 一旦得到临床诊断，进行抗生素治疗是必要而且紧迫的。开始时可经静脉应用抗生素，如氟喹诺酮类、广谱青霉素、第三代头孢菌素、氨基糖苷类等。待患者的发热等症状改善后，可改用口服药物（如氟喹诺酮类），疗程至少4周。症状较轻的患者也应使用抗生素2～4周。如为淋球菌感染，可用头孢曲松；若为厌氧菌感染，可用甲硝唑。

❹ 中段尿细菌培养或血细菌培养应在抗生素治疗前进行。待培养结果，可改用敏感药物。

❺ 对患者进行直肠指检是必要的，但禁忌进行前列腺按摩。

❻ 经36h规范处理，患者病情未改善时，建议进行经直肠B超等检查，全面评估下尿路病变，明确有无前列腺脓肿。伴脓肿形成者可采取经直肠超声引导下细针穿刺引流、经尿道切开前列腺脓肿引流或经会阴穿刺引流。

注：1. 急性前列腺炎是一种定位于前列腺的急性感染性疾病，

有明显的下尿路感染症状及畏寒、发热和肌痛等全身症状，尿液、前列腺液中白细胞数量升高甚至出现脓细胞。

2. 前列腺炎的传统的分类方法 过去认为感染是前列腺炎的主要病因。Meares-Stamey 的"四杯法"对前列腺炎进行分类是第一个规范的前列腺炎分类方法，通过比较初始尿液（VB1）、中段尿液（VB2）、前列腺按摩液（EPS）、前列腺按摩后尿液（VB3）"四杯"标本中白细胞数量和细菌培养结果，将前列腺炎划分为：急性细菌性前列腺炎（acute bacterial prostatitis，ABP）、慢性细菌性前列腺炎（chronic bacterial prostatitis，CBP）、慢性非细菌性前列腺炎（chronic non-bacterial prostatitis，CNP）、前列腺痛（prostatodynia，PD）。

3. 前列腺炎的新分类方法 1995 年美国国立卫生研究院（National Institutes of Health，NIH）根据当时对前列腺炎的基础和临床研究情况，制订了一种新的分类方法。该分类方法较传统分类方法有很大的进步，在临床应用中有一定的指导意义，但仍存在不足，有待进一步完善。

（1）Ⅰ型 相当于传统分类方法中的急性细菌性前列腺炎。起病急，可表现为突发的发热性疾病，伴有持续和明显的下尿路感染症状，尿液中白细胞数量升高，血液或（和）尿液中的细菌培养阳性。

（2）Ⅱ型 相当于传统分类方法中的慢性细菌性前列腺炎，占慢性前列腺炎的 5%～8%。有反复发作的下尿路感染症状，持续时间超过 3 个月，前列腺按摩液、精液、前列腺按摩后尿液中白细胞数量升高，细菌培养结果阳性。

（3）Ⅲ型 慢性前列腺炎/慢性骨盆疼痛综合征（chronic prostatitis/chronic pelvic pain syndromes，CP/CPPS），相当于传统分类方法中的慢性非细菌性前列腺炎和前列腺痛，是前列腺炎中最常见的类型，约占慢性前列腺炎的 90% 以上。主要表现为长期、反复的骨盆区域疼痛或不适，持续时间超过 3 个月，可伴有不同程度的排尿症状和性功能障碍，严重影响患者的生活质量；前列腺按摩液、精液、前列腺按摩后尿液细菌培养结果阴性。根据前列腺按摩液、精液、前列腺按摩后尿液常规显微镜检结果，该型又可再分为ⅢA（炎症性 CPPS）和ⅢB（非炎症性 CPPS）2 种亚型：ⅢA 型患者的前列腺按摩液、精液、前列腺按摩后尿液中白细胞数量升高；ⅢB

型患者的前列腺按摩液、精液、前列腺按摩后尿液中白细胞在正常范围。ⅢA 和ⅢB 两种亚型各占 50% 左右。

（4）Ⅳ型　无症状性前列腺炎（asymptomatic inflammatory prostatitis，AIP）。无主观症状，仅在有关前列腺方面的检查（前列腺按摩液、精液、前列腺组织活检及前列腺切除标本的病理检查等）时发现炎症证据。

4. 病原体感染是Ⅰ型前列腺炎的主要致病因素。由于机体抵抗力低下，毒力较强的细菌或其他病原体感染前列腺并迅速大量生长繁殖而引起，多为血行感染、经尿道逆行感染。病原体主要为大肠杆菌，其次为金黄色葡萄球菌、肺炎克雷伯杆菌、变形杆菌、假单胞菌属等，亦可能是淋球菌，绝大多数为单一的病原菌感染。

5. 治疗原则　卧床休息，应用广谱抗生素，使用镇痛、解痉、退热等药物对症治疗，支持治疗。

6. 患者应戒酒，忌辛辣刺激食物；避免憋尿、久坐，注意保暖，加强体育锻炼。

三、慢性非细菌性前列腺炎、慢性前列腺炎（Ⅱ型/Ⅲ型前列腺炎）

长 期 医 嘱	临 时 医 嘱
泌尿外科护理常规	血常规
三级护理	粪常规
清淡饮食	全套血生化检查
环丙沙星　0.25～0.50g po bid❶	前列腺液常规检查❻
或 米诺环素　0.1g po bid	前列腺液细菌培养❼
或 复方磺胺甲噁唑　2 片 po bid	前列腺按摩前后尿常规及尿细菌培养
特拉唑嗪　2mg po qn❷	NIH 慢性前列腺炎症状评分❽
或 多沙唑嗪　4mg po qn	泌尿系统 B 超及 B 超残余尿量测定❾
或 坦索罗辛　0.2mg po qn	
塞来昔布　200mg po qd❸	
托特罗定　1～2mg po bid❹	
阿米替林　25mg po bid❺	

❶ 应根据细菌培养结果和药物穿透前列腺的能力选择抗生素。可选抗生素有氟喹诺酮类（如环丙沙星、左氧氟沙星、莫西沙星等）、四环素类（如米诺环素等）和磺胺类（如复方磺胺甲噁唑）等药物。注意药物的副作用。

❷ α受体阻滞药，如特拉唑嗪、多沙唑嗪、坦索罗辛、萘哌地尔等，能松弛前列腺和膀胱等部位的平滑肌，改善患者下尿路症状和疼痛及生活质量指数，成为治疗Ⅱ型/Ⅲ型前列腺炎的基本药物，疗程至少应在12周以上。应注意直立性低血压等不良反应。

❸ 非甾体消炎药塞来昔布对改善ⅢA型前列腺炎患者的疼痛等症状有效。

❹ M受体阻滞药（如托特罗定等）可改善伴有膀胱过度活动症但无尿路梗阻的前列腺炎患者的下尿路症状。

❺ 对合并抑郁、焦虑等心理障碍的慢性前列腺炎患者，可选择三环类抗抑郁药（如阿米替林）、选择性5-羟色胺再摄取抑制药（如舍曲林）和苯二氮䓬类（如地西泮）等药物，应用时必须注意这些药物的处方规定和药物不良反应。

❻ 前列腺液（EPS）中白细胞>10个/HP，卵磷脂小体数量减少，有诊断意义。白细胞的多少与症状的严重程度不一致，尤以ⅢB型前列腺炎常见。当前列腺有细菌、真菌及滴虫等病原体感染时，可在EPS培养中检测出这些病原体。如前列腺按摩后收集不到EPS，不宜多次重复按摩，可让患者留取前列腺按摩后尿液进行分析。

❼ 目前常用"两杯法"替代标准的Meares-Stamey"四杯法"来进行病变定位检测，分别留取前列腺按摩前和按摩后尿液进行尿常规检查和尿细菌培养。Ⅱ型前列腺炎按摩前尿液中白细胞和细菌培养均为"＋/－"，按摩后均为"＋"；Ⅲ型前列腺炎按摩前尿液中白细胞和细菌培养均为"－"，按摩后尿液ⅢA型白细胞为"＋"、细菌培养为"－"，ⅢB型白细胞和细菌培养均为"－"。

❽ 应用NIH慢性前列腺炎症状评分（NIH-CPSI）进行症状评分和疗效评估。NIH-CPSI主要包括3部分内容，有9个问题（0～43分）。第一部分评估疼痛部位、频率和严重程度，由问题1～4组成（0～21分）；第二部分为排尿症状，评估排尿不尽感和尿频的严

重程度，由问题 5～6 组成（0～10 分）；第三部分评估对生活质量
的影响，由问题 7～9 组成（0～12 分）。见表 2-1。

表 2-1　NIH-CPSI 评分

慢性前列腺炎症状评分（CPSI）——疼痛或不适

1. 在上一周里，在下列部位是否感到疼痛和不适

	是	否
a. 肛门与阴囊间	□ .1	□ .0
b. 睾丸	□ .1	□ .0
c. 阴茎头	□ .1	□ .0
d. 腰骶部、膀胱区	□ .1	□ .0

2. 上一周是否经历过

	是	否
a. 排尿时疼痛或烧灼痛	□ .1	□ .0
b. 射精时或其后感到 　疼痛或不适	□ .1	□ .0

3. 上一周，上述部位疼痛或不适的频率

□ .0　从不　　　□ .1　偶尔　　　□ .2　有时

□ .3　经常　　　□ .4　多数时候　□ .5　总是

4. 您觉得用哪个数字来描述您的疼痛或不舒服最合适？

□ .0 □ .1 □ .2 □ .3 □ .4 □ .5

□ .6 □ .7 □ .8 □ .9 □ .10

无痛　　　　　　　　　　　　　　　　　　　　　　　　最痛

慢性前列腺炎症状评分（CPSI）——排尿

5. 上一周里排尿不净的感觉频率

□ .0　从不

□ .1　少于 1/5 的次数

□ .2　少于 1/2 的次数

□ .3　大约半数

□ .4　半数以上

□ .5　几乎总有

6. 一上周中，排尿后不到 2h 又有排尿的感觉的频率

□ .0　从没有　　　□ .1　5 次中不到 1 次　　　□ .2　不足半数

续表

□.3　大约半数　　　□.4　多于半数　　　□.5　几乎总是

慢性前列腺炎症状评分(CPSI)——症状的影响和生活质量

7. 上述症状是否影响您的日常生活

□.0　无影响　　　　　□.1　仅有一点

□.2　有一些　　　　　□.3　很多

8. 您是否总在考虑着您的症状

□.0　没有　　　　　　□.1　仅有一点

□.2　有些时候　　　　□.3　不时地在想

9. 如不治疗就这样过,以后的生活,您怎么想?

□.0　非常满意　　　□.1　满意　　　　□.2　基本满意

□.3　满意与不满意差不多各半　　　□.4　基本上不满意

□.5　不满意　　　　　　　　　　　□.6　非常不满意

NIH-CPSI 得分计算

(1)疼痛或不适症状:项目 $1+2+3+4=0\sim21$

(2)排尿症状:项目 $5+6=0\sim10$

(3)生活质量影响:项目 $7+8+9=0\sim12$

(4)症状严重程序(疼痛+排尿症状): $1+2+3+4+5+6=$

① 轻度: $0\sim9$

② 中度: $10\sim18$

③ 重度: $18\sim31$

(5)总体评分: $1+2+3+4+5+6+7+8+9=$

① 轻度: $1\sim14$

② 中度: $15\sim29$

③ 重度: $30\sim43$

❾ B 超诊断前列腺炎缺乏特异性表现,但可除外尿路器质性病变。前列腺结石可能是Ⅱ型前列腺炎病原体持续存在和感染复发的重要原因之一。经直肠 B 超对于鉴别前列腺、精囊和射精管病变以及诊断和引流前列腺脓肿有价值。

注:1. 慢性前列腺炎是指在病原体或(和)某些非感染因素作用下,患者出现以骨盆区疼痛或不适、排尿异常等症状为特征的一组临床综合征,其发病机制、病理生理学改变还不十分清楚。

2. 根据 NIH 前列腺炎的新分类方法,慢性前列腺炎包括Ⅱ型前列腺炎（慢性细菌性前列腺炎）和Ⅲ型前列腺炎（慢性前列腺炎/慢性骨盆疼痛综合征，CP/CPPS）。前者占慢性前列腺炎的 5%～8%；后者约占 90% 以上，其中前列腺液、精液、前列腺按摩后尿液中白细胞数量升高者为Ⅲ A 型（炎症性 CPPS），白细胞在正常范围者为Ⅲ B 型（非炎症性 CPPS），两种亚型各约占 50%。

3. 慢性前列腺炎不足以威胁患者的生命和重要器官功能，并非所有患者均需治疗。患者应戒酒，忌辛辣刺激食物；避免憋尿、久坐，注意保暖，加强体育锻炼。治疗时应重视健康教育、心理和行为辅导的积极作用，采取综合治疗，治疗目标主要是缓解疼痛、改善排尿症状和提高生活质量，疗效评价应以症状改善为主。

4. 药物治疗

（1）治疗慢性前列腺炎最常用的一线药物仍是抗生素，虽然只有约 5% 的患者有明确的细菌感染。对Ⅱ型前列腺炎，以口服敏感抗生素为主，疗程为 4～6 周，用药期间疗效不满意者，改用其他敏感抗生素。不推荐前列腺内注射抗生素的治疗方法。对Ⅲ A 型前列腺炎，推荐先口服氟喹诺酮等抗生素 2～4 周，只在患者的临床症状确有减轻时，才建议继续应用抗生素，推荐的总疗程为 4～6 周；部分此型患者可能存在沙眼衣原体、解脲支原体等感染，可口服四环素类或大环内酯类等抗生素治疗。对Ⅲ B 型前列腺炎，不推荐使用抗生素治疗。

（2）可选用 α 受体阻滞药改善排尿症状和疼痛。α 受体阻滞药可能对未治疗过或新诊断的前列腺炎患者的疗效优于慢性、难治性患者，较长程（12～24 周）治疗效果可能优于较短程治疗，对 α 受体亚型低选择性药物的效果可能优于高选择性药物。

（3）其他药物，如非甾体消炎药、植物制剂、M 受体阻滞药可缓解疼痛和不适，抗炎、消肿、改善膀胱过度活动症等下尿路症状。选择抗抑郁药及抗焦虑药治疗，既可以改善患者抑郁、焦虑等心理障碍症状，还可缓解排尿异常与疼痛等躯体症状。应用活血化瘀、清热解毒中医药治疗亦有一定疗效。

5. 其他治疗手段，如热水坐浴及理疗（如离子透入），可减轻局部炎症，促进吸收。前列腺按摩，每周 1 次，可引流炎性分泌物。不推荐手术治疗，如经尿道前列腺电切术。

四、泌尿系结核

长 期 医 嘱	临 时 医 嘱
泌尿外科护理常规	血常规、尿常规
二级护理	尿沉淀涂片抗酸染色检查③
测体温 bid	尿结核菌培养④
普通饮食	中段尿细菌培养⑤
异烟肼 0.3g po qd①	粪常规
利福平 0.45～0.6g po qd①	全套血生化检查
吡嗪酰胺 1.0～1.5g po qd①	血沉
维生素C 1.0g po qd②	结核菌素试验⑥
葡醛酸酯(肝泰乐) 0.1g po tid②	泌尿系B超⑦
维生素 B₆ 60mg po qd②	腹部平片(KUB)＋排泄性尿路造影(IVU)⑧
	泌尿系 CT 平扫＋增强＋三维重建
	膀胱镜检查⑩

❶ 临床肾结核是慢性、进行性、破坏性病变，不经治疗不能自愈。首选的抗结核药物有异烟肼、利福平、吡嗪酰胺、链霉素等杀菌药物，其他如乙胺丁醇、对氨基水杨酸钠、环丝氨酸、乙硫异烟肼等抑菌药物为二线用药。如膀胱病变广泛，膀胱刺激症状严重，头 2 个月可加肌内注射链霉素 1.0g/d，服用吡嗪酰胺 2 个月(避免肝毒性)后，应改为乙胺丁醇 1.0g/d。应注意这些药物的副作用。

❷ 睡前服药时同时喝牛奶，加用维生素 C、维生素 B₆ 顿服，有助于耐受药物。因抗结核药物多数有肝毒性，应同时服用葡醛酸酯等保肝药物。

❸ 尿沉淀涂片抗酸染色有 50%～70% 的阳性率，取清晨第一次尿液送检，至少连查 3 次。阳性结果不能作为诊断肾结核的唯一依据，因包皮垢杆菌、枯草杆菌抗酸染色也呈阳性。

❹ 尿结核菌培养需 4～8 周，阳性率可达 90%，对肾结核诊断

有决定性意义。

❺ 除非同时合并尿路感染，否则中段尿培养不出致病菌。

❻ 常用结核菌素的纯蛋白衍生物（PPD）0.1ml（5IU）做皮试，PPD试验阳性支持结核病的诊断，但阴性不能完全排除男性泌尿生殖系结核。

❼ B超简单易行，虽较难发现早期肾结核病变，但对中晚期病例可初步确定病变部位，也较容易发现对侧肾积水及膀胱有无挛缩。

❽ 腹部平片可能见到患侧肾灶性钙化影或全肾广泛钙化，应与肾结石鉴别。排泄性尿路造影可了解分侧肾功能、病变程度与范围，早期表现为肾盏边缘不光滑，如虫蛀状，病变进展时肾盏不规则扩大或模糊变形、充盈不全或完全不显影。肾结核广泛破坏、肾功能丧失时，患侧肾表现为"无功能"，不能显示出典型的结核破坏性病变。

❾ CT能清楚地显示中晚期肾结核扩大的肾盏、肾盂、皮质空洞及钙化灶，对侧肾积水等。CT三维成像可清楚地显示肾盂、肾盏、输尿管全长、膀胱病变，可替代排泄性尿路造影检查。目前CT检查被认为是临床诊断的"金标准"。

❿ 膀胱镜检查可见膀胱黏膜充血、水肿、结核结节、溃疡、肉芽肿及瘢痕等病变，以膀胱三角区和患侧输尿管口周围较明显，患侧输尿管口可呈"洞穴"状，有时可见浑浊尿液喷出。可取活检明确诊断。膀胱挛缩容量小于50ml或有急性膀胱炎时，不宜做膀胱镜检查。

注：1. 泌尿系结核是全身结核病的一部分，绝大多数起源于肺结核。常见病理改变为结核性肉芽组织、干酪样脓肿及广泛的钙化纤维化。好发于青壮年，男性较女性多见，主要表现为肾结核，约90%为单侧，早期常无症状及影像学改变，只是尿检查有少量红细胞、白细胞及蛋白，呈酸性，尿中可能发现结核杆菌。典型肾结核常表现为尿频、尿急、尿痛，可有血尿、脓尿、腰部疼痛或肿块。男性可同时合并附睾等结核。当输尿管完全闭塞，含结核杆菌的尿液不能进入膀胱，膀胱继发病变逐渐好转和愈合，膀胱刺激症状逐渐缓解甚至消失，尿检趋于正常，出现"肾自截"，但病灶内仍存

有活的结核杆菌，不能因症状不明显而予以忽视。膀胱结核可导致膀胱挛缩，健侧输尿管口狭窄在或关闭不全导致尿液梗阻或反流，引起对侧肾积水等肾结核晚期并发症，出现慢性肾功能不全的症状，甚至突发无尿。

2. 影像学检查推荐 B 超、KUB、IVU、CT。磁共振水成像（MRU）适用于不适合做 IVU 或 CT 检查的患者，如造影剂过敏、严重肾功能损害、儿童和孕妇等。

3. 延误肾结核的诊断，临床上常见下列两种情况：a. 满足于膀胱炎的诊治，长时间使用一般抗感染药物而疗效不佳时，未进一步追查引起膀胱炎的原因；b. 发现男性生殖系统结核，尤其是附睾结核，却不了解男性生殖系统结核常与肾结核同时存在，未进一步检查。

4. 泌尿系结核的治疗应注意全身治疗，包括营养、休息、环境、避免劳累等。

（1）药物治疗　应早期、联合、足量、规律、全程。疗程为 6～9 个月。连续半年尿中无结核杆菌为稳定阴转。5 年不复发即可认为治愈。

（2）手术治疗　凡药物治疗 6～9 个月无效，肾结核破坏严重者。手术前提是无泌尿生殖系外活动性结核病灶。术前抗结核治疗至少 2 周，术后应抗结核治疗 1 年以上。

（3）肾切除术　适用于患侧肾破坏严重、对侧肾功能正常者。如对侧积水肾功能代偿不良，应先引流肾积水，保护肾功能，待肾功能好转后再切除患侧肾。

（4）保留肾组织的肾结核手术　病灶局限于肾的一极，可行肾部分切除术，局限于肾实质表面闭合性的结核脓肿，与肾集合系统不相通，可行结核病灶清除术。此类手术只在抗结核药物治疗 3～6 个月结核病变无好转时才考虑实施。

（5）解除输尿管狭窄的手术　包括切除狭窄的输尿管段，行输尿管端端吻合或输尿管膀胱再植术，需留置双 J 管 1 个月作为支架。

（6）挛缩膀胱的手术　需在抗结核治疗 3～6 个月后，膀胱结核完全愈合后、对侧肾正常，无尿道狭窄，可对挛缩膀胱行肠膀胱扩大术。

五、良性前列腺增生

长 期 医 嘱	临 时 医 嘱
泌尿外科护理常规	血常规、尿常规
二级护理	粪常规
普通饮食	全套血生化检查
持续导尿[1]	中段尿细菌培养
记 24h 尿量[1]	血清前列腺特异抗原(PSA)[5]
坦索罗辛 0.2mg po qn[2]	国际前列腺症状(I-PSS)评分[6]
或 特拉唑嗪 2mg po qn	直肠指检[7]
或 多沙唑嗪 4mg po qn	泌尿系统 B 超及 B 超残余尿量
非那雄胺 5mg po qd[3]	测定[8]
或 依立雄胺 5mg po bid[3]	尿流率检查[9]
环丙沙星 0.25~0.50g po bid[4]	
或 头孢克洛 0.25g po tid	

❶ 在我国，有相当部分的良性前列腺增生（benign prostatic hyperplasia，BPH）患者因急性尿潴留就诊住院，导尿是处理此类患者的必要手段。如果导尿失败，可行耻骨上膀胱（穿刺）造口术。在导尿或造口引流期间，应夹闭导尿管或造口管，间断开放引流，一般间隔 2~4h 或有尿意时开放引流 1 次，以维持膀胱正常的储尿功能；如膀胱出血明显，可用 0.9% 氯化钠冲洗膀胱，防止血块堵塞。

❷ α 受体阻滞药，如坦索罗辛等能松弛前列腺和膀胱颈部等的平滑肌，缓解膀胱出口动力性梗阻因素，改善患者下尿路症状；同时使用 α 受体阻滞药可提高导尿管的拔除成功率。如果患者需手术治疗，可不必使用 α 受体阻滞药。

❸ 5α 还原酶抑制药，如非那雄胺和依立雄胺可缩小前列腺体积、改善排尿困难。

❹ 前列腺电切术患者即使发生急性尿潴留而留置导尿或膀胱造口，亦不推荐常规预防性使用抗生素。如患者存在某些高危感染因素，如未控制的糖尿病、肾移植等，或拟近期行经尿道前列腺电

切术等手术治疗，可考虑使用抗生素。

❺ 前列腺癌、良性前列腺增生、前列腺炎都可能使血清前列腺特异抗原升高；另泌尿系感染、前列腺穿刺、急性尿潴留、导尿、直肠指诊及前列腺按摩也可影响前列腺特异抗原值。因此，血清前列腺特异抗原不是前列腺癌特有的，但可以作为前列腺癌穿刺活检的指征，一般临床将前列腺特异抗原≥4ng/ml 作为分界点。此外，血清前列腺特异抗原作为一项危险因素可以预测良性前列腺增生的临床进展。

❻ 国际前列腺症状评分（I-PSS 评分，0～35）（表 2-2）是目前公认的判断良性前列腺增生患者下尿路症状严重程度的有效手段。0～7 分为轻度症状，8～19 分为中度症状，20～35 分为重度症状。

表 2-2　国际前列腺症状（I-PSS）评分　单位：分

在最近一个月内，您是否有以下症状？	无	在 5 次中					症状评分
		少于1次	少于半数	大约半数	多于半数	几乎每次	
1. 是否经常有尿不尽感？	0	1	2	3	4	5	
2. 两次排尿间隔是否经常小于 2h？	0	1	2	3	4	5	
3. 是否曾经有间断性排尿？	0	1	2	3	4	5	
4. 是否有排尿不能等待现象？	0	1	2	3	4	5	
5. 是否有尿线变细现象？	0	1	2	3	4	5	
6. 是否需要用力及使劲才能开始排尿？	0	1	2	3	4	5	
7. 从入睡到早起一般需要起来排尿几次？	没有	1 次	2 次	3 次	4 次	5 次	
	0	1	2	3	4	5	

症状总评分＝

生活质量评分（QOL 评分，0～6 分）（表 2-3）是了解良性前列腺增生患者受下尿路症状困扰的程度及是否能够忍受，又称困扰评分。

表 2-3　生活质量指数（QOL）评分　单位：分

问题	高兴	满意	大致满意	还可以	不太满意	苦恼	很糟
如果在您今后的生活中始终伴有现在的排尿症状，您认为如何？生活质量评分（QOL）=	0	1	2	3	4	5	6

❼ 直肠指诊可以了解是否存在前列腺癌，以及前列腺的大小、形态、质地、有无结节及压痛、中央沟是否变浅或消失、肛门括约肌张力等情况，但对前列腺体积的判断不够精确。

❽ 超声检查可以了解前列腺形态、体积大小（计算公式为 0.52×前后径×左右径×上下径）、有无异常回声、突入膀胱程度以及残余尿量，还可了解泌尿系统有无积水、扩张、结石或占位性病变等。

❾ 尿流率检查：当患者最大尿流率（Qmax）<15ml/s 时就可说明排尿不畅，严重者常<10ml/s。一般需尿量在 150～200ml 时进行检查较为准确。Qmax 降低不能区分梗阻和逼尿肌收缩力减低，必要时需结合尿动力学等检查。

注：1. 良性前列腺增生是引起中老年男性排尿障碍原因中最常见的一种良性疾病，其发生的具体机制尚不明确，但必须具备年龄的增长及有功能的睾丸两个重要条件。主要表现为组织学上的前列腺间质和腺体成分的增生、解剖学上的前列腺增大、临床表现以下尿路症状为主以及尿动力学上的膀胱出口梗阻。

2. 前列腺分为外周带、中央带、移行带和尿道周围腺体区，其中前列腺癌好发于外周带，良性前列腺增生结节则发生于移行带和尿道周围腺体区。良性前列腺增生导致后尿道阻力增加和膀胱高压，膀胱逼尿肌代偿性肥厚，逼尿肌不稳定，出现相关排尿期和储尿期症状。如梗阻长期未解除，逼尿肌则失去代偿能力，上尿路出现肾积水及肾功能损害。

3. 良性前列腺增生的主要临床表现为下尿路症状及相关合并症，各种症状可先后出现或在整个病程中进行性发展。根据 MTOPS 研究结果，当 Qmax<10.6ml/s，或年龄≥62 岁，或前列腺体积≥31ml，

或血清前列腺特异抗原≥1.6ng/ml，或残余尿量≥39ml，良性前列腺增生有发生进展的可能，并将良性前列腺增生分为进展低危组和高危组。

4. 良性前列腺增生的治疗目的是在改善患者的生活质量同时保护肾功能。具体治疗方法的选择应根据患者症状的轻重，结合各项辅助检查、当地医疗条件及患者的依从性等综合考虑。

（1）观察等待　轻度下尿路症状（I-PSS 评分≤7）的患者，以及中度以上症状（I-PSS 评分≥8）、同时生活质量尚未受到明显影响的进展低危组患者，可以采用观察等待。应向患者提供良性前列腺增生疾病相关知识、观察等待的效果和预后。同时还应该提供前列腺癌的相关知识。

（2）药物治疗　目标是缓解患者的下尿路症状、延缓疾病的临床进展、预防合并症的发生。

a. 5α还原酶抑制药：可降低前列腺内双氢睾酮的含量，缩小前列腺体积，达到缓解机械性梗阻的目的，适用于治疗前列腺体积＞40ml、血清前列腺特异抗原＞1.4ng/ml 的临床进展高危性的良性前列腺增生患者。该类药物改善下尿路症状但起效慢，初期常常联用 α受体阻滞药。其可造成血清前列腺特异抗原降低，对长期服用该类药物的患者，只有将血清前列腺特异抗原水平加倍后，才不影响其对前列腺癌的检测效能。

b. α受体阻滞药：可缓解良性前列腺增生导致的动力性梗阻，适用于有下尿路症状的进展低危组良性前列腺增生患者。推荐使用坦索罗辛、多沙唑嗪、阿夫唑嗪和特拉唑嗪，萘哌地尔为可选药物。不推荐使用哌唑嗪、酚苄明。常见的副作用包括头晕、头痛、无力、困倦、直立性低血压、逆行射精等，直立性低血压更容易发生在老年及高血压病患者中。

c. 联合治疗：指联合应用 5α还原酶抑制药和 α受体阻滞药治疗良性前列腺增生，适用于进展高危组良性前列腺增生患者。治疗前应还考虑患者的意愿、经济状况、联合治疗带来的费用增长等。

（3）外科治疗　重度良性前列腺增生患者或下尿路症状已明显影响患者的生活质量者，药物治疗效果不佳或拒绝接受药物治疗者，反复尿潴留，反复血尿，反复泌尿系感染，膀胱结石，继发性上尿路积水（伴或不伴肾功能损害）者，可考虑外科治疗。治疗方式的选择应当综合考虑医师个人经验、患者的意见、前列腺的大小以及患者的伴发疾病和全身状况。

外科治疗包括一般手术治疗、激光治疗以及其他治疗方式。经典的外科手术方法有经尿道前列腺电切术（TURP）、经尿道前列腺切开术以及开放性前列腺摘除术。a.TURP目前仍是良性前列腺增生治疗的"金标准"。b.经尿道前列腺电气化术和经尿道前列腺双极电切术目前也应用于外科治疗。c.其他治疗包括经尿道激光治疗、微波热疗、针刺消融术、前列腺支架等。目前尚无明确证据支持高能聚焦超声、前列腺乙醇注射的化学消融治疗作为良性前列腺增生治疗的有效选择。

5.针对良性前列腺增生的各种治疗都应该进行随访，包括I-PSS评分、尿流率检查和残余尿测定、直肠指诊、血清前列腺特异抗原测定（注意使用5α还原酶抑制药对血清前列腺特异抗原的影响）。对接受各类外科治疗患者，应术后1个月时进行第一次随访；术后3个月时就基本可以评价治疗效果；术后随访期限一般为1年。应注意增生部分经手术摘除后，遗留下的受压腺体以及相当于外周带的"前列腺外科包膜"仍存在，故术后直肠指诊及影像学检查仍可以探及前列腺腺体，仍然有发生前列腺癌的可能。

六、尿结石（肾绞痛）

长 期 医 嘱	临 时 医 嘱
泌尿外科护理常规	血常规
一级护理	尿常规[7]
测血压、脉搏、呼吸、体温　bid～qid	粪常规
普通饮食	全套血生化检查[8]
环丙沙星注射液　0.2～0.4g iv gtt bid	中段尿细菌培养
复方氯化钠注射液　250ml ｜ iv gtt 山莨菪碱注射液　10～20mg ｜ bid[1]	泌尿系统B超[9]
	腹部平片（KUB）[10]
哌替啶注射液　50～100mg im sos[2]	排泄性尿路造影（IVU）[11]
黄体酮注射液　20mg im bid[3]	

长 期 医 嘱	临 时 医 嘱
吲哚美辛　25mg po tid❶	
坦索罗辛　0.2mg po qn❺ 　或 多沙唑嗪　4mg po qn❺	
硝苯地平　5～10mg po tid❻	

❶ 肾绞痛是泌尿外科的常见急症，常见于肾或输尿管结石活动并引起输尿管梗阻时。M型胆碱受体阻滞药（如阿托品和山莨菪碱）可松弛输尿管平滑肌，缓解痉挛，但慎用于前列腺增生等膀胱出口梗阻、青光眼等患者。因M受体阻滞药的副作用，近来常用直接作用于平滑肌细胞的解痉药屈他维林（诺仕帕）来代替，常用剂量为40～80mg静滴。

❷ 阿片类镇痛药具有较强的镇痛和镇静作用，常用药物有二氢吗啡酮、哌替啶、布桂嗪（强痛定）和曲马朵等。阿片类药物在治疗肾绞痛时不单独使用，一般需配合M受体阻滞药一起使用。

❸ 黄体酮可以抑制平滑肌的收缩而缓解痉挛，对镇痛和排石有一定的疗效。

❹ 非甾体消炎药，如吲哚美辛（消炎痛）、双氯芬酸钠等能够抑制体内前列腺素的合成，降低痛觉神经末梢对致痛物质的敏感性，具有中等程度的镇痛作用。

❺ α受体阻滞药（如坦索罗辛、多沙唑嗪等），在缓解输尿管平滑肌痉挛，治疗肾绞痛中具有一定的效果。

❻ 钙通道阻滞药，如硝苯地平10mg口服或舌下含化，对缓解肾绞痛有一定的作用。

❼ 尿常规可见肉眼或镜下血尿，感染时有脓尿。感染性结石患者尿液常可培养出致病菌。

❽ 除进行肾功能检测外，为排除尿石症与代谢状态有关，应测定血和尿中的钙、磷、尿酸、草酸等，必要时行钙负荷试验。

❾ B超可作为泌尿系结石的常规检查方法，尤其在肾绞痛时可作为首选方法，可发现2mm以上结石，还可了解结石以上尿路的扩张程度。因受肠道影响，B超诊断输尿管中下段结石的敏感性较低。

⑩ 腹部平片能够发现约90%的X线阳性结石，确定结石的位置、形态、大小和数量，并且初步地提示结石的化学性质，可作为结石检查的常规方法。检查前应行肠道准备。

⑪ 排泄性尿路造影应在腹部平片的基础上进行，有助于了解尿路解剖，确定尿路结石的位置，发现腹部平片上不能显示的X线阴性结石，鉴别腹部平片上可疑的钙化灶，了解分肾功能并确定肾积水程度。由于急性尿路梗阻往往会导致患侧尿路不显影或显影不良，因此最好在肾绞痛缓解1周以后再行排泄性尿路造影检查。

注：1. 尿石症是泌尿外科的常见病，典型肾绞痛表现为位于腰部或上腹部疼痛，阵发性发作，剧烈难忍，并沿输尿管行径放射到同侧腹股沟。年龄、性别、种族、遗传、环境因素、饮食习惯和职业等均可影响结石的形成。代谢异常，尿路梗阻、感染、异物，应用药物是结石形成的常见病因。重视这些问题，能够减少结石的形成和复发。

2. 实验室检查除进行上述有关尿液、血液检查项目外，对反复复发患者应重视代谢异常的检测，包括甲状旁腺激素测定。

3. 影像学检查推荐B超、腹部平片、排泄性尿路造影。

（1）通常不需做CT检查，但CT扫描敏感性比腹部平片高及排泄性尿路造影，可以作为X线检查的重要补充。CT检查能够检出其他常规影像学检查中容易遗漏的小结石，而且不需要肠道准备，也可以检测出X线不能显示的小结石和阴性结石，尤其适用于急诊肾绞痛发作的患者。增强扫描能够显示肾脏积水程度和肾实质厚度，反映肾功能的改变。

（2）逆行或经皮肾穿刺造影属有创检查，仅在腹部平片不显影或显影不良以及怀疑是X线阴性结石做鉴别诊断时应用，目前常用腹部CT检查替代。

（3）磁共振对尿路结石的诊断效果差，一般不用于结石的检查。磁共振水成像（MRU）能够了解上尿路梗阻的情况，而且不需要造影剂即可获得与腹部平片同样的效果，不受肾功能改变的影响，适用于不适合做腹部平片或CT检查的患者（如造影剂过敏、严重肾功能损害、儿童和孕妇等）。

（4）内镜检查包括肾镜、输尿管镜、膀胱镜检查，通常在腹部平片显示为结石、排泄性尿路造影有充盈缺损而不能确诊时，借助于内镜可以明确诊断和进行治疗。

4. 尿石症治疗应根据结石大小、数目、位置、肾功能和全身状况，有无确定病因，有无代谢异常，有无梗阻和感染及其程度等，实施个体化治疗，有时需要综合各种治疗方法。

（1）病因治疗　少数患者能找到病因，如甲状旁腺腺瘤导致的甲状旁腺功能亢进症，只要切除腺瘤，原有的细小结石就可能会自行溶解、消失。如有尿路梗阻，解除梗阻可避免结石复发。

（2）药物治疗　根据结石成分，选择合适药物治疗。同时需增加液体摄入量，包括大量饮水，以增加尿量至超过2L/d；控制感染；中药（如尿石通、排石颗粒等）排石。对直径<0.4cm的光滑结石，有90%能自行排出。对尿酸结石和胱氨酸结石可采取溶石疗法。尿酸结石：口服别嘌醇，根据血、尿的尿酸值调整药量；口服枸橼酸氢钾钠或碳酸氢钠片，以碱化尿液，使其pH值在6.5~6.8。胱氨酸结石：口服枸橼酸氢钾钠或碳酸氢钠片，碱化尿液，使其pH值在7.8以上。

（3）体外冲击波碎石术（ESWL）　碎石效果与结石部位、大小、性质、是否嵌顿等因素有关。对<2cm的肾结石和<1cm的输尿管上段结石、具有正常肾功能者，碎石成功率可达90%左右。结石过大常需多次碎石，残留结石率高，输尿管石街形成可能性加大，甚至诱发肾绞痛，有时需预留输尿管支架管或双J管。常见的并发症：碎石后血尿，多见，无需特殊处理；肾周血肿、肾破裂，虽少见，但应重视；感染石碎石后可能引起尿路感染、菌血症。膀胱结石碎石效果良好，但应注意合并前列腺增生症等膀胱出口梗阻时，结石可能嵌顿于后尿道。重复碎石间隔10~14天为宜。禁忌证包括结石远端尿路梗阻、妊娠、不能纠正的出血性疾病、严重心脑血管疾病、安置心脏起搏器者、血肌酐≥265μmol/L、急性尿路感染、严重肥胖或骨骼畸形等。

（4）经皮肾镜碎石取石术（PCNL）　适用于>2cm的肾盂、部分肾盏结石及鹿角状结石、部分输尿管上段结石。对于复杂结石，可多次行肾镜碎石，配合体外冲击波碎石术。凝血机制障碍、过于肥胖或脊柱畸形者不宜采用此法。并发症有肾实质破裂、出血、漏尿、感染、动静脉瘘、周围脏器损伤等。

（5）输尿管镜碎石取石术（URS）　适用于中、下段输尿管结石、体外冲击波碎石术失效后的输尿管上段结石、阴性结石、体外冲击波碎石术治疗后石街等。下尿路梗阻，输尿管狭窄、严重扭曲等不宜采用此法。并发症有感染、黏膜下损伤、假道、穿孔、撕裂等，远期可有输尿管口狭窄、闭塞或逆流。术后一般需留置双J管（至少2周）。

（6）腹腔镜输尿管取石术　适用于输尿管结石＞2cm、原先考虑开放手术者，或经体外冲击波碎石术、输尿管镜手术治疗失败者。手术途径有经腹腔和经后腹腔两种。

（7）开放手术治疗　随着体外冲击波碎石术和腔内泌尿外科技术的发展，开放性手术运用已经显著减少，仅在体外冲击波碎石术、经皮肾镜碎石取石术、输尿管镜碎石取石术不适宜或治疗失败，或采用上述治疗方式出现并发症时才考虑实施，而且在大多数情况下已被更微创的腹腔镜手术所替代。常用术式：肾盂切开取石术、肾实质切开取石术、肾部分切除术、肾切除术、输尿管切开取石术等。

5. 双侧上尿路结石的治疗原则

a. 双侧输尿管结石，一般先处理梗阻严重侧，条件允许时可同时处理双侧；

b. 一侧肾结石，另一侧输尿管结石，先处理输尿管结石；

c. 双侧肾结石，应在尽可能保留肾的前提下，先处理容易取出且安全的一侧；若肾功能极差，梗阻严重，全身情况不良，宜先进行经皮肾造瘘或血液透析，待患者情况改善后在处理；

d. 孤立肾或双侧上尿路结石引起急性完全性梗阻无尿时，一旦确诊，只要患者全身情况允许，应及时处理。否则宜先进行经皮肾造瘘术或血液透析，待患者情况改善后再处理。

6. 预防　尿路结石形成的影响因素很多，结石发病率和复发率较高，预防措施很重要。a. 大量饮水，每日饮水量达2000～3000ml，稀释尿液，减少结晶形成。b. 根据结石成分、代谢状态等调节饮食。除了推荐吸收性高钙尿症患者摄入低钙饮食，不推荐其他患者限钙饮食。草酸钙结石者应限制浓茶、菠菜、番茄、芦笋、花生等摄入。高尿酸者应限制动物内脏等摄入。c. 特殊性预防：草酸盐结石者可口服维生素 B_6（10mg，每天 2 次），降低尿液中草酸盐的排泄；口服氯化镁增加尿中草酸溶解度。尿酸结石可口服别嘌醇和碳酸氢钠，抑制结石形成。对感染性结石，先控制感染、取出结石、应用脲酶抑制药、氯化铵酸化尿液，可防止感染石生长。

第七节　骨关节疾病

一、急性化脓性骨髓炎

（一）入院医嘱

长　期　医　嘱	临　时　医　嘱
外科护理常规	血常规、尿常规、粪常规
一级护理	生化全套
病重通知	血型
半流质膳食	乙肝两对半
卧床休息	丙型肝炎病毒抗体
抬高患肢	人类免疫缺陷病毒抗体
5%GS　500ml ⎫ 维生素 B_6　0.2g ⎬ iv gtt qd 维生素 C　2g ⎭	RPR、TPHA
	凝血全套
	胸部正位 X 线片
5%GS　250ml ⎫ 克林霉素　1.2g[1] ⎬ iv gtt qd	心电图
	血培养＋药物敏感试验[2]（T＞38.5℃）
5%GNS　250ml ⎫ 氨苄西林　2g ⎬ iv gtt bid	分层穿刺、脓液培养及药物敏感试验[3]
	患肢正侧位 X 线片[4]
	患处 B 超检查
	患肢 CT 检查[5]
	患肢 MRI[6]　prn
	放射性核素扫描[7]　prn
	青霉素皮试（　）

❶ 溶血性金黄色葡萄球菌是最常见的致病菌，乙型链球菌占第二位，嗜血属流感杆菌也可致病，其他的细菌有大肠杆菌和产气荚膜杆菌，亦可是肺炎球菌和白色葡萄球菌。

❷ 血培养可获知病菌，但并非每次培养均可获阳性结果，特别是已经用过抗生素者血培养阳性率更低。在寒战、高热期抽血培养或初诊时每隔2h抽血培养1次，共3次，可以提高血培养阳性率。所获致病菌均应做药物敏感试验，以便调整抗生素。

❸ 局部脓肿分层穿刺。选用有内芯的穿刺针，在压痛最明显的干骺端刺入，边抽吸边深入，不要一次穿入骨内，以免将单纯软组织脓肿的细菌带入骨内，抽出浑浊液体或血性液可做涂片检查与细菌培养，涂片中发现多是脓细胞或细菌即可明确诊断。任何性质穿刺液都应做细菌培养与药物敏感试验。

❹ 起病后14天内的X线检查往往无异常发现，用过抗生素的病例出现X线表现的时间可以延迟到1个月左右。X线检查难以显示出直径小于1cm的骨脓肿，因此早期的X线表现为层状骨膜反应与干骺端骨质稀疏。当微小的骨脓肿合并成较大脓肿时才会在X线片上出现干骺区散在性虫蛀样骨破坏，并向髓腔扩展，密质变薄，并依次出现内层与外层不规则：骨破坏的结果是有死骨形成，死骨可大可小。小死骨表现为密度增高阴影，位于脓腔内，与周围骨组织完全游离。大死骨可为整段骨坏死，密度增高而无骨小梁结构可见。少数病例有病理性骨折。

❺ CT检查可以提前发现骨膜下脓肿，对细小的骨脓肿仍难以显示。

❻ 根据MRI影像的异常信号，可以早期发现局限于骨内的炎性病灶，并能观察到病灶的范围，病灶内炎性水肿的程度和有无脓肿形成，具有早期诊断价值。

❼ 病灶部位的血管扩张和增多，使^{99m}锝早期浓聚于干骺端的病变部位，一般于发病后48h即可有阳性结果。核素骨显像只能显示出病变的部位，但不能做出定性诊断，因此该项检查只具有早期间接帮助诊断的价值。

注：1. **抗生素治疗** 对疑有骨髓炎的病例应立即开始足量抗生素治疗，在发病5天内使用往往可以控制炎症，而在5天后使用或

细菌对所用抗生素不敏感时，都会影响疗效。由于致病菌大都为溶血性金黄色葡萄球菌，要联合应用抗生素，选用的抗生素一种针对革兰阳性球菌，而另一种则为广谱抗生素，待检出致病菌后再予以调整。近年来，由于耐药菌株日渐增多，因此选择合适时期进行手术很有必要。

2. 急性骨髓炎经抗生素治疗后将会出现以下四种结果。

（1）在X线片改变出现前全身及局部症状均消失。这是最好的结果，说明骨脓肿形成以前炎症已经控制。

（2）在出现X线片改变后全身及局部症状消失，说明骨脓肿已被控制，有被吸收掉的可能。

（3）全身症状消退，但局部症状加剧，说明抗生素不能消灭骨脓肿，需要手术引流。

（4）全身症状和局部症状均不消退。说明：a. 致病菌对所用抗生素具有耐药性；b. 有骨脓肿形成；c. 产生迁徙性脓肿，为了保全生命切开引流很有必要。

（1）、（2）两种情况均不需要手术治疗，但抗生素仍宜连续应用3～6周。

（二）术前、术后医嘱

长期医嘱（术后医嘱）	临时医嘱（术前医嘱）
骨科术后护理常规	拟在麻醉会诊（硬膜外麻醉或者腰硬联合麻醉）下行钻孔引流或开窗减压术③
一级护理	
病重通知	
半流质膳食	备皮
卧床休息	请麻醉科会诊
抬高患肢	术前12h禁食、4h禁饮
患肢皮肤牵引或石膏托固定①	术前讨论
注意伤口渗血和引流情况	与患者本人和（或）家属谈话并签字
灌洗输出管接负压瓶②	
或 单纯闭式引流②	
或 VSD持续灌注引流②	血型血交叉
NS　1500～2000ml　接灌洗输入管 阿米卡星　16万U　持续慢滴 qd②	

续表

长期医嘱(术后医嘱)	**临时医嘱**(术前医嘱)
5%GS　250ml ⎱ iv gtt bid 氨苄西林　2g ⎰	备血红细胞　2U
5%GNS　500ml ⎱ iv gtt qd 克林霉素　1.8g ⎰	苯巴比妥　0.1g ⎱ im(术前 阿托品　0.5mg ⎰ 半小时)
10%GS　1000ml ⎱ 维生素 B₆　0.2g ⎱ iv gtt qd 维生素 C　2g ⎰	
5%GS　500ml ⎱ iv gtt qd 酚磺乙胺(止血敏)　2g ⎰	

❶ 可以起到下列作用：镇痛；防止关节挛缩畸形；防止病理性骨折。如果包壳不够坚固，可上管型石膏固定 2～3 个月，并在窦道处的石膏上开洞换药。

❷ 闭式灌洗引流：在骨腔内放置两根引流管做连续冲洗与吸引，关闭切口。置于高处的引流管以 1500～2000ml 抗生素溶液做连续 24h 滴注；置于低位的引流管接负压吸收瓶。引流管留置 3 周，或体温下降，引流液连续 3 次培养阴性即可拔除引流管。

单纯闭式引流：脓液不多者可放单根引流管接负压吸瓶，每日经引流管注入少量高浓度抗生素液。

VSD（一次性使用负压引流护创材料）可以封闭创口，避免了医源性污染及交叉感染，还提供湿润的治疗环境。它可进行冲洗、负压引流和吸引创面并可为其加氧等处理。有条件的医疗机构亦可使用。

❸ 手术治疗宜早，最好在抗生素治疗后 48～72h 仍不能控制局部症状时进行手术，也有主张提前为 36h 的。如果髓腔内有脓肿，可开窗减压引流，否则行钻孔减压。

注：伤口的处理　包括做闭式灌洗引流；单纯闭式引流；伤口不缝，填充碘仿纱条经 5～10 天后再做延迟缝合。

二、慢性骨髓炎

(一) 入院医嘱

长 期 医 嘱	临 时 医 嘱
外科护理常规	血常规、尿常规、粪常规
二级护理	生化全套
普通膳食	血型
卧床休息	乙肝两对半
抬高患肢	丙型肝炎病毒抗体
5%GS 250ml 克林霉素❶ 1.2g	iv gtt qd	人类免疫缺陷病毒抗体
	RPR、TPHA
5%GNS 250ml 氨苄西林❶ 2g	iv gtt bid	凝血全套
	胸部正侧位X线摄片
	心电图
	患肢正侧位X线片❷
	患肢CT或MRI❸ prn
	创面脓液培养及药物敏感试验❹
	青霉素皮试( )

❶ 以金黄色葡萄球菌为主要的致病菌，然而绝大部分病例为多种细菌混合感染，最常检出的是A型与非A型链球菌、铜绿假单胞菌、变形杆菌和大肠杆菌。

❷ 早期阶段有虫蛀状骨破坏、骨质稀疏并逐渐出现硬化区。骨膜掀起并有新生骨形成，骨膜反应为层状。部分呈三角状，状如骨肿瘤。新生骨逐渐变厚和致密。由于周围骨质致密，死骨在常规正侧位X线片上可能不能被显示，需要改变体位。在X线片上死骨表现为完全孤立的骨片，没有骨小梁结构，浓白致密，边缘不规则，周围有空隙。

❸ 一般病例不需要做CT检查。因骨质浓白难以显示死骨者可做CT检查。CT片可以显示出脓腔与小型死骨。部分病例可经窦道插管注入碘水造影剂以显示脓腔。

❹ 手术前需取窦道溢液做细菌培养和药物敏感试验。

注：1. 近年来革兰阴性细菌引起的骨髓炎增多。在儿童患者，还可有嗜血属流感杆菌骨感染。

2. 最好在术前2日即开始应用抗生素，使手术部位组织有足够的抗生素浓度。

（二）术前、术后医嘱

长期医嘱（术后医嘱）		临时医嘱（术前医嘱）
骨科术后护理常规		拟在麻醉会诊（硬膜外麻醉或者腰硬联合麻醉）下行病灶清除术❶
一级护理		
半流质膳食		
卧床休息		备皮
抬高患肢		请麻醉科会诊
患肢皮肤牵引或石膏托固定		术前12h禁食、4h禁饮
注意伤口渗血和引流情况		术前讨论
灌洗输出管接负压瓶　　或 单纯闭式引流　　或 VSD引流		与患者本人和（或）家属谈话并签字
		血型血交叉
NS　2500ml　阿米卡星　24万U	接灌洗输入管持续慢滴 qd	备血红细胞　2U
5%GS　250ml　氨苄西林　2g	iv gtt bid	苯巴比妥　0.1g　阿托品　0.5mg	im(术前半小时)
5%GNS　500ml　克林霉素　1.8g	iv gtt qd	
10%GS　1000ml　维生素 B₆　0.2g　维生素 C　2g	iv gtt qd	
5%GS　500ml　酚磺乙胺(止血敏)　2g	iv gtt qd	

❶ 有死骨形成，有死腔及窦道流脓者均应手术治疗。

注：1. 手术的原则　清除死骨、炎性肉芽组织和消灭死腔。

2. 手术的禁忌证

(1) 慢性骨髓炎急性发作时不宜做病灶清除术，应以抗生素治疗为主，积脓时宜切开引流。

（2）大块死骨形成而包壳尚未充分生成者，过早取掉大块死骨会造成长段骨缺损，该类病例不宜手术取出死骨，须待包壳生成后再手术。但近来已有在感染环境下植骨成功的报告，因此可视为相对禁忌证。

3. 消灭死腔的方法

（1）碟形手术　在清除病灶后再用骨刀将骨腔边缘削去一部分，使成平坦的碟状，以容周围软组织贴近而消灭死腔。本法只用于死腔不大，削去骨量不多的病例。

（2）肌瓣填塞　死腔较大者做碟形手术丧失的骨骼太多会发生病理性骨折，可将骨腔边缘略事修饰后将附近肌肉做带蒂肌瓣填塞，以消灭死腔。

（3）闭式灌洗 VSD 灌洗　小儿生长旺盛，骨腔容易闭合，因此小儿病例在清除病灶后不必做碟形手术。可在伤口内留置 2 根塑料管；一根为灌注管，另一根为吸引管。术后经灌注管滴入抗生素溶液（视药物敏感试验结果决定选择哪种抗生素）。开头 24h 内为防血块堵塞，应加快滴入灌洗液。灌洗持续时间一般为 2～4 周，待吸引液转为清晰时即可停止灌洗并拔管。

（4）庆大霉素骨水泥珠链填塞和二期植骨　将庆大霉素粉剂放入骨水泥（即聚甲基丙烯酸甲酯）中，制成直径 7mm 左右的小球，以不锈钢丝串联起来，聚合化后即成为庆大霉素骨水泥珠链，每一颗小球约含庆大霉素 4.5mg。将珠链填塞在骨腔内，有一粒小珠露于皮肤切口外。珠链在体内会缓慢地释放出有效浓度的庆大霉素约 2 周之久。在 2 周内，珠链的缝隙内会有肉芽组织生长。2 周后即可拔去珠链。小型的骨腔去除珠链后迅速被肉芽组织所填满，中型的尚需换药一段时间也有闭合的可能，大型的拔去珠链后尚需再次手术植入自体骨松质。

4. 伤口的闭合　伤口应该一期缝合，并留置负压吸引管。一般在术后 2～3 天内，吸引量逐渐减少，此时可拔除引流管。周围软组织缺少不能缝合时，可任其敞开，骨腔内填充凡士林纱布或碘仿纱条，包管形石膏，开洞换药。让肉芽组织慢慢生长填满伤口以达到二期愈合，称为 Orr 疗法。

三、腰椎间盘突出症

(一) 入院医嘱

长 期 医 嘱		临 时 医 嘱
骨科护理常规		血常规、尿常规、粪常规
二级护理		肝功能全套
普通膳食		肾功能全套
卧硬板床休息❶		血糖
抬高患肢		血钾、钠、氯、钙测定
持续牵引❷　　prn		血型
训练在床上大小便❸　　prn		乙肝两对半
理疗和推拿❹		丙型肝炎病毒抗体
维生素 B₁　20mg po tid❺		人类免疫缺陷病毒抗体
甲钴胺(弥可保)　1 片 po tid❺		RPR、TPHA
双氯芬酸(扶他林)　75mg po qd❻		凝血全套
或 2%利多卡因　4ml	硬膜外	胸部 X 线摄片
醋酸泼尼松龙　1.7ml	注射❼	心电图
		腰骶椎正侧位 X 线片❽
		腰椎过屈过伸侧位 X 线片和腰椎左右 45°斜位 X 线片 prn
		腰 3～4、腰 4～5、腰 5～骶 1间盘 CT 检查❾
		腰椎 MRI❿
		下肢肌电图 prn
		腰穿脑脊液生化检查及动力学测定 prn
		青霉素皮试(　)

❶ 绝对卧床休息：当症状初次发作时，立即卧床休息。绝对一词虽然不太科学，但为的是强调大小便均不应下床或坐起，这样才能收到良好效果。卧床 3 周后带腰围起床活动，3 个月内不做弯腰持物动作。此方法简单有效，但难以坚持。

❷ 采用骨盆牵引可使椎间隙略为增宽，减少椎间盘内压，扩大椎管容量从而减轻对神经根的刺激或压迫。牵引重量根据个体差异在 7～15kg，抬高床足做反牵引，共 2 周。孕妇、高血压病和心脏病患者禁用。也可使用间断牵引法，每日 2 次，每次 1～2h。但效果不如前者。目前有多种电脑控制的牵引床，可控制牵引重量、改变力线、操作简便，适应不同情况的患者。

❸ 手术前的准备训练。

❹ 理疗和推拿可使痉挛肌肉松弛，进一步减轻椎间盘压力。具体方法繁多，国内这方面从业人员甚多，水平参差不齐，故疗效差异较大。应注意的是，暴力推拿按摩往往弊多于利。

❺ 为神经营养药。

❻ 为非甾体消炎药，可减轻神经根的水肿，改善症状。

❼ 糖皮质激素硬膜外注射，常用长效糖皮质激素加 2% 利多卡因行硬膜外注射，每 7～10 天 1 次，3 次为 1 个疗程。间隔 2～4 周后可再用 1 个疗程，如无效则无需再用此法。如无根据不宜任意加入其他药物共同注射，以免产生不良反应。

❽ 单纯 X 线平片不能直接反映是否存在椎间盘突出。片上所见脊柱侧弯，椎体边缘增生及椎间隙变窄等均提示退行性改变。如发现腰椎结构异常（移行椎、椎弓根崩裂、脊椎滑脱等），说明相邻椎间盘将会由于应力增加而加快变性，增加突出的机会。还可发现有无结核、肿瘤等骨病。

❾ 腰椎间盘突出多发于此三节椎间盘，CT 可显示骨性椎管形态、黄韧带是否增厚及椎间盘突出的大小、方向等，对本病有较大的诊断价值，目前已普遍采用。

❿ MRI 可全面地观察各腰椎间盘是否有病变，也可在矢状面上了解髓核突出的程度和位置，并鉴别是否存在椎管内其他占位性病变。

注：1. **非手术治疗**　主要适应于：年轻、初次发作或病程较短者；休息后症状可自行缓解者；X 线检查无椎管狭窄者。

2. **非手术治疗**

（1）绝对卧床休息。

（2）持续牵引。

（3）理疗和推拿。

（4）糖皮质激素硬膜外注射。

（5）髓核化学溶解法。本方法是将胶原蛋白酶注入椎间盘内或硬脊膜与突出的髓核之间，利用这种酶选择性溶解髓核和纤维环，而基本不损害神经根的特点，使椎间盘内压力降低或突出髓核缩小达到缓解症状的目的。由于这种酶是一种生物制剂，故有产生过敏反应的可能，或局部刺激出血、粘连再次影响神经根的功能，值得重视。

3. 预防　由于腰椎间盘突出症是在退行性变基础上受到积累伤力所致，而积累伤又是加速退变的重要因素，故减少积累伤就显得非常重要。长期坐位工作者需注意桌、椅高度，定时改变姿势。职业工作中常弯腰劳动者，应定时伸腰、挺胸活动，并使用宽腰带。治疗后患者在一定时期内佩戴腰围，但应同时加强背肌训练，增加脊柱的内在稳定性。长期使用腰围而不锻炼腰背肌，反可因失用性肌萎缩带来不良后果。如需弯腰取物，最好采用屈髋、屈膝下蹲方式，减少对椎间盘后方的压力。

（二）术前、术后医嘱

长期医嘱（术后医嘱）	临时医嘱（术前医嘱）
骨科术后护理常规	拟在麻醉会诊（硬膜外麻醉或者腰硬联合麻醉）下行腰椎开窗减压、髓核摘除术❷
硬膜外麻醉护理常规	
一级护理	
半流质膳食	备皮
仰卧硬板床休息	请麻醉科会诊
腰背部硅胶引流管一根接引流袋❶	术前12h禁食、4h禁饮
注意伤口渗血和引流情况	术前讨论
5%GS　250ml 青霉素　320万U ｜ iv gtt bid	与患者本人和（或）家属谈话并签字
10%GS　1000ml 维生素 B_6　0.2g ｜ iv gtt qd 维生素C　2g	血型血交叉
	备血红细胞　2U
5%GS　500ml 酚磺乙胺（止血敏）　2g ｜ iv gtt qd	苯巴比妥　0.1g ｜ im（术前 阿托品　0.5mg ｜ 半小时）

❶ 根据术后引流情况,一般留置 24～72h。

❷ 手术指征:已确诊的腰椎间盘突出症患者,经严格非手术治疗无效,或马尾神经受压者可考虑行髓核摘除术。

注:1. 经皮髓核切吸术是通过椎间盘镜或特殊器械在 X 线监视下直接进入椎间隙,将部分髓核绞碎吸出,从而减轻了椎间盘内压力达到缓解症状的目的。主要适合于膨出或轻度突出型患者,且不合并椎管侧隐窝狭窄者;对明显突出或髓核已脱入椎管仍不能回纳者。与本方法原理和适应证类似的尚有髓核激光气化术。

2. 手术注意事项 典型中央型突出合并马鞍区麻木、大小便失禁,应行急诊手术;老年人合并椎管狭窄者,应做椎板切除减压。

3. 手术治疗可能的并发症有椎间盘感染、血管或神经根损伤以及术后粘连症状复发等。

四、颈椎间盘突出症

(一) 入院医嘱

长 期 医 嘱	临 时 医 嘱
骨科护理常规	血常规、尿常规、粪常规
二级护理	肝功能全套
普通膳食	肾功能全套
卧硬板床休息❶	血糖
抬高患肢	血钾、钠、氯、钙测定
持续牵引❷ prn	血型
或 颈托和围领❸	乙肝两对半
训练患者用手推自己气管、食管❹ prn	丙型肝炎病毒抗体
	人类免疫缺陷病毒抗体
理疗❺	RPR、TPHA
推拿❻(慎重)	凝血全套
维生素 B_1 20mg po tid❼	胸部 X 线片
甲钴胺 1 片 po tid❼	心电图
双氯芬酸 75mg po qd❽	颈椎正侧位 X 线片❾
	颈椎 CT 和(或)MRI❿

续表

长 期 医 嘱		临 时 医 嘱
醋酸泼尼松龙　1.7ml 2%利多卡因　4ml	颈硬膜外 注射[9] qd	上、下肢肌电图 prn
		脑血流图检查
		必要时做腰穿脑脊液生化检查及动力学测定

❶ 在睡眠时，宜用平板床，枕头高度适当，不让头部过伸或过屈。不需要像腰椎间盘突出那样严格地卧床休息。

❷ 颌枕带牵引适用于脊髓型以外的各型颈椎病。可解除颈肌痉挛、增大椎间隙、减少椎间盘压力，从而减轻对神经根的压力和对椎动脉的刺激，并使嵌顿于小关节内的滑膜皱襞复位。坐、卧位均可进行牵引，头前屈15°左右，牵引重量2～6kg。牵引时间以颈、背部肌能耐受为限，每日数次，每次1h。如无不适者，可行持续牵引，每日6～8h，2周为1个疗程。

❸ 颈托和围领主要用以限制颈椎过度活动，而患者行动不受影响。目前应用的种类较多，其中充气型颈托，除固定颈椎外，还有一定撑开牵张作用。

❹ 手术前的准备训练。

❺ 理疗有加速炎性水肿消退和松弛肌的作用。

❻ 推拿对脊髓型以外的早期颈椎病有减轻肌痉挛，改善局部血液循环的作用。应注意手法需轻柔，不宜次数过多，否则反而会增加损伤。由非专业人员进行颈部拔伸推扳而产生颈椎脱位并发四肢瘫痪的病例不时可见。

❼ 为神经营养药。

❽ 目前尚无颈椎病的特效药物，可用非甾体消炎药，减轻神经根水肿，改善症状。还可以加用肌肉松弛药和镇静药，但是这些均属于对症治疗。

❾ 如有典型神经根痛者可行颈硬膜外注射，通常用醋酸泼尼松龙1.7ml，加2%利多卡因4ml，7～10天1次，3～4次为1个疗程，一般间隔1个月可重复1个疗程。如注射3次无效，则无需继续注射。本方法有一定的危险性，应请麻醉科医师执行。

⑩ X 线平片显示颈椎生理前凸消失，椎间隙变窄，椎体前缘、后缘骨质增生，钩椎关节、关节突关节增生及椎间孔狭窄等退行性改变征象。CT 或 MRI 可见椎间盘突出、椎管和神经根管狭窄及脊神经受压情况。

注：本病主要采用非手术治疗，如颌枕带牵引；颈托和围领；推拿；理疗。自我保健方法，如在工作中定时改变姿势，做颈部轻柔活动及上肢运动，有利于颈、肩肌肉弛张的调节和改善血液循环。在睡眠时，宜用平板床，枕头高度适当，不让头部过伸或过屈；药物治疗，目前尚无颈椎病的特效药物，所用非甾体消炎药、肌肉松弛药及镇静药均属于对症治疗。

（二）术前、术后医嘱

长期医嘱（术后医嘱）	临时医嘱（术前医嘱）
骨科术后护理常规	拟在麻醉会诊（全麻或高位硬膜外麻醉）下行颈椎前路减压、椎间盘摘除和椎间融合术③
全麻或高位硬膜外麻醉护理常规	
一级护理	
半流质膳食（6h 后）	备皮
仰卧硬板床休息	请麻醉科会诊
严禁头颈转动	术前 12h 禁食，4h 禁饮
颈前硅胶引流管一根接负压球①	术前讨论
床头备气管切开包②	与患者本人和（或）家属谈话并签字
注意伤口渗血和引流情况	
注意呼吸情况	术前晚灌肠 1 次
注意四肢运动感觉变化	血型血交叉
5%GS　250ml 地塞米松　20mg ∣ iv gtt qd	备血红细胞　2U
5%GS　250ml 注射用无水头孢唑林钠　2g ∣ iv gtt bid	苯巴比妥　0.1g ∣ im（术前 阿托品　0.5mg ∣ 半小时）
10%GS　1000ml 维生素 B_6　0.2g ∣ iv gtt qd 维生素 C　2g	青霉素皮试（　　）
5%GS　500ml 酚磺乙胺（止血敏）　2g ∣ iv gtt qd	

❶ 根据术后引流情况，一般留置 24～72h。

❷ 预防颈前血肿压迫或者气管痉挛。

❸ 手术治疗的适应证：诊断明确的颈椎病经非手术治疗无效，或反复发作者，或脊髓型颈椎病诊断确立后。

注：根据手术途径不同，可分为前路手术、前外侧手术及后路手术三种。

（1）前路及前外侧手术　适用于切除突出的椎间盘、椎体后方骨赘及钩椎关节骨赘，以解除对脊髓、神经根和椎动脉的压迫。同时需进行椎体间植骨融合术，以稳定脊柱。

（2）后路手术　主要是通过椎板切除或椎板成形术达到对脊髓的减压。减压后应辅以后方脊柱融合术。

五、成人股骨头坏死

（一）入院医嘱

长 期 医 嘱	临 时 医 嘱
外科护理常规	血常规、尿常规、粪常规
二级护理	生化全套
普通膳食	乙肝两对半
休息❶	丙型肝炎病毒抗体
	人类免疫缺陷病毒抗体
	RPR、TPHA
	血凝全套
	胸部 X 线摄片
	心电图
	ASO❷
	血沉❷
	类风湿因子❷
	C 反应蛋白❷
	患侧髋关节正位加蛙式位 X 线片❸
	患侧髋关节 MRI❹ prn

❶ 适当的休息时很重要的治疗，一般只是限制关节活动，而允许其自理日常生活。除非疼痛十分严重，才采用卧床牵引。

❷ 排除常见的关节炎。

❸ 可以了解股骨头的外观形状，密度改变，关节间隙是否改变，股骨颈是否增粗，是否伴有髋关节脱位。

❹ 可以了解股骨头的关节面情况，有无滑膜病变。

（二）术前、术后医嘱

长期医嘱（术后医嘱）	临时医嘱（术前医嘱）
骨科术后护理常规	拟在麻醉会诊（硬膜外麻醉或者腰硬联合麻醉）下行人工全髋或者人工股骨头置换术❷
一级护理	
半流质膳食	
卧床休息	备皮
患肢轻度外展位皮肤牵引❶	请麻醉科会诊
注意伤口渗血和引流情况	术前 12h 禁食、4h 禁饮
5%GS　250ml 氨苄西林　2g ｜ iv gtt bid	术前讨论
5%GNS　500ml 克林霉素　1.8g ｜ iv gtt qd	与患者本人和（或）家属谈话并签字
	血型血交叉
10%GS　500ml 维生素 B_6　0.2g ｜ iv gtt qd 维生素 C　2g	备血红细胞　2U
	苯巴比妥　0.1g ｜ im（术前 阿托品　0.5mg ｜ 半小时）
5%GS　500ml 酚磺乙胺（止血敏）　2g ｜ iv gtt qd	青霉素皮试（　）

❶ 不需要严格执行，也不需要大重量的牵引，限制关节活动即可。

❷ 根据股骨头的 Fiat 分期，选择合适的术式。a. 股骨头塌陷以前（Fiat 1、Fiat 2、Fiat 3 期）可行保留股骨头手术，如髓芯减压术、腓骨带血管移植术、坏死骨清除自体骨移植术等。b. 如股骨头有塌陷（Fiat 4 期以上）或合并创伤性髋关节炎，可选用人工髋关节置换术，亦可采用截骨术等。

六、股骨头骨骺的缺血性坏死

(一) 入院医嘱

长 期 医 嘱	临 时 医 嘱
外科护理常规	血常规、尿常规、粪常规
二级护理	生化全套
普通膳食	乙肝两对半
支具外固定❶	丙型肝炎病毒抗体
或 髋"人"字石膏托固定❷	人类免疫缺陷病毒抗体
	RPR、TPHA
	凝血全套
	胸部 X 线摄片
	心电图
	ASO
	血沉
	类风湿因子
	患侧髋关节正位加蛙式位 X 线片❸
	患侧髋关节 MRI❹ prn
	放射性核素扫描❺

❶ 用支具将患髋固定在外展 40°、轻度内旋位。白天带支具用双拐下床活动,夜间去除支具用三角枕置于两腿之间,仍维持外展、内旋位。支具使用时间为 1～2 年,定期摄 X 线片了解病变情况,到股骨头完全重建为止。

❷ 传统的髋"人"字石膏托固定法在我国不少地区仍是一种简便易行、经济有效的治疗方法。固定体位与支具相同,但每 3 个月应更换 1 次,一方面可观察疗效,一方面适应患儿的生长发育变化。两次石膏托固定之间可让患儿休息 1 周,进行髋、膝关节功能训练,以减少关节僵硬和关节软骨变性的发生。石膏托固定总时间与支具一致,对早期病例非手术治疗多能奏效。

❸ X 线片显示股骨头密度增高,骨骺碎裂、变扁,股骨颈增粗

及髋关节部分性脱位等。其 X 线表现与病理过程有较密切的关系。

❹ 可以了解股骨头的关节面情况，有无滑膜病变。

❺ 在病理上的缺血期 X 线片显示阴性，而放射性核素骨显像已可发现放射性稀疏。用计算机对骨显像进行定量分析，患侧与健侧放射量的比值小于 0.6 则为异常，其早期诊断准确率大于 90%。

注：1. 治疗目的是保持一个理想的解剖学和生物力学环境，预防血供重建期和愈合期中股骨头的变形。

2. 应注意以下几点。

a. 应使股骨头完全包容在髋臼内。

b. 避免髋臼外上缘对股骨头的局限性压力。

c. 减轻对股骨头的压力。

d. 维持髋关节有良好的活动范围。

（二）术前、术后医嘱

长期医嘱（术后医嘱）	临时医嘱（术前医嘱）
骨科术后护理常规	拟在麻醉会诊（硬膜外麻醉或者腰硬联合麻醉）下行患髋手术❷
一级护理	
半流质膳食	
卧床休息	备皮
患肢轻度外展位皮肤牵引❶	请麻醉科会诊
注意伤口渗血和引流情况	术前 12h 禁食、4h 禁饮
5%GS 250ml ⎫ iv gtt bid 氨苄西林 2g ⎭	术前讨论
5%GNS 500ml ⎫ iv gtt qd 克林霉素 1.8g ⎭	与患者本人和（或）家属谈话并签字
	血型血交叉
10%GS 500ml ⎫ 维生素 B₆ 0.2g ⎬ iv gtt qd 维生素 C 2g ⎭	备血红细胞 2U
	苯巴比妥 0.1g ⎫ im（术前 阿托品 0.5mg ⎭ 半小时)
5%GS 500ml ⎫ iv gtt qd 酚磺乙胺(止血敏) 2g ⎭	青霉素皮试（ ）

❶ 不需要严格执行，也不需要大重量的牵引，限制关节活动即可。

❷ 根据股骨头的 Fiat 分期，选择合适的术式。手术治疗包括滑膜切除术、骨骺钻孔术、股骨转子下内旋、内翻截骨术、骨盆截骨术及血管植入术等。针对病变不同时期、不同年龄选择适当的手术方法均有一定的疗效。

第三章　妇产科

第一节　妇科病

一、急性盆腔炎

长　期　医　嘱	临　时　医　嘱
妇科常规护理	血常规
一级护理	尿常规
半流质膳食(高热量、高蛋白)	血凝全套
测体温　qid❶	生化全套❹
注意腹痛情况	妇科 B 超❺
半卧位❷	青霉素皮试(　)
5%GS　100ml 氨苄西林/舒巴坦 3g ┤iv gtt q6h❸	宫颈分泌物或后穹隆穿刺物涂片及培养❻
多西环素　100mg po bid 　或 克林霉素　900mg iv gtt q8h 　　庆大霉素　80mg iv gtt bid~tid 　或 头孢西丁钠　2g iv gtt qid 　或 氧氟沙星　400mg iv gtt q12h 　　甲硝唑　0.5g iv gtt q8h	必要时手术治疗❼

❶ 监测体温，若出现高热需给予对症处理（物理降温）。

❷ 半卧位可使脓液集聚在体腔最低点子宫直肠陷凹中，有利于炎症的局限。

❸ 若青霉素皮试阳性可改用红霉素 1~2g，分 3~4 次静脉滴注。

❹ 根据生化结果纠正电解质紊乱和酸碱平衡。

❺ 妇科 B 超有助于了解是否形成脓肿，是否存在盆腔积液。

❻ 分泌物或穿刺物的涂片及培养对病原学的确定有帮助。涂片可做革兰染色，若找到淋病奈氏菌可确诊，还可以根据细菌形态和革兰染色为选用抗生素及时寻找线索。而培养阳性则可明确病原体。

❼ 出现下述情况时，考虑行手术治疗。

a. 药物治疗无效：盆腔脓肿经药物治疗 48～72h 后，体温持续不降，患者中毒症状加重或包块增大者。

b. 输卵管积脓或输卵管卵巢脓肿：经药物治疗后病情有好转，继续控制炎症数日，肿块仍未消失但已局限化，应行手术治疗，以免日后再次发作而需手术。

c. 脓肿破裂：突然腹痛加剧，寒战、高热、恶心、呕吐、腹胀，检查腹部拒按或有中毒性休克表现，均应怀疑脓肿破裂，需立即剖腹探查。

注：1. 引起急性盆腔炎的病原体　包括：需氧菌及兼性厌氧菌、厌氧菌及性传播疾病的病原体。盆腔炎可以是上述各种病原体的单纯感染，更常见为混合感染。急性盆腔炎的重要治疗为抗菌药物的使用，经积极治疗，绝大多数可治愈。抗生素的选用根据药物敏感试验较合理，但在化验结果获得之前需经验性用药。由于上述病原体特点，宜选择联合用药。抗生素使用的原则是广谱、经验、联合用药、个体化。选择抗生素时应注意：了解患者的一般情况，包括过去用药情况、药物过敏史、肝肾功能状况；根据病史、临床特点推测可能的病原体，掌握抗生素的抗菌谱和副作用。常用的配伍方案如下：a. 第二代头孢菌素或相当于第二代头孢菌素的药物及第三代头孢菌素或相当于第三代头孢菌素的药物；b. 克林霉素与氨基糖苷类药物联合；c. 喹诺酮类药物与甲硝唑联合；d. 青霉素类与四环素类药物联合。在治疗过程中，根据药物敏感试验结果和临床治疗反应，随时调整用药。应连续用药 10～14 天。由于目前耐喹诺酮类药物淋病奈瑟菌珠的出现，喹诺酮类药物不作为盆腔炎性疾病的首选药物。若存在以下因素：淋病奈瑟菌地区流行和个人危险因素低、不能应用头孢菌素（对头孢菌素类药物过敏）等，可考虑应用喹诺酮类药物，但在开始治疗前，必须进行淋病奈瑟菌的检测。

2. **手术治疗** 原则以切除病灶为主，根据病变范围、患者年龄、一般状况等全面考虑。年轻妇女应尽量保留卵巢功能，以非根治性手术为主。年龄大、双侧附件受累或附件脓肿反复发作者，应行全子宫加双附件切除术。对极度衰弱的危重症患者的手术范围需根据实际情况决定。若为盆腔脓肿或盆腔结缔组织脓肿（腹膜外脓肿），可根据脓肿位置经阴道或开腹排脓引流。

二、淋病

长 期 医 嘱	临 时 医 嘱
妇科常规护理	血常规
二级护理	血沉
半流质膳食	C反应蛋白
半卧位	尿常规
床边隔离	宫颈拭子涂片染色找淋球菌
头孢曲松钠 0.25g im qd×10d[1]	宫颈拭子镜检、培养、药物敏感试验
或 大观霉素 2.0g im qd×10d	
或 环丙沙星 0.25g po bid×10d	宫颈拭子PCR检查
或 氧氟沙星 0.4g po bid×10d	头孢曲松钠皮试
	盆腔B超

❶ 用于治疗有并发症的淋病。治疗播散性淋菌感染，用头孢曲松钠1.0g，静滴，每天2次，5天后改为0.25g，肌注，每天1次，连续7天。

注：1. 治疗以及时足量、规范化用药为原则。由于耐药株的增多，目前首选药物以第三代头孢菌素为主。

2. **妊娠期淋病的处理** 头孢曲松钠0.25g或用大观霉素1.0g。对可能存在的衣原体感染，应用时使用阿奇霉素或阿莫西林。妊娠期、哺乳期妇女及青少年（18岁以下）禁用诺酮类药物。

3. 治疗结束后2周内无性接触史，症状和体征消失，复查淋球菌培养阴性为治愈；治疗不彻底或误诊，可转为慢性并产生多种并发症。

三、非淋菌性尿道炎（黏液脓性宫颈炎）

（一）初发非淋菌性尿道炎（黏液脓性宫颈炎）

长 期 医 嘱	临 时 医 嘱
妇科常规护理	血常规
二级护理	血沉
半流质膳食	C 反应蛋白
半卧位	尿液分析
床边隔离	宫颈拭子涂片染色找淋球菌
多西环素　0.1g po bid×(7～10d)	宫颈拭子镜检、培养、药物敏感试验
或 红霉素　0.5g po qid×7d	
或 氧氟沙星　0.3g po bid×7d	宫颈拭子 PCR 检查
或 米诺环素　0.1g po bid×10d	盆腔 B 超
	阿奇霉素　1g　一次顿服

（二）复发性或持续性非淋菌性尿道炎（黏液脓性宫颈炎）

长 期 医 嘱	临 时 医 嘱
妇科常规护理	血常规
二级护理	血沉
半流质膳食	C 反应蛋白
半卧位	尿分析
床边隔离	宫颈拭子涂片染色找淋球菌
红霉素　0.5g po qid×7d	宫颈拭子镜检、培养、药物敏感试验
或 红霉素　0.25g po qid×14d	
或 琥乙红霉素片　0.8g po qid×7d	宫颈拭子 PCR 检查
	盆腔 B 超
	甲硝唑片　2g　一次顿服

（三）孕妇黏液脓性宫颈炎

长 期 医 嘱	临 时 医 嘱
妇科常规护理	血常规
二级护理	血沉
半流质膳食	C反应蛋白
半卧位	尿分析
床边隔离	宫颈拭子涂片染色找淋球菌
红霉素　0.5g po qid×7d	宫颈拭子镜检、培养、药物敏感试验
或 红霉素　0.25g po qid×14d	
或 琥乙红霉素片　0.8g po qid×7d	宫颈拭子 PCR 检查
	盆腔 B 超
	阿奇霉素　1g　一次顿服

注：1. 非淋菌性尿道炎医嘱均为卫计委推荐治疗方案。

2. 治疗期间禁饮酒；性伴如有感染，应同时治疗。

3. 患者应专用浴盆、浴巾，连同内裤都要经常煮沸消毒。

4. 完成一个疗程治疗后应进行随访。如患者反复发病，要警惕并发症形成，应做相应的细菌性检查。

四、生殖器疱疹

长 期 医 嘱	临 时 医 嘱
妇科常规护理	血常规
三级护理	血沉
普通膳食	C反应蛋白
床边隔离	尿分析
阿昔洛韦　0.4g po tid×(7～10d)❶	血清疱疹病毒抗体测定
或 伐昔洛韦　0.3g po bid×(7～10d)	宫颈分泌物病毒培养及分离 HSV DNA 检测(PCR)
局部创面清洗　tid	
5%阿昔洛韦软膏　外用　tid	
5%盐酸利多卡因软膏　外用　tid	

❶ 原发感染症状严重或病变广泛者，可用阿昔洛韦 5～10mg/kg，静滴，每 8h 1 次，用至临床症状消失。

注：1. 顽固反复再发者，用紫外线中等红斑量照射，隔天 1 次，可促进水疱吸收、干燥结痂。

2. 疗效及预后评估。疱疹损害完全消退，淋巴结肿大消失为治愈，本病易复发。

五、尖锐湿疣

长 期 医 嘱	临 时 医 嘱
妇科常规护理	血常规
三级护理	血沉
普通膳食	C 反应蛋白
床边隔离	尿分析
0.5%足叶草酯毒素酊　涂患处 bid❶	醋白试验
或 80%～90%三氯醋酸　局部用药 qd❶	外阴病变处局麻、活检
或 2.5%氟尿嘧啶软膏　外用 bid❶	外阴病变激光治疗 ❸
伐昔洛韦　0.9g po bid×7d❷	
或 伐昔洛韦　0.3g po bid×21d❷	

❶ 连用至皮损完全脱落。重组人干扰素 2α 栓治疗可用于治疗阴道病变。

❷ 抗病毒药物（如伐昔洛韦）可减少复发。

❸ 若病灶大且有蒂，可行物理及手术治疗，如激光、微波、冷冻、电灼等。巨大尖锐湿疣可直接手术切除疣体，待愈合后再行局部药物治疗。

注：1. 临床症状和体征消失，6 个月内没有新病灶出现为治愈。

2. 部分患者随机体免疫状态的改善，病毒可消失。

3. 长期病毒携带者，可使某些生殖器肿瘤发病率增加。

六、宫颈上皮内瘤变

(一) 术前医嘱

长 期 医 嘱	临 时 医 嘱	
妇科常规护理	血常规、尿常规	
二级护理	血凝全套	
普通膳食❶	血乙肝两对半❷	
	HIV、HCV、RPR❸	
	宫颈细胞学检查❹	
	宫颈分泌物 HPV DNA 检测❺	
	阴道镜检查＋活检❻	
	宫颈锥切术❼	
	术前与家属谈话签字	
	2%利多卡因注射液　　100mg　NS　5ml	宫颈局麻用❽
	肾上腺素　1 支　宫颈注射用❾	

❶ 若行宫颈环形电切术 (LEEP)，在门诊采用局部麻醉即可进行，给予普通膳食即可，术后亦无需特别改动。若进行冷刀宫颈锥切术 (CKC)，需住院在静脉麻醉下进行，此时饮食相应调整为术前一日流质膳食，术前禁水禁食 6h，术后 4～6h 可正常进食。

❷、❸ 为住院手术的术前检查，若仅在门诊行 LEEP 可不查。

❹ 宫颈细胞学检查是针对子宫颈的一项筛查试验，标本取材应包括宫颈管和转化区，制片采用液基细胞学，基层医院可采用传统的手工制片，即巴氏涂片。

❺ 不作为常规，在年龄≥30 岁，有经济基础的可联合宫颈细胞学检查进行筛查，或在宫颈细胞学检查提示 ASC-US 的，利用 HPV DNA 检测分流无病与患病人群，阳性者进一步行阴道镜检查，阴性者 12 个月后重复宫颈细胞学检查。如细胞学检查阴性、HPV 阳性，若分型为低危型 HPV，应在 12 个月内重复联合检测；TB 为阳性，应建议患者行阴道镜检查。若 HPV 分型为高危型，则需进一步行阴道镜检查。

❻ 子宫颈筛查结果异常的均应行阴道镜检查，目的是在阴道镜指引下提供有意义的宫颈活检标本，确诊有无 CIN 或宫颈浸润癌。

❼ 宫颈锥切术可用宫颈环形电切术（LEEP）或冷刀宫颈锥切术，前者可在门诊完成，后者需住院在静脉麻醉下进行。

❽ 以 LEEP 术为例，术中需局部麻醉，采用 2% 利多卡因等量配比 NS 稀释成 1% 利多卡因，在宫颈 3、6、9、12 点或更多点处注射，深度几毫米并使局部变白。

❾ 局部使用极少量的肾上腺素可减少术中出血，一般于 1% 利多卡因 30ml 中加入 10U 肾上腺素即可。

注：1. 宫颈上皮内瘤变分为 3 级 CIN Ⅰ级即轻度不典型增生，CIN Ⅱ级即中度不典型增生，CIN Ⅲ级即重度不典型增生及原位癌。

2. 宫颈细胞学筛查结果异常及经组织学确诊为 CIN 的临床处理应依据 2013 ASCCP 循证医学指南。当活检证实为 CIN 的，其治疗应根据 CIN 的分级、年龄、生育需求、随诊条件和医疗资源而定。对普通人群宫颈细胞学结果≤低度鳞状上皮内病变（LSIL）、阴道镜检查满意、年轻患者长期不打算生育及随诊条件好的 CIN Ⅰ可不做治疗、保守观察，12 个月后重复宫颈细胞学＋阴道镜检查；宫颈细胞学结果≤LSIL、阴道镜检查不满意的 CIN Ⅰ应除外宫颈管内有无 CIN Ⅱ、CIN Ⅲ或宫颈浸润癌后，再决定后续处理；如果颈管内有 CIN Ⅰ级者，或以前用不同方式治疗过，CIN 仍持续存在，需行 LEEP；宫颈细胞学结果≥高度鳞状上皮内病变（HSIL）、经活检确诊为 CIN Ⅱ或 CINⅢ的无论阴道镜检查结果满意或不满意，原则上均应行宫颈锥切术，目的为不遗漏宫颈管内隐匿的病变，特别是宫颈浸润癌。宫颈锥切术前宜行阴道镜检查，以明确 CIN 的解剖学位置及其分布特征。对青春期或年轻未生育妇女 CIN Ⅰ仅限于保守观察；CIN Ⅱ在有经验的阴道镜专家检查评估后，可在一年内每 4～6 个月重复一次宫颈细胞学和阴道镜检查；CIN Ⅲ则行宫颈锥切术，宜由临床经验丰富的医师实施本手术，术前应履行告知义务，因为其未来妊娠可能发生流产早产或胎膜早破的风险。对妊娠期妇女宫颈细胞学结果≤LSIL、阴道镜检查满意的 CIN

Ⅰ患者原则上不取宫颈活检、不做治疗、禁止行宫颈管搔刮术（ECC），推迟至产后 6 周后重复宫颈细胞学、或宫颈细胞学加阴道镜检查评估；宫颈细胞学结果≤LSIL、阴道镜检查不满意的 CINⅠ保守观察至产后 6 周重复宫颈细胞学、或宫颈细胞学加阴道镜检查评估；宫颈细胞学结果≥HSIL、经活检确诊为 CINⅡ或 CINⅢ的，在有经验的医师排除了宫颈浸润癌后，对 CINⅡ和 CINⅢ的治疗，原则上推迟至产后 6 周评估处理。在妊娠期，可以每 3 个月重复一次宫颈细胞学＋阴道镜检查。

3. LEEP 手术范围　CINⅠ级切除范围应达到转化区边界，切除的深度为 5～8mm。CINⅡ、CINⅢ和 CIS（宫颈原位癌）、包括阴道镜检查满意或不满意者，LEEP 的切除模式为转化区的环锥切，切除范围应达转化区边缘外侧 3～5mm 处，锥顶高度应达到 2～3cm。对绝经期后、ECC 结果为 CINⅢ或可疑浸润癌、可疑宫颈管腺原位癌者，宜选择冷刀宫颈锥切术（CKC）。

4. 对 CIN 治疗后的随访

a.LSIL（CINⅠ/HPVI）：每 12 个月重复一次宫颈细胞学或宫颈细胞学加阴道镜检查。

b.HSIL（CINⅡ、CINⅢ包括原位癌）：每 4～6 个月重复一次宫颈细胞学加阴道镜检查，连续 2 次结果正常后，可进入常规筛查（每年 1 次）。有条件者，建议终身随访。

（二）术后医嘱

长期医嘱	临时医嘱
妇科术后常规护理	手术切除标本行病理学检查
二级护理	
普通膳食	
注意阴道出血量❶	
头孢克肟　0.1g po bid❷	

❶ 宫颈锥切术最主要的并发症是出血，尤其是 LEEP 后 10～14 天为创面脱痂出血的高发时期，术后应注意阴道出血量，避免剧烈活动。

❷ 术后口服抗生素 3～7 天。

七、宫颈癌

(一) 术前医嘱

长 期 医 嘱	临 时 医 嘱
妇科常规护理	血常规、尿常规、粪常规
二级护理	血生化全套
普通膳食❶	血凝全套
阴道冲洗或擦洗 qd❷	乙肝两对半
测血压 bid❸	HIV、HCV
	RPR
	宫颈细胞学检查❹
	宫颈分泌物 HPV DNA 检测❹
	阴道镜检查＋活检❹
	宫颈锥切术❹
	盆腔 MRI❺
	妇科彩超
	双下肢静脉彩超❻
	心电图❼
	胸部正侧位 X 线片
	血型交叉试验
	备浓缩红细胞 4～8U
	青霉素皮试( )
	NS 100ml 头孢唑林钠 2.0g｜iv gtt(术前半小时)
	番泻叶 20g 泡水口服 术前 1 天
	术前晚及术晨灌肠❽
	术前 12h 禁食、4h 禁饮
	在麻醉会诊下行广泛全子宫＋双附件切除＋盆腔淋巴结清扫术
	术前与家属谈话签字
	术前留置导尿

❶ 术前 2 日改为半流质饮食，术前 1 日改半流质为流质饮食，为手术做肠道准备。

❷ 常规阴道准备，至少于术前 3 天开始。若宫颈癌灶脆烂，应小心擦洗，以免局部破溃大出血。

❸ 尽早发现内科合并症，在术前予以纠正。

❹ 作为 CIN 和早期宫颈癌筛查及确诊的手段，应按照细胞学检查、阴道镜检查、宫颈活组织病理学检查三阶梯顺序进行。细胞学并不能作为确诊的依据，最终需要宫颈活检病理学确定病理类型及浸润范围。

❺ 影像学检查有助于更详尽地描述病灶大小、部位、与周围组织的关系，并寻找有无盆腔淋巴结转移的术前证据。

❻ 妇科盆腔大手术和恶性肿瘤是血栓性疾病的高危因素。术前行双下肢静脉彩超以排除深静脉血栓。

❼ 年龄超过 50 岁者，应加做肺功能及 24h 动态心电图，以充分评估心肺功能。

❽ 术前肠道准备，包括口服泻药及术前晚和术晨的灌肠。

注：1. 根据病史、体征、宫颈活检可确诊宫颈癌，确诊后根据具体情况选择胸部 X 线片、膀胱镜、直肠镜、MRI、PET 等检查。

2. 宫颈癌患者在治疗前根据 FIGO 的临床分期（表 3-1）标准进

表 3-1 宫颈癌的 FIGO 临床分期（2009 年）

Ⅰ期	肿瘤局限在宫颈(扩展至宫体将被忽略)
Ⅰ A	镜下浸润癌(所有肉眼可见的病灶,包括表浅浸润,均为Ⅰ B)
Ⅰ A1	间质浸润深度≤3mm,水平扩散≤7mm
Ⅰ A2	间质浸润深度>3mm 且<5mm,水平扩散≤7mm
Ⅰ B	临床癌灶局限于宫颈,或者镜下病灶>Ⅰ A
Ⅰ B1	临床癌灶最大径线≤4cm
Ⅰ B2	临床癌灶最大径线>4cm
Ⅱ期	肿瘤超越子宫,但未达骨盆壁或未达阴道下 1/3
Ⅱ A	肿瘤侵犯阴道上 2/3,无明显宫旁浸润
Ⅱ A1	临床可见癌灶≤4cm
Ⅱ A2	临床可见癌灶>4cm
Ⅱ B	有明显宫旁浸润,但未达到盆壁

续表

Ⅲ期	肿瘤已扩展到骨盆壁,在进行直肠指诊时,在肿瘤和盆壁之间无间隙。肿瘤累及阴道下 1/3,由肿瘤引起的肾盂积水或肾无功能的所有病例,除非已知道由其他原因所引起
ⅢA	肿瘤累及阴道下 1/3,没有扩展到骨盆壁
ⅢB	肿瘤扩展到骨盆壁,或引起肾盂积水或肾无功能
Ⅳ期	肿瘤超出了真骨盆范围或侵犯膀胱和(或)直肠黏膜
ⅣA	肿瘤侵犯邻近的盆腔器官
ⅣB	远处转移

行分期,治疗后不再更改。临床分期为ⅠA1 期的,行全子宫切除术,主要手术医嘱可参照本书子宫腺肌病一节。这里给出的是ⅠB～ⅡA 期进行手术治疗的医嘱。广泛性全子宫切除即切除宫旁组织3cm、阴道 3cm。ⅠA2 患者行次广泛全子宫切加盆腔淋巴结清扫术,即切除宫旁组织 2cm、阴道 2cm,手术医嘱与本节相同。年轻患者卵巢正常可保留。对要求保留生育功能的年轻患者,ⅠA1 期可行宫颈锥形切除术;ⅠA2～ⅠB1 期、肿瘤直径<2cm 者可行根治性宫颈切除术及盆腔淋巴结清扫术。局部晚期的患者,可在术前行 1～2 次新辅助化疗,待癌灶缩小,手术条件好转时可进行手术。术前及术后放化疗本节不讨论。

(二) 术后医嘱

长 期 医 嘱	临 时 医 嘱	
妇科术后常规护理	去枕平卧　6h	
全麻术后护理常规	腹部切口沙袋加压　6h	
一级护理	低流量吸氧(3L/min)　3h	
心电监测❶	5% GS　250ml	
测呼吸、脉搏、心率、血压、末梢氧饱和度　q2h	酚磺乙胺 　(止血敏)　3.0g	iv gtt
持续导尿❷	氨甲苯酸	st
会阴擦洗　qd	(止血芳酸)　3.0g	
更换尿袋　biw	维生素C　3.0g	
禁食❸	手术切除标本行病理学检查	

续表

长 期 医 嘱	临 时 医 嘱
盆腔引流管接引流袋 2 根❹	腹部切口换药（术后第 2 日）
记 24h 引流量	术后 3 天复查血常规、尿常规
NS　5ml 糜蛋白酶　1 支 庆大霉素　1 支　　雾化吸入 bid❺ 地塞米松　5mg	中段尿培养＋药物敏感试验❷
NS　100ml 头孢唑林钠　2.0g　　iv gtt bid	
甲硝唑　0.5g iv gtt bid	
10% GS　500ml 10%氯化钾　15ml　　iv gtt bid❻	
10% GS　500ml 维生素 B₆　200mg　　iv gtt bid	

❶ 广泛全子宫切除及盆腔淋巴结切除手术较为复杂，强调围术期处理的重要性，术后生命体征的监测及治疗、护理更需重视。术后应常规给予心电监测，密切观察生命征变化，至少留置一日，若年老者或有内科合并症者可适当延长使用时间。

❷ 持续导尿至少留置 2 周，故局部护理非常重要。会阴擦洗和更换尿袋必不可少。术后第 3 天复查尿常规，此后每周至少复查一次尿常规及中段尿培养。2 周后可试拔除尿管，测定残余尿；若残余尿大于 100ml，需再次留置导尿。

❸ 术后第一日可进流质饮食，但不宜食用牛奶、糖类等易胀气食物。肛门排气后改半流质饮食，同时适当减少液体量。

❹ 术中若有放置盆腔引流管，术后应注意盆腔引流量、液体性状。当引流量明显减少至 10ml 或 20ml 以下可予拔除，一般引流管放置时间最多不超过 5 日。

❺ 全麻术后给予雾化吸入可以减轻因气管插管引起的咽痛、痰多等不适。

❻ 补液原则详见子宫腺肌病。手术当日及术后第一日补液量

2500～3000ml，此后视患者一般状况及进食情况适当增减。若术中出血多，术后复查血常规血红蛋白低于 70g/L，可适当输浓缩红细胞。

八、子宫内膜癌

（一）术前医嘱

长 期 医 嘱	临 时 医 嘱	
妇科常规护理	血常规、尿常规、粪便常规	
二级护理	血生化全套	
普通膳食❶	血凝全套	
阴道冲洗或擦洗　qd❷	乙肝两对半	
测血压　bid	HIV、HCV	
	RPR	
	分段诊断性刮宫❸	
	血 CA125❹	
	经阴道妇科 B 超❺	
	心电图	
	胸部正侧位片	
	血型血交叉	
	备浓缩红细胞　4～8U	
	青霉素皮试（　）	
	NS　100ml	iv gtt(术前
	头孢唑林钠　2.0g	半小时)
	番泻叶 20g 泡水口服 术前 1 天	
	术前晚及术晨灌肠	
	术前 12h 禁食、4h 禁饮	
	在麻醉会诊下行筋膜外全子宫＋双附件切除术❻	
	申请术中冰冻	
	术前与家属谈话签字	
	术前留置导尿	

❶ 术前 2 日改为半流质饮食，术前 1 日改半流质为流质饮食，为手术做肠道准备。

❷ 常规阴道准备，至少于术前 3 天开始。

❸ 为子宫内膜癌最常用、最有价值的诊断方法。宫腔刮出物做病理学检查可确诊子宫内膜癌，同时能鉴别内膜癌与宫颈癌，而对于病灶是否累及宫颈管则意义不大。

❹ 有子宫外肿瘤播散者，血清 CA125 明显升高。

❺ 经阴道 B 超检查可以了解子宫大小、子宫形态、子宫内膜厚度、病灶范围及肌层有无浸润，有条件者可行盆腔核磁共振扫描，对于癌灶与肌层、浆膜层及周围脏器的关系能够更加清晰地体现。

❻ 此处以 I 期患者为例，若符合行盆腔淋巴结清扫术者医嘱可参考宫颈癌手术及术后医嘱。

注：1. 对于绝经后阴道出血、围绝经期月经紊乱者应排除子宫内膜癌后再按良性疾病处理，尤其对于有发生内膜癌高危因素的，如肥胖、绝经延迟、不育、长期应用雌激素、有乳腺癌或子宫内膜癌家族史的均应密切随诊。而排除或诊断子宫内膜癌最有效的方法为分段诊刮。

2. 子宫内膜癌的主要治疗方法为手术、放疗及药物（化疗和激素）。手术的目的之一是进行手术-病理分期，以确定病变范围及与预后相关因素，同时能切除癌变的子宫及其他可能存在的转移病灶。在手术中需注意，打开腹腔后应立即取盆腹腔冲洗液做细胞学检查找癌细胞，然后再探查整个盆腹腔脏器，触摸任何可能存在的转移病灶，切除的子宫标本应剖开查看，观察有无肌层浸润，有无侵犯宫颈，观察完毕迅速送检做术中冰冻病理学检查。I 期患者应行筋膜外全子宫加双附件切除术，若有可疑的盆腔淋巴结增大者；特殊病理类型，如乳头状浆液性腺癌、透明细胞癌、未分化癌、鳞状细胞癌等；子宫内膜样腺癌 G3；肌层浸润深度 $\geqslant 1/2$；癌灶累及宫腔面积超过 50% 的加行盆腔淋巴结清扫术。II 期行改良根治性子宫切除及双侧附件切除加盆腔淋巴结清扫。III 期及 IV 期同卵巢癌行肿瘤减灭术。放疗及化疗本节不做讨论。

3. 对于晚期或复发癌、或癌组织雌激素受体（ER）和孕激素受体（PR）阳性者可给予激素治疗。术后口服醋酸甲地孕酮 160mg，每天 1 次，或他莫昔芬 10mg，每天 2 次，至少 3 个月。

（二）术后医嘱

长 期 医 嘱	临 时 医 嘱
妇科术后常规护理	去枕平卧 6h
腰硬联合麻醉术后护理常规	腹部切口沙袋加压 6h
一级护理❶	测呼吸、脉搏、心率、血压
持续导尿❷	q2h×4 次
禁食	
NS　100ml ⎫ 头孢唑林钠　2.0g ⎭ iv gtt bid	5%GS　250ml ⎫ 止血敏　3.0g ⎪ 止血芳酸　3.0g ⎬ iv gtt st 维生素C　3.0g ⎭
甲硝唑　0.5g iv gtt bid	
10% GS　500ml ⎫ 10%氯化钾 15ml ⎭ iv gtt bid	手术切除标本行病理＋免疫组化❸
10% GS　500ml ⎫ 维生素 B₆　200mg ⎭ iv gtt qd	腹部切口换药（术后第 2 日）
	术后 3 天复查血常规

❶ 若患者无明显内外科合并症，术中情况良好，出血不多，生命体征平稳，术后可不予心电监测，但仍需一级护理，密切监护，尤其在返回病房后 2h 之内，应每半小时测量患者血压、心率、呼吸、脉搏等，此后每 2h 测量一次共 4 次。

❷ 若仅行筋膜外全子宫及双附件切除者，持续导尿至术后第一日可拔除。

❸ 子宫内膜癌手术切除标本除做常规病理学检查外还应行免疫组化，根据 ER、PR 结果决定术后是否服用孕激素，目前 I 期患者术后多不采用孕激素作辅助治疗。

九、卵巢癌

（一）术前医嘱

长 期 医 嘱	临 时 医 嘱
妇科常规护理	血常规、尿常规、粪常规

续表

长 期 医 嘱	临 时 医 嘱
二级护理	血生化全套
普通膳食❶	血凝全套
阴道冲洗或擦洗　qd	乙肝两对半
测血压　bid	HIV、HCV
甲硝唑　0.2g po tid❷	RPR
庆大霉素片　8万U po bid❸	腹腔穿刺术❹
	腹水常规＋找瘤细胞
	血清 CA125、CA19-9、AFP、β-HCG❺
	全腹B超❻
	心电图
	胸部正侧位X线片
	胸部CT平扫＋增强❼
	胃肠镜检查＋活检❽
	血型血交叉
	备浓缩红细胞　4～8U
	青霉素皮试（　）
	NS　100ml　　　　｜iv gtt(术前
	头孢唑林钠　2.0g｜半小时)
	番泻叶　20g 泡水口服 术前1天
	术前晚及术晨清洁灌肠❾
	术前12h禁食、4h禁饮
	麻醉会诊下行剖腹探查＋全子宫双附件切除＋大网膜切除＋阑尾切除术
	申请术中冰冻❿
	术前与家属谈话签字
	术前留置导尿

　　❶ 术前3日改为少渣半流质饮食，术前1日改半流质为流质饮食。

　　❷、❸ 术前3天起口服抗生素，为手术做肠道准备。

❹ 卵巢癌发现时往往已是晚期，有大量腹腔积液、胸腔积液等症状者，腹腔穿刺术可抽取腹腔积液，一可减轻压迫症状，二可行常规涂片检查并找瘤细胞，作为诊断卵巢癌的一个辅助方法。

❺ 卵巢癌患者应将血清肿瘤标志物作为常规检查，有助于肿瘤类型的判断及监测病情。

❻、❼ 影像学检查的目的在于了解肿瘤的大小、范围、有无转移等，有条件者可行全身 PET-CT 扫描，后者对于微小的肿瘤转移灶有着高度敏感性。

❽ 可疑胃肠道转移者应申请内镜检查及活检。

❾ 卵巢癌因肿瘤可能造成肠管粘连，且易转移至阑尾等处，需进行肠管粘连分离、阑尾切除术甚至部分肠管切除术，故对术前肠道要求高，除注意饮食、口服抗生素、泻药外，术前应充分清洁灌肠，为手术提供良好条件。

❿ 术中冰冻可确定肿瘤病理类型，决定手术范围，提示肿瘤对化疗药物的敏感程度。

注：1. 卵巢癌缺乏早期诊断手段，发现时往往已是晚期，患者常因腹胀、腹痛、消瘦等就诊，若体检发现的卵巢癌应注意与卵巢良性肿瘤鉴别。

2. 关于血清肿瘤标志物

a. CA125：80％卵巢上皮性癌的血清 CA125 水平明显升高，尤其大于 100U/ml 时应特别注意，90％以上患者 CA125 水平与病情缓解或恶化相关，可用于病情监测，但特异性较差。

b. AFP：对卵黄囊瘤有特异性诊断价值。

c. HCG：对原发性卵巢绒毛膜癌有特异性诊断价值。

3. 手术方式的选择　手术是治疗卵巢上皮性癌的主要手段。第一次手术的彻底性与预后密切相关。早期患者（FIGO 分期Ⅰ、Ⅱ期）应进行全面确定分期的手术。术中进入腹腔后立即取腹腔积液或腹盆腔冲洗液进行细胞学检查，全面探查腹腔、盆腔脏器、大网膜、肝脏表面、膈面、肠管等都不能遗漏，对可疑病灶及可能发生转移的部位取多点活检，尽可能切除可见、可触的病灶，做全子宫和双附件切除术及大网膜、阑尾切除术。对于年轻、有强烈生育要求的早期卵巢癌患者，实行单侧附件切除术应严格选择适应条件：分期Ⅰa期、细胞分化G1或交界性瘤、对侧卵巢外观正常但活检阴性、腹腔积液细胞学检查阴性。晚期卵巢癌行肿瘤细胞减灭术，尽可能切除所有转移灶，残余肿瘤直径越小越好。术中可埋置腹腔化疗管供术后化疗使用。

4. 放化疗本节不做讨论。

（二）术后医嘱

长 期 医 嘱	临 时 医 嘱
妇科术后常规护理	去枕平卧　6h
全麻术后护理常规	腹部切口沙袋加压　6h
一级护理	低流量吸氧(3L/min)　3h
心电监测	5%GS　250ml
测呼吸、脉搏、心率、血压、末梢氧饱和度　q2h	止血敏　3.0g
	止血芳酸　3.0g ｝iv gtt st
持续导尿❶	维生素C　3.0g
禁食❷	手术切除标本行病理学检查
盆腔引流管1根接引流袋❸	腹部切口换药(术后第2天)
记24h引流量	腹部切口拆线❹(术后7天)
NS　5ml	术后3天复查血常规、尿常规
糜蛋白酶　1支	
庆大霉素　1支 ｝雾化吸入 bid	
地塞米松　5mg	
NS　100ml ｝iv gtt bid	
头孢唑林钠　2g	
甲硝唑　0.5g iv gtt bid	
10%GS　500ml ｝iv gtt bid	
10%氯化钾　15ml	
10%GS　500ml ｝iv gtt qd	
维生素B₆　200mg	

❶ 持续导尿至术后第一天可拔除。

❷ 术中有进行肠道手术者，术后禁食至肛门排气后方进流质

饮食；若无不适，进流质饮食一天后改为半流质。

❸ 术中若有留置盆腔引流管者术后应注意引流液体的量及性状，减少至 10ml 左右时可予拔除。

❹ 若术后需要行腹腔化疗，可待化疗后拆线；无腹腔化疗者术后 7 日拆线。若合并低蛋白血症或严重营养不良者可视具体情况适当延长拆线时间。

十、侵蚀性葡萄胎、绒毛膜上皮癌

长 期 医 嘱	临 时 医 嘱
妇科护理常规	血常规、尿常规、粪常规
一级护理	生化全套
普通饮食	血凝全套
注意阴道流血情况❶	血 β-HCG❺
监测血压、脉搏❷	血型血交叉
NS　100ml 青霉素❸　240 万 U ｜ iv gtt q8h	备血 600ml
	全腹彩超❻
5%GS　500ml 氟尿嘧啶❹ 28～30mg/kg ｜ iv gtt（持续均匀滴注 8h）qd×10d	心电图
	双肺 CT❼
	盆腔 CT❽
或 5%GS　500ml 放线菌素 D 8～10μg/kg ｜ iv gtt（2～4h滴完）qd×10d	头颅 CT❾
	与家属谈话并签化疗知情同意书
或 甲氨蝶呤　1mg/kg im d1、d3、d5、d7	手术治疗❿
亚叶酸钙　0.1mg/kg im d2、d4、d6、d8	

❶ 这类患者多数表现为反复阴道少量出血。若出现大出血，应注意阴道转移病灶破裂出血的可能。

❷ 多数患者生命体征稳定，若患者乏力、头晕、胸闷、气促，合并血压下降、脉搏加快等临床表现，应警惕是否出现肿瘤病灶腹腔内的破溃出血。

❸ 若患者出现长时间的阴道出血症状，可预防性应用抗生素。

❹ 滋养细胞肿瘤的治疗以化疗为主，结合放疗、手术等其他治疗。单药化疗适用于Ⅰ期及低危转移患者，上述为国内常用单药化疗药物及方案，其中氟尿嘧啶、KSM 单药方案疗程间隔 2 周，甲氨蝶呤单药肌注方案疗程间隔 2 周。联合化疗方案适用于高危转移或耐药病例，国内常用的联合化疗方案有氟尿嘧啶（24～26mg/kg，静滴，持续 6～8 天）+ 放线菌素 D（4～6μg/kg，静滴，持续 6～8 天），疗程间隔 17～21 天；依托泊苷 100mg/m²，静滴，持续 1～5 天联合放线菌素 D 500μg，静滴，持续 3～5 天，疗程间隔 9 天。

❺ 血 β-HCG 可视为滋养细胞肿瘤的特异性肿瘤标志物，对判定治疗效果有重要意义。在每个疗程化疗结束至 18 日，血 HCG 下降至少 1 个对数称为有效（即少 1 个十位数，如 4 位数变成 3 位数）。

❻ 腹部 B 超检查对滋养细胞肿瘤的诊断、判定治疗效果、检测远处转移病灶及指导临床治疗均有重要价值。

❼、❽、❾ 这些检查有助于明确肿瘤是否转移，明确肿瘤解剖学分期，再通过结合滋养细胞肿瘤预后评分系统，对制订治疗方案有重要作用。

❿ 手术主要作为辅助治疗，对控制大出血等各种并发症、消除耐药病灶、减少肿瘤负荷和缩短化疗疗程方面有一定作用。但对于Ⅰ期无生育要求者，首选手术切除术 + 术中同时辅助性单药化疗，直至 HCG 水平正常。有生育要求者，若血 HCG 水平不高，耐药病灶为单个及子宫外转移灶控制，可考虑行病灶剜除术。

注：化疗的一些重要问题。

（1）药物剂量不宜随意更改，偏大剂量易于出现毒性作用；偏小剂量易于发生肿瘤耐药。因此，体重、身高、体表面积、药物剂量的测量及计算应准确。

（2）化疗药物的不同给药速度常对疗效和毒性起决定作用，特别是氟尿嘧啶需缓慢滴入，才能起到应有的作用而少出现毒性作用。

（3）疗程天数 单药一般 8～10 天为 1 个疗程最好，双药联合至少也应应用 6 天，恶性滋养细胞肿瘤的细胞增殖周期为 2～4 天，用药 8～10 天可维持 2～3 个周期。

（4）换药指标 一般情况下，用药 1 个疗程后即可出现一定疗效，但个别患者疗效不明显，宜再应用 1 个疗程，如仍无明显疗效才换药或联合用药。

(5) 疗效评定　出院患者应严密门诊随访。完全恢复持续 3 年者，复发机会很少。所以患者出院后至少要随访 3 年（最好 5 年），才能称为治愈。

(6) 化疗过程中应针对各化疗药物的主要毒性作用，给予相应的对症、支持治疗。

(7) 滋养细胞肿瘤的解剖学分期及预后评分系统　见表 3-2、表 3-3。

表 3-2　滋养细胞肿瘤解剖学分期（FIGO，2000 年）

Ⅰ期	病变局限于子宫
Ⅱ期	病变扩散,但仍局限于生殖器官(附件、阴道、阔韧带)
Ⅲ期	病变转移至肺,有或无生殖系统病变
Ⅳ期	所有其他转移

表 3-3　改良 WHO 预后评分系统（FIGO，2000 年）

评分/分	0	1	2	4
年龄/岁	<40	≥40		
前次妊娠	葡萄胎	流产	足月产	—
距前次妊娠时间/月	<4	4～7	7～13	≥13
治疗前血 HCG/(mIU/ml)	<10³	10³～10⁴	10⁴～10⁵	≥10⁵
最大肿瘤大小(包括子宫)	—	3～5cm	≥5cm	
转移部位	—	脾、肾	肠道	肝、脑
转移病灶数目	—	1～4	5～8	>8
先前失败化疗	—		单药	两种或两种以上联合化疗

十一、功能失调性子宫出血（功血）

（一）无排卵性功能失调性子宫出血

长 期 医 嘱	临 时 医 嘱
妇科常规护理	血常规❶

续表

长 期 医 嘱	临 时 医 嘱
二级护理❶	尿常规
普通膳食	血凝全套
卧床休息	肝功能、肾功能
结合雌激素 1.25~2.5mg po q6h❷	乙肝两对半
5%GS 500ml 酚磺乙胺(止血敏) 3g 氨甲苯酸(止血芳酸) 1g iv gtt qd❸ 维生素 C 3g	HIV、HCV
	RPR
	妇科 B 超
	青霉素皮试 ( )
硫酸亚铁 0.3g po tid	血型交叉试验
	备血
	分段诊断性刮宫术❺
	输血❻
	NS 100ml iv gtt 冲管
	甲状腺功能

❶ 生命体征平稳，一般情况稳定，出血量不多者可为二级护理；若患者出血多，生命体征不稳定，如脉搏细速、血压低，一般情况不佳，合并中重度贫血者，需给予一级护理，密切监测血压脉搏及末梢血氧饱和度。

❷ 适用于出血时间长，量多致血红蛋白<80g/L 的青春期患者，具体用法如下：

结合雌激素（倍美力）：1.25mg/次或戊酸雌二醇（补佳乐）2mg/次口服，每 4h 或 6h 1 次，直至 3 天后按每 3 天递减 1/3 量为宜。

苯甲酸雌二醇：初始剂量 3~4mg/d，分 2~3 次肌内注射，若出血明显减少则维持，若出血未见减少，则加量；也可从 6~8mg/d 开始，每日最大量一般不超过 12mg，出血停止 3 天后开始减量，每 3 天递减 1/3 为宜。使用雌激素同时积极纠正贫血，血止后待血红蛋白上升至 90g/L 以上，开始加用孕激素，使子宫内膜转化。一般可用甲羟孕酮 6～10mg/d，共 10 天停药；或黄体酮 20mg/d，丙酸睾酮 25mg/d 连续 3 天。一般在停药后 3～7 天发生撤药性出血。大剂量雌激素止血对存在血液高凝状态或有血栓性疾病史的患者应禁用。

❸ 出血多者应补液，按照先晶体后胶体的原则，根据失血量及患者一般状况决定补液量。

❹ 血常规除注意血红蛋白之外，不能忽略血小板的数值，以及时发现血液系统疾病。

❺ 围绝经期功血应行诊断性刮宫术，除可迅速止血外，还可根据病理结果排除子宫内膜或宫颈恶性肿瘤。

❻ 血红蛋白低于 70g/L 应输血，根据血红蛋白状况决定输血量。

注：1. 无排卵性出血主要包括青春期功血和围绝经期功血，育龄期少见。

2. 一般治疗应补充铁剂、维生素 C 和蛋白质。严重贫血者需输血（Hb<70g/L）。

3. 流血时间长者给予抗生素预防感染（出血时间>10 天）。出血期间加强营养，避免过度劳累和剧烈运动，保证充分休息。

4. 功血的一线治疗是药物治疗。青春期及生育期无排卵性功血以止血、调整周期、促排卵为主；围绝经期功血以止血、调整周期、减少经量、防止子宫内膜病变为治疗原则。

5. 常采用性激素药物止血和调整月经周期，出血期可辅以促进凝血和抗纤溶药物，促进止血。需根据出血量和患者年龄、一般状况采用合适制剂和使用方法。对少量出血者，使用最低有效剂量性激素，减少药物不良反应。大量出血患者要求在性激素治疗 6～8h 内见效，24～48h 内出血基本停止，若 96h 以上仍不止血，应考虑有器质性病变存在的可能。

6. 孕激素止血适用于血红蛋白大于 80g/L、生命体征稳定的患者。常用的为 17-羟孕酮衍生物（甲羟孕酮、甲地孕酮）和 19-去甲基睾酮衍生物（炔诺酮等）。围绝经期妇女功血急性出血可选用妇康片治疗，首剂量为 5mg，每 8h 1 次，血止 2～3 天后，每 3 天递减 1/3 量，直至维持量为每天 2.5～5.0mg，持续用至血止后 21 天停药，停药后 3～7 天发生撤药性出血。

7. 雄激素适用于绝经过渡期功血。

8. 联合用药的止血效果优于单一药物

（1）青春期功血　使用孕激素时同时配伍小剂量雌激素，以克服单一孕激素治疗的不足，可减少孕激素用量，并防止突破性出血。去氧孕烯炔雌醇（妈富隆）、复方醋酸环丙孕酮（达英-35），每次1～2片，每8～12h给药1次，血止3天后逐渐减量至每天1片，维持至第21天本周期结束。

（2）围绝经期功血　在孕激素止血基础上可配伍雌激素、雄激素。

9. 使用性激素后必须调整月经周期。青春期和生育期无排卵性功血患者需恢复正常的内分泌功能以建立正常月经周期；对围绝经期患者起到控制止血、预防子宫内膜增生症的发生。一般一个疗程连续用药3个周期。若子宫病理为复杂性增生，应连续治疗6个周期以上。常用方法如下。

（1）雌孕激素序贯法　即人工周期，适用于青春期功血或生育期功血内源性雌激素水平较低者。结合雌激素1.25mg或戊酸雌二醇2mg或己烯雌酚0.25mg，于出血第5日起每晚1次，连服20日，后10日加用黄体酮注射液10mg肌注或甲羟孕酮8～10mg口服，两药同时用完，停药3～7天后出血，于出血第5日重复用药，用药2～3个周期部分患者可自发排卵。若正常月经仍未建立，可重复上述序贯疗法。若患者体内有一定的雌激素水平，雌激素用半量或1/4量。

（2）口服避孕药　适用于生育期功血内源性雌激素水平较高，止血周期撤退性出血量较多者或绝经过渡期功血。自止血周期撤药性出血第5日起每晚1片，连服3周，停药后出现撤退性出血，如使用去氧孕烯炔雌醇。对停药后仍未能建立正常月经周期者，可重复上述联合疗法。有血栓性疾病、心血管疾病高危因素及40岁以上吸烟女性不宜应用。

（3）孕激素后半期疗法　适用于青春期功血或围绝经期功血。于月经周期后半期服用甲羟孕酮8～10mg/d或肌注黄体酮20mg/d，连用10天为一个周期。

10. 青春期功血一般在序贯疗法3～6个月后可出现排卵；若仍无排卵，可使用促排卵药物。生育期功血在血止后一般可恢复排卵；而围绝经期患者不建议行促排卵治疗。

11. 促排卵方案如下。

(1) 氯米芬　适用于体内已有一定水平雌激素的不排卵性功血要求生育者。于月经来潮第 5 天起，50mg，口服，每日 1 次，共 5 日；若排卵失败，可重复用药，剂量逐渐增至 $100\sim150$ mg/d。一般连用 3 个月，不宜长期应用，以免发生卵巢过度刺激综合征或引起多胎妊娠。

(2) HCG 方案　适用于体内有一定卵泡，并有一定水平的卵泡刺激素及雌激素中等水平者。监测卵泡近成熟时，连续 3 日肌注人绒毛膜促性腺激素（HCG）$5000\sim10000$U。

(3) 尿促性腺激素（HMG）方案　月经干净后每日肌注 HMG $1\sim2$ 支直至卵泡发育成熟，改为 HCG 肌注 $5000\sim10000$U，共 $2\sim3$ 日。需注意使用 HMG-HCG 方案可能引起卵巢过度刺激综合征，故该方案仅适用于氯米芬无效、要求生育、尤其是不孕的功血患者和低促性腺激素的无排卵者。

12. 青春期功血出现持续大量出血，激素治疗无效，或反复大出血时，应征得患者及家属同意，行诊断性刮宫术。

13. 手术治疗　围绝经期反复发作的顽固性出血，排除内膜恶性疾病后可行热球子宫内膜去除术；合并子宫肌瘤或子宫内膜不典型增生者，尤其是年龄大于 40 岁，可行子宫切除术；单纯的子宫黏膜下肌瘤可行黏膜下肌瘤摘除术。

14. 在宫腔内置入　左炔诺孕酮宫内缓释系统，可抑制内膜生长，有效治疗功血。

(二) 排卵性月经失调（黄体功能不足）

长期医嘱	临时医嘱
妇科常规护理	性激素检查（FSH、LH、PRL、E_2、P、T）
三级护理[1]	
普通膳食	子宫双附件 B 超
测基础体温	分段诊断性刮宫术[2]
黄体酮　10mg im qd（下次月经前 10d 起）	

❶ 出血不多，一般情况稳定者主要在门诊治疗。

❷ 应在月经来潮6h内进行。

注：1. 排卵性月经失调多发生于生育年龄妇女，患者有排卵，但黄体功能异常。包括黄体功能不足和子宫内膜不规则脱落两种类型。前者一般表现为月经周期缩短、不易受孕，或在孕早期流产。

2. 黄体功能不足的治疗　　上文给出的方案系最常用的黄体功能替代疗法，可补充黄体孕酮分泌不足；另有在卵泡期使用低剂量雌激素，如妊马雌酮（倍美力）0.625mg，自月经第5日起每日口服1次，连续5～7天，或氯米芬50mg于月经第5日起每日口服1次，连续5天，在B超监测到卵泡成熟时绒促性素5000～10000IU肌注一次以加强月经中期黄体生成素排卵峰；或可使用黄体功能刺激疗法，于基础体温上升后隔日肌注HCG 1000～2000U，连续5天。若有合并高催乳激素血症应口服溴隐亭2.5～5.0mg，每日1次。

（三）排卵性月经失调（子宫内膜不规则脱落黄体萎缩不全）

长　期　医　嘱	临　时　医　嘱
妇科常规护理	性激素检查（FSH、LH、PRL、E_2、P、T）
三级护理	
普通膳食	子宫双附件B超
测基础体温	分段诊断性刮宫术❶
醋酸甲羟孕酮　6～10mg po qd（下次月经前10d起）	

❶ 于月经第5～6天进行。

注：1. 子宫内膜不规则脱落的临床表现为月经周期正常，但经期延长，常在点滴出血后才有正式月经来潮以后又常淋漓数日，且出血量多，基础体温呈双相型，下降缓慢。在月经第5～6天行诊断性刮宫术，病理可见混合型子宫内膜，即残留的分泌期内膜与增生期内膜混合共存。

2. 治疗上以使用孕激素为主，若有生育要求者可选用天然黄体酮，如肌注黄体酮注射液，或口服黄体酮胶丸0.2g，每天1次，使用时间与醋酸甲羟孕酮相同。无生育要求者也可自月经第 5 日起口服避孕药，每日 1 片，连续 21 天为一个周期。

十二、子宫内膜异位症（内异症）

（一）术前医嘱

长 期 医 嘱	临 时 医 嘱
妇科护理常规	血常规、尿常规、粪常规
二级护理	血凝全套（PT、TT、APTT、INR、Fib）
普通膳食	生化全套
术前阴道准备❶	乙肝两对半
术前肠道准备❷	HIV、HCV
	RPR
	血清 CA125、CA19-9、CEA、AFP❸
	宫颈细胞学检查❹
	妇科 B 超
	心电图
	胸部正侧位 X 线平片
	手术医嘱
	拟明日在麻醉科会诊下行剖腹探查术❺
	腹部、会阴部备皮
	清洁灌肠（术前晚＋术晨）
	术前插尿管留置导尿
	地西泮片　5mg po（术前晚）
	血型血交叉
	备浓缩红细胞　2U
	申请术中冰冻病理学检查❻
	NS　100ml　　　| iv gtt
	头孢唑林钠　1.0g |（术前 30min）❼

❶ 术前 3 天行稀碘伏溶液阴道擦洗，每天 1 次。无性生活者不做此项准备。

❷ 术前 3 天肠道准备，包括口服甲硝唑（0.4g，每天 3 次），术前 3 天改半流质饮食，术前 1 天口服洗肠液并改流质饮食。

❸ 肿瘤标志物检查，辅助判断病灶性质，其中内异症患者 CA125 多升高，但小于 100IU/ml，如超过则恶性疾病可能性大。

❹ 无性生活史患者不查。

❺ 手术方式根据患者的年龄、对生育的要求、症状、经济和医疗条件，并结合剖腹探查情况，决定手术范围。

❻ 常规行术中冰冻快速病理学检查，尤其是术前诊断不明确者。

❼ 术前 30min 预防性应用抗生素，如所用药物需皮试，应加开皮试医嘱并注明"皮试阴性后用"。

（二）术后医嘱

长 期 医 嘱	临 时 医 嘱
妇科腹部术后护理常规 腹腔镜术后常规护理❶	NS　100ml 头孢唑林钠　1.0g ｝iv gtt qd
一级护理	甲硝唑液　0.5g iv gtt bid❻
禁食❷	血常规
留置导尿❸	尿常规
心电监测及血氧饱和度监测	CA125❼
测呼吸、脉搏、血压　q1h❹	
孕三烯酮　2.5mg po 每周 2 次❺	

❶ 行腹腔镜手术者执行此项医嘱护理。

❷ 如术中无肠道损伤，术后 6～8h 可进少量流质饮食，以促进胃肠功能恢复，易引起胃肠胀气的甜食、牛奶、豆浆等需待肛门排气后进食。

❸ 术后第二天拔出尿管，并鼓励多饮水保持小便通畅。

❹ 如手术范围小、术中出血少、患者一般情况良好者无须行心电监测及血氧饱和度监测，只监测生命体征（每 4h 1 次即可）。

❺ 术前已服用者，术后继续服用。术前诊断不明确，术中冰冻报告为内异症患者，于术后月经来潮第 1 天起口服，并监测肝功能。

❻ 清洁切口，术前或术中预防性应用抗生素，术后也可不用。预防性应用抗生素不超过 24h。

❼ 目前认为 CA125 是辅助诊断并监测病情转归的主要指标。术后每 3～6 个月检查 1 次，但应避免经期检查。

注：1. **子宫内膜异位症的治疗原则**　症状轻者选用期待治疗；有生育要求的轻度患者明确诊断后先行药物治疗，病情较重者行保留生育功能手术；年轻无生育要求的重症患者可行保留卵巢功能手术，并辅以药物治疗；症状及病变严重的无生育要求患者可行根治性手术。

2. **手术治疗**　手术方式由患者的年龄、对生育的要求、症状、经济和医疗条件，并结合剖腹探查情况决定。主要有开腹手术和经腹腔镜手术两种。后者已发展成为内异症治疗的最佳处理方式。目前认为以腹腔镜确诊、手术＋药物治疗为内异症治疗的金标准。

具体术式有：非根治性手术（子宫内膜异位病灶去除及卵巢巧克力囊肿剥除术）、半非根治性手术（全子宫或次全子宫切除术＋病灶切除术）、根治手术（全子宫及双侧附件切除术）、辅助性手术（子宫神经去除术及骶前神经切除术）。

3. **药物治疗**　术前给药的目的在于缩小病灶，降低手术难度和损伤程度；术后给药的目的是有利于维持手术的疗效，减少复发。可以在用药后 1～3 个月进行手术，术后继续用药，也可在手术后追加用药 3～6 个月。根据患者病情、对药物的耐受、经济承受能力进行选择。

（1）高效孕激素疗法　甲羟孕酮 20～30mg，每天 1 次，连续 6 个月。如有突破性出血者，加用炔雌醇 0.03～0.06mg，每天 1 次。

（2）假绝经疗法　达那唑（炔睾醇）600～800mg/d，分 2～3 次口服，从月经第一天开始，连续 6 个月。

（3）孕三烯酮（内美通）　每次 2.5mg，每周 2 次，从月经第 1 天开始，连续 6 个月。

炔睾醇和孕三烯酮偶可致肝功能损害，可同时服用保肝药，并每月检查 1 次肝功能，如谷丙转氨酶大于 100U/L，则需停药。

（4）长效 GnRHa 疗法　自月经第 1 天开始每月 1 次，共 3～6 个月，常用药物有：亮丙瑞林（抑那通）3.75mg，皮下注射；戈舍瑞林（诺雷德）3.6mg 皮下注射；阿拉瑞林 150μg 皮下注射；曲普瑞林（达菲林）3.75mg，肌注。使用长效 GnRHa 制剂，可因体内雌激素水平降低而出现潮热、出汗、烦躁、阴道干燥等血管运动综合征和骨质疏松，停药后大部分症状可以在短时间内消失，并恢复排卵，但骨质丢失需要 1 年甚至更长的时间才能恢复。因此，应用 GnRHa 3 个月应给予反向添加治疗，即妊马雌酮 0.625mg 加甲羟孕酮 2mg，每天 1 次。

4. 对有生育要求者，术后不宜应用药物巩固治疗而应行口服促排卵治疗。在腹腔镜检查和药物治疗后停药观察半年，并给予生育指导，如仍不能自然妊娠，可考虑进行体外受精和胚胎移植术（试管婴儿）。

十三、子宫腺肌病

（一）术前医嘱

长期医嘱	临时医嘱
妇科常规护理	血常规、尿常规
二级护理	肝功能、肾功能、心功能
普通膳食	血凝全套（PT、APTT、INR、Fg）
测血压　　bid	乙肝两对半
末梢血糖监测（三餐前及睡前）[1]	HIV、HCV
阴道冲洗或擦洗　　qd[2]	RPR
	宫颈细胞学涂片[3]
	妇科彩超
	心电图
	胸部正侧位 X 线片
	血型血交叉
	备浓缩红细胞　　2~4U
	青霉素皮试（　）
	NS 100ml　　｜iv gtt（术前半小时）[4]
	头孢唑林钠　　2g
	术前晚及术晨灌肠

续表

长 期 医 嘱	临 时 医 嘱
	术前 12h 禁食、4h 禁饮
	在麻醉会诊下行全子宫切除术或次全子宫切除或肌瘤剔除术
	术前与家属谈话签字
	术前留置导尿
	CA125
	盆腔 MRI prn

❶ 血压或血糖的监测适用于合并有高血压、糖尿病患者，作为围手术期的重要手段，在术前充分了解内科合并症的控制情况，排除手术禁忌，根据检查结果适当进行或调整相关治疗，术后应加强监测。

❷ 术前 3 天开始阴道准备。

❸ 用以筛查宫颈病变。若有异常，应根据宫颈疾病筛查规范进行下一步检查，并指导手术方案的选择。

❹ 子宫切除手术无论是开腹还是经阴道，根据抗生素使用指南，预防感染所使用的抗生素应在术前半小时至 1h 内开始使用，在术后 24～48h 后停用，可使术后感染率下降 50%。使用药物首选头孢唑林钠或头孢替坦或头孢西丁。

注：1. 子宫腺肌病的手术指征包括症状严重、无生育要求或药物治疗无效者。是否保留卵巢应根据卵巢是否存在病变以及患者年龄决定。

2. 对于症状较轻、有生育要求或近绝经期患者可应用达那唑、孕三烯酮或 GnRHa 治疗，具体剂量可参考子宫内膜异位症。

3. 治疗原则

（1）期待治疗　对无病症、无生育要求者可定期观察。

（2）手术治疗　是主要的治疗方法，其中子宫切除是根治性手术；对于年轻需保留生育功能者，可行病灶切除或子宫楔形切除术，也可辅助行子宫神经去除术、骶前神经切除术或子宫内膜去除术；无生育要求伴经量增多，行子宫内膜去除术。

（3）药物治疗 同 EMS。

（4）介入治疗。

（5）辅助生育治疗 实行手术＋GnRHa 治疗，再助孕。

（二）术后医嘱

长 期 医 嘱	临 时 医 嘱
妇科术后常规护理	去枕平卧 6h
腰硬联合麻醉术后护理常规	腹部切口沙袋加压 6h
一级护理	测呼吸、脉搏、血压　q0.5h
持续导尿❶	（共 2h）❹
禁食❷	低流量吸氧（3L/min）　3h
NS　100ml 头孢唑林钠　2g ∣ iv gtt bid	5%GS　250ml 酚磺乙胺　3g 氨甲苯酸　1g ∣ iv gtt st❺ 维生素 C　3g
甲硝唑　0.5g iv gtt bid	
10% GS　500ml 10%氯化钾　15ml ∣ iv gtt bid❸	手术切除标本行病理学检查
10% GS　500ml 维生素 B₆　200mg ∣ iv gtt qd	术后 3 天复查血常规

❶ 留置导尿约 24h 即可拔除。

❷ 术后第一日改为流质饮食，排气后进普通膳食。

❸ 手术当日及术后的每日补液量参照外科补液原则。一般手术当日液体 3500～5000ml（包括术中用量），其中晶体 3000～4000ml，胶体 500～1000ml，并注意维持水电解质平衡，手术当日不使用氯化钾，从术后第 1 日开始。禁食期间给予足够的热卡。

❹ 术后返回病房的头 2h 应严密监测生命体征，若有内科合症，监测可持续至手术后第一日，从第 3h 开始根据患者一般情况适当延长监测的间隔时间，如 q2h 或 q4h。

❺ 应根据术中出血情况使用止血药，一般不超过 48h，即手术日使用 1 次，必要时手术后第一天再次使用。

第二节　产科疾病

一、妊娠剧吐

长 期 医 嘱	临 时 医 嘱
妇科护理常规	血常规、尿常规
一级护理	生化全套（肝肾心功能＋电解质）
禁食❶	
记24h尿量❷	动脉血气分析
5%GS　500ml ⎫ iv gtt qd❸ 氢化可的松　200mg ⎭	血清孕酮
	血清 β-HCG
维生素 K₁　5mg im qd❹	心电图
5%碳酸氢钠　250ml iv gtt qd❺	眼底检查
	妇科 B 超❻

❶ 一般禁食2～3天，后根据患者情况改为流质、半流质饮食。

❷ 每天尿量不少于1000ml。

❸ 用于呕吐剧烈，治疗效果不理想时。

❹ 严重的妊娠剧吐可引起维生素 K₁ 缺乏致凝血障碍。

❺ 出现代谢性酸中毒时用。

❻ 观察孕囊及胚胎情况，辅助鉴别滋养细胞疾病。

注：1. 轻度呕吐者清淡饮食，少食多餐，适当休息，予维生素 B₁、维生素 B₆、维生素 C 口服，无需住院。

2. 一般治疗　静脉补充水分、电解质、维生素及高营养，争取在短期内纠正水电解质紊乱、酸中毒等。

3. 补液原则　补液量3000ml/d，葡萄糖250～300g/d，氯化钠4～5g/d，氯化钾3～4g/d，如禁食超过3天，应每天补充蛋白质、脂肪。

4. 镇静镇吐药的应用　严重呕吐可选用氟哌利多、溴米那普鲁卡因（爱茂尔）肌注，奋乃静2mg 口服。

5. 呕吐停止、生化指标正常、体重不再降低并逐渐增加为治愈。

6. 终止妊娠的指征　有持续黄疸、持续蛋白尿；体温升高，持续在 38℃ 以上；心率超过 120 次/分；多发性神经炎及神经性体征；韦尼克-科尔萨科夫综合征。

二、异位妊娠

（一）异位妊娠（药物治疗）

长　期　医　嘱	临　时　医　嘱
妇科常规护理	血常规、尿常规、粪常规
一级护理	生化全套❹
普通膳食	血凝全套❺
测脉搏、血压　q6h❶	血清人绒促性素❻
注意腹痛❷	妇科 B 超
注意阴道出血❸	后穹隆穿刺术❼
	或 腹腔穿刺术❼
	甲氨蝶呤❽　0.4mg/kg im d1～5
	或 甲氨蝶呤　50mg/m² im 单次给药
	或 甲氨蝶呤　1mg/kg im d1、d3、d5、d7
	亚叶酸钙　0.1mg/kg im d2、d4、d6、d8

❶ 若出现腹痛伴头晕、气促等异位妊娠流产或破裂等症状时，可适当增加测量次数及频率。

❷ 腹痛有以下几种情况：a. 增大的胚胎膨胀输卵管，导致输卵管痉挛及逆蠕动，患侧下腹出现隐痛或胀痛；b. 异位妊娠破裂时，突感患侧下腹持续性或阵发性撕裂样剧痛；c. 流产或破裂出血流向全腹引起全腹疼痛，还可因血液刺激横膈，出现肩胛部放射痛（Danforth 征）。

❸ 阴道出血系因异位妊娠的胚胎受损或死亡，导致 HCG 下降，卵巢黄体分泌的激素难以维持蜕膜生长而发生剥离出血。多表现为少许、点滴状出血，少部分患者表现为大量出血。

❹、❺ 查患者的肝肾功能、血凝功能对治疗药物的选择具有参考作用。

⑥ 血 HCG 结果可作为药物治疗可行与否的参考，同时可作为药物治疗后疗效判断的参考。

⑦ 在药物治疗过程中，若患者出现突发剧烈腹痛，伴心率增快、血压下降等腹腔内大出血的症状，可行后穹隆穿刺术或腹腔穿刺术，明确腹腔内大出血，为急诊手术提供依据。

⑧ 甲氨蝶呤为治疗异位妊娠药物的首选，还可选用天花粉、米非司酮等其他常用的药物。若有甲氨蝶呤使用禁忌证，如肝肾功能、血白细胞、血小板异常的，可选用天花粉。天花粉是植物性蛋白制剂，毒性较小，但应注意过敏反应，使用前需皮试。

注：1. 药物治疗的机制是通过药物作用于滋养细胞，阻止异位妊娠胚胎的生长发育，最终促其死亡、吸收。可全身用药或局部注射用药。

2. 药物治疗的适应证

a. 一般情况良好，无活动性腹腔内出血；

b. 异位妊娠包块最大直径≤4cm；

c. 血 β-HCG＜2000IU/L；

d. 超声未见胚胎原始心管搏动；

e. 无相应药物使用禁忌证。

3. 用药后随访

a. 给药后 2 周内，宜每隔 3 天复查 β-HCG 及 B 超检查；

b. 用药有效为 β-HCG 呈下降趋势并 3 次阴性，症状缓解或消失，包块缩小；

c. 若治疗后 4～7 天血 HCG 下降＜15％，应重复剂量治疗，后每周重复测血 HCG，直至降至 5IU/L，一般需 3～4 周；

d. β-HCG＜15％，症状不缓解或反而加重，或有内出血，应考虑手术治疗；

e. 用药 2 周后应每周复查 β-HCG，直至达正常范围。

4. 手术治疗时机

a. 腹腔内大出血应在抢救同时行急诊手术准备。

b. 输卵管间质部妊娠、卵巢妊娠、腹腔妊娠、残角子宫妊娠一经确诊即应选择手术。

c. 无腹腔内出血或仅少量腹腔内出血的，可择期手术。

5. 宫颈妊娠若出现大出血时，应急行刮宫术，并做好抢救大出血准备。若无出血或少量出血，应首选甲氨蝶呤全身治疗，待血 HCG 明显下降后再行刮宫术，可减少大出血风险。

6. 手术治疗方式有输卵管部分切除加吻合术、输卵管切除术、输卵管造口术（或开窗术）、卵巢楔形切除术、残角子宫切除术等。

（二）异位妊娠（手术治疗）

长 期 医 嘱	临 时 医 嘱
妇科常规护理	血常规、尿常规、生化全套
一级护理	血凝全套
禁食	乙肝两对半
心电监测	HCV、HIV
测脉搏、血压 q0.5h	RPR
持续导尿❶	血清人绒毛膜促性腺激素
绝对卧床	妇科 B 超
	血型血交叉
	备红细胞悬液 6U
	后穹隆穿刺术
	或 诊断性腹腔穿刺术
	两路输液❷
	5%GNS 500ml iv gtt
	NS❸ 500ml iv gtt
	输血❹ 2U
	拟急诊行剖腹探查术❺（备患侧输卵管切除术）
	备皮
	NS 100ml | iv gtt（术前头孢拉定 2.0g | 半小时）
	术中自体输血❻

❶ 为术前做准备，同时可用于监测尿量。

❷ 用于腹腔内大出血致周围循环衰竭者，输液速度应根据患者的血压、尿量等循环恢复情况来调整，有条件者应在监测中心静

脉压下进行。

❸ 抢救低血容量性休克者，首选快速输入含晶体溶液；若难以维持血压稳定，应同时输入胶体溶液甚至输血。

❹ 急性出血量估计超过总血容量的 20%（即 1000ml）者，可出现头晕、心悸、乏力，突然起立可产生晕厥、口渴、肢体冷感、心率加快、血压偏低等周围循环衰竭表现，此时血细胞比容通常要降至 30%～35%以下，提示组织将出现缺氧，应配合输血。

❺ 若医师具备腹腔镜手术技能，可选择腹腔镜手术。

❻ 自体输血指征：妊娠＜12 孕周、胎膜未破、出血时间＜24h、血液未受污染、镜检红细胞破坏率＜30%。

三、前置胎盘

长 期 医 嘱	临 时 医 嘱	
产科常规护理	血常规、尿常规、粪常规	
二级护理	生化全套	
普通膳食	血凝全套＋DIC	
吸氧半小时 tid	产科 B 超❻	
绝对卧床休息❶（左侧卧位）	MRI❼	
注意阴道出血❷	青霉素皮试（ ）	
外阴擦洗❸ bid	5%GS 50ml 利托君注射液❽ 100mg	微量泵入 （1.5ml/h 始）
保持大便通畅❹		
NS 100ml 青霉素 240 万 U ┃ iv gtt q8h	5%GS 250ml 酚磺乙胺 0.5g ┃ iv gtt bid	
地塞米松注射液❺ 6mg im bid	急诊行剖宫产术❾	
琥珀酸亚铁 0.1g po tid	禁食	
	备皮	
	导尿	
	血型、血交叉	
	备血	

❶ 阴道流血期间绝对卧床，建议侧卧位，血止后可适当活动。

孕妇仰卧时可能出现仰卧位低血压综合征，可减少孕妇回心血量。同时因右旋的子宫压迫下腔静脉影响子宫血液回流，均影响子宫胎盘血液循环，进而影响对胎儿的供养。而左侧卧位可缓解这种情况。

❷ 应密切监测阴道出血情况，对于反复阴道多量出血者，应在抢救大出血的同时，及时终止妊娠，抢救母儿生命。

❸ 前置胎盘患者常有反复少许的阴道出血，血液为细菌良好的培养基，为防止阴道逆行感染，故应保持外阴清洁，可同时预防性应用广谱抗生素。

❹ 此类患者若排便不畅，腹压增大，将增加出血风险，故应保持大便通畅，应嘱患者适当增加进食富含纤维的食物，同时可根据患者排便情况适当使用缓泻药，如含食物纤维的容积型缓泻药或渗透型缓泻药（聚乙二醇）均较为安全。

❺ 对于未达孕 34 周的患者应使用地塞米松，连用 2 日，可有效降低早产儿出现新生儿呼吸窘迫综合征（NRDS）的发生率。

❻ B超有助于明确前置胎盘的类型、位置，同时可提供胎儿宫内生长情况的相关信息，对治疗方案的制订有很大帮助。在选择剖宫产终止妊娠时，B超提供的胎盘位置信息，有助于手术中避开胎盘附着部位，降低术中大出血的风险。

❼ 怀疑合并胎盘植入者，可选择 MRI。

❽ 前置胎盘患者抑制宫缩治疗极为重要，是止血的前提，也可为尽可能延长孕周赢得时间，但妊娠 35 周以后，子宫生理性收缩频率增加，抑制宫缩的难度加大，前置胎盘的出血率随之上升，因此抑制宫缩等期待治疗至 36 周，若各项指标均说明胎儿已成熟者，可适时终止妊娠。抑制宫缩药物除利托君，还可选用沙丁胺醇、硫酸镁、钙离子拮抗药（如硝苯地平）等。

❾ 剖宫产可在短时间内娩出胎儿，迅速结束分娩，对母儿相对安全，是处理前置胎盘的主要手段。

终止妊娠的指征如下：

◆ 孕妇反复发生多量出血甚至休克者，无论胎儿成熟与否，应及时终止妊娠。

◆ 对于无症状的前置胎盘合并胎盘植入者可于妊娠 36 周后终止妊娠。无症状的完全性前置胎盘，妊娠达 37 周，可考虑终止妊娠。边缘性前置胎盘满 38 周可考虑终止妊娠。部分性前置胎盘应根据胎盘遮盖宫颈内口情况适时终止妊娠。

◆ 胎儿成熟度检查提示胎儿成熟者。

◆ 胎龄未达 36 周，出现胎儿窘迫征象或胎儿电子监护发现胎心异常者。

注：1. 治疗原则 抑制宫缩、止血、纠正贫血、预防感染。

2. 阴道分娩的适应证 边缘性前置胎盘、枕先露、阴道出血不多、部分性前置胎盘宫颈口已扩张、估计短时间内能结束分娩者，在有条件的医疗机构，备足血源的同时可在严密监测下可予试产。若胎先露部下降不理想，仍有出血或分娩进展不顺利，应立即改行剖宫产。

3. 剖宫产术中胎盘附着部位出血的处理（子宫切口的选择原则上应尽量避开胎盘）。

◆ 胎儿娩出后立即注射宫缩剂，如卡前列素氨丁三醇（欣母沛），配合子宫按摩。可用止血带将子宫下段血管扎紧数分钟，以利于胎盘剥离时止血，但需警惕结扎部位以下的出血。

◆ 在明胶海绵上放凝血酶或巴曲酶，快速置胎盘附着部位再加湿热纱布垫压迫，持续 10min。

◆ 可吸收线局部"8"字缝合开放血窦。

◆ 宫腔及下段填纱条或棉条压迫，24h 后阴道取出。

◆ 经上述处理无效，可结扎双侧子宫动脉、髂内动脉；若仍出血不止，应考虑切除子宫。

4. 紧急情况下的转运 患者大量阴道出血而当地没有条件处理，应先输液输血，在消毒后行阴道填塞无菌纱布压迫止血，迅速护送到上级医院治疗。

四、胎盘早剥

长期医嘱	临时医嘱
产科常规护理	血常规、尿常规
一级护理	生化全套
普通膳食①	血凝全套

续表

长 期 医 嘱	临 时 医 嘱
绝对卧床休息	DIC 全套
注意腹痛情况❷	产科 B 超❼
注意阴道出血量	血型、血交叉
注意宫底高度❸	输血❽
注意胎心❹	人工破膜❾
测血压、脉搏　q0.5h❺	急诊行剖宫产术❿
持续导尿	胎心监护⓫
记录每小时尿量❻	禁食
	备皮

❶ 只有病情轻微，B 超提示胎盘剥离面小于 1/3 的 I 型患者，可适当进食；否则，应禁食，并准备手术终止妊娠可能。

❷ 胎盘早剥患者典型症状为阴道出血及腹痛。腹痛与胎盘剥离面积大小呈正相关，因此根据腹痛情况，可以估计病情的危重程度。

❸ I 型胎盘早剥患者的临床表现多为显性出血，宫底高度多与妊娠月份相符，宫底不随出血增高，而 II、III 型胎盘早剥患者的临床表现多为隐性出血或混合性出血，宫底高度随出血增多而增高，特别是隐性出血者，因此观察宫底高度有助于及时发现病情加重的隐性出血患者。

❹ 胎盘早剥影响胎盘血供，容易造成胎儿宫内窘迫、胎心变化，胎盘剥离面超过 1/2，由于缺氧严重，常出现胎心消失、胎儿死亡，故应严密监测胎心。

❺ 胎盘早剥出血量多，可引起血压、心率变化，甚至短时间内造成休克，应与观察阴道出血量等结合，估计病情，并及时予以相应处理。

❻ 胎盘早剥患者除阴道多量出血、休克造成肾功能损害外，还因胎盘早剥部位释放大量组织凝血活酶，进入母体循环，激活凝血系统，造成肺、肾等重要脏器微血栓形成，导致脏器缺氧、功能受损。故应密切注意尿量变化，及时处理。对肾功能不全的处理，

有改善休克后仍少尿者（＜17ml/h）则给予利尿药（呋塞米、甘露醇等）处理。

❼ B超对胎盘早剥的诊断及分型具有重要作用，还可了解胎儿宫内安危，但有作者认为超声诊断胎盘早剥敏感性仅为25%，即使阴性也不能排除胎盘早剥。可用于前置胎盘的鉴别诊断及保守治疗的病情监测。

❽ 根据出血情况，可相应输红细胞、血小板、纤维蛋白原等不同血液成分，以纠正相应成分缺乏。使血红蛋白维持在100g/L、血细胞比容＞30%，尿量＞30ml/h。

❾ Ⅰ型胎盘早剥者，生命体征稳定，出血不多，且宫颈口已开大，估计能在短时间内分娩者，可行人工破膜，加强宫缩，加速产程进展。使用缩宫素要慎重，以防子宫破裂。

❿ 一旦确诊Ⅱ型、Ⅲ型胎盘早剥，或Ⅰ型胎盘早剥者病情加重或出现胎儿宫内窘迫，短时间内无法分娩者，均应及时行剖宫产终止妊娠，抢救母儿生命。

⓫ 持续监测胎心以判断胎儿的宫内情况。

注：1. 胎盘早剥的治疗原则 应在积极纠正休克、治疗凝血功能障碍、防止肾衰竭的同时，及时终止妊娠。

2. 阴道分娩仅适用于Ⅰ型胎盘早剥、生命体征稳定、宫颈口已开大、估计短时间内能分娩者。

3. 未足月胎盘早剥者，若为Ⅱ型、Ⅲ型胎盘早剥，无论胎儿是否成熟或存活，均应及时剖宫终止妊娠，抢救母亲生命。若为Ⅰ型胎盘早剥，各项检查提示胎儿已成熟，也应及时终止妊娠，分娩方式选择同足月胎盘早剥者。若Ⅰ型胎盘早剥者孕周小于34周，估计胎儿未成熟，病情稳定，无明显活动性出血，可在严密观察下促胎儿成熟治疗、适当延长孕周后决定分娩日期及分娩方式。

五、妊娠期高血压疾病

（一）重度子痫前期

长 期 医 嘱	临 时 医 嘱
产科护理常规	血常规、尿常规

续表

长 期 医 嘱	临 时 医 嘱
一级护理	生化全套
高蛋白、低盐饮食❶	血凝全套
左侧卧位	DIC 全套
听胎心、数胎动　tid	24h 尿蛋白定量
低流量吸氧半小时　bid	乙肝两对半
测血压、脉搏、呼吸　q2~4h	HCV、HIV
记录 24h 出入量	RPR
地西泮(安定)❷　2.5~5mg	产科 B 超
po tid	胎心监测
硝苯地平(心痛定)❸　10mg	心电图
po tid	请眼科会诊
	25%硫酸镁❹　20ml｜iv gtt 10%GS　100ml｜(30min 滴完)
	25%硫酸镁　60ml｜iv gtt 10%GS　1000ml｜(1~2g/h)

❶ 应给予充足的蛋白质、热量,不限盐和液体,但对于全身水肿者应适当限制盐的摄入。

❷ 适当镇静可消除患者的焦虑和精神紧张,达到降低血压、缓解症状及预防子痫发作的作用。

❸ 降压的目的是为了延长孕周或改变围生期结局。对于收缩压≥160mmHg,或舒张压≥110mmHg 或平均动脉压≥140mmHg者,以及原发性高血压妊娠前已用降压药者,须应用降压药物。降压药物的选择原则:对胎儿无毒性作用和副作用,不影响每搏输出量、肾血流量及子宫胎盘灌注量,不引起血压急剧下降或下降过低。理想降压至收缩压 140~155mmHg,舒张压 90~105mmHg。

❹ 解痉是治疗子痫前期和子痫的主要方法,可以解除全身小动脉痉挛,缓解临床症状,控制和预防子痫的发作,首选药物为硫酸镁。

a. 用药方案:静脉给药结合肌注。

◆ 静脉给药：首次负荷量 25% 硫酸镁 20ml 加入 10% 葡萄糖液 100ml 中，快速静脉滴注；继之 25% 硫酸镁 60ml 加入 5% 葡萄糖液 1000ml 静脉滴注，滴速为 1～2g/h。

◆ 根据血压情况，决定是否加用肌注，用法为 25% 硫酸镁 20ml 加 2% 利多卡因 2ml，臀部肌肉深部注射，每天 1～2 次。疗程 24～48h。用药过程中可监测血清镁离子浓度。

b. 毒性作用：正常孕妇血清镁离子浓度为 0.75～1mmol/L，治疗有效浓度为 1.8～3mmol/L，若血清镁离子浓度超过 3.5mmol/L 即可发生镁中毒。首先表现为膝反射减弱或消失，继之出现全身肌张力减退、呼吸困难、复视、语言不清，严重者可出现呼吸肌麻痹，甚至呼吸、心搏停止，危及生命。

c. 注意事项如下。

◆ 膝反射存在。

◆ 呼吸频率≥16 次/分。

◆ 尿量≥25ml/h，或≥600ml/d。

◆ 备 10% 葡萄糖酸钙以做解毒之用。

◆ 肾功能不全、心肌病、重症肌无力时应减量或停用。

注：1. 妊娠期高血压疾病是妊娠期特有的疾病，包括妊娠期高血压、子痫前期、子痫、慢性高血压并发子痫前期以及慢性高血压合并妊娠。子痫前期以妊娠 20 周后高血压、蛋白尿为主要表现，基本病理生理变化是全身小血管痉挛，全身各系统各脏器灌流减少，对母儿造成危害，甚至导致母儿死亡。

2. 轻度子痫前期在门诊治疗即可，多休息，左侧卧位，多食蛋白质、维生素、易消化食物，每周 1 次产前检查，短期应用镇静药物，地西泮 2.5mg，每日 1～2 次。

3. 脱水治疗，但不主张常规应用，其使用指征为：a. 心功能不全、肺水肿、脑水肿；b. 高血容量性妊娠期高血压疾病；c. 全身性水肿（＋＋）～（＋＋＋以上）。

4. 适时终止妊娠的时机　终止妊娠是治疗妊娠期高血压疾病的有效措施。

（1）终止妊娠的指征

a. 妊娠＜26 周经治疗病情不稳患者建议终止妊娠。

b. 妊娠 26～28 周根据母胎情况及当地母儿诊治能力决定是否期待治疗。

c. 子痫前期患者经积极治疗 24～48h 仍无明显好转或继续恶化者。

d. 子痫前期患者孕周已超过 34 周。

e. 子痫前期患者孕龄不足 34 周，胎盘功能减退，胎儿已成熟者。

f. 子痫前期患者，孕龄不足 34 周，胎盘功能减退，胎儿尚未成熟者，可用地塞米松促胎肺成熟后终止妊娠。

g. 重度子痫前期合并眼底出血、视网膜脱离、血尿、少尿等。

h. HELLP 综合征。

i. 发生各种并发症，如心力衰竭、肾衰竭、弥散性血管内凝血、胎盘早剥等。

j. 子痫控制后 2h 可考虑终止妊娠。

（2）终止妊娠的方式 主要有 2 种。

a. 引产：病情控制后，宫颈条件成熟者可行人工破膜加缩宫素静脉滴注或单用缩宫素静脉滴注引产。引产中或临产后，要严密监护孕妇及胎儿，保持产妇安静，给氧，可阴道助产者尽可能缩短第二产程，及时娩出胎盘及胎膜，防止产后出血。

b. 剖宫产：适用于病情严重，有产科指征，宫颈条件不成熟，不能在短期内经阴道分娩，引产失败，胎盘功能明显减退，或已有胎儿宫内窘迫征象者。

（3）延长妊娠的指征

a. 孕龄不足 32 周经治疗症状好转，无器官功能障碍或胎儿情况恶化，可考虑延长孕周。

b. 孕龄 32～34 周，24h 尿蛋白定量＜5g；轻度胎儿生长受限、胎儿监测指标良好；羊水轻度过少，彩色多普勒超声测量显示无舒张期脐动脉血反流；重度子痫前期经治疗后血压下降；无症状、仅有实验室检查提示胎儿缺氧，经治疗后好转者。

（二）子痫

长 期 医 嘱	临 时 医 嘱
产科护理常规	血常规、尿常规

续表

长 期 医 嘱	临 时 医 嘱
一级护理	生化全套
禁食	血凝全套
病危通知	DIC 全套
吸氧	24h 尿蛋白定量
暗室,避免声、光刺激❶	乙肝两对半
头低侧卧位	HCV、HIV
测血压、脉搏、呼吸　q0.5h	RPR
记录 24h 出入量	产科 B 超
	胎心监测
	心电图
	请眼科会诊
	25%硫酸镁　20ml　iv gtt 10%GS　100ml　(30min 滴完)
	25%硫酸镁　40ml 5%GS　500ml　iv gtt (2g/h)
	地塞米松　10mg iv st
	酚妥拉明　10mg 5%GS　250ml　iv gtt
	呋塞米　20～40mg iv st
	20%甘露醇　125ml iv gtt (30min 滴完)q4h❷
	毛花苷 C　0.2mg　iv(心率> 50%GS　20ml　120 次/分时)
	右旋糖酐-40　500ml iv gtt
	5%碳酸氢钠　250ml iv gtt❸

❶ 减少各种刺激,以免诱发子痫发作。

❷ 子痫后可能发生脑水肿,应用甘露醇快滴可降低颅内压。

❸ 缺氧易致酸中毒,必要时可行血气分析,并静滴碳酸氢钠纠正酸中毒。

注：1. 子痫是妊娠期高血压疾病最严重的阶段，是妊娠期高血压疾病所致母儿死亡的最主要原因，应积极处理。立即左侧卧位减少误吸，开放呼吸道，建立静脉通道。

2. 子痫急救的原则

（1）即刻控制抽搐，镇静，解痉，降压，利尿，消除脑水肿，降低颅内压，纠正血液浓缩，纠正酸中毒，防止并发症的发生。

（2）抽搐控制后 2h 终止妊娠。

（3）加强孕妇胎儿的护理和监测。

六、羊水栓塞

长 期 医 嘱	临 时 医 嘱
产科护理常规	地塞米松❸　20mg ┐ iv
一级护理	25%GS　20ml ┘
禁食	地塞米松　20mg ┐ iv gtt
病危通知	5%GS　250ml ┘
平卧位	或 氢化可的松❹　200mg ┐ iv gtt
加压给氧❶	5%GS　100ml ┘ （快）
心电监测	氢化可的松❺　800mg ┐ iv gtt
测生命体征　q5～10min	5%GS　250ml ┘
持续导尿	罂粟碱❻　30～60mg ┐ iv
记录 24h 出入量	10%GS　20ml ┘
记录每小时尿量	阿托品❻　1～2mg ┐ iv（15～
NS　100ml ┐ iv gtt	10%GS　10ml ┘ 30min 1 次）
头孢曲松钠❷　2.0g ┘ qd	氨茶碱❼　250～500mg ┐ iv gtt
	50%GS　20ml ┘
	酚妥拉明❽　10mg ┐ iv gtt
	10%GS　100ml ┘
	右旋糖酐-40　500～1000ml iv gtt
	多巴胺　20～40mg ┐ iv gtt
	5%GS　250ml ┘ （首选）

续表

长 期 医 嘱	临 时 医 嘱
	间羟胺 20～80mg ｜ iv gtt（常与 5%GS 500ml ｜ 多巴胺合用）
	毛花苷 C 0.2mg ｜ 50%GS 20ml ｜ iv
	肝素❾ 25mg ｜ NS 100ml ｜ iv gtt
	血型、血交叉
	输血（新鲜血）
	输血小板悬液
	输纤维蛋白原
	凝血酶原复合物 300U iv gtt
	5%碳酸氢钠 200～250ml iv gtt
	血常规、尿常规
	凝血时间测定（试管法）❾
	血片观察红细胞形态
	血气分析
	生化全套
	血凝全套
	DIC 全套
	乙肝两对半
	HCV、HIV
	RPR
	胸部正侧位 X 线片
	心电图
	中心静脉压测定

❶ 供氧：保持呼吸道通畅，出现呼吸困难、发绀者，立即面罩给氧或气管插管正压给氧，必要时行气管切开术。

❷ 预防感染。选用对肾脏毒性小的广谱抗生素，如头孢曲松钠、头孢哌酮钠/舒巴坦钠（舒普深）、注射用亚胺培南/西司他丁

（泰能）等预防感染。

❸、❹ 用于抗过敏。在改善缺氧同时，尽快给予大剂量肾上腺糖皮质激素抗过敏、解痉，稳定溶酶体，保护细胞。首选氢化可的松：500～1000mg，先以 200mg 静脉快速滴注，随后 300～800mg 加入 5％葡萄糖液 500ml 静脉滴注。也可选用地塞米松：20mg 加入 25％葡萄糖液中静脉推注后，再将 20mg 加入 5％葡萄糖液中静脉滴注。

❺、❻、❼、❽ 用于缓解肺动脉高压。

a. 罂粟碱直接松弛血管平滑肌，使冠状动脉、肺血管、脑血管扩张，降低其阻力，为解除肺动脉高压的首选药物。

b. 阿托品既可阻断迷走神经反射引起的肺血管痉挛及支气管痉挛，解除迷走神经对心脏的抑制，又可改善微循环，兴奋呼吸中枢，与罂粟碱合用后扩张肺小动脉效果更好。

c. 氨茶碱可扩张冠状动脉及支气管平滑肌。

d. 酚妥拉明除了可解除肺血管痉挛，降低肺动脉阻力，改善肺动脉高压外，还同时具有抗休克作用。

❾ 用于防治弥散性。肝素用于治疗羊水栓塞早期的高凝状态，尤其在发病后 10min 内使用效果更佳。肝素的应用按 1mg/kg 计算，首先用 25mg，以后再用 25mg，24h 肝素总量应控制在 100mg 以内为宜，一般 50mg 即可达到效果。使用肝素时应以试管法监测凝血时间，应控制在 15min 左右。如在 12min 之内，表示无效，应加大剂量或加快滴速。如凝血时间超过 30min，表示肝素过量，应当减量。肝素过量可用鱼精蛋白对抗，1mg 鱼精蛋白对抗 1mg 肝素。

注：1. 羊水栓塞为产科的严重并发症之一。其发病率为 1/（7000～10000），病死率高达 70％～80％。常见的高危因素有子宫收缩过强、缩宫素使用不当、胎盘早剥、前置胎盘、剖宫产手术等子宫血窦开放时，经产妇多见。

2. 羊水栓塞通常起病急骤，病情凶险。患者在破膜后突然发生呼吸困难、发绀、烦躁不安、脉搏加速、休克、出血不凝等症状。患者在极短的时间内即可死亡。有少数患者羊水进入母体血液循环的速度比较缓慢。临床上可分为三期：高凝期、消耗性低凝期、继发性纤溶期。

3.产科处理 羊水栓塞发生后应立即抢救产妇生命。若在胎儿娩出前发生，应积极抢救产妇的同时，待病情略有好转后应迅速结束分娩；若宫口已开全，经阴道分娩者可行产钳助产。若宫口未开全，应行剖宫产术。若有产后大出血，应积极采取措施，短时间内无法止血者，可行子宫切除术，以减少胎盘剥离，大面积血窦开放出血，对争取抢救时机有利。

4.羊水栓塞的发病急骤，往往有时来不及抢救，患者在数分钟内即可发生死亡。产妇死亡，怀疑是羊水栓塞者，为明确诊断可在患者死亡后抽取心脏血液，加肝素抗凝后离心，吸取中间一层液体行涂片检查，如见到胎儿的有形成分则可明确诊断。

七、产后出血

长 期 医 嘱	临 时 医 嘱
产科护理常规	按摩子宫❶
一级护理	NS 500ml ⎫
暂禁食	缩宫素 10～20U ⎬ iv gtt
病重通知	或 缩宫素 10U 宫肌注射
或 病危通知	米索前列醇 200μg 舌下含服
心电监测	或 卡前列酯栓 1mg 置于阴道后
测生命体征 q15～30min	穹隆
注意阴道出血情况	或 卡前列素氨丁三醇 250μg 宫肌注射
NS 100ml ⎫	右旋糖酐-40 500ml iv gtt
头孢唑林钠 2.0g ⎬ iv gtt bid	或 琥珀酰明胶注射液(血定安) 500ml iv gtt
	(暂无输血条件时选用)
	血型、血交叉
	输血(新鲜血)
	血常规
	导尿(膀胱充盈时)

续表

长 期 医 嘱	临 时 医 嘱
	阴道检查[2]
	清宫术(有胎盘残留时)[3]
	宫腔填塞术[4]
	子宫压迫缝合术[5](B-Lynch 缝合术)
	结扎盆腔血管[6]
	髂内动脉或子宫动脉栓塞[7]
	切除子宫[8]

❶ 按摩子宫：胎盘娩出后，一手的拇指在前、其余四指在后，在下腹部按摩并压迫宫底，挤出宫腔内积血，按摩时应均匀而有节律，直至宫缩恢复正常。若效果不佳，可选用腹部-阴道双手压迫子宫法。

❷ 检查软产道。若软产道损伤，应彻底止血，按解剖层次逐层缝合。

❸ 胎盘胎膜残留可行清宫术或钳刮术；若胎盘粘连，可行徒手剥离胎盘后取出；若剥离困难疑有胎盘植入，切忌强行剥离，以手术切除子宫为宜。

❹ 助手在腹部固定子宫，术者用卵圆钳将无菌不脱脂棉纱布条填塞宫腔，自宫底由内向外填紧宫腔，压迫止血。若留有空隙可造成隐性出血。或行 COOK 球囊置入术、球囊内注入 0.9%氯化钠 200～300ml，24h 后取出，取出前静脉滴注缩宫素 10U，并给予抗生素预防感染。

❺ 子宫压迫缝合术：最常用的是 B-Lynch 缝合术，先试用两手加压，观察出血量是否减少，以估计 B-Lynch 缝合术成功止血的可能性，应用可吸收线缝合。

❻ 经上述处理无效，出血不止，可先经阴道结扎子宫动脉上行支；若无效可经腹结扎子宫动脉或髂内动脉。

❼ 还可行髂内动脉或子宫动脉栓塞。行股动脉穿刺插入导管至髂内动脉或子宫动脉，注入明胶海绵栓塞动脉，栓塞剂可于 2～3 周后吸收，血管复通。可于产妇生命体征稳定时进行。

❽ 经积极抢救无效、危及产妇生命时，应行子宫次全切除或子宫全切除术，以挽救产妇生命。

注：1. 产后出血发生在胎儿娩出24h以内，以产后2h内多见，为分娩期严重并发症，居我国产妇死亡原因的首位。

2. 阴道分娩产后出血量可达到或超过500ml，剖宫产分娩者出血量≥1000ml。分娩24h以后的大量出血称产褥期出血或晚期产后出血。

3. 产后出血的病因，最常见的为子宫收缩乏力，其次为胎盘因素和软产道损伤。凝血功能障碍引起的产后出血虽为最少见的病因，但也是最严重的。发生产后出血时应尽快判明引起出血的病因，并按上述医嘱迅速处理。

4. 大量产后出血可并发凝血功能障碍，详见羊水栓塞。

八、产褥感染

长 期 医 嘱	临 时 医 嘱
产科护理常规	血常规、尿常规
二级护理	生化全套
高营养饮食❶	血凝全套
半卧位❷	妇科B超检查
缩宫素 10U im bid	CRP❸
5%GS 500ml 青霉素钠 480万U ｜ iv gtt bid	微生物学检查❹
	乙肝两对半
0.5%甲硝唑 100ml iv gtt bid	HCV、HIV
5%GS 500ml 阿米卡星 400mg ｜ iv gtt qd	RPR
	青霉素皮试（　）
	清宫术（有胎盘残留时）❺
	会阴部伤口、腹壁切口引流❻
	经腹或经穹隆切开引流❼
	子宫切除❽

❶ 全身支持治疗，如加强营养，给予足够的维生素，纠正贫血（少量多次输新鲜血或新鲜血浆）及电解质紊乱。

❷ 产妇宜取半卧位，有利于恶露引流和使炎症局限于盆腔内。

❸ 检测血清 C 反应蛋白>8mg/L，有助于早期诊断感染。

❹ 微生物学检查确定病原体。通过宫腔分泌物、脓肿穿刺物、后穹隆穿刺物做细菌培养和药物敏感试验，必要时需做血培养和厌氧菌培养。病原体抗原和特异性抗体检测可以作为快速确定病原体的方法。

❺ 如 B 超提示胎盘及附属物残留，清宫术应在抗感染基础上慎重操作。患者急性感染伴发高热，应有效控制感染及体温下降后再彻底清宫，避免因刮宫引起感染扩散和子宫穿孔。

❻ 如系会阴、阴道或腹部切口感染应及时拆线，局部紫外线及超短波理疗，切口脓肿形成则予切开引流。

❼ 如系盆腔脓肿，则经腹或经穹隆切开引流，并于阴道留置乳胶引流管持续负压引流。

❽ 子宫严重感染，经积极治疗无效，炎症继续扩展，出现不能控制的出血、败血症或脓毒血症时，应及时行子宫切除术，清除感染源，抢救患者生命。

注：1. 产褥感染是指分娩及产褥期生殖道受病原体侵袭，引起局部或全身感染，其发病率为 6%。

2. 产褥感染绝大多数为阴道内潜在致病菌内源性感染，并为需氧菌及厌氧菌的多种菌的混合感染。未能确定病原体时，应根据临床表现和临床经验选用广谱高效抗生素。然后依据细菌培养和药物敏感试验结果调整抗生素种类和剂量，保持有效血药浓度。

3. 中毒症状严重者，同时短期给予肾上腺糖皮质激素，提高机体应激能力。

4. 如抗生素治疗 48h 病情无改善，则应对患者重新体检，加用或更换抗生素，并行 B 超检查等。

5. 出现血栓静脉炎者，在应用大量抗生素同时加用肝素，即 150U/(kg·d) 肝素加入 5% 葡萄糖注射液 500ml 静脉滴注，每 6h 1 次，体温下降后改为每日 2 次，连用 4~7 日；或用尿激酶 40 万 U 加入 0.9% 氯化钠注射液或 5% 葡萄糖注射液 500ml，静脉滴注 10 日。用药期间监测凝血功能。

第四章 儿 科

第一节 新生儿疾病

一、新生儿感染性肺炎（以新生儿 3kg 为例）

长 期 医 嘱	临 时 医 嘱
新生儿护理常规	尿常规
一级护理	粪常规
母乳喂养	血常规
心电及血氧饱和度监护	C 反应蛋白
吸氧❶	血气分析❺
吸痰❷	血肺炎支原体抗体
翻身、拍背 q2h❷	咽拭子培养＋药物敏感试验❻
脐部护理 bid	胸部正位 X 线片
维生素 K₁ 1mg im qd❸	青霉素皮试（ ）
5％GS 50ml 青霉素 30 万 U ｜iv gtt(分 2 次)❹	
或 5％GS 50ml 头孢噻肟钠 150mg ｜iv gtt qid	

❶ 有低氧血症时可用鼻导管、面罩、头罩和鼻塞 CPAP 给氧，呼吸衰竭时可行机械通气，使动脉血 PaO_2 维持在 $6.65 \sim 10.7kPa$（$60 \sim 80mmHg$）。

❷ 呼吸道管理，如雾化吸入，体位引流，定期翻身，拍背，及时吸净口鼻分泌物，保持呼吸道通畅。

❸ 多数患儿，维生素 K₁ 用 3～5 天，以预防出血。

❹ 静脉给药：出生第一周每 12h 1 次，一周以上者每 8h 1 次，严重感染每 6h 1 次；多采用青霉素类或头孢菌素类抗生素，待培养

结果，调整敏感抗生素。大剂量青霉素，每日 20 万～40 万 U/kg，分 2 次静脉滴注。头孢噻肟钠的用量：新生儿日龄≤7 天者每 12h 50mg/kg，>7 天者，每 8h 50mg/kg。

❺ $PaCO_2$ 早期即升高，PaO_2 降低较少，若下降明显，提示肺部病变严重。代谢性酸中毒者，pH 降低。

❻ 产后感染可直接吸取咽部或气管插管中痰液进行培养，必要时应行厌氧菌培养。

注：1. 新生儿感染性肺炎是新生儿常见疾病，也是引起新生儿死亡的重要病因。据统计，围生期感染性肺炎病死率为 5％～20％。新生儿感染性肺炎可发生在宫内、分娩过程中或出生后，由细菌、病毒、真菌等不同的病原体引起。病原体检查有助于合理使用抗生素。

2. 本病治疗，除一般护理外重点是加强呼吸道管理、供氧、应用抗生素和对症支持疗法等。

3. 应针对病原选用抗生素：金黄色葡萄球菌肺炎可用耐酶青霉素、第一代头孢菌素；革兰阴性菌或铜绿假单胞菌对一般抗生素耐药者可用第三代头孢菌素；B 族溶血性链球菌肺炎选用氨苄西林与青霉素治疗，3 天后用大剂量青霉素，疗程为 10～14 天；李斯特菌肺炎可用氨苄西林；单纯疱疹病毒性肺炎可用阿糖腺苷或阿昔洛韦；呼吸道合胞病毒性肺炎可用利巴韦林雾化吸入 3～7 天；厌氧菌感染首选甲硝唑静脉滴注；衣原体肺炎可用红霉素，剂量为每日 50mg/kg，共 2～3 周。

4. 支持疗法　纠正循环障碍和水、电解质及酸碱平衡紊乱，每日输液总量为 60～100ml/kg，输液速度应慢，以免发生心力衰竭及肺水肿，保证充足的能量和营养供给，酌情静脉输注血浆、白蛋白和丙种球蛋白，以提高机体免疫功能。

5. 对症治疗。

二、新生儿脐炎（以体重 3kg 为例）

长 期 医 嘱	临 时 医 嘱
新生儿护理	血常规、尿常规、粪常规
一级护理	C 反应蛋白
母乳或配方乳喂养	血培养和药物敏感试验

续表

长 期 医 嘱	临 时 医 嘱
病危通知　prn	生化全套
心率、血压、呼吸监测　prn	心肌酶谱
脐部护理❶	脐部分泌物培养和药物敏感
5%GS　50ml ❘ iv gtt q12h❷ 氨苄西林　75mg ❘ prn	试验
	青霉素皮试（　）

❶ 脐部红肿明显者给予 3% 过氧化氢冲洗后，再用 2% 碘酒和 75% 乙醇消毒，2～3 次/天，保持局部干燥即可。

❷ 氨苄西林剂量：日龄≤7 天，予 50mg/(kg·d)，分 2 次静脉滴注；日龄＞7 天，予 75mg/(kg·d)，分 3 次静脉给药。

注：1. 新生儿脐炎由脐部护理不当继发细菌感染引起。轻者仅有脐轮红肿，脐凹有浆液或脓性分泌物，重者以脐凹为中心形成脓肿。严重时可导致败血症、腹膜炎、颅内感染等，应高度重视。

2. 重症者需使用抗生素，参照脐部分泌物培养和药物敏感试验选择抗生素。

3. 合并败血症、腹膜炎、颅内感染等，应作相应处理。脓肿有波动感者应及时切开排脓。

4. 因卵黄管畸形致脐肠瘘，使脐部渗液、渗血不止者，需要请外科进一步诊疗。慢性肉芽肿可予电灼或 1% 硝酸银烧灼。

三、新生儿破伤风（以体重 3kg 为例）

长 期 医 嘱	临 时 医 嘱
新生儿护理	血常规
一级护理	尿常规
禁食❶	粪常规
或 鼻饲❶	C 反应蛋白
病危通知	脐部分泌物厌氧菌培养
避光、隔音❷	人破伤风免疫球蛋白
头罩吸氧　prn	500IU　im（深部）st

续表

长 期 医 嘱	临 时 医 嘱
心率、血压、呼吸监测	或 破伤风马血清抗破伤风毒素（TAT）
记 24h 出入液量	
脐部护理❸	破伤风抗毒素皮试（ ）
地西泮 1.5mg iv❹	破伤风抗毒素 3000U 脐周注射
或 10％水合氯醛 1.5ml po❺	
或 苯巴比妥 30mg iv bid❻	10％GS 50ml｜iv gtt 破伤风抗毒素 20000U｜
10％GS 50ml｜iv gtt❼ 青霉素 30 万 U｜	青霉素皮试（ ）
10％GS 50ml｜iv gtt❽ 0.5％甲硝唑 45mg｜	

❶ 患儿早期吞咽功能障碍，应暂禁食，采用静脉供给营养，痉挛减轻后改鼻饲，根据耐受情况逐渐增加喂养量。病情好转后改为奶头喂养，以训练患儿吸吮力及吞咽功能，最后撤离鼻饲管。

❷ 应单独放置患儿，要求避光、隔音，尽量减少刺激，所有操作最好放在使用镇静药后，集中完成。

❸ 脐部用 3％过氧化氢溶液或 1：4000 高锰酸钾清洗，再涂以 2％碘酊、75％乙醇消毒，并暴露脐部，每日 1 次，直至创面愈合。

❹ 每次 0.2～0.5mg/kg，每 4～6h 1 次，一般每日总量≥6mg 时止痉效果好。

❺ 每次 0.5～1ml/kg，痉挛发作时给予。与地西泮交替使用。

❻ 首次负荷量 10～30mg/kg，分 2 次缓慢静注；12h 后给予维持量 5mg/(kg·d)。

❼ 青霉素 (10～20)万 U/(kg·d)，分次静脉滴注，疗程为 7～10 天。在我国新生儿破伤风仍未完全消失，青霉素对破伤风杆菌的抗菌活性强，因此在治疗破伤风时普遍应用青霉素杀灭残存在体内的破伤风杆菌。近年研究认识到破伤风杆菌毒素引起的肌肉痉挛是由于阻断突触部位对抑制神经介质 γ-氨基丁酸与甘氨酸的传递，以至神经系统对刺激的反射强化，而青霉素被认为是 γ-氨基丁酸与甘氨酸的拮抗药，因此可能增强破伤风杆菌毒素的作用。故有专家

提出破伤风时给予青霉素并不合适,而代之以甲硝唑清除破伤风杆菌,特此说明。

❽甲硝唑:首剂 15mg/kg,维持 7.5mg/kg,每 12h 1 次,疗程为 7 天。

注:1. 控制痉挛是治疗本病的关键。采取交替或者联合应用止痉药物,以鼻饲或静脉给药为宜。必要时选用硫喷妥钠或氯丙嗪。

2. 保证能量和水分供给,纠正酸中毒。病程极期可给予肠外营养,后期鼻饲乳水。总液量为 100~200ml/(kg·d),热量至少为 209kJ/(kg·d)。

3. 如痉挛窒息或呼吸衰竭者,给予气管插管应用人工呼吸机同步间歇正压辅助通气。

4. 保持口腔、皮肤清洁,防止继发感染。

5. 新生儿破伤风病死率高。新生儿科以威胁生命的五项主要指标,综合评分定型,判断预后及指导治疗。

新生儿破伤风评分如表 4-1。

表 4-1　新生儿破伤风评分

项　　目	0 分	1 分	2 分	3 分
发病日龄/天	1~4	5~8	9~12	>12
发病至抽搐间距/h	<24	24~48	>48	无自发抽搐
抽搐持续时间/min	>5	2~5	<2	诱发、短暂
体温/℃	>39	38~39	37~37.9	<37
肺炎及(或)肺不张	明显或广泛	明显且局限	可疑或轻	无

方法:先各项评分,后计总分。其中发病日龄与抽搐间距,对尚存活者每隔 4 天加 1 分,6 分为满分。入院首次评分后,每隔 24h 评分 1 次。

评分与预后:入院评分愈低则预后愈差,3 分以下者近 2/3 病例死亡,高于 10 分者预后良好。治疗:初期(3 天内)评分不增,提示抗惊厥无效或存在诱发惊厥的强刺激如下胃管鼻饲过早。评分上升过快,可能止痉药过量。治疗中每日评分一次,根据得分前后对比,回顾治疗恰当与否,无疑对指导治疗是非常有益的。

四、新生儿肝炎（以体重 3kg 为例）

长 期 医 嘱	临 时 医 嘱
新生儿护理常规	血常规、尿常规
一级护理	粪常规＋隐血试验
人工喂养	血浆凝血酶原时间（PT）及活动
病重通知	度（ACT）
5％GS 20ml 复方甘草酸苷 iv gtt qd 注射液 5ml	活化部分凝血酶原时间（APTT）
	纤维蛋白原（Fbg）
	凝血酶时间（TT）
5％GS 50ml 维生素 C 500mg iv gtt qd 水溶性维生素 1/3 支	血生化全套
	乙型肝炎标志物
	血甲胎蛋白测定
5％GS 20ml iv gtt qd 茵栀黄 4ml	血培养＋药物敏感试验
	血 TORCH IgG 和 IgM 测定 prn
干扰素 100 万 U im qd❶	血 HIV 和 TPHA
胆酸钠 50mg po tid	尿 CMV DNA 定量（连续 3 次）
维生素 K₁ 5mg iv qw	母乳 CMV DNA 定量
维生素 E 50mg im 2 次/周	肝、胆 B 超
维生素 D₃ 30 万 U im 1 次/月	肝、胆 ECT prn
	丙种球蛋白 1.2g/kg iv gtt qd❷
	白蛋白 3g iv gtt prn❸

❶ 新生儿肝炎多数由病毒引起，如乙肝病毒、巨细胞病毒、柯萨奇病毒、疱疹病毒等。巨细胞病毒感染者可以使用更昔洛韦治疗，剂量为：前 2 周用 0.9％氯化钠 50ml 加更昔洛韦 5mg/kg，静滴，每 12h 1 次；以后用 0.9％氯化钠 50ml 加更昔洛韦 5mg/kg，静滴，每天 1 次。若病原学检查转阴，可以停药，否则最长可以使用 10 周。其他病毒感染，可以使用干扰素 100 万 U，肌注，每天 1 次，连用 3～7 天。

❷ 丙种球蛋白可增加机体的抗病能力，同时封闭抗原，减少

病毒对肝细胞的直接侵袭。剂量为 400～1000mg/kg，3 周后根据病情的演变，可以再次给药，剂量同前。

❸ 如果不存在低蛋白血症和严重的黄疸，可以暂时不使用白蛋白。

注：1. 疗效不佳时可加用糖皮质激素，疗程为 4～8 周。通常选用泼尼松，剂量为 1～2mg/(kg·d)，分 3 次口服，黄疸明显消退者，可在开始糖皮质激素治疗 2 周后减量，再 2 周后停药，总疗程为 4 周。对于黄疸消退不明显者，可以将糖皮质激素使用的时间延长至 8 周。在使用糖皮质激素治疗的同时，可以加用氨苄西林预防感染，剂量参考新生儿脐炎。

2. 保肝治疗是治疗新生儿肝炎的重要环节。

3. 注意与胆道闭锁鉴别，避免不应做的手术。

4. 补充脂溶性维生素，均应肌注。

5. 在解释病毒相关性血清学检测结果时，需考虑年龄因素。IgG 可以从胎盘血液屏障进入胎儿体内。母源性 IgG 可维持到出生后 6～8 个月。

五、新生儿低钙血症（以体重 3kg 为例）

长期医嘱	临时医嘱	
新生儿护理常规	血常规、尿常规	
一级护理	粪常规＋隐血试验	
婴奶喂养	生化全套	
病重通知	血糖测定	
置开放式辐射台	血甲状旁腺素(PTH)测定	
心率、呼吸监测	心电图	
记录抽搐次数和性质	头部 CT、MRI	
吸氧　prn	脑电图 prn	
	5％GS　　　　20ml 10％葡萄糖酸钙　6ml	iv（慢，必要时重复）❶
	5％GS　　　10ml 25％硫酸镁　0.5ml	iv gtt prn❷

续表

长 期 医 嘱	临 时 医 嘱
	5%GS　20ml 维生素 B$_6$　50mg ｝iv gtt prn[3]

❶ 有惊厥者，用 10%葡萄糖酸钙，每次剂量为 1～2ml/kg，加 5%葡萄糖稀释到 1～2 倍后静脉注射，速度<1ml/min；注意观察心率，当心率低于 100 次/分时，应暂停注射。不能将钙剂溢出血管，避免组织坏死。有症状者每 8～12h 1 次，症状控制后每天 1 次，维持 3 天。无惊厥或惊厥控制后可口服钙剂。若钙剂使用后，抽搐不缓解应加用镇静药。

❷ 在补充钙剂时，适量补充镁剂，每次 25～50mg/kg，有利于纠正低钙血症。

❸ 因目前对维生素 B$_6$ 缺乏的鉴别诊断较为困难，故对发生抽搐的新生儿可予维生素 B$_6$。

注：1. 新生儿低钙血症与胎儿贮存钙不足，出生后磷摄入过多，暂时性甲状旁腺功能低下有关。早产儿、窒息缺氧、糖尿病母儿、碱中毒、酸中毒纠正后等情况容易发生低钙血症。

2. 低钙血症指血钙总量低于 1.8mmol/L（7mg/dl），游离钙低于 0.9mmol/L（3.5mg/dl）。

3. 如甲状旁腺功能不全需长期口服钙剂，应同时注意给予维生素 D$_3$ 1 万～2 万 U/天。

4. 牛奶中含磷高，强调母乳喂养，或用钙磷比例适当的配方奶。

六、新生儿低血糖症（以体重 3kg 为例）

长 期 医 嘱	临 时 医 嘱
新生儿护理	血常规、尿常规、粪常规
一级护理	血糖测定❶
母乳喂养	血气分析
病重通知	母子血型❷
心电监测	Coombs 试验❷

续表

长 期 医 嘱	临 时 医 嘱
5%GS 50ml 维生素C 500mg ｜ iv gtt qd	血钠、钾、氯、钙、磷、镁测定
	生化全套
	血胰岛素浓度测定 prn[3]
	血抗胰岛素抗体测定 prn[3]
	血氨、血肉碱、酮体测定[3]
	血乳酸、丙酮酸测定[3]
	甲状腺激素测定[3]
	胰高血糖素测定[3]
	血皮质醇测定[3]
	血尿氨基酸、有机酸分析[3]
	血培养
	头颅B超
	脑电图
	肝、胆、脾、胰B超
	5%GS 10ml/h iv gtt[4]
	10%GS 6ml iv[5] (1ml/min)

❶ 注意监测血糖变化，末梢血糖不能作为诊断和疗效判断的依据，只能作为参考，新生儿血糖必须以测定血清内血糖浓度为基准。

❷ 排除溶血所引起的低血糖。

❸ 排除由内分泌疾病、遗传性疾病、代谢性疾病或感染引起的低血糖。

❹ 对可能发生低血糖的新生儿提早开始喂养，首先试喂 5%～10%葡萄糖液，每小时 1 次，连续 3～4 次。然后喂奶，每 2h 1 次。窒息复苏困难者或体重＜2.5kg 的早产儿应暂缓经口喂养，给予静脉输液补充。

❺ 如果用喂养法仍不能维持正常血糖者，可以给予 5%～10%葡萄糖 2～6ml/kg，静滴。如果出现低血糖症状，可以用 10%葡萄糖每次 2～4ml/kg（早产儿用 10%葡萄糖，每次 2ml/kg）按 1ml/min 的速度静注，或按葡萄糖 5～8mg/(kg·min) 的速度静注。以后用

10%葡萄糖，按3~5ml/(kg·h) 的速度静滴维持。对于小样儿可以用12.5%~15%的葡萄糖按8~10mg/(kg·min) 的速度持续静滴。

注：1. 对于单纯使用葡萄糖补液不能纠正的低血糖，可以考虑使用糖皮质激素。由于对远期神经发育存在可能的影响，肾上腺糖皮质应尽量少用，以选用氢化可的松为佳。氢化可的松5~10mg/(kg·d)，静脉滴注，或泼尼松1~2mg/(kg·d)，口服，共3~5天。

2. 处于顽固低血糖症患儿，要做进一步检查，治疗上加用胰高血糖素，每次0.1~0.3mg/kg，肌注或皮下注射，每6~12h 1次。葡萄糖输注应在症状消失和血糖恢复正常后24~48h停用。

七、新生儿黄疸

长 期 医 嘱	临 时 医 嘱
新生儿护理常规	血常规＋血细胞比容
一级护理	网织红细胞计数
病重通知	凝血功能
母乳喂养	尿常规
苯巴比妥　5mg po tid prn[1]	粪常规＋隐血试验
5%GS　50ml 水乐维他　1/3 支　iv gtt qd 维生素 C　500mg	血气分析
	血生化全套
	血型（患儿及母亲）
维生素 K₁　1mg im qd	改良直接抗人球蛋白试验[3]
蓝光治疗　6h bid[2]	红细胞抗体释放试验[3]
	血清中游离抗体测定[3]
	血培养和药物敏感试验
	血 TORCH IgG 和 IgM 测定 prn
	血 HIV、TPHA
	尿 CMV DNA 定量（连续 3 次）
	母乳 CMV DNA 定量
	乙型肝炎标志物

续表

长　期　医　嘱	临　时　医　嘱
	甲状腺功能检查(T_3、T_4、TSH)❹
	白蛋白　　1g/kg iv gtt prn❺
	血浆　　30ml iv gtt prn
	换血　prn❻
	丙种球蛋白　　1g/kg iv gtt prn

　❶ 由于新生儿的葡萄糖醛酸转移酶活性仅为成人的 1%～2%，一般在出生 1 周后可以接近成人的水平，因此对于患高胆红素血症的新生儿可以使用肝酶诱导剂（苯巴比妥），但对足月儿或出生已经满 2 周的新生儿不应再使用。

　❷ 蓝光治疗的指征：总胆红素＞204～255μmol/L（12～15mg/dl），或出生后 36h 内出现黄疸，或产前已知胎儿为 Rh 溶血病，或作为换血前的准备。对于低体重儿指证可以放宽。以间歇光疗为佳，可以减少光疗的副作用。光疗的总疗程为 48～72h。对于光疗的患儿应注意其有无发热、腹泻、皮疹、青铜症、低血钙（抽搐）、贫血等。需同时适当补充水分、钙剂、维生素 B_2（每次 5mg，3 次/天），用黑纸或黑布保护眼部。

　❸ 帮助诊断是否为免疫性溶血所引起的高胆红素血症，有利于治疗方案的选择。

　❹ 黄疸重、持续不降时，应注意排除先天性甲状腺功能低下。

　❺ 必要时可以交替使用血浆和白蛋白以及碱化尿液，可给予5%碳酸氢钠，每次 3～5ml/kg，或者按照血气结果给药。

　❻ 换血的指征和方法参见相关资料。

　注：1. 新生儿高结合胆红素血症禁忌光疗，治疗参考"新生儿肝炎"。

　2. 存在细菌感染者给予抗生素治疗。

　3. 考虑母乳性黄疸可能的患儿建议停止母乳喂养，72h 后复查血胆红素情况。

八、新生儿尿布皮炎

长 期 医 嘱	临 时 医 嘱
新生儿护理常规	血常规
二级护理	尿常规
臀部护理	粪常规
母乳或配方乳喂养	
0.5%新霉素　涂臀部 tid❶	
或 鞣酸软膏　涂臀部 tid❶	

❶ 本品有收敛、保护黏膜作用、制止过分分泌及止血等作用；能减少局部疼痛，减少受伤处的血浆渗出，并有防止细菌感染的作用。

注：1. 新生儿尿布疹是新生儿常见的一种皮肤病，一般认为是由于被大小便浸湿尿布未及时更换，尿中尿素被粪便中的细菌分解而产生氨，刺激皮肤使其发生炎症。

2. 预防的关键是及时清洗粪便，保持臀部干燥。

3. 程度较重者患儿取俯卧位，采用灯光照射法治疗，治疗时需家属在一旁看护，注意照射时间及光源与皮肤的距离，谨防烫伤等意外。

九、新生儿口腔念珠菌感染

长 期 医 嘱	临 时 医 嘱
新生儿护理常规	血常规
二级护理	尿常规
口腔护理	粪常规
母乳或配方乳喂养	
1%碳酸氢钠清洁口腔❶	
或 制霉菌素　10 万 U 涂口腔 bid	

❶ 药物口腔涂抹要均匀，疗程 3～4 天。甲紫（龙胆紫）对鹅口疮有一定疗效，但是近年来对其进行了细致的研究，结果发现它

有极强的致癌性，不建议使用。

注：1. 以下情况均可引起新生儿口腔念珠菌感染：a. 母亲阴道有真菌感染，婴儿出生时通过产道，接触母体的分泌物而感染；b. 奶瓶奶嘴消毒不彻底，母乳喂养时母亲的奶头不清洁都可以是感染的来源；c. 接触感染念珠菌的食物衣物和玩具；d. 长期服用抗生素或不适当应用激素治疗，造成体内菌群失调，真菌大量繁殖，引起鹅口疮。

2. 要注意全身情况的改善和纠正。

第二节　营养疾病

一、蛋白质-能量营养不良（以 2 个月，7kg 患儿为例）

长 期 医 嘱	临 时 医 嘱
儿科护理常规	血常规、尿常规、粪常规
一级护理	视黄醇结合蛋白
营养膳食	转铁蛋白
测体重每周 2 次	甲状腺结合前蛋白
计算每日热能、蛋白质摄入量	胰岛素样生长因子
胃蛋白酶合剂　1ml po tid❶	生长激素
葡萄糖酸锌颗粒剂　0.5～1mg/	血生化全套
（kg·d）po 分 3 次❷	胸部 X 线摄片
维生素 AD　1 粒 po qd❸	全血或血浆　50ml iv gtt
维生素 C　100mg po tid	
复合维生素 B　1 片 po tid	
苯丙酸诺龙　5mg im qw❹	

❶ 可给予 B 族维生素和胃蛋白酶、胰酶等以助消化。胃蛋白酶剂量见表 4-2。

❷ 锌制剂可以增加食欲，提高味觉敏感度，每日补充元素锌 0.5～1mg/kg。

表 4-2　胃蛋白酶剂量

规格	计算方式	用法	6个月	1岁	2～4岁	5～6岁	7～10岁	11～12岁
合剂/ml	<2岁1～2.5；>2岁3～5	餐前口服，一日3次	0.5	1.0	2.5	5	7.5	7.5～10

❸ 新剂型每粒含维生素 A 1500U，维生素 D_3 500U。每日 1 粒。部分产品分为 1 岁以下和 1 岁以上 2 种剂型。均为每日 1 次，一次一粒。

❹ 苯丙酸诺龙能促进蛋白质合成，并能增加食欲，每次肌注 10～25mg，婴儿每次 5mg，每周 1～2 次，连续 2～3 周，用药期间应供给充足的热量和蛋白质。

注：1. 蛋白-能量营养不良患儿，除了蛋白质和热能不足外，常伴有其他营养元素的缺乏，如各类维生素和微量元素（如锌等）。

2. 对于食欲差的患儿可给予胰岛素注射，降低血糖，增加饥饿感以提高食欲，通常每日一次皮下注射普通胰岛素 2～3U，注射前先服用葡萄糖 20～30g，每 1～2 周为 1 个疗程。

3. 营养补充应遵循"循序渐进，逐步增加"的原则。Ⅰ度营养不良可自每日 412～727kJ/kg（100～120kcal/kg）开始；Ⅱ度营养不良可自每日 250kJ/kg（60kcal/kg）开始；Ⅲ度营养不良可自每日 107kJ/kg（40kcal/kg）开始。

4. 营养不良伴贫血及多种维生素缺乏者，注意采取相应治疗。

5. 摄入营养困难时给予肠道外静脉营养支持。

6. 如合并感染，应针对病原治疗。

7. 中药、针灸、推拿、抚触、捏脊等有一定效果。

二、维生素 D 缺乏性佝偻病（以 6 个月，7kg 患儿为例）

长期医嘱	临时医嘱
儿科护理常规	血常规

续表

长 期 医 嘱	临 时 医 嘱
二级护理	粪常规
激期休息	尿常规
营养膳食	血气分析 prn
牛奶 150ml tid	肝肾功能
活性钙颗粒 50mg po tid	血钾、钠、钙、磷测定
维生素 D_2 2000U po qd❶	血清 25-(OH)D_3、1.25-(OH)$_2$ D_3 测定❷
	骨碱性磷酸酶测定❷
	骨骼 X 线(左手及腕部)❷
	维生素 D_3 30 万 U im(prn)

❶ 一般剂量维生素 D_2 每日 2000～4000U，1 个月后改为预防剂量 400～800U/d。大剂量维生素 D 与疗效无正比关系。当严重佝偻病有并发症或无法口服者可大剂量肌内注射维生素 D_3，一次 20 万～30 万 U，3 个月后给预防量。

❷ 血清 25-(OH)D_3 及 1,25-(OH)$_2$ D_3 测定具有早期诊断的价值，但多数医院无条件进行该项检查，所以多数以血生化与骨骼 X 线检查来进行诊断。血液生化检验的改变较骨骼 X 线的改变早，但骨骼 X 线的随访检查比血液生化的检查更能正确的反映出疾病的不同时期。血骨碱性磷酸酶的升高早于血钙、磷值的改变，疾病恢复期其含量的恢复亦先于血钙、磷值。

注：1. 治疗的目的在于控制激期，防止骨骼畸形。以口服药物为主。

2. 治疗 1 个月后复查临床表现、血生化、骨骼 X 线，如无恢复征象，应与抗维生素 D 佝偻病鉴别。对疑为抗维生素 D 佝偻病则需做肝、肾功能测定，血清 25-(OH)D_3 或 1,25-(OH)$_2$ D_3 测定及血气分析等检查。

3. 户外活动，增加日光照射的机会。激期阶段勿使患儿久坐、久站，防止骨骼畸形。

4. 治疗期间应同时服用钙剂。

5. 对于已经产生的后遗症，如鸡胸等骨骼畸形，轻者在成长过程或运动锻炼中可自行矫正。严重者可在 4 岁后手术矫正。

三、维生素 D 缺乏性手足抽搐（以 6 个月，7kg 患儿为例）

长 期 医 嘱	临 时 医 嘱
儿科护理常规	血常规、尿常规、粪常规
一级护理	血钠、钾、氯、钙、磷、镁测定
营养膳食	血骨碱性磷酸酶测定
牛奶　100ml tid	尿钙定性检查
保持呼吸道通畅	血气分析
心电监护	骨骼 X 线片（左手及腕部）
观察惊厥发生情况	10％水合氯醛 300mg 保留灌肠❷
10％氯化钙　5ml po tid❶	或 苯巴比妥　40mg/kg im prn
	10％GS　10ml 10％葡萄糖酸钙　10ml ┃ iv gtt st❸
	维生素 D₃　30 万 U im（用钙剂后第 4d）
	25％硫酸镁　每次 0.7g/kg im（深部）prn❹

❶ 口服氯化钙时，用水稀释 2～3 倍，以免刺激胃黏膜。氯化钙含钙 27％，摄入人体后发生两种作用：a. 血液中钙量提高；b. 因氯化钙有强烈的酸化作用，可促进钙离子化，于是血内的钙离子速增，痉挛不易复发。但因易引起高氯性酸中毒而不能久服，1 周后改用其他钙剂，如活性钙、磷酸钙等。

❷ 对维生素 D 缺乏性手足搐搦症首先是急救，解除喉痉挛、惊厥等危险症状，然后是补充钙剂，最后给予大剂量维生素 D₃。10％水合氯醛每次 40～60mg/kg 保留灌肠，或必要时用苯巴比妥，每次 3～5mg/kg 肌注。

❸ 10％葡萄糖酸钙 1～2ml/kg 加等量 10％葡萄糖液缓慢静注（＜1ml/min），根据病情可重复使用 2～3 次，直至抽搐停止后改用

口服钙制剂。葡萄糖酸钙静滴过快易发生意外，如心脏传导阻滞。

④ 难以纠正的低血钙，常伴有低血镁，可以同时补充镁剂。肌注或静脉用药：每次 0.1～0.15g/kg，以 5%～10% 葡萄糖注射液将本品稀释成 1% 溶液，静脉滴注或稀释成 5% 溶液，缓慢静注。25% 溶液可做深层肌注。儿科仅用肌注或静脉用药，较安全。

注：1. 维生素 D 缺乏性手足搐搦症是因维生素 D 缺乏而甲状旁腺又不能代偿，因此血清钙降低，引起中枢及周围神经兴奋性增高。

2. 辅助检查表现为血清游离钙降低，血磷降低或正常，血骨碱性磷酸酶增高，尿钙定性检查大多阴性。

3. 疑似甲状腺功能降低时（血磷增高、血钙降低、血骨碱性磷酸酶正常）可做血甲状旁腺素测定、头颅 X 线检查、心电图检查等。

四、维生素 K 缺乏症

长期医嘱	临时医嘱
儿科护理常规	血常规＋网织红细胞计数
一级护理	血型、交叉配血 prn
心电监测	尿常规
病重通知	粪常规及隐血试验
吸氧	血凝血酶原时间（FP）
母乳喂养 或 禁食（消化道出血时）❶	白陶土部分凝血活酶时间（KPTT）
观察消化道等出血情况	血凝血酶时间（TT）
避免不必要的搬动	生化全套
维生素 K₁ 5mg iv(缓慢)或 H❷ qd	心肌酶谱
5%GS 100ml ATP 20mg ⎱ iv gtt qd 辅酶 A 100U	头颅 CT prn
	输新鲜血浆 prn❸
	或 输凝血酶原复合物 prn❸

❶ 消化道出血者需待粪隐血试验阴性后，开始饮食，由水→

米汤→稀释奶→全奶的过渡。

❷ 对于临床怀疑晚发型维生素 K 缺乏性出血的患儿，应及早应用维生素 K，以皮下注射维生素 K_1 为宜，肌注可造成深部出血。如静脉推注速度要缓慢，最快 1mg/min。

❸ 对应用维生素 K 后仍继续出血的患儿，可考虑输新鲜血或新鲜血浆，输注后仍出血不止，应做凝血机制检查，如 PT、TT、KPTT 和凝血酶原时间纠正试验等加以鉴别。

注：1. 缺乏维生素 K 可导致凝血障碍，引起全身性出血倾向。

（1）临床诊断标准

a. 出生后 1～12 周的小儿，4～8 周多见。

b. 单纯母乳喂养或以母乳喂养为主。

c. 突然发生的急性或亚急性颅内出血表现和（或）呕血、便血、皮下出血、注射部位或针刺部位出血不止。

d. 给予维生素 K 后出血倾向迅速改善。

e. 诊断的建立主要是根据凝血酶原时间延长。

（2）实验室诊断标准

a. 维生素 K 依赖凝血因子活性下降（Ⅱ、Ⅶ、Ⅸ、Ⅹ）而非维生素 K 依赖凝血因子活性正常（Ⅴ、Ⅷ、纤维蛋白原）。

b. 凝血酶原时间延长，部分凝血活酶时间延长。

c. 纤维蛋白原浓度和血小板计数正常。

d. 血液检测到凝血酶原前体蛋白（PIVKA-Ⅱ），患儿的贫血程度和出血量呈正比。

e. 头颅 CT 检查证实颅内出血。

f. 维生素 K、输血等治疗后不能查明导致颅内出血的其他原因。

2. 婴儿维生素 K 缺乏之症多为出生后 1～2 个月发病，且为单纯母乳喂养的婴儿以颅内出血为主要表现。随着维生素 K_1 的应用，出血情况可迅速停止。

3. 对颅内出血或硬膜下（外）出血患儿，应及时请神经外科会诊，必要时手术清除血肿；必要时使用镇静药，以保证患儿安静。不主张对患儿做腰穿检查。

五、锌缺乏症（以 4 岁，15kg 患儿为例）

长 期 医 嘱	临 时 医 嘱
儿科护理常规	血常规
二级护理	尿常规
婴儿粥　50g tid	粪常规
牛奶　100ml tid	血清锌浓度测定[2]
葡萄糖酸锌颗粒剂　0.5 包/d po 分 3 次[1]	血清碱性磷酸酶测定[2]
维生素 B$_1$　10mg po tid	血清维生素 A 测定 prn[3]
维生素 B$_6$　10mg po tid	

[1] 每包含葡萄糖酸锌 100mg（以锌计 15mg）。4～6 岁 0.5 包/日，7～9 岁 1 包/日，10～12 岁 1.5 包/日，可分次服用。补锌疗程不少于 2 个月。

[2] 如果无条件做血清锌浓度测定，仅根据临床做出锌缺乏症的诊断，则在锌治疗前及治疗 1 个月后做血清碱性磷酸酶测定。如有明确升高，并已排除其他疾病者，则可做出锌缺乏症的回顾性诊断。

[3] 如果有脂肪吸收不良，伴有夜盲症，应测血清维生素 A。

注：1. 锌是人体必需的微量元素之一，其在体内的含量仅次于铁。锌对多种生理功能起着重要作用，参与多种酶的合成，加速生长发育，增强创伤组织再生能力，增强抵抗力等。锌具有多种生理功能，锌缺乏将导致多种功能紊乱。锌缺乏时导致的全身各系统功能紊乱产生的综合病症称为锌缺乏症。双胎、早产、小样儿等营养不良者常伴有锌缺乏，需结合补充其他维生素制剂。

2. 有反复皮肤、口腔黏膜溃疡者或皮炎时应予对症处理。

3. 锌缺乏时常同时伴有生长发育迟缓，做定期随访。

4. 如果平时易反复感染，已证实血清锌浓度低于正常者，则需做免疫功能检查，如血 CD$_4$、CD$_8$、CD$_4$/CD$_8$ 及血 IgG、IgM、IgA、IgE 等。

5. 治愈标准如下。

（1）食欲正常，厌食、异食癖消失。

（2）生长发育恢复正常，生殖系统发育步入正常。

（3）无皮肤炎症及溃疡。

（4）伤口愈合时间缩短。

（5）机体抵抗力增强。

（6）血清锌浓度正常。

6. 服锌制剂过多可致中毒，应予注意。每日口服锌制剂（按元素锌计算）0.5～1.5mg/kg 体重，但最大量每日不超过 20mg，疗程一般为 2～3 个月。

第三节　消化系统疾病

一、小儿腹泻（以 6 个月，7kg 重度等渗脱水患儿为例）

长 期 医 嘱	临 时 医 嘱
儿科护理常规	血常规、尿常规
二级护理	粪常规及潜血试验
母乳喂养（必要时去乳糖奶粉喂养）❶	粪培养及药物敏感试验
	大便轮状病毒腺病毒、诺如病毒测定❻
观察大便性状及排便次数	
记录 24h 尿量	血电解质
蒙脱石散 1/3 包　po tid❷	心肌酶谱
双歧三联活菌（金双歧）　1 片　po tid❸	血气分析
叶酸片　2.5mg po bid❹	10%GS　150ml 10%氯化钠　9ml 5%碳酸氢钠　15ml ｜ iv gtt❼（1h 内完成）
元素锌　10mg po qd❶	
口服补盐液盐（ORS）　po prn❺	10%GS　500ml 10%氯化钠　15ml 5%碳酸氢钠　24ml ｜ iv gtt❽

❶ 调整饮食方面：轻度腹泻可以继续平日饮食、进水，继续母乳喂养，人工喂养患儿应保证热量供应。吐泻严重者可禁食 6～

8h，待吐泻好转后逐渐恢复饮食。可疑双糖酶缺乏、乳糖不耐受时可短期进食米汤、稀饭，有条件的可以食用去乳糖奶粉。

❷ 蒙脱石散具有保护胃肠道黏膜作用。1 岁以下，每日 1 袋；1～2 岁，每日 1～2 袋；2 岁以上，每日 2～3 袋，均分 3 次服用。

❸ 微生态制剂包括酵母、乳酶生、促菌生、乐托尔、奶制品（如乳酸杆菌酸奶、双歧杆菌发酵奶）等，具有生物屏障、营养、调节免疫、促进生长发育等作用。6 个月内婴儿金双歧一次 1 片，一日 2～3 次；6 个月至 3 岁小儿一次 2 片，一日 2～3 次；3～12 岁小儿一次 3 片，一日 2～3 次。本品可用温开水或温牛奶冲服，婴幼儿可将药片碾碎后溶于温牛奶冲服。

❹ 补锌和叶酸可改善腹泻过程中的免疫功能、小肠内的结构或功能，促进上皮恢复。给患儿补锌 20mg/d，连续 10～14 天（6 个月以下的婴儿 10mg/d）。

❺ 新的《儿童腹泻病诊治专家共识》强调使用 WHO 推荐的新"低渗" ORS 新配方，用量(ml) = 体重(kg) × (50～75)，4h 内服完；密切观察患儿病情，并辅导母亲给患儿服用 ORS 液。出现：a. 持续、频繁、大量腹泻 [>10～20ml/(kg·h)]；b. ORS 液服用量不足；c. 频繁、严重呕吐等，提示口服补液可能失败；如果临近 4h，患者仍有脱水表现，则应调整补液方案。

❻ 轮状病毒、腺病毒、诺如病毒为常见的病原微生物，完善相关检测有助于治疗。

❼ 为快速扩容。

❽ 本医嘱中仅补充累计损失部分，需在 8～10h 内完成。要重新评估患儿脱水情况来制订随后的补液方案。

注：1. 小儿腹泻80%以上为病毒感染，故在此只列出了病毒性腹泻的医嘱。治疗以调整饮食、纠正脱水、合理用药、预防并发症、加强护理为原则。

2. 纠正脱水方面：口服及静脉补液，轻中度脱水首选口服补液盐方案。口服补液时饮用水及稀粥类可放少许食盐；静脉补液要根据脱水性质制订补液方案。具体方案如下。

（1）补液总量 治疗第 1 个 24h 的补液量应包括累计损失量、继续丢失量、生理需要量。补充累计损失量：轻度脱水为 50ml/kg；

中度脱水为 50～100ml/kg；重度脱水为 100～120ml/kg。继续丢失量：10～40ml/kg，生理需要量：60/80ml/kg。重度：2:1 液 20ml/kg，4:3:2 液 80ml/kg。中度：3:2:1 液。一般病例 4～12h 后可开始喂奶。如腹泻仍重，有的第 2 天仍需输液。高渗性脱水需在 2～3 天内缓慢纠正。第 2 天液体量：脱水纠正后每日液量只需补充继续丢失和生理需要量，一般需要 100～120ml/kg。

（2）液体选择　等渗性脱水选 1/2 张液体、3:2:1 液。低渗性脱水选 2/3 张液体、4:3:2 液。高渗性脱水根据程度选 1/3～1/2 张液体。酸中毒明显者选 1:2 液。纠正脱水，性质不清时，可先按等渗脱水处理，然后在补液过程中注意观察。液体的简易配制见表 4-3。

表 4-3　液体简易配制

项目	5%GS/ml	10%氯化钠/ml	5%碳酸氢钠/ml
2:1 液	100	6	10
2:3:1 液	100	3	5
4:3:2 液	100	4	7

（3）补钾　一般按照见尿补钾的原则。一般患儿补钾 2～4mmol/(kg·d)。

（4）钙及镁的补充　10%葡萄糖酸钙 10ml 加入 10% GS 20ml 中静滴。25%硫酸镁，每次 0.20ml/kg，肌注。

（5）液体补充速度　全部液体在 24h 内输完，10～8ml/(kg·h)，高渗性脱水需在 2～3 天内，缓慢纠正，速度以 8～6ml/(kg·h) 为宜。

（6）严重酸中毒的处理　一般酸中毒经以上处理，肾功能恢复后酸中毒多可纠正。如酸中毒严重，可增加碳酸氢钠的用量，代替等量的盐水。

3. 药物治疗主要为补充微量元素、氨基酸、脂肪乳及维生素类，有助于黏膜修复；并加用微生态制剂和肠黏膜保护剂；如存在细菌感染，应选用敏感抗生素。

4. 婴幼儿多伴有肛周红肿、皮炎，多应用皮肤黏膜保护剂，如湿润烧伤膏、紫草油等油剂。

5. 由于肠道细菌分解糖产气容易出现腹胀，如果腹胀明显时应注意及时行肛管排气。

二、急性胃炎（以 6 岁，20kg 患儿为例）

长 期 医 嘱	临 时 医 嘱
儿科常规护理	血常规、尿常规
二级护理	粪常规及隐血试验
流质饮食❶	血、尿淀粉酶
法莫替丁　10mg po bid❷	血肝、肾功能及电解质
或 奥美拉唑　0.5～1mg/kg po qd	乙肝两对半
蒙脱石散　1 袋 po tid	肝、胆、胰、脾 B 超

❶ 呕吐明显时需短期禁食。

❷ 为组胺 H_2 受体阻滞药，可抑制胃酸分泌，也可抑制胃蛋白酶的分泌，5 岁以上 10mg。

注：1. 急性胃炎多为反应性胃黏膜炎症，常见于急性重症感染和创伤的应急反应，服用非甾体类消炎药或肾上腺皮质激素，胆汁反流，误服腐蚀剂，食入细菌或毒素污染的食物等。

2. 治疗包括去除病因，治疗原发病，避免刺激性药物和食物，纠正水电解质紊乱及酸碱失衡。病情需要时应该采用静脉给药。

3. 细菌感染时要酌情使用阿莫西林等抗生素。

4. 腐蚀性胃炎应根据腐蚀剂性质给予相应的中和药物，如口服氢氧化铝凝胶、牛奶、鸡蛋清等。

三、急性出血性坏死性肠炎（以 6 岁，20kg 患儿为例）

长 期 医 嘱	临 时 医 嘱
儿科护理常规	血常规
一级护理	粪常规及隐血试验
禁食❶	尿常规
病危通知	直肠指诊

长 期 医 嘱	临 时 医 嘱
心电监护	粪培养＋药物敏感试验
测腹围 q6h[2]	粪找阿米巴
记录排便次数、性状、量	侧卧位腹部 X 线平片（动态
置鼻胃管（持续胃肠减压）	观察）[6]
胰蛋白酶 0.5g po tid[3]	血培养＋药物敏感试验
5%GS 150ml 头孢噻肟钠 1.0g ｜iv gtt bid[4]	血钠、钾、氯、钙测定
	血气分析 prn
阿托品 0.01～0.02mg/kg im tid prn	腹腔穿刺 prn
	外科会诊 prn
或 山莨菪碱 0.3～2mg/kg im q4～8h	
哌替啶 0.5～1mg/kg im q4～8h prn	
5%GS 250ml 地塞米松 1～2.5mg ｜iv gtt qd[5]	

❶ 早期禁食是本病治疗的要点。腹胀及呕吐频繁者予胃肠道减压。禁食期间予胃肠道外全静脉营养。腹胀消失和大便隐血转阴后可尝试进食，由流质逐步过渡到正常饮食，过早恢复饮食有可能使本病复发。

❷ 测腹围可以了解腹胀及腹腔内病情严重程度。一般平脐测最大腹围。

❸ 胰蛋白酶可水解产气荚膜杆菌的 B 毒素，减少毒素吸收，并可清除肠道坏死组织，有利于病变修复。

❹ 选用广谱抗生素，能对抗革兰阳性菌、革兰阴性菌及厌氧菌的抗生素，如氨苄西林或甲硝唑静脉滴注。

❺ 毒血症明显者可短期应用糖皮质激素。氢化可的松 4～8mg/(kg·d) 或地塞米松 1～2.5mg/d，静脉滴注。用药期间密切观察，防止肠出血或穿孔。

❻ 侧卧腹部 X 线平片可了解有无腹腔内游离气体，判断有无肠穿孔。

注：1. 急性出血坏死性肠炎是一种主要累及小肠，以小肠广泛出血及坏死为特征的急性蜂窝组织炎，多见于儿童。病变早期即有腹痛、血便、继而出现肠管坏死、穿孔、腹膜炎、休克等全身症状，延误诊治或者治疗失当可于数日至数周内死亡。急性出血行坏死性肠炎重症者可迅速出现休克，应立即抗休克诊疗，予补充有效循环血量，改善微循环，纠正酸中毒，并同时应用血管活性药物。

2. 应根据临床情况，采用阿托品、山莨菪碱、氯丙嗪、哌替啶等镇痛药。

3. 手术治疗的指征

（1）多次大量出血，内科止血无效者。

（2）明显腹膜炎症状或有肠穿孔者。

（3）肠梗阻非手术治疗无效。

（4）中毒性休克抢救无效或不稳定者。

（5）腹部症状迅速恶化，明显腹胀，有固定压痛点，估计为肠坏死加剧所致者。

手术前应积极改善一般情况，包括禁食、胃肠减压、抗休克、输血、纠正水电解质紊乱。

4. 本病临床少见，且起病初期无特异性，常被误诊为中毒性细菌性痢疾、肠梗阻、急性化脓性阑尾炎，极易造成误诊。

四、急性肠套叠（以 1 岁，10kg 患儿为例）

长期医嘱	临时医嘱
儿科护理常规	血常规
一级护理	粪常规＋隐血试验
禁食❶	尿常规
记录腹痛次数、持续时间及间隔时间❷	直肠指诊❸
记录呕吐、排便次数、性质	腹部 X 线平片
	腹部 B 超
	外科会诊
	空气灌肠及复位❹

❶ 怀疑本病时应立即禁食，无论是进行手术治疗还是非手术

治疗。

❷ 本病以阵发性腹痛和排果酱样大便为特征。

❸ 对于早期无果酱样大便的病例，直肠指诊可以及早发现大便性状改变。当肠套叠深度到达直肠时可触及宫颈样肿块。

❹ 非手术治疗（灌肠复位）包括 B 超监视水压灌肠、空气灌肠、钡剂灌肠复位三种。钡剂灌肠复位只用于慢性肠套叠疑难病例。

a. 灌肠复位的适应证：发病 48h 以内，全身情况良好，腹部不胀，无明显脱水及电解质紊乱者。

b. 禁忌证

◆ 病程超过 48h，全身情况差。

◆ 高度腹胀，腹部出现腹膜刺激征者，腹部 X 线片可见多数液平面者。

◆ 套叠头部已经到达脾曲，肿物硬而且张力大者。

◆ 多次复发疑有器质性病变者，如恶性淋巴瘤、息肉、美克尔憩室等。

◆ 小肠型肠套叠。

注：1. 肠套叠是肠管的一部分及其相应的肠系膜套入邻近肠腔内引起的肠梗阻，是婴幼儿期最常见的急腹症。4～10 月龄婴儿为易发人群。无论灌肠复位或手术复位，应首先禁食，迅速纠正休克、脱水、酸中毒及电解质紊乱，重症者进行胃肠减压。

2. 手术前可输血，病程较长者或伴随发热、腹胀、腹部压痛者，选用氨苄西林或头孢他啶抗感染。

3. 非手术复位成功的表现如下。

（1）在整复过程中，透视下见套叠影逆行推动，由大变小，大量气体进入回肠，拔出肛管后排出大量带有臭味的黏液血便和黄色粪水。

（2）术后给予 0.5～1g 药用炭口服，6～8h 后排出黑色含炭便，证实肠道通畅。

（3）患儿不再有阵发性哭闹。

（4）腹部肿块消失。

4. **手术治疗的指征** 包括：病超过 48～72h，或时间不长，但患儿病情严重怀疑肠坏死或穿孔者，以及小肠型肠套叠。

第四节 呼吸系统疾病

一、急性上呼吸道感染（以 2 岁，12kg 患儿为例）

长 期 医 嘱	临 时 医 嘱
儿科护理常规	血常规、尿常规、粪常规
二级护理	咽拭子培养
半流质饮食	鼻、咽部分泌物病毒抗原检测❶
复方甘草合剂	胸部 X 线摄片 prn❸
利巴韦林　50mg tid❶	心电图 prn❹
青霉素　40 万 U im bid❷	C 反应蛋白
	青霉素皮试

❶ 本病多为病毒感染引起，不应滥用抗生素。必要时可以做病原学检测。无并发症者，无需使用抗生素，可选用利巴韦林、抗病毒口服液、板蓝根等。

❷ 当症状加重，合并细菌感染，C 反应蛋白升高，或合并有中耳炎、化脓性扁桃体炎、淋巴结炎等，可选用青霉素、氨苄西林或其他抗生素，青霉素过敏者改用红霉素。

❸ 咳嗽加重，发热持续不退，疑合并肺炎时，应及时行胸部 X 线片，调整治疗方案。

❹ 疑有心肌受损时做心电图、血心肌酶谱检查，并根据结果及时调整治疗方案。

注：1. 急性上呼吸道感染俗称感冒，为小儿时期常见病、多发病，一年四季均可发病。若炎症局限于某一局部即按该部炎症命名，如急性鼻炎、急性扁桃体炎等，否则统称为上呼吸道感染。本病应注意与急性传染病的早期鉴别。

2. 高热是本病常见症状。高热可用冷敷、乙醇擦浴、温水浴，或用布诺芬每次 5～10mg/kg，隔 6～8h 1 次口服；或对乙酰氨基酚（扑热息痛），每次 10～15mg/kg，口服。

3. 有高热惊厥者，用苯巴比妥每次 4～6mg/kg，肌注。

二、急性支气管炎（以 2 岁，12kg 患儿为例）

长 期 医 嘱	临 时 医 嘱
儿科护理常规	血常规、尿常规、粪常规
二级护理	C 反应蛋白
半流质饮食	血肺炎支原体抗体❺
复方甘草合剂　2ml po tid❶	血肺炎衣原体抗体❺
或 氨溴素片　7.5mg po tid❷	血腺病毒抗体
5%GS　100ml ⎫ 青霉素　40 万 U ⎭ iv gtt tid❸	血呼吸道合胞病毒抗体
或 阿奇霉素　100mg po qd❸	咽部或下呼吸道分泌物细菌培养及药物敏感试验
沙丁胺醇　1.2mg po tid❹	胸部 X 线片
或 泼尼松　2.5mg po tid❹	青霉素皮试

❶ 用于干咳明显者。

❷ 用于痰液黏稠者，使痰液稀薄，易于排出。应尽量不用镇咳药或镇静药，以避免抑制咳嗽反射，避免影响纤毛的生理运动，避免黏液难以排出，造成支气管阻塞，增加细菌感染机会。当咳嗽影响进食及睡眠时，可加用异丙嗪等。咳嗽迁延，时间长达 2～3 周者，可加用超短波等治疗。

❸ 本病多由病毒感染引起，一般不用抗生素。疑合并细菌感染时，如脓痰、白细胞增多、C 反应蛋白升高时，可选用抗生素。具体原则同肺炎。

❹ 有喘息者可适当加用解痉平喘药，如沙丁胺醇；喘息较重者酌情用糖皮质激素，如泼尼松 1mg/(kg·d)，分次口服；或地塞米松 0.2～0.5mg/(kg·d)，静注或静滴；或氢化可的松 5～8mg/(kg·d)，静滴。

❺ 病原学检查，有助于及时合理使用抗生素。目前市场上已有商业化的联合检测多种病原体抗体或抗原的试剂盒。

注：1. 本病是病毒或细菌等病原体感染所致的支气管黏膜炎症，为婴幼儿时期的常见病、多发病，往往继发于上呼吸道感染之后，

也常为肺炎的早期表现。临床以咳嗽伴（或不伴）有支气管分泌物增多为特征。咳嗽是本病的突出症状。应注意与肺炎早期等鉴别。

2. 经常变换体位，使呼吸道分泌物易于排出。给患儿易消化饮食。

3. 肺炎支原体感染所导致的支气管炎或肺炎，其临床表现常无特异性，肺部体征不明显，极易误诊，每隔 2~3 年就发生一次小流行。部分病例可伴发胸膜炎、中耳炎、脑膜脑炎、急性多发性神经根炎、急性小脑共济失调、急性精神病、胰腺炎、心包炎、心肌炎、关节炎、溶血性贫血、肝肾功能损害等，临床应高度注意。

三、毛细支气管炎（以 1 岁，10kg 患儿为例）

长 期 医 嘱			临 时 医 嘱
儿科护理常规			血常规
一级护理			尿常规
半流质饮食			粪常规
吸氧❶			C 反应蛋白
吸痰			血清肺炎支原体抗体
布地泰德（普米克令舒） 0.5mg	雾化吸入❷ bid~tid		血清呼吸道合胞病毒抗体
特步他林 2.5mg			咽喉部或下呼吸道分泌物细菌培养＋药物敏感试验
氨溴索（沐舒坦） 7.5mg			血电解质测定
5%GS 50ml	iv gtt tid❸		血气分析
琥珀酸氢化可的松 50mg			胸部 X 线片
5%GS 50ml	iv gtt tid		青霉素皮试
甲泼尼龙 20mg			
NS 5ml	雾化吸入 tid❹		
利巴韦林 100mg			
5%GS 100ml	iv gtt tid❺		
青霉素 40 万 U			
或 阿奇霉素 75mg po qd			
孟鲁司特钠 2.5mg po qn❻			

❶ 氧疗很重要，所有本病患儿均有低氧血症，对气促、发绀、血氧分压为 4.7～9.3kPa、二氧化碳分压为 6.6～12kPa 者，给予面罩或头罩吸氧 4～6L/min，同时注意用氧安全。密切观察呼吸、面色、意识、发绀等，随时调整给氧浓度。

❷ β_2 受体激动药物，如特布他林（博利康尼），对迅速解除支气管痉挛、缓解憋喘症状作用快而强。因此，在憋喘期，尤其是对伴随三凹征、全身发绀的患儿应及时给予特布他林（博利康尼），以尽快解除憋喘，有效改善通气，减轻发绀等症状。可同时加入氨溴索（沐舒坦）稀释痰液、布地奈德（普米克令舒）控制炎症。

❸ 糖皮质激素具有抑制过敏介质释放的作用，并对 IgE 抗体介导的过敏反应有显著作用，故而能够有效降低气道高反应性，改善肺功能和减轻患儿憋喘症状，是婴幼儿毛细支气管炎的必选药物。首选布地奈德（普米克令舒）雾化吸入，对于严重的喘憋发作或其他治疗不能控制者，用琥珀酸氢化可的松 5～10mg/(kg·d) 或甲泼尼龙 1～2mg/(kg·d)，数小时内静脉滴注。

❹ 抗病毒治疗可选用利巴韦林，雾化吸入的给药浓度为 20mg/ml，每日 3 次。

❺ 本病无常规使用抗生素的指征，抗生素不能缩短病程，也不能有效预防继发细菌感染。已明确细菌感染者，首选青霉素，疗程中必要时应根据细菌培养和药物敏感性试验结果调整抗生素的使用。病原明确为肺炎支原体、衣原体者选用大环内酯类药物，包括红霉素、罗红霉素、阿奇霉素等。

❻ 白三烯拮抗药孟鲁司特钠具有较强的抗炎作用，可阻断炎性细胞浸润和减轻炎性介质反应，从而减轻黏膜水肿，减少气道分泌物，缓解气道平滑肌痉挛，与激素联合用药具有协调作用，可更好地减轻憋喘症状，促进肺功能改善，并有利于降低毛细支气管炎后支气管哮喘的发生率。

注：1. 毛细支气管炎的治疗主要为氧疗、控制憋喘、病原治疗及免疫疗法。必要时可静脉注射丙种球蛋白（IVIG）400mg/(kg·d)，连续 3～5 天，可缓解临床症状。

2. 在抗病毒或抗细菌的基础上，可同时将激素、白三烯拮抗药和 β_2 受体激动药有机地结合起来，根据患者病情程度选择单用或联合用药，以迅速改善患儿症状，提高疗效和治愈率。

3. 憋喘是本病的特征，故保持呼吸道通畅十分重要。超声雾化吸入可使呼吸道吸入水分，稀释痰液，同时应注意及时拍背及吸痰。

4. 保证液体摄入量，纠正酸中毒，如出现心力衰竭应予积极控制。

四、肺炎

（一）肺炎链球菌肺炎（以 2 岁，12kg 患儿为例）

长 期 医 嘱	临 时 医 嘱
儿科护理常规	血常规
二级护理	尿常规
半流质饮食	粪常规
吸氧　prn❶	痰培养＋药物敏感试验❹
吸痰　prn❷	血清、尿液或唾液中的肺炎
复方甘草合剂　2ml tid	链球菌抗原检测❹
或 氨溴素片　7.5mg po tid	血钠、钾、氯、钙测定
5%GS　50ml ⎰ iv gtt bid❸ 青霉素　80 万 U ⎰	C 反应蛋白❺
或 10%GS　50ml ⎰ iv gtt bid 头孢拉定　0.5g ⎰	胸部 X 线片❻
	青霉素皮试
或 10%GS　250ml ⎰ iv gtt bid 红霉素　0.15g ⎰	布洛芬　100mg po prn

❶ 婴幼儿肺炎大都有不同程度的缺氧。对病情较重的患儿，应及早给氧。临床表现青紫、喘憋明显、呼吸困难、心力衰竭、惊厥等均应给氧。据患儿具体情况决定吸氧量多少及持续时间，可鼻导管给氧或口罩雾化吸氧，氧流量为 3～5L/min，浓度为 30%～40%，通常采用间歇给氧；缺氧严重时，可连续呼吸道正压吸氧或应用人工呼吸器。

❷ 保持呼吸道通畅尤为关键。肺炎时呼吸道分泌物增多，应及时清除呼吸道分泌物，必要时应予吸痰。可予超声雾化吸入，同时辅助拍背，以利排痰。平卧位时，背部及颈部应予垫起。

❸ 肺炎链球菌肺炎，青霉素敏感者一般先用青霉素 5 万～10 万 U/(kg·d)，分 2 次肌注或静滴。对青霉素过敏者改用红霉素或第一代头孢菌素。上述抗生素不佳时可改用第二代头孢菌素，如头孢呋辛（西力欣）50～100mg/(kg·d)，分 2 次肌注或静滴；或用第三代头孢菌素，如头孢曲松钠 50～80mg/(kg·d)，每天 1 次，静滴。疗程一般为 7 天，或体温正常后 3 日停药。

❹ 根据痰培养＋药物敏感试验选用抗生素。

❺ C 反应蛋白的正常值为 0～8mg/L。急性感染或创伤后几小时内 C 反应蛋白可明显上升，细菌感染时升高，而病毒感染时一般不升高；一般 6～10 天恢复正常。

❻ 胸部 X 线片是确诊肺炎的重要辅助检查，本病多表现为支气管肺炎，偶见胸腔积液。

注：1. 肺炎链球菌是大叶性肺炎的主要病原菌，但近来大叶性肺炎明显减少，该细菌更常在婴幼儿引起支气管肺炎，可有脓胸、肺脓肿、心肌炎、心包炎、败血症、感染性休克等并发症，抗生素治疗后并发症已少见。

2. 我国使用的肺炎球菌疫苗为"多价肺炎球菌疫苗"。该疫苗包含了主要引起肺炎和败血症的 23 种肺炎球菌，接种后诱发产生抗体，有效的预防肺炎球菌肺炎和败血症。该疫苗经一次注射后，15 天产生保护性抗体，保护期至少持续 5 年；必要时，在一次注射后第 6 年再注射一次。

3. 肺炎应注意水、电解质及酸碱平衡，保证液体摄入量，60～80ml/(kg·d)。

4. 并发心力衰竭时加用洋地黄。并发脑病者，可短期应用糖皮质激素。

（二）金黄色葡萄球菌肺炎（以 6 岁，20kg 患儿为例）

长 期 医 嘱	临 时 医 嘱
儿科护理常规	血常规
一级护理	尿常规
半流质饮食	粪常规
病重通知	痰培养＋药物敏感试验

续表

长　期　医　嘱	临　时　医　嘱
吸氧　prn❶	血培养＋药物敏感试验❹
吸痰　prn❶	C反应蛋白
复方甘草合剂　6ml tid	肝功能 prn
NS　50ml ⎫ iv gtt bid❷ 青霉素　120万 U ⎭	血钠、钾、氯、钙测定
	血气分析
或 NS　10ml ⎫ iv bid 　苯唑西林　1g ⎭	胸部 X 线片❺
	胸腔穿刺 prn
或 10%GS　50ml ⎫ iv gtt bid 　头孢唑林　0.5g ⎭	或 胸腔闭式引流❻ prn
	胸液培养＋药物敏感试验 prn
或 10%GS　250ml ⎫ iv gtt bid❸ 　万古霉素　0.2g ⎭	青霉素皮试

❶ 同肺炎链球菌性肺炎。

❷ 对青霉素敏感株首选用青霉素，用量为 5 万～20 万 U/(kg·d)，分次静滴。对青霉素过敏者可用红霉素 20～30mg/(kg·d)，静滴，或加用阿米卡星（丁胺卡那霉素）4～8mg/(kg·d)，肌注或静滴。对青霉素耐药株者，选用耐青霉素酶的半合成青霉素，如苯唑西林、氯唑西林（邻氯青霉素）、双氯西林、萘夫西林或用第一代头孢菌素（如头孢唑林、头孢拉定等），或选用 β-内酰胺类抗生素和 β-内酰胺酶抑制药的复方制剂 [如奥格孟汀（安美汀）、氨苄西林/舒巴坦（优立新）、头孢哌酮/舒巴坦（舒普深）等]。

❸ 对耐甲氧西林金黄色葡萄球菌（MRSA）株感染，可用万古霉素，20～40mg/(kg·d)，分 2 次静滴，或用去甲万古霉素 16～24mg/(kg·d)，分 2 次静滴。

❹ 金黄色葡萄球菌多数对抗生素耐药性强，治疗困难，需依靠痰、血培养，根据药物敏感试验结果选用抗生素。

❺ 本病的胸部 X 线片有以下特点。

a. 临床症状与胸部 X 线片表现不一致。当肺炎初起时，临床症状已很严重，中毒症状明显而 X 线征象却很少，仅表现为肺纹理重，一侧或双侧出现小片浸润影；当临床症状已明显好转时，在胸部 X 线片上却可见明显病变，如肺脓肿和肺大疱等表现。

　　b. 病变发展迅速，甚至在数小时内，片状影就可发展成脓肿。

　　c. 常合并小脓肿、脓气胸、肺大疱，严重者还并发纵隔积气、皮下气肿及支气管胸膜瘘。

　　d. 胸部 X 线片示病灶阴影持续时间较一般细菌性肺炎的要长，2 个月左右阴影仍不能完全消失。

　　e. 可发现胸腔积液、心包积液等。

　　❻ 本病胸部 X 线片常合并脓胸、脓气胸，必要时需反复胸腔穿刺抽液；积液黏稠难以抽出时，可行胸腔闭式引流；并做胸液培养和药物敏感试验，以选择敏感抗生素进行治疗。

　　注：1. 早期金黄色葡萄球菌肺炎常不易认识。对起病急、肺炎症状迅速发展时可考虑本病。

　　2. 多数葡萄球菌株对抗生素的耐药性强，常给治疗带来一定困难，因而尽可能根据药物敏感试验用药。临床上对金黄色葡萄球菌感染常采用联合、大剂量、较长疗程应用抗生素。抗生素疗程需3～4 周。

　　3. 本病治疗同其他一般肺炎，但是，该型肺炎的临床经过凶险，可有肺脓肿、肺大疱、脓胸、脓气胸、心力衰竭、呼吸衰竭、中毒性肠麻痹、弥散性血管内凝血、中毒性脑病等多种并发症，应密切观察病情，并参考相关内容进行治疗。

　　4. 病情严重、体弱者可给输血或血浆等。

　　5. 若并发金黄色葡萄球菌脑膜炎和心包炎或婴儿张力性气胸则预后不良，病死率高达 10%～20%。并发脓胸、脓气胸预后较好，治愈者长期随访无后遗留肺功能障碍。体弱儿及新生儿预后较差。

第五节　循环系统疾病

一、病毒性心肌炎（重型）

（一）轻型（以 6 岁，20kg 患儿为例）

长 期 医 嘱	临 时 医 嘱
儿科护理常规	血常规

续表

长 期 医 嘱	临 时 医 嘱
二级护理	尿常规
普食	粪常规
卧床休息❶	血心肌酶谱❹
维生素 E 200mg po qd	肌钙蛋白❹
α-干扰素 100 万 U im qd❷	ASO❺
NS 40ml 青霉素 80 万 U | iv gtt bid❷	血柯萨奇病毒抗体测定❺
	血风疹病毒抗体❺
10%GS 200ml 利巴韦林 200mg | iv gtt qd❷	红细胞沉降率
	心电图❻
10%GS 100ml 二磷酸果糖 5g | iv gtt qd❸	胸部正位 X 线片
	超声心动图❼
10%GS 250ml 三磷腺苷 20mg 辅酶 A 100U | iv gtt qd 维生素 C 3g	24h 动态心电图 prn❽

❶ 急性期需卧床休息，以减轻心脏负荷。

❷ 对于怀疑由感染诱发者，病程早期可予抗生素或抗病毒治疗。

❸ 用于改善心肌营养。磷酸果糖有改善心肌能量代谢，促进受损细胞的修复作用，常用剂量为 100～250mg/kg，静脉滴注，疗程为 10～14 天。也可选用大剂量维生素 C、泛醌、维生素 E 和复合维生素 B 及中药生脉饮、黄芪口服液等。

❹ 为心肌损害的血生化检测指标。磷酸激酶在早期多有增高。其中以来自心肌的同工酶（CK-MB）为主。血清乳酸脱氢酶（SLDH）同工酶增高在心肌炎早期诊断有提示意义。心肌肌钙蛋白（cTnI 或 cTnT）的变化对心肌炎诊断的特异性更强。

❺ 为病原学诊断。引起儿童心肌炎的常见病毒有柯萨奇病毒（B 组和 A 组）、埃可病毒、轮状病毒、腺病毒、传染性肝炎病毒、流感和副流感病毒、麻疹病毒、单纯疱疹病毒以及流行性腮腺炎病毒等；细菌有链球菌等。

❻ 心肌受累明显时可见 T 波降低、ST-T 段改变；心电图缺乏特异性，应动态观察。

❼ 可显示心房、心室扩大，心室收缩功能受损程度，探查有无心包积液以及瓣膜功能。

❽ 动态心电图可以捕捉到阵发性心律失常及活动状态下心肌缺血表现。

注：1. 心肌炎由各种感染性、中毒性、组织形成性过程侵犯心肌所致。

2. 病因学检查有助于治疗方案的选择及判断预后。

3. 频发期前收缩者可选用抗心律失常药。

（二）重型（以 6 岁，20kg 患儿为例）

长 期 医 嘱	临 时 医 嘱
儿科护理常规	血常规
一级护理	尿常规
普食	粪常规
或 半流质	血心肌酶谱
病重通知	心肌肌钙蛋白
或 病危通知	血沉
卧床休息❶	ASO
心电图监护	血柯萨奇病毒抗体
维生素 E　100mg po tid	血风疹病毒抗体
NS　40ml 青霉素　80 万 U ∣ iv gtt bid❷	心电图
	24h 动态心电图
α-干扰素　100 万 U im qd❷	胸部 X 线片
NS　50ml 1,6-二磷酸果糖　5g ∣ iv gtt qd❸	超声心动图
10%GS　250ml 氢化可的松　200mg ∣ iv gtt qd❹	
10%GS　150ml 三磷腺苷　20mg 辅酶 A　100U 维生素 C　3g ∣ iv gtt qd❺	

续表

长 期 医 嘱	临 时 医 嘱
10%GS 125ml 丹参注射液 6ml ⎫ iv gtt qd❺	
丙种球蛋白 400mg/kg iv gtt qd❻	

❶ 重症心肌炎患儿必须严格卧床休息至体温正常，心电图及胸部 X 线片恢复正常后，再逐步下床活动。并发心力衰竭者卧床休息时间需要 3～6 个月或更长。

❷ 同轻型病毒性心肌炎。

❸ 同轻型病毒性心肌炎。

❹ 不主张轻型病毒性心肌炎使用糖皮质激素，但心肌炎合并严重房室传导阻滞、广泛导联 ST-T 变化、心源性休克时应早期使用糖皮质激素。静滴氢化可的松至症状缓解后，改口服泼尼松 1～2mg/(kg·d)，每 2 周减量 2.5mg，疗程为 4～6 周。

❺ 能量合剂、丹参注射液静滴 10～14 天为 1 个疗程。

❻ 对重型心肌炎建议使用大剂量丙种球蛋白，可予 400mg/(kg·d)，输注，连用 3～5 天，或予冲击治疗［1g/(kg·d)×2d］。

注：1. 合并心力衰竭时，应及时处理。由于病毒性心肌炎时心肌对洋地黄药物敏感性高，一般给予常用剂量的 1/3～1/2，必要时可应用利尿药和血管扩张药。心力衰竭多为急性发病，常选择快速洋地黄制剂毛花苷 C（西地兰），饱和后改为地高辛维持。并注意补充氯化钾，以避免洋地黄中毒。慢性心力衰竭多用地高辛维持。

2. 有关免疫抑制剂治疗的问题，目前意见不统一。

3. 三度房室传导阻滞合并阿-斯综合征，除用糖皮质激素静脉滴注外，可用异丙肾上腺素 0.25～1mg，溶于 10% 葡萄糖溶液 250ml 中，静滴，根据心率调整滴速。必要时可用临时心内膜电极起搏。

4. 合并各种心律失常，如期前收缩、心动过速等，可选用普罗帕酮（心律平）、乙吗噻嗪、普萘洛尔（心得安）、维拉帕米（异搏定）等。抗心律失常药对心脏等器官有较大的副作用，并且剂量较大时又可导致心律失常的发生，应予关注。

二、儿童高血压（以 6 岁，20kg 患儿为例）

长 期 医 嘱	临 时 医 嘱
儿科护理常规	血常规、粪常规
二级护理	尿常规（尿比重＋尿蛋白＋尿糖）
低盐、低脂饮食	中段尿细菌培养＋菌落计数 [3]
测血压　bid [1]	尿艾迪计数 [3]
卡托普利　12.5mg po tid [2]	尿 17-羟类固醇、17-酮类固醇、醛固酮测定 [4]
或 硝苯地平　5mg po tid	
或 普萘洛尔　5mg po tid	尿香草基杏仁酸、儿茶酚胺测定 [5]
氢氯噻嗪　10mg po tid	血尿素氮、肌酐测定
或 螺内酯　10mg po tid	血钠、钾、氯、钙测定
	血脂、血胆固醇测定
	血肾素-血管紧张素-醛固酮测定 [6]
	血沉
	T_3、T_4、TSH [7]
	胸部 X 线片
	泌尿路 X 线平片 [3]
	腹部 B 超 [3]
	或 腹部 CT 检查 [3]
	头颅 CT [8]
	或 头颅 MRI 检查 [8]
	心血管造影和 MRI 检查 [9]
	超声心动图 [9]
	心电图
	眼底检查
	静脉肾盂造影 [3]
	肾动脉造影 [10]
	苄胺唑啉试验 [5]

　❶ 当前国际上多采用 2004 年美国国家高血压教育项目儿童青少年工作组对儿童高血压的定义：3 次或 3 次以上平均收缩压和（或）

舒张压大于等于同性别、年龄和身高儿童血压的第 95 百分位。采用百分位法，按照以下标准将儿童高血压分为前期、Ⅰ期和Ⅱ期。

a. 前期：血压介于第 90～95（不含 95）百分位数，或血压超过 120/80mmHg 但是低于第 95 百分位数。

b. Ⅰ期：血压介于第 95 至 99 百分位数加 5mmHg。

c. Ⅱ期：血压大于第 99 百分位加 5mmHg。

白大衣高血压（White Coat Hypertension）是指患儿在诊室或者医院等医疗机构测量的血压大于第 95 百分位数，而在医疗机构之外平均血压小于第 90 百分位数。

❷ 个体化阶梯治疗：儿童高血压治疗特别强调个体化，在选择降压药时需结合患儿的病情、病理生理改变、有无并发症、降压药的药理作用及冠心病危险因素、生活质量、费用等综合考虑。起始治疗一般选用血管紧张素转化酶抑制药（ACEI）、钙通道阻滞药（CCB）或 β 受体阻滞药。若血压仍高于同性别、年龄和身高儿童血压第 95 百分位数，则 3～4 周后可采用药物联合治疗，常用药物组合为 ACEI + CCB、ACEI + 噻嗪类利尿药或 β 受体阻滞药 + CCB。若血压控制仍不满意，则联合应用 ACEI + CCB + 哌唑嗪或 β 受体阻滞药或噻嗪类利尿药；其他可选用的药物尚有可乐定、拉贝洛尔、肼屈嗪或米诺地尔（长压定）等。

❸ 疑有肾实质疾病时应做尿艾迪计数、细菌培养、肾功能、静脉肾盂造影、腹部 B 超等。

❹ 疑为肾上腺疾病引起的高血压时，做尿 17-羟类固醇、17-酮类固醇、尿醛固酮测定。

❺ 疑为嗜铬细胞瘤时，做尿儿茶酚胺、苄胺喹啉试验。

❻ 肾素、血管紧张素、醛固酮测定尚对选择用药有帮助。

❼ 用于疑有内分泌疾病时。

❽ 用于疑有颅内疾病时。

❾ 疑有主动脉疾病应做心血管造影、MRI、超声心动图。

❿ 疑有肾血管疾病时应做肾血管造影。

注：1. 儿童原发性高血压少见，继发性高血压占大多数，应积极寻找原因。早期发现高血压应连续数日多次测量血压。强调分别

测量双侧上下肢压。

2. 主张早期治疗儿童高血压，治疗措施包括非药物治疗、药物治疗和其他治疗（包括手术及介入治疗等）。

3. 儿童高血压非药物治疗总体来说即改变生活方式的治疗方法，包括增加体育活动，减轻体重，低脂饮食，限盐，增加新鲜水果、蔬菜、纤维素和非饱和脂肪酸的摄入，推荐包括健康早餐在内的规律饮食，减少乙醇摄入，戒烟戒酒，改善睡眠质量，放松紧张情绪等。

4. 药物治疗的指征：高血压Ⅱ期、继发性高血压、有临床症状的高血压、有高血压靶器官损害、合并1型或2型糖尿病及经非药物治疗后血压仍持续升高者。一般认为，坚持非药物治疗半年至1年后血压仍无下降趋势时可试用药物治疗。

5. 药物治疗原则

（1）高血压Ⅰ期患儿有用药指征时从单药开始，Ⅱ期患儿为达到目标常需2种或多种降压药联合治疗。所有抗高血压药物都应该从最低推荐剂量开始，逐渐增加剂量，直到血压控制满意。达到最高推荐剂量后，但疗效仍不满意或出现不能耐受的不良反应，则应考虑添加另外一种类型的药物或联合用药。

（2）选用不影响正常发育，对重要脏器功能损害小的药物。临床的常用降压药物包括噻嗪类利尿药（通常是首选药）、β受体阻滞药、血管紧张素转化酶抑制药（ACEI）、钙通道阻滞药（CCB）、血管紧张素受体阻滞药（ARB）、α和β受体阻滞药、血管扩张药等。

（3）为既能达到疗效又可尽量减少药物副作用，最好使用药效持续时间长（1次/天或2次/天给予可持续作用24h）的药物。严重的有症状的高血压应该静脉输注抗高血压药物进行治疗。

（4）经治疗血压控制满意后可逐步减少降压药剂量直至停药，不可骤停。

（5）降压药剂量的调整不宜过频（频率不可短于2~3天调整1次）。

（6）高血压治疗过程中需定期监测血压及评价治疗效果。

6. 治疗高血压危象者可将硝普钠 0.5～8μg/(kg・min) 加入 5%葡萄糖溶液中静滴，需避光。根据血压调整浓度和滴速。

第六节　泌尿系统疾病

一、急性肾小球肾炎（以 6 岁，20kg 患儿为例）

长 期 医 嘱	临 时 医 嘱
儿科护理常规	血常规、尿常规、粪常规
二级护理	青霉素皮试（　）
低盐、低蛋白饮食❶	24h 尿蛋白定量
卧床休息❷	血沉
记录 24h 出入液量	ASO❻
测血压　bid	咽拭子培养
青霉素　40 万 U im bid❸	血清补体❼
呋塞米(速尿)　20mg po tid❹	血尿素氮、肌酐测定
硝苯地平　2.5mg po tid❺	胸部 X 线片❽
10%GS　100ml　iv gtt (0.5ml/min 起) prn 硝普钠　5mg	心电图
	泌尿系 B 超❾

❶ 一般低盐 [60mg/(kg・d)] 饮食，但严重水肿、高血压者需无盐饮食。

❷ 病初 2 周应卧床休息；水肿消退、血压正常、肉眼血尿消失及循环充血症状消失后方可下床活动并逐渐增加活动量；血沉正常后可以上学。

❸ 用于清除潜伏的链球菌感染病灶，青霉素过敏者改用红霉素，疗程 7～14 天。

❹ 利尿药是缓解急性肾小球肾炎水肿和高血压的首选药物。原则上不用保钾利尿药，不用渗透性利尿药。

❺ 降压药可选用硝苯地平 0.25～0.5mg/(kg・d)，分 3～4 次，口服；利血平 0.07mg/kg 肌注，然后每天 0.02～0.03mg/kg，分 3

次口服。如有高血压脑病则首选硝普钠，剂量从 $1\mu g/(kg \cdot min)$ 开始，根据血压情况调节用量，一般不大于 $8\mu g/(kg \cdot min)$，随配随用，注意避光。

❻ 为明确链球菌感染，常用的检查有 ASO、抗 DNA 酶 B 抗体、咽拭子或皮肤感染处分泌物培养。

❼ 早期血清补体下降，一般 6~8 周恢复正常。

❽ 胸部 X 线片往往提示有心影增大。

❾ 双肾 B 超可见双肾体积正常或增大。

注：1. 急性肾小球肾炎（急性肾炎）的临床表现轻重悬殊。轻者全无临床症状，仅发现镜下血尿；重者可表现为严重循环充血、急性肾功能不全、高血压脑病甚至出现可逆性蛋白质脑病。

2. 急性肾炎必须注意和其他病原体感染的肾小球肾炎、急进性肾炎、IgA 肾病、慢性肾炎急性发作、特发性肾病综合征、紫癜性肾炎、狼疮性肾炎等相鉴别。

3. 肾活检的指征　包括少尿 1 周以上或进行性尿量下降；持续性低补体超过 2 个月；持续性血尿和（或）蛋白尿超过 6 个月。

4. 严重循环充血、肺水肿的主要原因乃是水钠潴留，治疗上以利尿药（呋塞米 1~2mg/kg 静注）、扩血管药［硝普钠静滴（用法同上）］降低心脏负荷为主。通常不用洋地黄类药物。药物治疗无效可考虑透析治疗。

5. 防治感染是预防急性肾炎的根本。减少呼吸道及皮肤感染，对急性扁桃体炎、猩红热及脓疱患儿应尽早、彻底地用青霉素或其他敏感抗生素治疗。A 组溶血性链球菌感染后 1~3 周内应随时检查尿常规，及时发现和治疗本病。

6. 透析指征参见急性肾功能衰竭。

二、慢性肾小球肾炎（以 6 岁，20kg 患儿为例）

长　期　医　嘱	临　时　医　嘱
儿科护理常规	血常规❺
二级护理	尿常规❻
病重通知	尿渗透压

续表

长 期 医 嘱	临 时 医 嘱
卧床休息	尿红细胞畸形率
低盐、优质低蛋白饮食❶	24h 尿蛋白定量
氢氯噻嗪　12.5mg po bid❷	尿微量蛋白系列测定
贝那普利　5mg po qd❸	尿电解质分析
或 卡托普利　5mg po qd❸	血清补体测定
或 硝苯地平　5mg po tid	内生肌酐清除率测定❼
双嘧达莫　33.3mg po tid❹	血胱抑素 C 测定❽
	生化全套❾
	血气分析
	泌尿系 B 超
	肾动态显像 prn❿
	肾活检 prn⓫

❶ 慢性肾小球肾炎（慢性肾炎）饮食是治疗中一个极其重要的环节。有水肿、高血压和心功能不全者，应低盐饮食；肾功能不全时应限制蛋白质的摄入，儿童生长发育迅速不宜过度限制蛋白质的摄入，可按照每日 1.2～1.6g/100cal 计算，以优质蛋白为主，如鸡蛋、牛奶、鱼、瘦肉等动物蛋白。一般肾功能越差，蛋白质的摄入量应越低，此时应适当增加碳水化合物以满足热量供给，还可适度辅以 α-酮酸或氨基酸。应供给足量维生素及膳食纤维。

❷ 积极控制高血压，对明显水钠潴留应首选利尿药，可选用噻嗪类利尿药，但肾功能差、肾小球率过滤小于 25% 时效果差，需改用袢利尿药。

❸ 血管紧张素转化酶抑制药（ACEI）为治疗慢性肾脏病高血压的一线药物，除降压外，还有降低肾小球内压、降低尿蛋白、延缓肾小球硬化和肾功能恶化等作用。贝那普利剂量为：<5 岁，每次 3.33mg，每日 1 次；5～10 岁，每次 5mg，每日 1 次；>10 岁，每次 10mg，每日 1 次。卡托普利剂量为 1mg/(kg·d)，最大剂量不超过 6mg/(kg·d)。

❹ 长期服用抗血小板聚集药亦可延缓肾功能衰退，可用双嘧达莫（潘生丁）5mg/(kg·d)。

❺ 血常规可有贫血的表现。

❻ 尿常规可有蛋白尿的表现，尿蛋白的含量不等，可以从(±)～(++++)。在尿沉渣中可以见到程度不等的红细胞、白细胞、颗粒管型、透明管型。当急性发作时，可有明显的血尿，甚至出现肉眼血尿。

❼ 内生肌酐清除率：试验前3日低蛋白饮食。避免剧烈活动。试验当日收集4h尿液，测定同一时间内血及尿中肌酐浓度，由以下公式计算：

内生肌酐清除率 = 尿肌酐浓度(μmol/L)×尿量(ml/min)÷
血肌酐(μmol/L)

小儿按实际体表面积校正：

校正清除率 = 内生肌酐清除率×1.73m^2÷
小儿按实际体表面积（m^2）

正常校正内生肌酐清除率为80～120ml/min。内生肌酐清除率反映肾小球滤过功能，清除率下降提示肾功能障碍。

❽ 胱抑素C比血肌酐、尿素氮、肌酐清除率等目前常用的肾功能检测项目有更高的灵敏度和特异性，且操作简单，干扰因素较少。

❾ 可见电解质紊乱及血尿素氮、肌酐升高。

❿ 肾动态显像显示肾动脉血液充盈和消退情况及肾脏摄取、浓聚和排泄的连续图像，以观察肾血流和肾实质功能。通过计算机处理所得信息，分别计算出双侧肾小球滤过率，以了解双肾功能。

⓫ 活检有助于明确病理类型，指导治疗，制订治疗方案和判断预后。但是慢性肾炎晚期一般不行肾活检，因其病理变化多为非特异性改变，无助于诊断。

注：1. 仅有少数慢性肾炎是由急性肾炎发展而来。大多数慢性肾炎由病理类型决定，起病即属慢性肾炎。

2. 治疗以防治或延缓肾功能减退为主，而不以消除血尿、蛋白尿为目的。一般不主张应用糖皮质激素或细胞毒药物治疗。避免劳累、感染及使用肾毒性药物。

三、急性肾功能衰竭（肾源性）

长 期 医 嘱	临 时 医 嘱
儿科护理常规	血常规、尿常规、粪常规
一级护理	血清补体测定
病重通知	血肾、肝功能
或 病危通知	心肌酶
卧床休息	电解质分析（包括钙、磷）
记 24h 出入液量	血气分析
心率、呼吸、血压监测	24h 尿蛋白定量
高糖低盐优质低蛋白饮食❶	尿微量蛋白系列测定
小儿复合维生素　1 片 po qd	胸部 X 线
呋塞米　1～2mg/kg po tid❷	腹部 X 线平片
	肾功能检查（ECT）
	B 超检查（双肾）❸
	肾活检 prn❹
	透析疗法 prn❺

❶ 饮食和营养应选择高糖、低蛋白、富含维生素的食物，尽可能供给足够的能量。供给热量 210～250J/(kg·d)，蛋白质为 0.5g/(kg·d)，应选择优质动物蛋白，脂肪占总热量的 30%～40%。注意补充维生素、微量元素。

❷ 少尿型急性肾功能衰竭可短期试用髓袢利尿药（呋塞米）。

❸ 肾影像学检查多采用腹部 X 线平片、超声、CT 和 MRI 等检查，有助于了解肾脏的大小、形态、血管及输尿管、膀胱有无梗阻，也可了解肾血流量及肾小球和肾小管的功能。但使用造影剂可能加重肾损害，故须慎用。

❹ 用于确诊不原因不明的急性肾功能衰竭。肾活检是可靠的诊断手段，可帮助诊断和评估预后。

❺ 透析的方法包括腹膜透析、血液透析和连续动静脉血液滤过三种技术。儿童，尤其是婴幼儿以腹膜透析为常用。地震挤压综合征所致急性肾功能衰竭的血液净化治疗，条件允许时首选血液透

析治疗，使患儿度过无尿期及控制高钾血症。如果没有血透条件，腹部又没有外伤，可先做腹膜透析防治创伤后急性肾功能衰竭。连续性动脉血液滤过操作简便，不需要血泵和透析装置，在无电源下亦可开始治疗。如有条件可使用连续血液滤过透析。

注：1. 急性肾功能衰竭的诊断依据如下。

（1）尿量显著减少　出现少尿（每日尿量$<250\text{ml/m}^2$）或无尿（每日尿量$<50\text{ml/m}^2$）。

（2）氮质血症　血清肌酐$\geq176\mu\text{mol/L}$，血尿素氮$\geq15\text{mmol/L}$，或每日血肌酐增加$\geq44\mu\text{mol/L}$，或血尿素氮增加$\geq3.57\text{mmol/L}$，有条件者测肾小球滤过率（如内生肌酐清除率）常每分钟$\leq30\text{ml/1.73m}^2$。

（3）有酸中毒、水电解质紊乱等表现。

（4）无尿量减少为非少尿型急性肾功能衰竭。

2. 治疗原则　去除病因，积极治疗原发病，减轻症状，改善肾功能，防止并发症的发生。病因治疗包括急性肾缺血预防［多巴胺$3\sim5\mu\text{g/(kg·min)}$静滴］、原有肾疾病治疗及解除尿路梗阻。及时纠正全身循环血流动力学障碍，包括补液、输注血浆和白蛋白、控制感染等。避免接触肾毒性物质，严格掌握肾毒性抗生素的用药指征，并根据肾功能调节用药剂量，密切监测尿量和肾功能变化。如需使用抗生素，一般选用对肾脏损害轻微的青霉素、红霉素及第三代头孢菌素。

3. 补液量的计算　24h补液量＝失液量（尿量＋异常丢失量）＋不显性失液量－内生水量。无发热患儿每日不显性失水为300ml/m^2，体温每升高$1℃$，不显性失水增加75ml/m^2；内生水在非高分解代谢状态为$250\sim350\text{ml/m}^2$。所用液体均为非电解质液。

4. 电解质紊乱有以下几种情况。

（1）高钾血症的处理　禁用含钾食品、药物、库存血；防治感染；保证热量供给，减少组织分解；促进钾离子细胞内移（4g葡萄糖：1U胰岛素静滴）；10％葡萄糖酸钙0.5ml/kg缓慢静注；挤压伤引起的高钾血症，除非出现严重慢心律，一般不首选钙剂静脉注射。

（2）低钠血症的处理　低钠血症往往是稀释性，一般控制液体量即可。当血钠低于120mmol/L并有临床症状时，以3%氯化钠溶液纠正。补钠量（mmol）＝（130－实际血钠浓度）×0.6×体重（kg）。先用1/3量，4～8h后酌情补余下的部分。3%氯化钠溶液2ml含1mmol钠。

（3）低钙高磷的治疗 避免高磷饮食，必要时用碳酸钙拮抗高血磷。

（4）代谢性酸中毒的处理 轻、中度代谢性酸中毒一般无须处理。当血浆HCO_3^-＜12mmol/L或动脉血pH＜7.2，可补充5%碳酸氢钠5ml/kg，提高二氧化碳结合力5mmol/L。纠正酸中毒时宜注意防治低钙性抽搐。

5. 透析治疗 凡上述非手术治疗无效者，均应尽早进行透析。透析治疗的指征如下。

（1）严重水潴留，有肺水肿、脑水肿的倾向。

（2）血钾≥6.5mmol/L。

（3）血浆尿素氮＞28.6mmol/L，或血浆肌酐＞707.2μmol/L。

（4）严重酸中毒，血浆HCO_3^-＜12mmol/L或动脉血pH＜7.2。

（5）药物或毒物中毒，该物质又能被透析去除。有条件者，放宽透析指征。

6. 利尿期早期，肾小管功能和肾小球滤过率尚未恢复，血肌酐、尿素氮、血钾和酸中毒仍继续升高，伴随着多尿，还可出现低钾血症和低钠血症等电解质紊乱，故应注意监测尿量、电解质和血压变化，及时纠正水、电解质紊乱，当血浆肌酐接近正常水平时，应增加饮食中蛋白质摄入量。

7. 恢复期应注意营养，并补充维生素，定期检测肾功能，防治感染。

8. 必要时使用抗生素。

四、肾病综合征（糖皮质激素敏感型）（以4岁，16kg患儿为例）

长 期 医 嘱	临 时 医 嘱
儿科护理常规	血常规

续表

长 期 医 嘱	临 时 医 嘱
一级护理	尿常规[5]
低盐低脂优蛋白饮食[1]	24h 尿蛋白定量[6]
记 24h 出入液量[2]	尿蛋白电泳[7]
测血压 bid	尿纤维蛋白降解产物(FDP)
泼尼松 10mg po tid[3]	测定
活力钙片 25mg po tid[4]	尿溶菌酶[8]
或 钙尔奇 D 咀嚼片 1 片 po tid	尿 N-乙酰-β-D-葡萄糖苷酶
或 葡萄糖酸钙 0.5g po tid	(NAG)[8]
10%氯化钾 10ml po tid[5]	血 β_2-微球蛋白
维生素 E 胶丸 50mg po tid	血生化全套
	血清蛋白电泳
	血乙肝两对半检测[9]
	ASO[9]
	血 IgG、IgM、IgA、IgE
	血总补体、补体 C3
	血抗核抗体、抗 ds-DNA 抗体和 Smith 抗体[10]
	泌尿系 B 超
	胸部正侧位 X 线片

❶ 显著水肿和严重高血压时应短期限制水钠摄入,病情缓解后不必继续限盐。活动期病例供盐 1~2g/d,蛋白质摄入 1.5~2g/(kg·d),以高生物价的动物蛋白(乳、鱼、蛋、禽、牛肉等)为宜。

❷ 水肿显著者应记录 24h 出入液量。

❸ 初治病例诊断确定后应尽早选用泼尼松治疗。

a. 短程疗法:泼尼松 2mg/(kg·d)(按身高标准体重,以下同),最大量 60mg/d,分次服用,共 4 周。4 周后不管效应如何,均改为泼尼松 1.5mg/kg 隔日晨顿服,共 4 周,全疗程共 8 周,然后骤然停药。短程疗法易于复发,国内少用。

b 中、长期疗法:可用于各种类型的肾病综合征。先以泼尼松 2mg/(kg·d)，最大量 60mg/d（男孩最大量可达 80mg/d），分次服用。若 4 周内尿蛋白转阴，则自转阴后改原每日剂量晨顿服，共 6 周，后改为 1.5mg/kg，之后隔日晨顿服 6 周，以后每 2～4 周减总量 2.5～5mg，直至停药。疗程必须达 6 个月（中程疗法）。开始治疗后 4 周尿蛋白未转阴者为糖皮质激素抵抗型肾病综合征（SRNS），改为甲泼尼龙冲击治疗，甲泼尼龙 15～30mg/(kg·d)，每日 1 次，持续 3 天，转阴则按糖皮质激素敏感型肾病综合征（SSNS）或都阳性，则加免疫抑制药，同时糖皮质激素（GC）改为隔日 2mg/kg，口服。2～4 周减 5～10mg 至小剂量维持。

④ 肾病综合征患儿因需应用大剂量糖皮质激素，由于糖皮质激素有对抗人体肠壁吸收维生素 D 和钙的作用，因此常加重了患儿体内钙的缺乏，久而久之可导致小儿骨质疏松症的发生，严重者甚至发生病理性骨折。因此，给肾病综合征的患儿补充维生素 D 和钙剂是非常重要的。

⑤ 由于肾病综合征多存在高度水肿，应适当使用利尿药，大量利尿药在排出尿液的同时，可以造成电解质紊乱（如低钾），故需补钾，但少尿或无尿者禁忌补钾。

⑥ 尿常规检查示尿蛋白定性多在（＋＋＋），约 15% 有短暂镜下血尿，大多可见透明管型、颗粒管型和卵圆脂肪小体；蛋白定量：24h 尿蛋白定量检查＞50mg/(kg·d) 为肾病范围的蛋白尿。

⑦ 尿蛋白电泳通过分析蛋白组成成分，可明确其来源，从而有助于病因诊断和预后判断。

⑧ 尿中溶菌酶增多可能为：a. 近端肾小管重吸收功能障碍；b. 血液中溶菌酶升高（如肿瘤）超过肾小管重吸收能力。尿 NAG 升高提示肾小管损伤。

⑨ 用于与乙型病毒肝炎相关性肾病和急性链球菌感染后肾炎相鉴别。

⑩ 用于排查 SLE。

注：1. 小儿肾病综合征是一组由多种原因引起的肾小球基膜通透性增加，导致血浆内大量蛋白质从尿中丢失的临床综合征。临床有以下四大特点：a. 大量蛋白尿；b. 低白蛋白血症；c. 高脂血症；d. 明显水肿。其中 a、b 两项为必备条件。近年来较重视肾小管功

能检查，因肾脏疾病的远期预后往往与肾小管功能有关。

2. 初始治疗的原则

（1）确诊后尽快使用激素进行治疗。

（2）选用半衰期 12～36h 的中效制剂（如泼尼松、泼尼松龙等），初始治疗阶段应力求尽快诱导尿蛋白转阴，开始剂量要足。

（3）激素减量要慢，可采用隔日清晨一次顿服，继续服用 4 周，视尿常规恢复情况逐渐减量。一般每 2～4 周减量 1 次，每次减量 2.5～5mg，以防复发。

（4）维持时间要长，不宜过短，待病情稳定再停药。

3. 儿童肾病发作时常合并感染，用糖皮质激素前需控制感染。糖皮质激素治疗期间出现感染应积极用抗生素控制感染。不需要用抗生素来预防感染。

4. 消肿　轻度水肿一般用足量糖皮质激素治疗 1～2 周后自然会消肿。但高度水肿、合并感染、高血压、激素不敏感者可用利尿药。常选氢氯噻嗪 1mg/kg，每日 3 次，如 2 日内无效可加至 2mg/kg，并加用螺内酯。如仍无效果，可加用袢利尿药，如呋塞米。对利尿药无效且血浆蛋白过低者，可先扩容再利尿。扩容可使用右旋糖酐-40，每次 5～10ml/kg，静滴〔＋多巴胺、多巴酚丁胺（或酚妥拉明）〕，滴完后给予呋塞米（速尿）1～2mg/kg 静注。如血浆蛋白明显降低者，可给予输血浆或白蛋白（也在输完后静注呋塞米）。

5. 利尿时应注意尿中丢失钾及可能出现的低血容量休克。

五、难治性肾病（以 6 岁，20kg 患儿为例）

长 期 医 嘱	临 时 医 嘱
儿科护理常规	血常规、粪常规、尿常规
二级护理	24h 尿蛋白定量
低盐低脂优蛋白饮食❶	尿蛋白电泳
记 24h 出入液量	尿纤维蛋白降解产物（FDP）
测血压　bid	测定
泼尼松　40mg po(晨起顿服)qd❷	尿溶菌酶测定

续表

长 期 医 嘱	临 时 医 嘱
或 曲安西龙 16mg po bid❸	尿 NAG 测定
或 地塞米松 3mg po bid	血 β_2-微球蛋白测定
环磷酰胺 15mg po bid❹	血清蛋白电泳
或 环孢素 100mg po qd❺	血生化全套
或 苯丁酸氮芥 4mg po qd❻	血补体系列
或 霉酚酸酯 100mg po tid❼	血沉
或 他克莫司 0.1～0.15mg/	血 DIC 指标系列
(kg·d) po 分次	ASO
卡托普利 12.5mg po tid❽	血 IgG、IgM、IgA、IgE
双嘧达莫 50mg po tid❾	血乙肝抗体测定
或 低分子肝素 2000U H bid	血胱抑素 C 测定
或 藻酸双酯钠 50mg po tid	肾脏 B 超
或 华法林 1.25mg po tid	肾穿刺活检 prn
活力钙片 25mg tid	NS 100ml | iv gtt
或 钙尔奇 D 咀嚼片 1 片 po tid	环磷酰胺 0.3g | (2h 滴完)❹
或 葡萄糖酸钙 0.5g po tid	10%GS 500ml |
维生素 E 胶丸 50mg po tid	10%氯化钠 20ml | iv gtt
左旋咪唑 25mg po bid(隔天)❿	10%氯化钾 10ml |

❶ 同 "糖皮质激素敏感型"。

❷ 泼尼松治疗后或在减量过程中复发者，原则上再次恢复到初始疗效剂量或上一个疗效剂量；或改隔日疗法为每日疗法；激素减量应更慢，并延长疗程。

❸ 曲安西龙作用与泼尼松相同，4mg 曲安西龙相当于泼尼松5mg，潴钠排钾作用小。

❹ 由于该药副作用较大，使用前向患儿家长讲清楚药物的副作用，签订知情同意书。环磷酰胺口服剂量为 1.0～2.0mg/(kg·d)，疗程 8～12 周，总剂量＜200mg/kg；主张连续静脉冲击治疗，8～12mg/(kg·d)，加入适量液体中，静脉滴入，连用 2 天为 1 个疗程，每 2 周 1 次，注意水化，5%葡萄糖 30～50ml/(kg·d)，同

时多饮水，以便加速环磷酰胺的代谢产物排出体外。环磷酰胺的不良反应有胃肠道反应、骨髓抑制、肝功能损害、出血性膀胱炎、脱发、性腺损害等。

❺ 环孢素的用法为 5mg/(kg·d) 或 150mg/m²，3～6 个月为 1 个疗程，也可长期服用，需监测血药浓度，使全血浓度维持在 100～200ng/ml，伴隔日小量激素同时应用效果较好。不良反应包括肝肾毒性、高血压、多毛、牙龈肿胀及中枢神经系统与胃肠道反应等。

❻ 苯丁酸氮芥能减少复发，用量 0.2mg/(kg·d)，疗程 6～8 周，注意累积剂量不超出性腺损害阈值（8～9mg/kg）。

❼ 霉酚酸酯与其他免疫抑制药相比，其肝肾、骨髓的毒性作用低。儿童剂量 15～20mg/(kg·d)，分次口服，最大剂量不超过 1.5g/d，疗程不少于 6 个月。

❽ 血管紧张素转换酶抑制药能改善肾小球血流动力学，起到降低尿蛋白、保护肾功能的作用。卡托普利开始 0.3mg/(kg·d)，最大剂量 5mg/(kg·d)；或依那普利 0.1～0.2mg/(kg·d)，疗程半年。

❾ 抗凝或抗血小板聚集治疗。

❿ 免疫增强剂左旋咪唑一般用于激素的辅助治疗，适用于常伴感染、频复发或激素依赖者。

注：1. 难治性肾病指对足量糖皮质激素治疗 4 周无效、糖皮质激素依赖、频繁复发（半年内≥2 次，1 年内≥3 次）。如病程超过半年的需将糖皮质激素减量，肾穿刺检查可了解病理类型。

2. 联合治疗　泼尼松仍需应用，可加免疫抑制药、抗凝或抗血小板聚集药物、血管紧张素转换酶抑制药、中药及免疫治疗。

3. 应用免疫抑制药治疗小儿肾病综合征时应严格掌握适应证，合理用药，力求避免副作用。单一免疫抑制药能解决问题的，不要使用两种或两种以上免疫抑制药；当病情需要须联合使用免疫抑制药时，避免同时使用作用于同一位点的多种免疫抑制药。在药物治疗的同时要针对机体的整体情况，选择适合病情需要的药物，做到既能发挥免疫抑制药的治疗效应，又能避免药物的副作用。

4. 肾病综合征常见合并呼吸道感染、尿路感染及原发性腹膜炎，应酌情积极应用抗生素控制感染。

六、尿路感染（6岁，20kg 患儿为例）

长 期 医 嘱	临 时 医 嘱
儿科护理常规	血常规
二级护理	尿常规⑤
普食❶	粪常规
卧床休息❷	中段尿细菌培养＋药物敏感试验⑥
5%GS 100ml 头孢噻肟钠 0.8g ｜ iv gtt tid❸	早期肾损伤检查⑦
或 5%GS 100ml 头孢曲松钠 1.6g ｜ iv gtt qd	血培养＋药物敏感试验⑧
	尿红细胞沉降率
复方磺胺甲噁唑 0.5g po tid❹	C 反应蛋白
或 呋喃妥因 62.5mg po tid❹	全套血生化
	泌尿系 B 超⑨

❶ 鼓励患儿进食，供给足够的热量、蛋白质和维生素，以增强机体抵抗力。

❷ 急性感染应卧床休息，多饮水，勤排尿，减少细菌在膀胱内的停留时间。女孩应注意外阴清洁，积极治疗蛲虫病。

❸ 尿路感染（UTI）80%～90%由大肠杆菌感染所致，应积极抗感染治疗。对上尿路感染应选择血浓度较高且对肾损害还较小的药物，在尿培养及药物敏感实验结果出来之前应先经验性用药，常用青霉素类或第二、第三代头孢菌素类药物，如头孢噻肟钠80～120mg/(kg·d)，分 3 次静滴，或头孢曲松钠80mg/(kg·d)，每日 1 次，疗程为 10～14 天。开始治疗后因连续 3 天进行尿细菌培养。若24h后尿培养阴转，表示所有药物有效，若 2～3 天症状仍不见好转或菌尿仍持续存在，考虑可能是细菌对所用药物耐药，应按尿培养及药物敏感试验结果调整用药，必要时可联合应用两种药物。

❹ 磺胺类药物是初次下尿路感染的首选药物，因其对大多数大肠杆菌有较强的抑菌作用，尿中溶解度高，不易产生耐药性，且价格便宜。常用制剂为复方磺胺甲噁唑，剂量为50mg/(kg·d)，分 2 次口服，一般疗程为 1～2 周，为防止尿中形成结晶应多饮水，

肾功能不全时慎用。

呋喃妥因对大肠杆菌亦效果显著，不宜耐药，异常选用，剂量为 $6\sim10mg/(kg\cdot d)$，分 $3\sim4$ 次口服，易致胃肠反应，故宜在饭后服用，亦可配合磺胺类药，对顽固性感染需 $3\sim4$ 个月连续治疗时更宜选用呋喃妥因。

喹诺酮类可导致儿童的骨骺线过早骨化，影响儿童长高，目前虽疗效较好，但在儿童慎用。

❺ 尿常规检测，如清洁中段尿离心沉渣中白细胞 >10 个/HP，即可怀疑为泌尿系感染。肾盂肾炎患儿中有中等蛋白尿、白细胞管型，以及晨尿比重和渗透压减低。1h 尿白细胞排泄率测定，白细胞数 $>30\times10^4/h$ 为阴性，可排除泌尿系感染。

❻ 尿细菌培养及菌落计数是诊断尿路感染的主要依据。中段尿培养菌落数 $\geqslant10^5/ml$ 可确诊，$10^4\sim10^5/ml$ 为可疑，$<10^4/ml$ 为污染。但结果分析应结合患儿性别、有无症状、细菌种类及繁殖力综合评价临床意义。由于粪链球菌一个链含有 32 个细菌，一般认为菌落数在 $10^3\sim10^4/ml$ 即可诊断。通过耻骨上膀胱穿刺获取的尿培养，只要发现细菌生长，既有诊断意义。伴有严重尿路刺激征的女孩，如果尿中有较多白细胞，中段尿细菌鉴定量 $\geqslant10^2/ml$，且致病菌为大肠杆菌类或腐物寄生球菌等，即可诊断为 UTI，临床高度怀疑 UTI 而尿普通细菌培养阴性的，应做 L-型细菌和厌氧菌培养。女孩如 2 次尿培养菌落计数均在 10 万/ml 以上，应考虑诊断为菌尿。采取新鲜尿液对培养很重要，如不能及时培养，应随即放在 $4℃$ 冰箱内。

❼ 早期肾损伤检查中尿 β_2 微球蛋白、NAG 等检测有助于鉴别上、下尿路感染，前者升高，后者多在正常范围。

❽ 新生儿及小婴儿多由血行感染引起泌尿系感染，必要时可给予血培养以进一步明确诊断。

❾ 泌尿系 B 超可准确测量肾脏大小，有无积水、结石及肾瘢痕形成。

注：1. 必要时可完善以下特殊检查。

（1）核素肾图是利用核素进行的一种肾功能检查，对有无尿路梗阻具有较大的诊断价值，但婴幼儿定位诊断较困难，可影响检查结果。

（2）对尿路感染反复发作者，需排除尿路梗阻、畸形，可行静脉肾盂造影检查。

（3）逆行膀胱尿路造影用于诊断是否因膀胱输尿管反流引起的反复尿路感染。

2. 复发与再感染两者意义不同

（1）复发　指菌尿经治疗后暂时转阴，停药后短期内（一般＜6周）原有致病菌死灰复燃，症状再现。复发表明治疗失败，可能因选药不当或疗程过短，或产生耐药株，多见于慢性感染或解剖结构异常者。

（2）再感染　指一次感染治疗已愈，停药后较长时间（通常＞6周）由另一种致病菌侵入尿路而引起。

3. 尿路感染的诊断标准（真性UTI）

（1）临床有尿路感染症状或清洁尿沉渣细胞＞10个/HP，其清洁中段尿细菌定量培养菌落数＞10^5/ml。

（2）无症状者，2次清洁中段尿细菌定量培养菌落数均为10^5/ml，且为同一菌种。

（3）膀胱穿刺尿培养细菌阳性，完整的UTI诊断除证实真性细菌尿外，还应进一步明确：UTI系初发、复发或再感染；确定致病菌的类型并做药物敏感试验；有无尿路畸形等复杂性UTI存在；UTI的定位。

4. 尿路感染的定位诊断

（1）膀胱冲洗法　下尿路感染无细菌生长，上尿路感染有细菌生长。

（2）肾功能检查　尿浓缩功能障碍可作为肾盂肾炎的定位诊断。

（3）血清大肠杆菌凝聚试验　滴定度＞1∶320为上尿路感染。

（4）血沉、C反应蛋白和四唑氮蓝试验　上尿路感染呈阳性改变，膀胱炎则无变化。

（5）尿 N-乙酰-β-D-葡萄糖苷酶（NAG）　上尿路感染呈阳性。

（6）尿酶　上尿路感染呈阳性改变，膀胱炎则无变化。

（7）尿抗体包裹细菌（ACB）　上尿路感染呈阳性改变，膀胱炎则无变化。敏感性为80%，特异性为90%。

（8）尿 β_2 微球蛋白（β_2-MG）　上尿路感染呈阳性改变，膀胱炎则无变化。

5. UTI 治疗的关键是积极控制感染，根除病原体，防止再发，预防复发，去除诱因，纠正尿路结构异常，保护肾功能。对尿路刺激症明显者，可用阿托品、山莨菪碱等抗胆碱药物治疗，或口服碳酸氢钠碱化尿液，以减轻尿路刺激症状。对高热、头痛、腰痛者给予解热镇痛药，以缓解症状。

6. 抗生素的使用原则

（1）对肾盂肾炎应选择血浓度较高的药物，对膀胱炎应选尿浓度高的药物。

（2）对上行感染，首选磺胺类药物治疗，如发热等全身症状明显或血源性感染，多选用青霉素类、氨基糖苷类或头孢菌素类药物单独或联合治疗。

（3）根据尿培养及药物敏感试验结果，同时结合临床疗效选用抗生素。

（4）药物在肾组织、尿液、血液中都应有较高的浓度。

（5）选择抗菌能力强，抗菌谱广，最好是强效杀菌药，且不宜使细菌产生耐药菌株的抗生素。

（6）选用对肾功能损害小的药物。

7. 常用抗生素的选择

（1）磺胺类药物对大肠杆菌、变形杆菌和部分球菌有较强的抑制作用，尿中溶解度高而不宜耐药，可为下尿路感染的首选药物，常用复方磺胺异噁唑，注意碱化尿液，多饮水。

（2）青霉素类，如青霉素、氨苄西林等。

（3）头孢菌素类。

（4）硝基呋喃类对大肠杆菌多数有效，治疗肾盂肾炎时要酸化尿液，治疗膀胱时要碱化尿液。

（5）大环内酯类。

（6）磷霉素类。

儿童慎用氯霉素类、氨基糖苷类和喹诺酮类。

8. 抗生素的疗程

（1）症状性 UTI 的治疗　10～14 天为 1 个疗程，对有严重组织损伤者，如合并糖尿病或尿路畸形，或在短期治疗后复发者，可采用4～6周法，预防用药的期限有时需达6个月以上。痊愈后应定期随访1年，反复感染需随访2年或更长。

（2）无症状性菌尿的治疗 多数主张不需要治疗，但对合并尿路梗阻、膀胱输尿管反流或其他尿路畸形者，或继续感染使肾脏留有陈旧性瘢痕者，则应积极治疗，疗程为7～14天，之后给予小剂量药物预防，直至尿路畸形矫正为止。

（3）新生儿和婴幼儿UTI的治疗 常规疗程7～14天，菌尿反复出现者，应小剂量治疗，以防复发。

（4）对再感染者，不经常性再发者，再发后按急性处理；反复再发者，急性期有效足量抗菌药物应用10天左右，继用1/4～1/3原量抗菌药物，每晚睡前服用，持续3～6个月；对反复多次感染或肾实质已有不同程度损害者，疗程可延长至1～2年。为预防耐药菌株产生，可采用联合用药或轮替用药，即每种药物用2～3周后轮替使用，以提高疗效。

9. 积极矫治尿路畸形 约半数小儿UTI伴有各种诱因，特别是慢性或反复再发者，同时伴有尿路畸形，其中以输尿管反流（VUR）最为常见，其次是尿路梗阻和膀胱憩室。一经确诊应及时矫正。

10. UTI的局部治疗 常采用膀胱内药液灌注治疗，主要治疗顽固性慢性膀胱炎经全身给药治疗无效者。灌注药液可根据致病菌特性或敏感试验结果选择。

第七节 造血系统疾病

一、营养性缺铁性贫血（以6岁，20kg患儿为例）

长 期 医 嘱	临 时 医 嘱
儿科护理常规	血常规、网织红细胞计数检查[2]
二级护理	
普食	血涂片观察红细胞形态
硫酸亚铁 30mg/（kg·d）po分3次[1]	粪常规及潜血试验
或 富马酸亚铁 140mg po tid	血清铁蛋白[3]

续表

长 期 医 嘱	临 时 医 嘱
或 葡萄糖酸亚铁　0.2g po tid	红细胞游离原卟啉❶
维生素 C　0.1g po tid	血清铁、总铁结合力检测
	骨髓细胞学检查及铁染色检查

❶ 新的铁剂，如硫酸亚铁-维生素 C、B 族维生素复合物（福乃得）、多糖铁复合物（力蜚能）等可不加服维生素 C。口服铁剂 12～24h 后，细胞内含铁酶开始恢复，烦躁等精神症状减轻，食欲增加。网织红细胞于服药 2～3 天后开始上升，5～7 日达高峰，2～3 周后下降至正常。治疗 1～2 周后血红蛋白逐渐上升，通常于治疗 3～4 周达到正常。如 3 周内血红蛋白上升不足 20g/L，应注意寻找原因。如治疗反应满意，血红蛋白恢复正常后再继续服铁剂 6～8 周，以增加铁储存。

❷ 营养性缺铁性贫血为小细胞低色素性贫血，红细胞平均容积（MCV）<80fl、红细胞平均血红蛋白（MCH）<28pg、红细胞平均血红蛋白浓度（MCHC）<32%。

❸ 血清铁蛋白可较敏感地反映体内贮存铁情况，在缺铁的铁减少期（ID 期）即已降低，红细胞生成缺铁期（IDE）和铁消耗期（IDA）降低更明显，因而是诊断缺铁 ID 期的敏感指标。其放射免疫法测定的正常值：<3 个月的婴儿为 194～238μg/L，3 个月后为 18～91μg/L；低于 12μg/L，提示缺铁。

❹ 当红细胞游离原卟啉（FEP）>0.9μmol/L（500g/dl）即提示细胞内缺铁。

注：1. 一般无须输注红细胞。输注红细胞的适应证：贫血严重，尤其是发生心力衰竭者；合并感染者；急需外科手术者。贫血越严重，每次输注量应越少。血红蛋白在 30g/L 以下者，应采用等量换血方法；血红蛋白在 30～60g/L 者，每次可输注浓缩红细胞 4～6ml/kg；血红蛋白在 60g/L 以上者，不必输红细胞。

2. 去除病因是治疗的关键。应做相关检查排除。

二、营养性巨幼细胞贫血

长 期 医 嘱	临 时 医 嘱
儿科护理常规	血常规、网织红细胞计数 ❸
二级护理	血涂片观察红细胞形态 ❹
普食	骨髓涂片 ❺
维生素 C　100mg po tid	血清叶酸和维生素 B_{12} 测定 ❻
叶酸 5mg po　　tid❶	
维生素 B_{12}　100μg im 每周 2～3 次❷	

❶ 有精神神经症状者，以维生素 B_{12} 治疗为主，单用叶酸反加重症状。维生素 B_{12} 一次肌注 500～1000μg，或每次 100μg，肌注，每周 2～3 次，连用数周，直至临床症状好转，血象正常为止；有神经系统受累时，可予每日 1mg，连续肌注 2 周以上；由维生素 B_{12} 吸收缺陷所致者，每月肌注 1mg，并长期应用。用维生素 B_{12} 治疗后 6～7h 骨髓内巨幼红细胞可转为正常幼红细胞；一般精神症状 2～4 天后好转；网织红细胞 2～4 天开始增加，6～7 天达高峰，2 周后降至正常；精神神经症状恢复较慢。

❷ 叶酸口服 5mg/d，每日 3 次，连续数周至临床症状好转、血象恢复正常为止。同时服维生素 C 有助于叶酸的吸收。服叶酸 1～2 天后食欲好转，骨髓中巨幼红细胞转为正常；2～4 天网织红细胞增加，4～7 天达高峰；2～6 周红细胞和血红蛋白恢复正常。因使用抗叶酸代谢药物而致病者，可用甲酰四氢叶酸钙治疗。先天性叶酸吸收障碍者，口服叶酸剂量应增至每日 15～50mg 才有效。

❸ 营养性缺铁性贫血为大细胞低色素性贫血，红细胞平均容积（MCV）＞94fl、红细胞平均血红蛋白（MCH）MCH＞32pg。网织红细胞计数常减少。

❹ 血涂片可见红细胞大小不等，以大细胞为多见，易见嗜多色性和嗜碱点彩红细胞，可见巨幼变的有核红细胞，中性粒细胞呈分叶过多现象。

❺ 骨髓象增生明显活跃，以红细胞系增生为主，粒、红系统

均出现巨幼变，表现为胞体变大、核染色质粗而松、副染色质明显。中性粒细胞的胞浆空泡形成，核分叶过多。巨核细胞的核有过度分叶现象。

❻ 必要时测血清叶酸和维生素 B_{12} 浓度。血清维生素 B_{12} 正常值为 200～800ng/L，＜100ng/L 为缺乏。血清叶酸水平正常值为 5～6μg/L，＜3μg/L 为缺乏。

注：1. 一般无须输注红细胞。输注红细胞的适应证见"营养性缺铁性贫血"。

2. 严重贫血伴有心功能不全或其他并发症可输血，每次按 10ml/kg 为限，心功能不全者滴速要慢。

3. 改善哺乳母亲的营养，婴儿应及时添加辅食，注意饮食均衡，及时治疗肠道疾病，注意合理应用抗叶酸代谢药物。

三、再生障碍性贫血（以 6 岁，20kg 患儿为例）

长 期 医 嘱	临 时 医 嘱
儿科护理常规	血常规❼
二级护理	网织红细胞计数❽
普食	尿常规、粪常规
美雄酮（大力补）　5mg po bid❶	骨髓穿刺及涂片、活检❾
泼尼松　5mg po tid❷	T 细胞亚群检查
甲泼尼龙　500mg iv gtt qd❸	EB 病毒、巨细胞病毒、微小
抗胸腺球蛋白　100mg iv gtt qd❹	病毒、B19 抗体测定❿
环孢素　50mg po bid❺	胸部 X 线片
丙种球蛋白　8g iv gtt qd iv gtt qd❻	生化全套
阿胶补血冲剂　1 片 po tid	心电图
维生素 C　100mg po tid	腹部 B 超
复合维生素 B　10mg po tid	
葡醛内酯　1 片 po tid	

❶ 雄激素是治疗慢性再生障碍性贫血的首选药物，用药后 2～4 个月起效，如果大于 6 个月无效者可停止使用，有效者待血红蛋

白上升至 100g/L 时可渐减量直至给予最小维持量，用药 2 年停药。用药后定期复查肝功能。雄激素可与免疫抑制药同用。常用雄激素有以下几种。司坦唑醇（康力龙），每日 0.1～0.3mg/kg 分次口服；十一酸睾酮（安雄），起始每日 120～160mg，连续 2～3 周，然后改维持量每日 40～120mg；屈他雄酮（羟甲雄酮），每日 0.25～4mg 分次口服；睾酮苯乙酸酯（长效睾丸素），每日 1～2mg/kg，隔日肌内注射 1 次；丙酸睾酮，每日 1～2mg，每日或隔日肌内注射 1 次；苯丙酸诺龙，每次 0.5～1mg，每周 1～2 次肌内注射。

❷ 泼尼松减轻雄激素的副作用，防止长骨骨化核早期融合，并减少出血倾向。但是，长期使用可至骨髓脂肪化，不利于病情的恢复。

❸ 甲泼尼龙 20～30mg/(kg·d)，连续静滴 3 天后，一般每 3～4 天减量一半，至 1～3mg/(kg·d) 后停药，使用时要注意监测高血压的发生和感染的发生，尤其是真菌感染。

❹ 抗胸腺球蛋白（ATG）适宜用于慢性 AA 重症患者，其血小板常＜20×10⁹/L，剂量为 5～10mg/(kg·d)，使用前需皮试，治疗前宜建立两路静脉通道，一路缓慢静滴 ATG，另一路缓慢静滴氢化可的松 5mg/(kg·d)。用药前 1h 给一次异丙嗪。口服：每日 2～3 次，1 岁以下每次 2.5～5mg；1～3 岁每次 5～7.5mg；4～6 岁每次 7.5～10mg；7 岁以上每次 10～12.5mg。最近，美国 FDA 发布已有 2 岁以下儿童因使用异丙嗪出现呼吸抑制甚至死亡的报告，故应严格掌握适应证及使用方法和剂量，禁忌 2 岁以下儿童使用异丙嗪，大于 2 岁的儿童使用异丙嗪时也要谨慎。

❺ 环孢素 5～8mg/(kg·d)，2 周后血药浓度达 100～200ng/ml，维持期逐渐减量至 1～5mg/(kg·d)。注意监测肝肾毒性、高血压等。适用于病情不适合用 ATG 或无效的病例。

❻ 大剂量丙种球蛋白 400mg/(kg·d) 每 4 周 1 次，需 4～6 次。

❼ 血常规示全血细胞减少为最主要的特点，但红细胞、粒细胞和血小板的减少程度不一，不一定同时出现。贫血属正细胞正色素性，红细胞平均体积大（MCV↑）、平均血红蛋白量（MCH↑）、分布宽（RDW↑）。白细胞计数大多减少，中性粒细胞减少。淋巴

细胞分类增高，但绝对数在重病例也是减少的，单核细胞也减少。血小板计数减少、出血时间和凝血时间延长、血块退缩不良、束臂试验阳性。

❽ 网织红细胞百分数大多低于正常，慢性病例有时可轻度升高，但计算其绝对数则明显降低。一定要同时兼顾网织红细胞的百分比和绝对计数。

❾ 骨髓象，三系或二系减少，至少一个部位增生不良，如增生良好，红系中常有晚幼红细胞比例增高，巨核细胞明显减少；骨髓小粒中非造血细胞及脂肪细胞增多。慢性型不同部位穿刺所得骨髓象很不一致，可从增生不良到增生象，穿刺时可以选择远心端操作，以增加阳性率。必要时行骨髓活检。

❿ 再生障碍性贫血常由病毒感染引起。

注：1. 再生障碍性贫血（再障）是多种病因引起的造血障碍，致红骨髓总容量减少，代以脂肪髓，造血衰竭，以全血细胞减少为主要表现的一组综合征。依据临床表现分为急性和慢性两型。根据严重度划分严重型再障和极重型再障。血象具备以下3项中的2项为严重型再障：a. 中性粒细胞计数$<0.5\times10^9$/L；b. 血小板计数$<20\times10^9$/L；c. 网状红细胞（血细胞比容纠正值）<0.01。骨髓细胞增生程度低于正常的25%，或如$<50\%$，则造血细胞$<30\%$，其中$<0.2\times10^9$/L者为极重型再障。

2. 由于儿童末梢血象正常值高于成人，并保留一部分肝脾、淋巴结造血的功能，贫血时易引起髓外造血代偿，所以小儿发生再障时白细胞下降程度较成人轻，肝脏甚至脾脏、淋巴结可能触及，故完全依据成人的诊断标准确有不安。

3. 慢性再障起病缓慢，以出血为主要表现，出血多局限于皮肤、黏膜；血小板明显减少者易出现严重出血，是导致再障死亡的主要的原因。外周血小板计数$<20\times10^9$/L伴明显出血倾向是输注浓缩血小板的指征。

4. 慢性再障常合并感染，外周血中性粒细胞计数$<1.0\times10^9$/L，感染机会明显上升。应注意隔离，避免交叉感染。一旦发生感染必须及时治疗，早期联合使用广谱抗生素，及早进行细菌学和真菌检测以指导用药。

四、葡萄糖-6-磷酸脱氢酶缺陷症

长 期 医 嘱	临 时 医 嘱
儿科护理常规	血常规、网织红细胞计数、有核红细胞计数❹
一级护理	
普食（忌蚕豆及蚕豆制品）❶	尿常规、尿隐血试验、尿三胆测定❺
病重通知	
记录 24h 尿量及尿色❷	生化全套
5%碳酸氢钠　75ml iv gtt qd❸	红细胞 G-6-PD 活性试验❻
氢化可的松　5～10mg/kg iv gtt qd	或 正铁血红蛋白还原试验❻
10%GS　250ml iv gtt qd(慢)	或 荧光斑点实验❻
右旋糖酐-40　10ml/kg iv gtt qd	红细胞 G-6-PD 活性测定❼
	红细胞自溶试验和纠正试验❽
	抗人球蛋白试验 prn❾
	血气分析 prn
	心电图 prn

❶ 停用诱发药物和食物，食物有蚕豆、珍珠粉等；药物有抗疟疾类、磺胺类、解热镇痛药、矾类、呋喃类及樟脑等。

❷ 密切观察尿量，若尿量＜100ml/24h，应警惕急性肾功能衰竭的可能。此时，要严格控制补液量和速度，20～30ml/（kg·d），以防发生肺水肿及心力衰竭。若无尿伴高血钾时，应行血液透析或腹膜透析。

❸ 碱化尿液，以防止血红蛋白在肾小管内沉积。

❹ 血常规显示贫血、网织红细胞计数升高。

❺ 尿检示血红蛋白尿和尿胆原增加，

❻ G-6-PD 缺乏的筛选试验常用的有以下 3 种。

a. 正铁血红蛋白还原实验：正常还原率＞0.75；中间型为0.74～0.31；显著缺乏者＜0.30。此试验简易，敏感性高，但特异性稍差，可出现假阳性。

b. 荧光斑点试验：正常 10min 内出现荧光；中间型者 10～30min 出现荧光；严重缺乏者 30min 仍不出现荧光。本试验敏感性和特异性均较高。血片可以邮寄，便于基层医院送检。

c. 硝基四氮唑蓝（NBT）纸片法：正常滤纸片呈紫蓝色，中间型呈淡蓝色，显著缺乏者呈红色。

❼ G-6-PD 活性测定是特异性诊断方法，正常值随测定方法而不同：Zinkham 法为（12.1±2.09）IU/gHb（WHO 推荐）；Clock 与 Mclean 法为（8.34±1.59）IU/gHb。（国际血液学标准化委员会推荐）；NBT 定量法为 13.1～30.0 BNT 单位；G-6-PD/6-磷酸葡萄糖酸脱氢酶（6-PGD）比值测定：正常成人值为 1.0～1.67，脐带血 1.1～2.3，低于此值为 G-6-PD 缺乏（本方法可进一步提高杂合子检出率）。

❽ 本症红细胞渗透脆性正常，自溶试验加葡萄糖或三磷腺苷（ATP）可部分纠正。需排除自身免疫性贫血时可做抗人球蛋白试验。

注：1. 葡萄糖-6-磷酸脱氢酶（G-6-PD）缺乏症是一种遗传性溶血性疾病。在我国，此病主要见于长江流域及其以南各省，以云南、海南、广东、广西、福建、四川、江西、贵州等省（自治区）的发病率较高，北方地区较为少见。

2. G-6-PD 缺乏呈 X 链锁不完全显性遗传。男性半合子和女性纯合子均发病，G-6-PD 呈显著缺乏。女性杂合子发病与否，取决于其 G-6-PD 缺乏的细胞数量在细胞群中所占的比例，在临床上有不同的表现度，故称为不完全显性。

3. 输血 供血者 G-6-PD 正常者。血红蛋白＜70g/L，血红蛋白尿减轻，可暂时不输血，观察 4h。血红蛋白≥9g/L，血红蛋白尿依旧存在。暂不输血。观察到血红蛋白尿消失。血红蛋白尿存在或血红蛋白＜70g/L，应立即输血。输血量按公式计算，输血量（ml）＝（100g/L－惠儿血红蛋白量）×体重（kg）×0.3。

4. 合并感染者或感染诱发者，针对病因选择抗生素。

5. 新生儿黄疸可用蓝光治疗，严重者可采用换血疗法，以防止胆红素脑病的发生。

五、特发性血小板减少性紫癜（以 6 岁，20kg 患儿为例）

长 期 医 嘱	临 时 医 嘱
儿科护理常规	血常规（血小板计数及形态）❶
一级护理	尿常规
半流质饮食	粪常规及隐血试验
维生素 C　100mg po tid	出血时间、凝血时间
复方芦丁　1 片 po tid	凝血酶原消耗试验❺
泼尼松　10mg po tid❶	血块退缩时间❺
丙种球蛋白　8g　iv gtt qd❷	毛细血管脆性试验❺
达那唑　75mg po tid❸	血小板相关抗体测定❻
	骨髓穿刺及涂片检查❼
	输血小板悬液❽
	和（或）新鲜血 prn❽

❶ 泼尼松剂量为 1.5～2mg/(kg·d)，分 3 次口服。出血严重时可用激素冲击治疗：地塞米松 0.5～2mg/(kg·d)，或甲泼尼龙 20～30mg/(kg·d)，静脉滴注，连用 3 天，症状缓解后改服泼尼松。用药至血小板数回升至接近正常水平即可逐渐减量，疗程一般不超过 4 周。停药后如有复发，可再用泼尼松治疗。

❷ 静脉丙种球蛋白（IVIG）常用剂量为 0.4g/(kg·d)，连续 5 天静脉滴注；或每次 1g/kg 静脉滴注，必要时次日可再用 1 次。

❸ 达那唑剂量为 10～15mg/(kg·d)，分 3 次，疗程 2 个月以上，一般 2～4 个月开始出现疗效，出现疗效后隔日减量一次。可用于难治性病例，与糖皮质激素有协同作用。

❹ 血常规示血小板计数减少，血小板形态异常。

❺ 出血时间延长，凝血时间正常，血块收缩不良。血清凝血酶原消耗不良，血块退缩时间延长，毛细血管脆性试验阳性。

❻ 血小板相关抗体如 PAIgG、PAIgM、PAC3 阳性。

❼ 急性病例骨髓巨核细胞数增多或正常。慢性者巨核细胞显著增多；幼稚巨核细胞增多，核分叶减少，核-浆发育不平衡，产

生血小板的巨核细胞明显减少，其胞浆中有空泡形成、颗粒减少和胞浆量少等现象。

❽ 血小板的输注指征：血小板计数$< 10 \times 10^9$/L，有严重出血或危及生命的出血须紧急处理者。每次 0.2～0.25U/kg 静脉滴注，隔日输注 1 次，至出血减轻、血小板升高达$> 30 \times 10^9$/L。同时输注丙种球蛋白可提高疗效。

注：1. 本症需与伴血小板减少的疾病相鉴别，如急性白血病、再生障碍性贫血、过敏性紫癜、继发性血小板减少性紫癜等。严重细菌感染和病毒血症均可引起血小板减少，化学药物、脾功能亢进症、部分自身免疫性疾病（如系统性红斑狼疮等）、恶性肿瘤侵犯骨髓和某些溶血性贫血等均可导致血小板减少，应注意鉴别。部分患儿疗效差时，应考虑合并湿疹血小板减少伴免疫缺陷综合征（Wiskott-Aldrich 综合征）。

2. 合并感染应针对病因给予抗生素治疗。

3. 经上述处理无效病例可考虑血浆置换疗法。

第八节　内分泌疾病

一、生长激素缺乏性侏儒症（单纯型）

长 期 医 嘱	临 时 医 嘱
儿科护理常规	血常规、尿常规、粪常规
二级护理	生化全套(包括空腹血糖测定)
普食	血锌
重组人生长激素　0.1U/kg H（睡前 1h）❶	血 FT_3、FT_4、TSH 测定
	血 ACTH、皮质醇测定
	血 FSH、LH、E_2 和睾酮测定
	生长激素激发试验❷
	染色体检查(女性)❸
	头部 MRI❹
	左腕(6 个月以下采用左膝关节)正位 X 线片

续表

长 期 医 嘱	临 时 医 嘱
	胸部 X 线片
	脑电图
	测智商

❶ 于大腿前面中外侧或上臂三角肌或脐周皮下注射。每治疗 3个月评价 1 次疗效，第 1 年效果最好。个别患儿的注射部位红肿，3～5 天后可自然消退；治疗后 1～3 个月可有亚临床型甲状腺功能减退。出现低 T_4 血症。应每日同时补充左甲状腺素 25～50μg，或甲状腺片 20～40mg；其他偶见水钠潴留、一过性丙氨酸氨基转换酶增高等副作用。有恶性肿瘤、乙肝患儿、严重糖尿病者禁用。

❷ 可乐定生长激素激发试验，空腹服可乐定 4μg/kg（最大量为 150μg），服前及服后 30min、60min、90min、120min 抽血测生长激素 (GH)。精氨酸生长激素激发试验：空腹，精氨酸 0.5g/kg加注射用水 60ml 于 30min 静滴完毕，注射前及注射后 30min、60min、90min、120min 抽血测 GH。

❸ 排除先天性卵巢发育不良。

❹ 了解下丘脑-垂体有无器质性病变，排除有无肿瘤等。

注：1. 生长激素缺乏症是由于垂体前叶合成和分泌生长激素部分或完全缺乏，或由于结构异常、受体缺陷等所致的生长发育障碍性疾病。其身高处在同年龄、同性别正常健康儿童生长曲线第三百分位数以下或低于两个标准差，符合矮身材标准。

2. 主要诊断依据如下。

（1）身材矮小，身高落后于同年龄、同性别正常儿童第三百分位数以下。

（2）生长缓慢，生长速度＜4cm/年。

（3）骨龄落后于实际年龄 2 年以上。

（4）两种 GH 刺激试验示 GH 部分或完全缺乏。

（5）智能正常，与年龄相称。

（6）排除其他疾病影响。

3. 生长速度的减慢常不引起家长的察觉和重视，临床应将身高体重的监测纳入日常临床门诊工作，作为常规。以早期发现生长速度减慢，早期检查，不要错过最佳诊断、治疗时机。

二、先天性甲状腺功能减退症（以2月，4kg 患儿为例）

长 期 医 嘱	临 时 医 嘱
新生儿护理常规	血常规
二级护理	血 FT$_3$、FT$_4$、TSH [2]
母乳喂养	血脂分析
左甲状腺素　　10μg/kg po qd [1]	空腹血糖测定
	肝功能
	左腕关节正位 X 线片（6 个月以下采用左膝关节）[3]
	B 超甲状腺检查或 ECT 甲状腺扫描
	心电图 [4]
	胸部正位 X 线片

[1] 国内多数医院仍在采用干甲状腺片，100μg 左甲状腺素约相当于 60mg 干甲状腺片。小儿甲状腺激素类药物的补充剂量，见表 4-4。

表 4-4　甲状腺素类药物的补充剂量

年龄	甲状腺片 /(mg/d)	左甲状腺酪氨酸 /(μg/d)	碘塞罗宁 /(μg/d)
2～4 个月	15～20	20～30	5～10
4～8 个月	20～30	30～50	10～15
8～12 个月	30～45	50～75	15～25
1～2 岁	45～60	75～100	25～50
2～4 岁	60～100	100～150	50～75
4～12 岁	60～200	100～300	50～100

[2] 必要时可测抗甲状腺线粒体抗体和抗甲状腺球蛋白抗体。

[3] 骨龄检测，左腕正位 X 线片（6 个月以内做膝关节正位 X

线片），骨龄延迟。必要时加拍踝、肘关节和胸部 X 线片。

❹ 心电图示低电压、心肌损害变化。

注：1. 先天性甲状腺功能减低症是由于甲状腺激素合成不足所造成的一种疾病。根据病因的不同可分为两种。散发性系先天性甲状腺发育不良、异位或甲状腺激素合成途径中酶缺陷所造成，发生率为（14～20)/10 万；地方性多见于甲状腺肿流行的山区，是由于该地区水、土和食物中碘缺乏之所致，随着我国碘化食盐的广泛应用，其发病率明显下降。

2. 本病已列入新生儿筛查。TSH 异常将召回，询问病史，测血 FT_3、FT_4、TSH（或 T_3、T_4、TSH）

3. 早期智力干预。在治疗过程中早期对患儿加强智力发育的教育，可以适当补充影响脑发育的药物，如二磷酸果糖、γ-氨酪酸等。

4. 本病一经确诊，须终身服药。首选左甲状腺素，剂量必须个体化，因人而异。必须定期随访，观察生长发育曲线、智商、骨龄及血 T_3、T_4、TSH 的变化。

第九节 变态反应、结缔组织病

一、吉兰-巴雷综合征

长期医嘱	临时医嘱
儿科常规护理	急性周围性瘫痪传染病报告❷
一级护理	血常规、尿常规、粪常规
半流质	急性期及恢复期双份血清送检脊
病重通知	髓灰质炎病毒中和抗体检测❸
吸痰　prn	24～48h 内双份新鲜粪便送检
维生素 B_1　10mg po tid	髓灰质炎病毒分离❸
维生素 B_6　10mg po tid	血生化全套（电解质）❹
丙种球蛋白　400mg/(kg·d)	腰椎穿刺
iv gtt qd❶	脑脊液病毒分离或病毒抗体测定❸
	脑脊液常规、生化、免疫球蛋白
	检测❺

续表

长 期 医 嘱		临 时 医 嘱
10%GS 100ml 胞磷胆碱 0.25g 三磷腺苷 20mg 辅酶 A 100U	iv gtt qd	心电图
		肌电图❻
		胸部 X 线片
		脊髓 MRI 检查
10%GS 250ml 维生素 C 500mg	iv gtt qd	气管切开❼
		呼吸机辅助呼吸 prn❽

❶ 一般使用5～7天，可抑制异常免疫反应，缩短病程。有效者24～48h可见麻痹不再进展，也有部分病例无效。其疗效与血浆置换相当。使用禁忌证为先天性 IgA 缺乏。

❷ 城市在12h或农村在24h内以最快的方式报告当地县级疾控机构。报告内容包括患儿姓名、性别、出生年月日、家长姓名、详细的联系地址和电话、就诊医院、就诊日期、麻痹日期等。

❸ 排除脊髓灰质炎感染。

❹ 低血钾也可以引起类似症状。

❺ 脑脊液改变呈动态变化。早期正常，发病后1周，蛋白开始升高，第2～3周达高峰，第4周开始下降，压力、细胞数正常，多表现为蛋白-细胞分离现象，即白细胞正常，蛋白量明显升高。

❻ 表现为周围神经脱髓鞘或轴索变性损害。脱髓鞘可使运动和感觉神经传导速度减慢，轴索变性表现远端波幅降低，发病早期 H 反射延长或消失，F 波潜伏期延长。

❼ 首先行气管内插管，1天以上不好转则行气管切开。气管切开的适应证如下。

a. Ⅲ度呼吸肌麻痹；

b. Ⅱ度呼吸肌麻痹伴舌咽神经及迷走神经麻痹；

c. Ⅱ度以上呼吸肌麻痹伴肺炎和肺不张。

❽ 呼吸机辅助呼吸的指征

a. 呼吸肌麻痹，呼吸功能不能满足生理需要，出现明显的低氧血症及高碳酸血症；

b. 鼻导管给氧后动脉血氧分压低于 60mmHg，二氧化碳分压

高于 45mmHg;

c. 呼吸明显不整或呼吸暂停，伴有意识及循环障碍。

注：1. 本病又称急性炎症性脱髓鞘性多神经根神经病、急性感染性多发性神经根炎和格林-巴利综合征。病因不明。多数患儿于发病前 1～4 周有上呼吸道感染、疫苗接种等前驱病史。一般认为本病是感染后诱发的一种针对神经髓鞘发生的迟发性自身免疫反应。典型的临床表现为进行性、对称性、松弛性肢体瘫痪，脑脊液呈蛋白-细胞分离，重症者出现呼吸肌麻痹、脑神经麻痹。

2. 本病的护理尤为重要

（1）呼吸道护理，保持气道通畅，预防肺部感染和肺不张等。

（2）肢体瘫痪的护理和预防压疮的发生。

（3）大剂量激素应用的护理。

（4）加强营养，调整饮食。

（5）心理护理，树立战胜病魔的信心，不能消极悲观。

3. 是否使用激素，目前意见不统一。通常认为无效。

4. 大剂量 B 族维生素、维生素 C 以及三磷腺苷、胞磷胆碱等改善神经营养代谢药物有助于恢复。

5. 本病早期应密切观察呼吸肌功能，及时发现并治疗周围性呼吸衰竭。必要时气管切开，给予机械通气。定期行血气分析，及时纠正酸碱平衡失调。

6. 吞咽困难者采用鼻饲。并发感染者应用抗生素。

7. 恢复期加强瘫痪肢体的功能锻炼，辅助以理疗、针灸等，预防肢体畸形和促进肢体功能恢复。有条件者，可采用高压氧治疗。

二、幼年型类风湿关节炎

长 期 医 嘱	临 时 医 嘱
儿科护理常规	血常规
二级护理	尿常规、粪常规
普通饮食	血沉❷
卧床休息	C 反应蛋白（CRP）、黏蛋
萘普生　10～15mg/(kg·d) po 分 2 次❶	白测定❷

续表

长 期 医 嘱	临 时 医 嘱
5%GS　100ml 甲氨蝶呤　10mg/m² ⎫ iv gtt qw❷	ASO
或 柳氮磺吡啶　10mg/(kg·d) 　　　po 分 3 次❸	血抗链球菌激酶、抗透明质 酸酶测定
或 羟氯喹　5～7mg/(kg·d) po 　　　qd❹	结核抗体、PPD 试验
	血类风湿因子、抗核抗体、抗 ENA 抗体❽
或 青霉胺　5mg/(kg·d) po 分 3 　　　次❺	血清免疫球蛋白、蛋白电泳
	T 细胞亚群检查
或 金诺芬　0.1～0.2mg/(kg·d) 　　　po qd	血 CH50,C3 测定
	生化全套
青霉素　80 万 U　im bid	心肌酶谱、肌钙蛋白
泼尼松　1～2mg/(kg·d) po bid❻	胸部 X 线片、关节 X 线片❾
	心电图
	眼科会诊❿

❶ 非甾体类消炎药（NSAIDs）均有不同程度的肝肾毒性及胃肠道不良反应，少数可出现骨髓抑制，故应定期复查肝肾功能及血常规。两种 NSAIDs 药物合用可增加不良反应，目前主张单用，效果不显著才考虑换用其他类型的 NSAIDs。常用的有：萘普生 10～15mg/(kg·d)，分 2 次口服；布洛芬 20～40mg/(kg·d)，分 4 次口服；双氯芬酸钠（扶他林）0.5～3mg/(kg·d)，分 3～4 次口服；吲哚美辛（消炎痛）1～2mg/(kg·d)，分 3～4 次口服，可用于全身型。

❷ 为病情缓解药（DMARDs）。如口服效果不佳，可以改静脉滴注等。甲氨蝶呤的起效时间为 3～12 周，缓解后仍需维持一段时间。

❸ 为病情缓解药。柳氮磺吡啶开始 10mg/(kg·d)，每周每天增加 10mg/kg，2 周内加至 50mg/(kg·d)，每日最大量<2g，分 3 次口服，约 4 周见效，可持续用 3 个月或更长时间。对少关节型、多关节型和虹膜睫状体炎有效。

❹ 为病情缓解药。每周可用 5～6 天，停 1～2 天。副作用为视力损害，应定期检查视力。

❺ 为病情缓解药。2 周逐渐增加至 10mg/(kg·d)。

❻ 泼尼松 1～2mg/(kg·d)，分次服用，症状基本控制、血沉恢复正常后渐减量，通常用 2～4 周，最长不超过 3 个月。糖皮质激素不能缓解病情，不能改变病程和转归。

❼ 风湿活动的指标。

❽ 自身抗体的检测，除了类风湿因子、抗核抗体（ANA）外，还应包括 ENA（主要包括 Sm、RNP、SSA、SSB、Jo-1、ScL-70 等抗原）、抗 ds-DNA 抗体、抗 CCP 抗体、抗核小体抗体等，有些是比较有特异性的抗体，有条件的单位应常规检查；怀疑幼年型强直性脊柱炎，有家族史者，应查 HLA-B27。

❾ 早期可见关节附近软组织肿胀，骨骺部骨质稀疏。晚期严重关节炎患者可见骨表面破坏、关节腔变窄、骨囊性变、骨膜反应及关节半脱位等。

❿ 眼科会诊排除虹膜睫状体炎。

注：1. 本病又称幼年特发性关节炎（JIA）。国际风湿病学会联盟儿科常委专家组 2001 年 8 月将儿童时期（<16 岁）不明原因的持续 6 周以上的关节肿胀统一定名为 JIA，分 7 类。

2. 本病至今尚缺乏特异性实验室诊断依据，主要依靠临床表现，结合 X 线和 RF、ANA 检查结果，在除外其他疾病的基础上作出诊断。本病需除外血液系统疾病（如白细胞、淋巴瘤、恶性组织细胞增生症、恶性网状细胞增生症等）；感染性疾病（败血症、病毒感染、结核等）；其他结缔组织病（风湿热、川崎病、血管炎、系统性红斑狼疮等）、化脓性关节炎、结核性关节炎等。

3. 不同患儿的病情迥异，对药物的反应也千差万别，个体化合理用药十分必要。

4. 非甾体类消炎药是本病的一线用药，常用有萘普生或布洛芬；病情缓解药常用有甲氨蝶呤和柳氮磺吡啶。糖皮质激素不能缓解病情，不能改变病程和转归，仅用于全身型的高热、浆膜炎和巨噬细胞活化综合征，或作为在其他药物起效前的过渡药物。

5. 生物制剂如抗肿瘤坏死因子药主要有依那西普和英夫利昔。

可用于重型 JIA，有资料显示该药对多关节型患者安全有效，值得关注。

6. 后期加强物理疗法、体育疗法及功能锻炼。

三、过敏性紫癜

长 期 医 嘱	临 时 医 嘱
儿科护理常规	血常规、血型③
二级护理	出血时间、凝血时间③
忌海鲜及高蛋白饮食	尿常规、尿淀粉酶(腹痛)④
普食(无消化道出血情况)	
或　流质饮食(大便潜血试验阳性或腹痛)	粪常规＋隐血试验
或　禁食(消化道出血)	血沉
维生素 C　0.2g po tid	ASO
芦丁　1 片 po tid	咽拭子培养
双嘧达莫　2.5～5mg/(kg · d) po 分 3 次	C 反应蛋白(CRP)
氯雷他定　5mg po qd	毛细血管脆性试验③
葡萄糖酸钙片　0.5g po tid	生化全套
青霉素　(3～5)万 U/(kg · d) im 分 2 次①	血清免疫球蛋白测定
泼尼松　1～2mg/(kg · d) po 分 2 次②	T 细胞亚群
5%GS　100ml 西咪替丁　20～40mg/(kg · d)　｜iv gtt qd	过敏原测定⑤
	血 ENA 测定
	胸部 X 线片
	心电图
	腹部 B 超
	头部 MRI(有神经系统症状时)
	肾穿刺 prn

❶ 发病前有细菌感染，可用青霉素治疗 10 天。或者根据病情调整抗生素的使用。

❷ 糖皮质激素适用于本病出现胃肠道症状、关节炎、血管神经性水肿、肾损害较重及其表现为其他器官的急性血管炎患儿，疗程 4～6 周。必要时可以用氢化可的松 5～10mg/kg，静滴数日，然后改为泼尼松口服。

❸ 外周血白细胞正常或增加，中性粒细胞和嗜酸粒细胞可增高；除非严重出血，一般无贫血。血小板计数正常甚至升高，出血时间和凝血时间正常，血块退缩试验正常，部分患儿毛细血管脆性试验阳性。

❹ 部分病例可有红细胞、蛋白、管型，重症有肉眼血尿。

❺ 过敏不是全部的病因，但仍需仔细查找线索。常见的测定方法有皮肤点刺和血特异性 IgE 检测等，可根据条件选择。

注：1. 过敏性紫癜又称亨-舒综合征，是以小血管炎为主要病变的系统性血管炎。其特点是血小板不减少性紫癜，常伴关节肿痛、腹痛、便血、血尿和蛋白尿。迄今为止，该病的病因及发病机制仍未完全阐明，病因可能涉及感染、预防接种、免疫紊乱、遗传等因素。根据临床表现可分为皮肤型、关节型、腹型、紫癜性肾炎、混合型、其他少见类型等。

2. 本病易误诊为其他疾病，需与特发性血小板减少性紫癜、风湿性关节炎、败血症、外科急腹症和其他肾脏疾病等鉴别。本病的治疗无特异性，以综合治疗为主。

3. 皮肤型过敏性紫癜，轻症可用抗过敏药、维生素 C 和钙剂口服；皮疹增多，小片融合，可加用血管扩张药和血小板抑制药联合治疗 1～2 周，如仍有新鲜皮疹出现，应更换抗过敏药物或血小板抑制药。

4. 腹型紫癜，皮疹少，腹痛轻，可按照轻症皮肤型过敏性紫癜治疗；重者，如腹痛剧烈，频繁呕吐、便血等，加用糖皮质激素和西咪替丁静滴，症状缓解后可以改用泼尼松口服。

5. 关节型过敏性紫癜按照合并的皮肤型和腹型紫癜的轻重治疗，具体同前。

6. 过敏性紫癜累及肾脏，按照原有的过敏性紫癜类型用药。若表现有肾病综合征等，按照相应的肾脏疾病处理，必要时行肾活检。

四、急性风湿热

长 期 医 嘱	临 时 医 嘱
儿科护理常规	血常规
一级护理	尿常规、粪常规
卧床休息	生化全套
普食	血沉❷
青霉素　(3～5)万 U/(kg·d) im bid❶	C 反应蛋白(CRP)测定❸
阿司匹林　80～100mg/(kg·d) po	ASO❸
泼尼松　1～2mg/(kg·d) po	血抗链球菌激酶、抗透明质酸酶测定❸
	血抗核抗体、血类风湿因子、狼疮细胞检测
	心肌酶谱、肌钙蛋白❹
	血清免疫球蛋白测定❺
	血 CH50、C3、C4、循环免疫复合物(CIC)测定❺
	心电图❹
	超声心动图❻
	脑电图
	青霉素皮试(　)

❶ 控制感染，青霉素治疗 10～14 日；青霉素过敏者可口服红霉素或阿奇霉素等。患儿需用长效青霉素预防，最少 5 年，但最好预防到 25 岁。且患者行拔牙或其他手术时，术前术后应用抗生素，以预防感染性心内膜炎。

❷ 风湿活动指标。血沉在急性期一般均升高，但伴心力衰竭时常不升高。

❸ A 组链球菌感染的证据，常用的有：咽拭细菌培养阳性，ASO 或其他链球菌抗体效价升高（如抗链球菌脱氧核糖核酸酶 B、抗链球菌激酶、抗透明质酸酶）。多种方法联合应用可以提高检测阳性率。

❹ 风湿性心肌炎可见血心肌酶谱和肌钙蛋白异常，半数心电

图异常，ST-T 改变、P-R 间期延长。

❺ 急性期血清免疫球蛋白升高，活动期血 CH50、C3 降低。

❻ 超声心动图可以早期发现心脏大小和功能改变，以及心脏瓣膜改变。

注：1. 风湿热是常见的风湿性疾病，以心脏炎、游走性关节炎、舞蹈病、环形红斑和皮下小结为特征，可反复发作。心脏炎是最严重的表现，可危及患儿生命，反复发作可致永久性心脏瓣膜病变，影响日后劳动力。本病 3 岁以下少见，好发年龄为 6～15 岁；一年四季均可发病，以冬春多见；无性别差异。

2. 近年的风湿热与以往有些变化。

(1) 不典型病例增多。近年来由于抗生素的广泛使用，出现不典型病例。表现为前驱感染隐匿，且猩红热少见。舞蹈病少见，皮疹多不典型，是以症状与体征较以前轻且少；再者，链球菌感染较难确定，需联合多种方法以提高检测阳性率。

(2) 心脏超声心动图容易发现心脏瓣膜病变和心解剖与功能异常，血清肌钙蛋白和 CK-MB 检测等使得可更容易发现心肌病变。

3. 本病的治疗以非甾体类消炎药和糖皮质激素为主。以关节炎为主，选用阿司匹林 80～120mg/(kg·d)，症状控制后仍需维持至少半年。治疗无效或不能耐受，换用其他非甾体类消炎药。合并心脏炎必须使用糖皮质激素，泼尼松 1～2mg/(kg·d)，上述量 4～6 周后减量，再服 4 周。同时服阿司匹林 8～12 周。CK-MB 或肌钙蛋白升高者，可加用二磷酸果糖等；有心力衰竭时，应加用洋地黄和速效利尿药，洋地黄宜小剂量。

4. 急性期无心脏炎患儿卧床休息 2 周，随后逐渐恢复活动，于 2 周后达正常活动水平；心脏炎无心力衰竭患儿应卧床休息 4 周，随后于 4 周内逐渐恢复活动；心脏炎伴充血性心力衰竭患儿则需卧床休息至少 8 周，在以后 2～3 个月内逐渐增加活动量。

五、小儿支气管哮喘（急性发作）

长 期 医 嘱	临 时 医 嘱
儿科护理常规	血常规（嗜酸粒细胞计数）、
二级护理	尿常规

续表

长 期 医 嘱	临 时 医 嘱
半流质饮食	粪常规
布地奈德溶液　0.5～1mg 　　空气泵雾化吸入 q4～8h[1]	血过敏原筛查[3]
	血气分析
吸氧　prn	生化全套
孟鲁司特片[2]	肺炎支原体血清学试验
≥15岁　10mg po qd	胸部X线片
6～14岁　5mg po qd	肺功能测定＋舒张试验(5岁以上)[4]
2～5岁　4mg po qd	心电图
	呼吸道病原学检查(7～5项)
	0.5%沙丁胺醇溶液　0.25～0.5ml 空气泵雾化吸入 q4～6h[5] 　　或 丙卡特罗片　1.25μg/kg po q12h 　　或 1∶1000 肾上腺素 0.01ml/kg ih q20min[6]
	10%GS　200ml ⎫ 琥珀酸氢化可的松 ⎬ iv gtt[7] 5～10mg/kg ⎭ 　　或 10%GS　200ml ⎫ 甲泼尼龙　1～2mg/kg ⎬ iv gtt[7]
	10%GS　30～50ml ⎪ iv gtt (缓慢 氨茶碱　4～6mg/kg ⎪ 20～30min)[8]
	血液氨茶碱浓度监测　q30～60min[9]
	10%GS　20ml ⎪ iv gtt (20min 硫酸镁　25～ ⎪ 以上,分1～2 40mg/(kg·d) ⎪ 次) prn[10]
	机械通气治疗 prn[11]

　　❶ 大剂量吸入性糖皮质激素（ICS）对儿童哮喘发作的治疗有一定帮助，选用雾化吸入布地奈德悬液，每次 1mg，每 6～8h 用 1

次。但病情严重时不能以吸入治疗替代全身糖皮质激素治疗，以免延误病情。

❷ 白三烯调节剂可分为白三烯受体拮抗剂（LTRA）（孟鲁司特、扎鲁司特）和白三烯合成酶（5-脂氧化酶）抑制药。白三烯调节剂是一类新的非激素类抗炎药，能抑制气道平滑肌中的白三烯活性，并预防和抑制白三烯导致的血管通透性增加、气道嗜酸性粒细胞浸润和支气管痉挛。目前应用于儿科临床的主要为 LTRA，可单独应用于轻度持续性哮喘的治疗，尤其适用于无法应用或不愿使用吸入性糖皮质激素、或伴过敏性鼻炎的患儿。但单独应用的疗效不如吸入性糖皮质激素。LTRA 可部分预防运动诱发性支气管痉挛。与吸入性糖皮质激素联合治疗中重度持续性哮喘患儿，可以减少糖皮质激素的剂量，并提高吸入性糖皮质激素的疗效。此外，有证据表明 LTRA 可减少 2～5 岁间歇性哮喘患儿的病毒诱发性喘息发作。该药耐受性好，副作用少，服用方便。目前临床常用的制剂为孟鲁司特钠咀嚼片，也可用孟鲁司特钠颗粒剂（4mg）（用于 1 岁以上患儿）。

❸ 过敏状态检测。吸入变应原致敏是儿童发展为持续性哮喘的主要危险因素，儿童早期食物致敏可增加吸入变应原致敏的危险性，并可预测持续性哮喘的发生。因此，对于所有反复喘息儿童怀疑为哮喘者，尤其无法配合进行肺功能检测的学龄前儿童，均推荐进行变应原皮肤点刺试验或血清变应原特异性 IgE 测定，以了解患者的过敏状态，协助哮喘诊断。也有利于了解导致哮喘发生和加重的个体危险因素，有助于制订环境干预措施和确定变应原特异性免疫治疗方案。

❹ 肺功能测定有助于确诊哮喘，也是评估哮喘病情严重程度和控制水平的重要依据之一。对于 $FEV_1 \geqslant$ 正常预计值 70% 的疑似哮喘患儿，可选择支气管激发试验测定气道反应性，对于 $FEV_1 <$ 正常预计值 70% 的疑似哮喘患儿，选择支气管舒张试验评估气流受限的可逆性。支气管激发试验阳性、支气管舒张试验阳性或最大呼气流量每日变异率（连续监测 1～2 周）$\geqslant$20% 均有助于确诊哮喘。

❺ 为吸入型速效 β_2 受体激动药

a. 使用氧驱动（氧气流量 6～8L/min）或空气压缩泵雾化吸入，第 1h 可每 20min 1 次，以后根据病情每 1～4h 重复吸入治疗。

药物剂量：每次吸入沙丁胺醇 $2.5\sim5mg$ 或特布他林 $5\sim10mg$。如无雾化吸入器，可使用压力型定量气雾剂（pMDI）经储雾罐吸药，每次单剂喷药，连用 $4\sim10$ 喷，用药间隔与雾化吸入方法相同。

b. 经吸入型速效 β_2 受体激动药治疗无效者，可能需要静脉应用 β_2 受体激动药。药物剂量：沙丁胺醇 $15\mu g/kg$ 缓慢静脉注射，持续 $10min$ 以上；病情严重需静脉维持滴注时剂量为 $1\sim2\mu g/(kg\cdot min)[\leqslant5\mu g/(kg\cdot min)]$。静脉应用 β_2 受体激动药时容易出现心律失常和低钾血症等严重不良反应，使用时要严格掌握指征及剂量，并做必要的心电图检查、血气分析及电解质测定等监护。

❻ 如无条件使用吸入型速效 β_2 受体激动药，或者口服长效 β_2 受体激动药。也可使用肾上腺素皮下注射，但应加强临床观察，预防心血管等不良反应的发生。药物剂量：每次皮下注射 $1:1000$ 肾上腺素 $0.01ml/kg$，最大剂量不超过 $0.3ml$。必要时可每 $20min$ 1次，但不可超过 3 次。

❼ 根据病情可间隔 $4\sim8h$ 重复使用（中、重度发作）。哮喘急性发作时病情较重，吸入高剂量激素疗效不佳或近期有口服激素病史的患儿，早期加用口服或静脉糖皮质激素，可以防止病情恶化、减少住院、降低病死率。短期口服泼尼松 $1\sim7$ 天，每日 $1\sim2mg/kg$（总量不超过 $40mg$），分 $2\sim3$ 次。对严重哮喘发作应及早经静脉给药，常用药物有甲泼尼龙 $1\sim2mg/kg$，或琥珀酸氢化可的松 $5\sim10mg/kg$，可每 $4\sim8h$ 使用 1 次，一般短期应用，$2\sim5$ 天内停药。全身用糖皮质激素如连续使用 10 天以上者，不宜骤然停药，应减量维持，以免复发。短期使用糖皮质激素的副作用较少。儿童哮喘急性发作时使用大剂量激素冲击疗法并不能提高临床有效性，但可增加与激素治疗相关的不良反应的危险性，故不推荐在哮喘治疗中使用激素冲击疗法。地塞米松为长效糖皮质激素，对内源性皮质醇分泌的抑制作用较强，而且药物进入体内需经肝脏代谢成活性产物才能产生临床效应，起效时间慢，不宜作为首选药物。

❽ 具有舒张气道平滑肌、强心、利尿、扩张冠状动脉、兴奋呼吸中枢和呼吸肌等作用，可作为哮喘缓解药物。但由于"治疗窗"较窄，毒性作用相对较大，一般不作为首选用药，适用于对最大剂量支气管扩张药物和糖皮质激素治疗无反应的重度哮喘。一般

先给负荷量 4～6mg/kg（≤250mg），加 30～50ml 液体，于 20～30min 内缓慢静脉滴注，继续用维持量 0.7～1.0mg/(kg·h) 输液泵维持 3～4h；或每 6～8h 以 4～6mg/kg 静脉滴注。若 24h 内用过氨茶碱者，首次剂量应减半。

❾ 用氨茶碱负荷量后 30～60min 应测血药浓度。茶碱平喘的有效血药浓度为 55～110μmol/L（10～20mg/L）。若＜55μmol/L，应追加 1 次氨茶碱，剂量根据 1mg/kg 提高血药浓度 20μmol/L 计算。若血药浓度＞110μmol/L，应暂时停用氨茶碱，4～6h 后复查血药浓度。使用时应特别注意不良反应，有条件者应在心电图监测下使用。

❿ 剂量应≤2g/d，酌情使用 1～3 天。对于其他药物效果不佳者，硫酸镁能收到较好疗效。给药期间应密切注意呼吸、血压变化，如过量可用 10% 葡萄糖酸钙拮抗。

⓫ 儿童哮喘危重状态经氧疗、全身应用糖皮质激素、β₂ 受体激动药等治疗后病情继续恶化者，应及时给予辅助机械通气治疗。

注：1. 儿童哮喘相关诊断、分期分级、治疗方案、教育与管理等更多内容请注意参考最新的医学指南。本医嘱参考《儿童支气管哮喘诊断与防治指南》，为中华医学会儿科学分会呼吸学组《中华儿科杂志》编辑委员会于 2008 年修订。

2. 如合并感染则应适当使用抗生素。

第十节　神经系统疾病

一、小儿惊厥

长 期 医 嘱	临 时 医 嘱
儿科护理常规	按压水沟(人中)穴 5～10s(发作现场)❷
一级护理	
禁食	牙垫保护❷
病重通知	地西泮　0.3～0.5mg/kg iv st❸
吸氧、吸痰	降温(物理降温或药物降温)❹
心电监护(脉搏、心率、血氧饱和度)	血常规、尿常规、粪常规

续表

长 期 医 嘱	临 时 医 嘱
测瞳孔　q8h	C反应蛋白
20%甘露醇　0.5～1.0g/kg	血气分析
iv gtt q4～6h prn❶	肝肾功能、血氨、乳酸
地塞米松　0.1～0.5mg/kg	血电解质(含钙、镁)
iv gtt prn	腰椎穿刺(含压力测定)
	脑脊液常规、生化、培养
	心电图
	脑电图
	头颅超声检查 prn
	头颅CT或MRI检查 prn
	毒物分析 prn
	遗传代谢性筛查

❶ 用于惊厥持续状态的处理。防止脑水肿可以使用：20%甘露醇 0.5～1.0g/kg 静滴每 4～6h 1 次；地塞米松 0.1～0.5mg/kg 每6～8h 1 次静滴，或氢化可的松 50～10mg/kg 静滴，甘露醇与糖皮质激素联用可以增强效果；呋塞米每次 1～2mg/kg，使患儿处于轻度脱水状态。

❷ 当惊厥发作时，将患儿侧卧，防止分泌物、呕吐物吸入气管，同时用压舌板（或牙垫）放于上下磨牙之间，以防咬舌，并要有专人守护，防止坠床及碰伤。

❸ 首选地西泮，用量 0.3～0.5mg/kg，其发挥作用快，静注后 1～2min 即生效。必要时 20min 可重复 1 次，24h 可用 2～4 次。还可以选择其他药物，如：氯硝西泮，0.06～0.1mg/kg，速度＜0.1mg/s，是治疗惊厥持续状态的首选药；苯巴比妥钠，5～10mg/kg，肌注。苯巴比妥的缺点是发挥作用慢，20～60min 才能在脑内达浓度高峰，故不能立即使发作停止，临床上先注射地西泮再用苯巴比妥；苯妥英钠 15～20mg/kg 溶于 0.9%氯化钠中静滴，滴速为每分钟每千克 1mg，需心电图监护，适用于惊厥持续状态；5%水合氯醛 1ml/kg 保留灌肠，必要时 30min 重复 1 次；5%副醛每次

0.1～0.15ml/kg肌注；硫喷妥钠4～5mg/kg，静滴，在心电监护和备有气管插管条件下进行。

❹ 惊厥伴发热者需立即降温，可以选择物理或药物降温。物理降温有温水擦浴、冷盐水灌肠等。冷盐水灌肠既能降温，也能留取粪便标本，对中毒性痢疾的病例有帮助。

注：1. 小儿惊厥是由于多种原因造成的神经系统功能暂时紊乱，神经细胞异常放电的现象，表现为全身或局部出现肌肉阵挛或强直性收缩，是儿科常见的急症。

2. 在发现小儿惊厥时，进行简单必要的检查和询问后，应该迅速进行处理，关键是控制惊厥，防治颅内高压、脑水肿，随后再进行病因治疗。

3. 当惊厥发作时，将患儿侧卧，防止误吸，同时用压舌板（或牙垫）放于上下磨牙之间，以防咬舌。保持呼吸道通畅，及时吸痰、吸氧。

4. 惊厥的紧急处理首选地西泮，具体用法见前文。惊厥持续状态指患儿一次惊厥持续30min以上，或两次发作间歇期意识不能恢复者。其处理原则：尽快止惊，防止脑水肿加剧，维持生命体征稳定，寻找病因，并针对病因治疗。

5. 惊厥控制后应积极寻找病因

（1）惊厥伴发热的常见病因　病毒性脑炎、乙型脑炎、化脓性脑膜炎、结核性脑膜炎、脑脓肿、静脉窦血栓形成、新型隐球菌脑膜炎、脑囊虫病、脑型疟疾、脑型血吸虫病、脑型肺吸虫病、弓形虫病、高热惊厥、中毒性脑病（重症肺炎、百日咳、中毒性痢疾、败血症为原发病）、破伤风等。

（2）无热惊厥的常见病因　产伤、脑外伤、新生儿窒息、颅内出血、脑发育异常［如先天性脑积水、脑血管畸形、头小畸形、脑性瘫痪及神经皮肤综合征、脑肿瘤、脑囊肿、癫痫综合征、脑退行性病变（如脱髓鞘性脑病、脑黄斑变性）］、低血钙、低血糖、低血镁、低血钠、高血钠、维生素B_1或维生素B_6缺乏症、遗传代谢性病（如糖原贮积症、半乳糖血症、苯丙酮尿症、肝豆状核变性、黏多糖病）、高血压脑病、尿毒症、心律失常、严重贫血、食物中毒或药物中毒及农药中毒等。

二、癫痫持续状态

长 期 医 嘱	临 时 医 嘱
儿科护理常规	地西泮　0.3～0.5mg/kg iv st[2]
特级护理	苯巴比妥　15～20mg/kg iv(<
病危通知	50mg/min)[3]
禁食	苯妥英钠　20mg/kg iv (<50mg/
吸氧	min) prn[4]
吸痰	氯胺酮　0.5～1.0mg/kg iv[5]
心电监护	或 NS　100ml　┐
血氧饱和度监测	氯胺酮　0.5～　│iv gtt[5]
测瞳孔　q1/4h	1.0mg/kg　　┘
20%甘露醇　0.5～1g/kg iv gtt	血常规
q4～6h[1]	血生化全套、电解质测定
	血气分析
	腰椎穿刺[6]
	脑脊液常规、生化、细菌学检查
	眼底检查
	头颅 CT 检查[6]
	脑电图
	心电图
	血抗癫痫药物浓度测定
	药物或毒物分析

❶ 对重症患儿及时降颅内压，处理脑水肿，静注 20%甘露醇，每次 0.5～1g/kg，每 4～6h 1 次，也可合用呋塞米（速尿）、地塞米松等药物。

❷ 地西泮是治疗癫痫持续状态的首选药物。常用量每次 0.3～0.5mg/kg，最大剂量 10mg/次，一般 1～2min 即可生效，80%患儿都能在 5min 内迅速止惊，作用可维持 15～30min。本药半衰期短，很快再分布到脂肪组织，使脑浓度下降，可导致惊厥再次发作。必要时 15～30min 可重复上述剂量 1 次，24h 内可用 2～4 次。

缺点是抑制呼吸，对已用过苯巴比妥的患儿应慎重。

❸ 苯巴比妥静脉注射，负荷量为 15～20mg/kg，注射速度＜50mg/min，一次剂量应小于 0.3g。负荷量后 10～20min 起效，本药维持时间长，可达 6～12h。

❹ 静脉注射苯妥英钠的负荷量为 20mg/kg，溶于生理盐水或注射用水，注射速度每分钟 1mg/kg（＜50mg/min），该药注射不能太快，否则会引起血压下降、心率减慢，甚至心搏停止，用药时须注意监测心率和血压。该药属碱性药物，只能用生理盐水稀释，不能肌内注射。癫痫持续状态初始治疗推荐药物为劳拉西泮或坦西泮，或咪达唑仑和苯巴比妥、丙戊酸、苯妥英钠。

❺ 如果选用了一线抗癫痫药，并用了充分的剂量，在 1h 以后仍没有控制症状，就要考虑使用全身麻醉药。但因临床医师无使用麻醉剂的权限，必要时由麻醉师负责执行。在 ICU 监护下进行，监测脑电图和脑功能，随时观察麻醉下癫痫发作的情况。

❻ 患儿病情许可时进行相关检查。

注：1. 癫痫持续状态发作持续时间的限定从最早的 30min，逐渐缩短至 Lowensfin 等提出的适合临床应用的操作定义，即每次惊厥发作持续 5min 以上，或 2 次以上发作超过 5min，发作间期意识未能完全恢复。癫痫持续状态的处理很复杂，除了一般的治疗外，主要步骤：首先是止惊，其次是生命支持和器官保护，再次是病因治疗。止惊是重中之重，救命之举。需要紧急快速控制住癫痫。要注意防止呕吐物的误吸窒息或舌咬伤。

2. 病因检查因人而异。原已明确为癫痫并在治疗中的患儿应追问是否突然停药、是否存在急性感染等，应详细问清用药史并做血药浓度测定。初次发作即表现为持续状态的，要排除中毒性中枢感染、急性全身性感染、代谢紊乱、中毒或心脏疾病等，并做相应的检查。

3. 癫痫持续状态的处理流程

（1）诊疗者在最短时间内观察发作情况并询问病史、查体，注意呼吸道是否通畅，呼吸和循环是否稳定。吸氧，必要时气管插管，并开放静脉。知情同意书签署，并告知终止癫痫持续状态药物不良反应风险。同时开始脑电图监测。

（2）检查血常规、生化（快速血糖、尿素氮、肝功能）、血气分析，根据病史决定是否做毒物检测、抗癫痫药物的血浓度监测。怀疑低血糖则给予50%葡萄糖静注。

（3）发作超过5min采用下列方法之一。

a. 首选用地西泮0.25mg/kg，速度<2mg/min静推，或劳拉西泮0.1mg/kg，静推速度<2mg/min。如发作持续可重复使用（推荐）。或咪达唑仑0.2mg/kg，肌内注射（静脉通路无法建立时）。

b. 如发作持续超过30min，则予地西泮推注，后续静脉泵0.5～1mg/(kg·h)维持或苯巴比妥15～20mg/kg静脉推注或丙戊酸，以15～45mg/kg的负荷量静脉滴注，后续1～2mg/(kg·h)静脉维持（推荐）。

（4）如果发作依然持续就进入难治性癫痫持续状态，应复查实验室检查结果并纠正任何不正常情况。监测血氧饱和度、血压、心率、准备气管插管并进行脑电图监测，并可采用下列之一药物：咪达唑仑（咪唑安定）0.15～0.20mg/kg负荷剂量，然后0.1～0.6mg/(kg·h)静滴维持（推荐）；丙泊酚2～3mg/kg静推，追加负荷量1～2mg/kg直至发作停止，后续4～10mg/(kg·h)静脉泵注维持。达到EEG没有放电或形成爆发抑制模式。

（5）仍不控制则应予行全身麻醉，在发作停止24～48h后可停用静脉给药的抗癫痫药物。

（6）确定和治疗可能存在的病因，如神经系统疾病。注意并发症的处理。

（7）其他治疗　惊厥控制后的后续治疗。发作终止24～48h后向常规治疗过渡，首选同种抗癫痫药物静脉注射剂向肌内注射剂或口服制剂过渡，备选其他抗癫痫药物：左乙拉西坦、拉莫之嗪、加巴喷丁等口服制剂，注意药物种类或药物剂型的过渡参考血药浓度，以免癫痫持续状态复发。发作停止以后，进行长期抗癫痫治疗。

三、化脓性脑膜炎（化脑）

长 期 医 嘱	临 时 医 嘱
儿科护理常规	尿常规、粪常规
一级护理	血常规[3]

续表

长 期 医 嘱	临 时 医 嘱
病重通知	血生化全套测定
流质饮食	血气分析
头孢曲松钠　100mg/(kg·d) iv gtt qd	血 TORCH 检查
地塞米松　0.6mg/(kg·d) iv（分 4 次）×(2～3d)❶	胸部 X 线片
	免疫功能检查❹
20%甘露醇　0.5～1.0g/kg iv gtt q4～6h❷	脑电图
	心电图 prn
	CSF 生化
	CSF 常规
	CSF 细菌培养＋药物敏感试验❺
	血培养＋药物敏感试验
	皮肤瘀斑、瘀点找菌❻
	头颅 MRI 或 CT❼
	脑干视觉、听觉诱发电位❽
	咽拭子培养
	对乙酰氨基酚　8～10mg/kg im prn
	物理降温 prn
	地西泮　0.1～0.3mg/kg iv 或 10%水合氯醛　40～60mg/kg 灌肠 或 苯巴比妥　3～5mg/kg im prn❾

❶ 细菌释放大量内毒素，可能促进细胞因子介导的炎症反应，加重脑水肿和中性粒细胞浸润，使病情加重。抗生素迅速杀死致病菌后，内毒素释放尤为严重，此时使用肾上腺皮质激素不仅可抑制多种炎症因子的产生，还可降低血管通透性，减轻脑水肿和颅内高压。常用地塞米松 0.2～0.6mg/(kg·d)，分 4 次静脉注射。一般

连续用 2～3 天，使用时间过长并无益处。

❷ 首选 20% 甘露醇，根据病情需要选用，每 6h 或 8h 1 次，或每天 1～2 次。

❸ 白细胞总数大多明显增高，以中性粒细胞为主。但在感染严重或不规则治疗者，又可能出现白细胞总数减少。

❹ 免疫功能检查包括体液免疫、细胞免疫检查，2 个月以下婴幼儿和新生儿以及原发性或继发性免疫缺陷病者，易发生肠道革兰阴性杆菌和金黄色葡萄球菌脑膜炎。

❺ 脑脊液检查是确诊本病的重要依据。典型病例表现为压力增高，外观浑浊似米汤样。白细胞总数显著增多，$\geqslant 1.0 \times 10^9 /L$，但有 20% 的病例可能在 $0.25 \times 10^9 /L$ 以下，分类以中性粒细胞为主。糖含量常有明显降低，蛋白显著增高。确认致病菌对明确诊断和指导治疗均有重要意义，涂片革兰染色检查致病菌简便易行，检出阳性率甚至较细菌培养高。细菌培养阳性者应进行药物敏感试验。以乳胶颗粒凝集法为基础的多种免疫学方法可检测出脑脊液中致病菌的特异性抗原，对涂片和培养未能检测到致病菌的患者的诊断有参考价值。

❻ 皮肤瘀斑、瘀点找菌是发现脑膜炎双球菌重要而简便的方法。

❼ 神经影像学检查仅能帮助检查先天畸形、有无并发症、确定病变范围大小和初步判断预后。

❽ 病后 2 周应该检查脑干视觉、听觉诱发电位，以便早期发现视力、听力障碍。

❾ 苯巴比妥、地西泮、水合氯醛可以交替使用。

注：1. 抗生素治疗　化脓预后严重，应力求用药 24h 内杀灭脑脊液中的致病菌，故应选择对病原菌敏感，且能透过血脑屏障并保持较高浓度的药物。急性期要静脉用药，做到用药早、剂量足和疗程够。

（1）病原菌明确前的抗生素选择　包括诊断初步确立但致病菌尚未明确，或院外不规则治疗者，应选用对肺炎链球菌、脑膜炎球菌和流感嗜血杆菌三种常见致病菌皆有效的抗生素。目前主要选择能快速在患者脑脊液中达到有效灭菌浓度的第三代头孢菌素，包括头孢噻肟 200mg/(kg·d)，或头孢曲松 100mg/(kg·d)；疗效不理想时可联合使用万古霉素 40mg/(kg·d)。对 β-内酰胺类药物过敏的患儿，可改用氯霉素 100mg/(kg·d)。

（2）病原菌明确后的抗生素选择

a. 肺炎链球菌：由于当前半数以上的肺炎球菌对青霉素耐药，故应继续按上述病原菌未明确的方案选择药物。仅当药物敏感试验提示致病菌对青霉素敏感，可改用青霉素（20～40）万 U/(kg·d)。

b. 脑膜炎球菌：与肺炎链球菌不同，目前该菌大多数对青霉素依然敏感，故首先选用，剂量同前。少数耐青霉素者需选用上述第三代头孢菌素。

c. 流感嗜血杆菌：对敏感菌株可换用氨苄西林 200mg/(kg·d)。耐药者使用上述第三代头孢菌素或氯霉素。

d. 其他：致病菌为金黄色葡萄球菌者应参照药物敏感试验选用萘夫西林、万古霉素或利福平等。革兰阴性杆菌多考虑上述第三代头孢菌素外，可加用氨苄西林或氯霉素。

（3）抗生素疗程　对肺炎链球菌和流感嗜血杆菌脑膜炎，其抗生素疗程应是静脉滴注有效抗生素 10～14 天，脑膜炎球菌者 7 天，金黄色葡萄球菌和革兰阴性杆菌脑膜炎应 21 天以上。若有并发症，还应适当延长。

2. 并发症的治疗

（1）硬膜下积液少量积液无需处理。如积液量较大引起颅内压增高症状时，应做硬膜下穿刺放出积液，放液量每次每侧不超过 15ml。有的患儿需反复多次穿刺，大多逐渐减少而治愈。个别迁延不愈者，需外科手术引流。

（2）脑室管膜炎进行侧脑室穿刺引流，以缓解症状。同时，针对病原菌并结合用药安全性，选择适宜抗生素脑室内注入。

（3）脑积水主要依赖手术治疗，包括正中孔粘连松解、导水管扩张和脑脊液分流术。

3. 监测并维持体内水、电解质、血浆渗透压和酸碱平衡。对有抗利尿激素异常分泌综合征表现者，在积极控制脑膜炎的同时应适当限制液体入量，对低钠症状严重者酌情补充钠盐。

四、病毒性脑炎和病毒性脑膜炎

长 期 医 嘱	临 时 医 嘱
儿科护理常规	尿常规、粪常规、血常规
一级护理	血生化全套测定
病重通知	血气分析
流质饮食	血病毒抗体检测
阿昔洛韦 5～10mg/kg q8h❶	胸部 X 线片
或 更昔洛韦 5mg/kg q12h❶	免疫功能检查
地塞米松 0.3～0.5mg/(kg・d) iv 分 2 次❷	脑电图
	心电图 prn
20％甘露醇 0.5～1.0g/kg iv gtt q4～6h❸	CSF 生化
	CSF 常规
5％GS 100ml	CSF 抗酸染色
小牛血去蛋白提取物 10～20ml ｝iv gtt qd❹	CSF 病毒抗体或病毒 DNA 检测
纳洛酮 0.01～0.03mg/kg q8h iv prn❺	CSF 细菌培养＋药物敏感试验
	血培养＋药物敏感试验
丙种球蛋白 400mg/kg iv gtt qd prn❻	皮肤瘀斑、瘀点找菌
	头颅 MRI 或 CT
	脑干视觉、听觉诱发电位
	咽拭子培养
	对乙酰氨基酚 8～10mg/kg po prn
	物理降温 prn
	地西泮 0.1～0.3mg/kg iv
	或 10％水合氯醛 40～60mg/kg 灌肠
	或 苯巴比妥 3～5mg/kg im prn❼

❶ 两种药物均需连用 10～14 天，静脉滴注给药。主要对单纯疱疹病毒作用最强，对其他病毒（水痘-带状疱疹病毒、巨细胞病毒、EB 病毒）也有抑制作用。对 RNA 病毒无效。

❷ 适当使用激素抑制免疫反应，用于重症病例（排除结核感染）可减轻脑水肿。地塞米松 0.3～0.5mg/(kg·d)，分 2～3 次静脉注射。连用 1 周，逐渐停药。

❸ 20% 甘露醇，根据病情需要选用。病情稳定后可延长间隔时间，可以和呋塞米联用。

❹ 为营养脑神经治疗。10 天为 1 个疗程，可重复 2～3 个疗程。还可使用神经生长因子，胞磷胆碱等。

❺ 用于昏迷患儿，10 天为 1 个疗程。

❻ 对于重症病例可以使用丙种球蛋白冲击疗法。

❼ 苯巴比妥、地西泮、水合氯醛可以交替使用。

注：1. 本病缺乏特异性治疗。但由于病程呈自限性，急性期正确的支持治疗与对症治疗是保证病情顺利恢复、降低病死率和降低致残率的关键。

2. 合并其他病原感染时，给予相应治疗。

附录 A 临床常用化验正常参考值

一、血液检查

检查项目(英文缩写)	正常参考值
总血量	$60 \sim 80 ml/kg$
比重 全血	男性:$1.054 \sim 1.062$。女性:$1.048 \sim 1.059$
血浆	$1.024 \sim 1.029$
渗透压	$300 mmol/L$[即 $300 mOsm/(kg \cdot H_2O)$,相当于 $770 kPa$ 或 $5790 mmHg$]
血常规	
红细胞数(RBC)	男性:$(4.0 \sim 5.5) \times 10^{12}/L$。女性:$(3.5 \sim 5.0) \times 10^{12}/L$
血红蛋白(Hb)	男性:$120 \sim 160 g/L$($12 \sim 16 g/dl$)。女性:$110 \sim 150 g/L$($11 \sim 15 g/dl$)
白细胞(WBC)	$(4.0 \sim 10.0) \times 10^9/L$
白细胞分类计数	
中性粒细胞(Neut)	$50\% \sim 70\%$[$(2.0 \sim 8.0) \times 10^9/L$]
嗜酸性粒细胞计数(Eos)	$0.5\% \sim 5.0\%$[$(0.02 \sim 0.50) \times 10^9/L$]
嗜碱性粒细胞计数(Baso)	$0.0 \sim 1.0\%$[$(0.00 \sim 0.10) \times 10^9/L$]
单核细胞计数(Mono)	$1\% \sim 10\%$[$(1.0 \sim 10) \times 10^9/L$]
淋巴细胞计数(Lymph)	$20\% \sim 40\%$[$(0.80 \sim 5.0) \times 10^9/L$]
血细胞比容(HCT)	$0.35 \sim 0.55$
平均红细胞体积(MCV)	$80 \sim 99 fl$
平均红细胞血红蛋白含量(MCH)	$27 \sim 35 pg$
平均红细胞血红蛋白浓度(MCHC)	$320 \sim 360 g/L$
平均红细胞体积分布宽度(RDW)	$11.5\% \sim 16.8\%$
血小板(PLT)	$(100 \sim 300) \times 10^9/L$
平均血小板体积(MPV)	$5.4 \sim 12.0 fl$

续表

检查项目(英文缩写)	正常参考值
其他临床血液检查项目	
网织红细胞计数(RET)	成人:0.5%～1.5%
血沉(ESR)	男性:<15mm/h。女性:<20mm/h
血浆鱼精蛋白副凝试验(3P)	正常:阴性
凝血酶原时间(PT)	11.5～15.0s
国际标准化比值(INR)	0.9～1.1
活化部分凝血活酶时间(APTT)	28.0～40.0s
凝血酶时间(TT)	14.0～21.0s
纤维蛋白原(FIB)	2.0～4.0g/L
D-二聚体测定	阴性

二、尿液

检查项目(英文缩写)	正常参考值
尿常规	
尿葡萄糖(GLU)	阴性
蛋白质(PRO)	阴性
比重(SG)	0.015～1.025
潜血(BLO)	阴性
尿胆原(URO)	阴性
酮体(KET)	阴性
胆红素(BIL)	阴性
酸碱度(pH)	4.6～8.0
白细胞(WBC)	阴性
亚硝酸盐(NIT)	阴性
尿沉渣镜检分析	
血细胞成分	RBC:0～5/HP。WBC:0～5/HP
上皮细胞成分	1～3个/HP
管型	各种管型:0～1个/全片(随机尿沉渣染色)
尿本周氏蛋白	阴性
尿乳糜定性试验	阴性
尿早早孕	阴性

续表

检查项目(英文缩写)	正常参考值
特殊尿液检查	
尿淀粉酶	Somogyi法 8～300U
尿胆红素定性	阴性
尿胆原定性	阴性
尿胆素定性	阴性
尿卟胆原定性	阴性
尿丙酮酸定性	阴性
12h艾迪计数(Addis)	白细胞＜100万/12h;管型＜5000/12h; 红细胞＜50万/12h
24h尿蛋白定量	＜0.15g/24h尿

三、粪常规

检查项目(英文缩写)	正常参考值
颜色	棕黄色、黄色
性状	有形软便
隐血试验(OB)	阴性

四、血液生化

检查项目(英文缩写)	正常参考值
常用生化检测项目	
总蛋白(TP)	60～80g/L
白蛋白(ALB)	35～55g/L
球蛋白(GLO)	25～35g/L
谷草转氨酶(AST)	＜50U/L
谷丙转氨酶(ALT)	＜50U/L
总胆红素(TBIL)	0～20.0μmol/L
直接胆红素(DBIL)	0～8.0μmol/L
谷氨酰转肽酶(GGT)	＜40U/L
总胆汁酸(TBA)	0～10μmol/L
碱性磷酸酶(ALP)	34～114U/L
肌酐(CREA)	40～135μmol/L

续表

检查项目(英文缩写)	正常参考值
尿素氮(BUN)	3.1～7.4mmol/L
葡萄糖(GLU)	血液:3.0～6.10mmol/L。尿液:0.06～0.83mmol/L。脑脊液:2.2～3.9mmol
尿酸(Ua)	130～430μmol/L
胆固醇(CHO)	3.0～6.2mmol/L
甘油三酯(TG)	0.30～1.80mmol/L
高密度脂蛋白胆固醇(HDL-C)	1.00～1.90mmol/L
低密度脂蛋白胆固醇(LDL-C)	1.10～4.10mmol/L
载脂蛋白 A1(APO-A1)	1.00～1.90mmol/L
载脂蛋白 B(APO-B)	0.45～1.10mmol/L
乳酸脱氢酶(LDH)	50～250U/L
α-羟丁酸脱氢酶(HBDH)	50～200U/L
肌酸激酶(CK)	20～200U/L
肌酸激酶同工酶(CK-MB)	0～25U/L
胆碱酯酶(CHE)	5500～13500U/L
淀粉酶(AMY)	血液:20～180U/L。尿液:100～1200U/L
其他生化项目	
糖化血红蛋白(HbA$_1$c)	占血红蛋白的 4.0%～6.0%
葡萄糖耐量试验(OGTT)	峰值不超过 11.1mmol/L;2h 后不超过 7.8mmol/L;3h 可恢复至空腹
肌钙蛋白 I(cTnI)	阴性
内生肌酐清除率(Ccr)	77～125ml/min
电解质	
钾(K)	血清(或血浆):3.5～5.5mmol/L。尿液:25～125mmol/24h
钠(Na)	血清(或血浆):135～145mmol/L
氯(Cl)	血液:96～112mmol/L。尿液:110～250mmol/24h。脑脊液:132mmol/L
钙(Ca)	2.0～2.7mmol/L
二氧化碳(CO$_2$)	20～29.0mmol/L
阴离子间隙(AG)	8～16mmol/L
磷(P)	血清(或血浆):0.80～1.50mmol/L。尿液:12.9～42.0mmol/24h
镁(Mg)	0.40～1.20mmol/L

五、血气分析和肺功能测定

检查项目(英文缩写)	正常参考值
动脉血气分析	
酸碱度(pH)	7.35~7.45
二氧化碳分压(PCO$_2$)	35~45mmHg(4.7~6.0kPa)
氧分压(PO$_2$)	95~100mmHg(12.6~13.3kPa)
剩余碱(BE)	-2.3~2.3mmol/L
缓冲碱(BB)	45~55mmol/L
二氧化碳总量(TCO$_2$)	成人:23~31mmol/L。儿童:20~28mmol/L
实际碳酸氢盐(NBCO$_3$)	22~26mmol/L
标准碳酸氢盐(SBC)	22~26mmol/L
氧饱和度(SaO$_2$)	95%~100%
血氧饱和度50%时氧分压测定(O$_2$Sat)	3.5kPa。吸入空气<2.66kPa;吸入纯氧<6.65kPa;儿童<0.66kPa
动脉氧分压差(AaDO$_2$)	年轻人平均为1.06kPa。60~80岁可达3.2kPa(一般不超过4kPa)
呼吸指数(RI)	0.71~1.0
血红蛋白(HB)	男性:120~160g/L。女性:110~150g/L
肺功能测定	
肺活量(VC)	男性:4.36±0.66(L)。女性:3.23±0.48(L)
残气量(RV)	男性:1.52±0.39(L)。女性:1.18±0.29(L)
功能残气量(FRC)	男性:2.5L。女性:2.0L
肺总量(TLC)	男性:5.90±0.81(L)。女性:4.42±0.61(L)
残气/肺总量(RV/TLC)	男性:31%。女性:29%
无效腔	男性:0.128L。女性:0.119L
潮气量(VT)	0.40~0.50L
静息通气量(MV)	男性:6663±200(ml/min)。女性:4217±160(ml/min)
最大通气量(MVC)	男性:135.5±26.2(L/min)。女性:100.1±18.3(L/min)

续表

检查项目(英文缩写)	正常参考值
时间肺活量(TVC)	1s 82%；2s 95%；3s 98%
最大呼气流量(PEF)	男性：8.95±1.58(L/s)。女性：6.43±1.11(L/s)
7min 氧冲洗法　肺泡氮浓度	<2.5%
一次呼气测验法　氮浓度差	<1.5%
一氧化氮弥散量(Dlco)	男性：25.04±5.887[ml/(min·mmHg)]。女性：17.82±3.69[ml/(min·mmHg)]
肺通气/血流比值(V/Q)	0.8

六、肾功能检查

检查项目(英文缩写)	正常参考值
肌酐(CREA)	40~135μmol/L
尿素氮(BUN)	3.1~7.4mmol/L
尿浓缩稀释试验(Mosenthal 法)	夜尿量<750ml。日尿量与夜尿量之比(3~4)：1；最高比重>1.018。最高比重之差>0.009
尿渗透压(UOSM)	600~1000mmol/L
尿与血浆渗量比	(3~4.7)：1
自由水清除率	男性：124±25.8ml/min。女性：119±12.8(ml/min)
内生肌酐清除率(CCr)	90±10(ml/min)
菊粉清除率	2.0~2.3ml/s
肾小球滤过分数(FF)	0.18~0.22
肾血流量(RBF)	1200~1400ml/min
肾血浆流量(RPF)	600~800ml/min
肾小管葡萄糖最大重吸收量(TmG)	250~450mg/min
肾小管酸中毒试验	氯化铵负荷试验：尿液 pH<5.3。中性硫酸钠负荷试验：尿 pH<5.5。碳酸氢离子重吸收排泄试验：排泄分数为0

七、免疫学检测

检查项目（英文缩写）	正常参考值
甲苯胺红不加热血清试验（TRUST）	阴性
梅毒螺旋体抗体血凝集实验（TPPA）	阴性
人免疫缺陷病毒抗体（Anti-HIV）	阴性
EB 病毒 VcA-IgA 抗体	阴性
抗链球菌溶血素"O"（ASO）	＜200U/ml
类风湿因子（RF）	＜20U/ml
C 反应蛋白（CRP）	＜8mg/L
部分肿瘤标志物测定	
甲胎蛋白（AFP）	0～20ng/ml
癌胚抗原（CEA）	0～5ng/ml
CA19-9	0～37U/ml
CA125	0～35U/ml
CA15-3	0～28U/ml
前列腺特异性抗原（PSA）	总 PSA：0～4.0ng/ml
肝炎病毒抗体	
乙型肝炎病毒表面抗原（HbsAg）	阴性
乙型肝炎病毒表面抗体（HbsAb）	阴性
乙型肝炎病毒 E 抗原（HbeAg）	阴性
乙型肝炎病毒 E 抗体（HbeAb）	阴性
乙型肝炎病毒核心抗体（HbcAb）	阴性
甲型肝炎抗体（HAV-Ab）	阴性
乙型肝炎核心抗体 IgM（HBcAb-IgM）	阴性
抗 HCV 抗体（Anti-HCV）	阴性
戊型肝炎抗体 IgM（HEV-Ab-IgM）	阴性
免疫全套	
血清免疫球蛋白 G（IgG）	7.23～16.85g/L
血清免疫球蛋白 A（IgA）	0.69～3.82g/L
血清免疫球蛋白 M（IgM）	0.63～2.77g/L
血清免疫球蛋白 D（IgD）	1.5～4mg/L
血清免疫球蛋白 E（IgE）	0.1～0.9mg/L
血清补体 C3	0.85～1.93g/L
血清补体 C4	0.12～0.36g/L

八、内分泌激素

检查项目(英文缩写)	正常参考值
下丘脑-垂体激素	
血浆生长激素(GH)	成人:$<3\mu g/L$。8～9am:$<103\mu g/L$
血清促甲状腺激素(TSH)	$0.11\sim0.54\mu mol/L(2\sim10\mu U/ml)$
血浆促肾上腺皮质激素(ACTH)	8am:$<18pmol/L(80pg/ml)$
血清泌乳素(PRL)	男性:$0.28\sim0.72nmol/L$。女性:$0.24\sim0.96nmol/L$
黄体生成素(LH)	女性:卵泡期 $0.46\sim3.30ng/ml$。排卵期 $2.47\sim18.40ng/ml$。黄体期 $0.34\sim3.70ng/ml$。月经期 $0.35\sim5.60ng/ml$
促卵泡激素(FSH)	女性:卵泡期 $0.66\sim2.20ng/ml$。排卵期 $1.38\sim3.80ng/ml$。黄体期 $0.41\sim2.10ng/ml$。月经期 $0.50\sim2.50ng/ml$
促甲状腺激素释放激素(TRH)	$5\sim60ng/L$
血浆抗利尿激素(ADH)	$1.0\sim1.5pg/ml$
甲状腺及甲状旁腺激素	
基础代谢率	$-10\%\sim+10\%$
血清总甲状腺素(TT_4)	$65\sim155nmol/L(5\sim12\mu g/dl)$
血清游离甲状腺素(FT_4)	$9.5\sim25pmol/L(0.73\sim1.9ng/dl)$
血清总三碘甲状腺原氨酸(TT_3)	$1.3\sim3.4nmol/L(80\sim220ng/dl)$
血清游离三碘甲状腺原氨酸(FT_3)	$3.2\sim8.3pmol/L(210\sim540pg/dl)$
血清反三碘甲状腺原氨酸(rT_3)	$0.56\sim0.88nmol/L(36.4\sim57.4ng/dl)$
甲状腺^{131}I吸收率	3h:$0.057\sim0.245$。24h:$0.151\sim0.471$。高峰多在 24h 出现
甲状腺微粒体抗体(TMAb)	<0.15
甲状腺球蛋白抗体(TGAb)	<0.30
甲状腺素结合球蛋白(TBG)	$15\sim34mg/L$
血清甲状旁腺激素(PTH)	$24\sim36pmol/L(205\sim305pg/ml)$
血清降钙素(CT)	男性:$63.5\sim84.6ng/L$。女性:$23.4\sim125.2ng/L$

检查项目(英文缩写)	正常参考值
肾上腺激素	
血浆皮质醇(F)	8～9am：165.6～441.6nmol/L。3～4pm：55.2～248.4nmol/L。夜间12时55.2～138nmol/L
尿皮质醇(UFC)	28～276nmol/24h
尿17羟类固醇(17-OHCS)	男性：5～15mg/24h。女性：4～10mg/24h
尿17酮类固醇(17-KS)	男性：10～20mg/24h。女性：5～15mg/24h
尿17生酮类固醇(17-KGS)	男性：5～23mg/24h。女性：3～15mg/24h
血浆醛固酮	卧位：0.03～0.14nmol/L(1～5μg/24h)。立位：0.14～0.42nmol/L(5～15μg/24h)
尿醛固酮	2.8～27.7nmol/24h(1～10μg/24h)
血游离儿茶酚胺	
去甲肾上腺素	615～3240pmol/L(104～548pg/ml)
肾上腺素	<480pmol/L(<88pg/ml)
尿儿茶酚胺	<1655nmol/24h(<280μg/24h)
尿去甲肾上腺素	<590nmol/24h(<100μg/24h)
尿肾上腺素	<82nmol/24h(<15μg/24h)
尿3-甲基4-羟基苦杏仁酸(VMA)	5.0～45.1μmol/d(1～9mg/24h)
性腺	
血雌二醇(E_2)	男性：35～55pg/ml。女性：卵泡期38～57pg/ml。排卵期355～720pg/ml。黄体期153～310pg/ml。绝经期11～15pg/ml
血雌三醇(E_3)	男性：19～107pg/ml。女性：35～132pg/ml
血孕酮(P)	男性：0.31～0.65ng/ml。女性：0.95～3.15ng/ml(排卵期)
血睾酮(T)	男性：621.7～675.5ng/dl。女性：50～57.8ng/dl

续表

检查项目(英文缩写)	正常参考值
其他	
空腹血浆胰岛素(CI)	$5\sim20\mu\mathrm{U/ml}$
空腹血浆胰高血糖素	$50\sim120\mathrm{pg/ml}$
血清C肽(C-P)	$0.77\sim1.23\mathrm{ng/ml}$
尿C肽	$32\sim40\mu\mathrm{g/24h}$
血浆肾素活性(PRA)	$0.4\sim1.0\mathrm{ng/ml}$
血浆血管紧张素Ⅱ(AⅡ)	$9\sim29\mathrm{pg/ml}$
血浆心钠素(ANP)	$463\sim687\mathrm{pg/ml}$
空腹血清胃泌素	$15\sim105\mathrm{ng/L}$

九、脑脊液检查

检查项目(英文缩写)	正常参考值
压力(侧卧位)	$0.69\sim1.76\mathrm{kPa}(70\sim180\mathrm{mmH_2O})$
细胞数	$0\sim8\times10^6/\mathrm{L}$
蛋白定性	阴性
蛋白定量	$0.20\sim0.40\mathrm{g/L}$
葡萄糖	$2.5\sim4.5\mathrm{mmol/L}(45\sim80\mathrm{mg/dl})$
氯化物	$120\sim130\mathrm{mmol/L}(700\sim760\mathrm{mg/dl})$
蛋白电泳	白蛋白:$55\%\sim69\%$
	球蛋白 α_1:$3\%\sim8\%$
	球蛋白 α_2:$4\%\sim9\%$
	球蛋白 β:$10\%\sim18\%$
	球蛋白 γ:$4\%\sim13\%$
免疫球蛋白	IgG:$10\sim40\mathrm{mg/L}$。IgM:$0\sim0.6\mathrm{mg/L}$。
	IgA:$0\sim6\mathrm{mg/L}$

附录B 儿科常用化验正常参考值

一、小儿各年龄组血液化验正常值

1. 一般检查

项　目	正常值
红细胞(RBC)	
新生儿	$(5.2\sim6.4)\times10^{12}/L$
婴儿	$(4.0\sim4.3)\times10^{12}/L$
儿童	$(4.0\sim4.5)\times10^{12}/L$
血红蛋白(Hb)	
新生儿	$180\sim190g/L$
婴儿	$110\sim120g/L$
儿童	$120\sim140g/L$
血细胞比容	
1天	$0.48\sim0.69$
2天	$0.48\sim0.75$
3天	$0.44\sim0.72$
3天至2个月	$0.28\sim0.42$
2个月至6岁	$0.30\sim0.42$
6~12岁	$0.35\sim0.45$
白细胞(WBC)	
新生儿	$20\times10^{9}/L$
婴儿	$(11\sim12)\times10^{9}/L$
儿童	$(8\sim10)\times10^{9}/L$
白细胞分类	
中性粒细胞(P)	$0.50\sim0.070$(新生儿至婴儿期为$0.31\sim0.40$)
嗜酸粒细胞(EO)	$0.005\sim0.05$
嗜碱粒细胞(Bas)	$0.0\sim0.0075$
淋巴细胞(L)	$0.20\sim0.40$(新生儿至婴儿期为$0.40\sim0.60$)

续表

项　目	正常值
白细胞分类	
单核细胞(M)	0.01～0.08(出生后 2～7 天为 0.12)
未成熟细胞	0.0(出生后 1～7 天为 0.03～0.10)
网织红细胞(百分比)	
新生儿	0.03～0.06
儿童	0.005～0.015
网织红细胞	(24～84)×10^9/L
血小板	(100～300)×10^9/L
嗜酸细胞绝对数	(50～300)×10^6/L

2. 血液物理性质测定正常值

项　目	正常值
血容量	新生儿约占体重的 10%
	儿童占体重的 8%～10%
新生儿	240～300ml
婴儿	800～1100ml
幼儿	1300～1700ml
儿童	2000～3000ml
血浆体积	
新生儿	144～164ml
1 岁以下	144～270ml
1～4 岁	483～653ml
5～12 岁	891～1590ml
13～16 岁	2030～2610ml
比重	1.048～1.050(新生儿为 1.060～1.085,出生后 2 周开始下降,直至 2～3 岁继续下降);红细胞 1.080;血清 1.030
黏度	全血为 3.5～5.0;血清为 1.7～2.1
血清渗透浓度	270～285mmol/L
血细胞比容	0.37～0.60
红细胞平均体积(MCV)	80～94fl
红细胞平均血红蛋白(MCH)	26～32pg

续表

项　目	正常值
红细胞平均血红蛋白浓度（MCHC）	32～36g/dl
红细胞平均直径	9～9μm
红细胞容积指数	0.8～1.2
红细胞血色指数	0.8～1.2
血沉	1～15mm/h 1～10mm/h(微量)
出血时间	1～3min
凝血时间	4～12min(试管法) 3～7min(毛细管法) 2～6min(玻片法)
血管收缩时间	1h 开始,18h 明显收缩,24h 完全收缩
凝血酶原时间	12～15s(同时作正常对照,新生儿延长2～3s)
红细胞脆性试验	开始溶血 0.42%～0.46%,完全溶血 0.28%～0.32%
毛细血管脆性试验	止血带束臂 5cm 圈内瘀点不超过 10 个

3. 血液生化检验

项　目	正常值
钠（Na）	135～145mmol/L
钾（K）	4.1～5.3mmol/L
氯化物（Cl）	98～106mmol/L
钙（Ca）	2.25～2.75mmol/L 新生儿 3 日内为 2mmol/L
离子钙	1.12～1.27mmol/L
无机磷（P）	1.45～1.78mmol/L
铁（Fe）	
新生儿	17.90～44.75mmol/L
婴儿	7.16～17.90mmol/L
儿童	8.95～28.64mmol/L
铁结合力	44.75～71.60μmol/L(婴儿偏低)

续表

项　目	正常值
铜(Cu)	$12.56 \sim 20.40\mu mol/L$
锌(Zn)	$7.65 \sim 22.95\mu mol/L$(新生儿偏低)
糖(空腹)	$3.4 \sim 5.6mmol/L$(新生儿偏低)
丙酮酸	$45 \sim 140\mu mol/L$
血酮	$<0.5mmol/L$ 半定量法
	$<0.05 \sim 0.34mmol/L$ 定量法
甘油三酯	$0.39 \sim 1.10mmol/L$
胆固醇	$3.12 \sim 5.70mmol/L$
	(新生儿、婴儿偏低)
胆红素总量新生儿 1 周内	$3.42 \sim 17.10\mu mol/L$
早产儿	$<274\mu mol/L$
足月儿	$<205\mu mol/L$
结合胆红素	$0 \sim 3.4\mu mol/L$
黄疸指数Ⅱ	$4 \sim 6U$
麝香草酚浊度试验(TTT)	$1 \sim 6U$
麝香草酚絮状试验(TFT)	$(-) \sim (+)$
脑磷脂胆固醇絮状试验(CCFT)	$(-) \sim (++)$
硫酸锌浊度试验(ZnTT)	$2 \sim 12U$
谷草转氨酶(GOT)	$<667nmol/(L \cdot s)$
肌酸磷酸激酶(CPK)	$133 \sim 1000mmol/(L \cdot s)$
乳酸脱氢酶(LDH)	$1.0 \sim 2.8\mu mol/(L \cdot s)$
葡萄糖-6-磷酸脱氢酶(G-6-PD)	>0.75
淀粉酶	$8 \sim 64U$
碱性磷酸酶	$1.8 \sim 3.5\mu mol/(L \cdot s)$
	$300 \sim 650mg/L$
铜蓝蛋白	(新生儿及婴儿偏低)
非蛋白氮(NPN)	$17.8 \sim 28.6mmol/L$
尿素氮(BUN)	$2.5 \sim 6.4mmol/L$
肌酸	$15 \sim 61\mu mol/L$
肌酐	$27 \sim 62\mu mol/L$
尿酸	$119 \sim 327\mu mol/L$
尿素	$3.2 \sim 7.0mmol/L$
氨	$5.9 \sim 35.2\mu mol/L$

续表

项　目	正常值
蛋白结合碘(PBI)	$0.32\sim0.63\mu mol/L$
血清甲状腺素	
T_3	$115\sim190\mu g/L$
T_4	$65\sim156nmol/L$
甲状腺素结合球蛋白(TBG)	$15\sim34mg/L$
生长激素	$1\sim5ng/ml$(新生儿偏高)
皮质醇总量	
$8\sim9am$	$(442\pm276)nmol/L$
$3\sim4pm$	$(221\pm166)nmol/L$
皮质酮	$3.75\sim66.4nmol/L$
17-羟皮质类固醇	$276\sim359nmol/L$
蛋白总量	
新生儿	$46.0\sim70.0g/L$(早产儿偏低)
儿童	$60\sim80g/L$
白蛋白(A)	$35\sim55g/L$
球蛋白(G)	$20\sim30g/L$
白蛋白与球蛋白比值(A/G)	$(1.5\sim2.5):1$
黏蛋白	$400\sim900mg/L$

4. 免疫球蛋白（Ig）及补体

项　目	正常值
IgA	
新生儿	$0\sim22mg/L$
半个月至6个月	$30\sim820mg/L$
6个月至2岁	$140\sim1080mg/L$
$2\sim6$岁	$230\sim1900mg/L$
$6\sim12$岁	$290\sim2700mg/L$
$12\sim16$岁	$810\sim2320mg/L$
IgD	
新生儿	阴性
蛋白电泳	
白蛋白	$0.55\sim0.61$
α_1	$0.04\sim0.05$

续表

项　目	正常值
蛋白电泳	
α_2^-	$0.06\sim0.09$
β-球蛋白	$0.09\sim0.12$
γ-球蛋白	$0.15\sim0.20$
类风湿因子	$<60\mathrm{IU/ml}$
C 反应蛋白(CRP)	$68\sim8200\mu g/L$
冷凝集试验	$(0\sim1):10$
甲胎球蛋白(αFG)	$<30\mu g/L$
IgG	
新生儿	$7\sim14.8g/L$
半个月至 6 个月	$3\sim10g/L$
6 个月至 2 岁	$5\sim12g/L$
2~6 岁	$5\sim13g/L$
6~12 岁	$7\sim16.5g/L$
12~16 岁	$7\sim15.5g/L$
IgM	
新生儿	$50\sim300mg/L$
半个月至 6 个月	$150\sim1090mg/L$
6 个月至 2 岁	$430\sim2390mg/L$
2~6 岁	$500\sim1990mg/L$
6~12 岁	$500\sim2600mg/L$
12~16 岁	$450\sim2400mg/L$
$C1_q$	$(65\pm7)mg/L$
$C1_r$	$25\sim38mg/L$
$C1_s$(C1 酯酶)	$25\sim38mg/L$
C2	$(28\pm6)mg/L$
C3(β_1C-球蛋白)	$800\sim1550/L$
C4	$130\sim370mg/L$
C5(β_1F-球蛋白)	$(64\pm13)mg/L$
C6	$(56\pm8)mg/L$
C7	$49\sim70mg/L$
C8	$43\sim63mg/L$
C9	$47\sim69mg/L$

二、尿液化验正常值

1. 一般检查

项　目	正常值
蛋白	阴性(定量＜40mg/24h)
糖	阴性
比重	1.015～10025
酸度(pH)	5～7
沉渣检查	
白细胞	＜5 个/HP
红细胞	＜3 个/HP
管型	无或偶见
艾迪计数(Addis)	
白细胞及上皮细胞	＜100 万个/12h
红细胞	＜50 万个/12h
管型	阴性
尿胆素	阴性
尿胆原	1∶20 以上稀释阴性
潜血	阴性
酮体	阴性
酚红试验	2h 后排出量＞55%
稀释试验	至少有 1 次尿比重在 1.003 或以下
浓缩试验	至少有 1 次尿比重在 1.018 或以下

2. 尿液生化检查

项　目	正常值
肌酸	
婴儿	高达 $114\mu mol/(kg \cdot 24h$ 尿)
儿童	$0～456\mu mol/24h$ 尿
肌酐	
婴儿	$88～176\mu mol/(kg \cdot 24h$ 尿)
儿童	$44～352\mu mol/(kg \cdot 24h$ 尿)
尿素	$200～600mmol/24h$ 尿
尿酸	$2.4～5.9mmol/24h$ 尿

续表

项　目	正常值
尿素氮	357～535mmol/24h 尿
钙	
婴儿	＜1.0mmol/24h 尿
儿童	＜0.2mmol/(kg・24h 尿)
磷	
婴儿	＜6.4mmol/24h 尿
儿童	16～48mmol 或
	0.5～0.6mmol/(kg・24h 尿)
钠	＜5mmol/(kg・24h 尿)
钾	(1.03±0.7)mmol/(kg・24h 尿)
氯	＜4mmol/(kg・24h 尿)
淀粉酶	＜64U
纤维蛋白降解物(FDP)	＜0.25mg/L
苯丙氨酸	
新生儿	6～12μmol/24h 尿
儿童	24～109μmol/24h 尿
苯丙酮酸	阴性
丙氨酸	
新生儿	45～112μmol/24h 尿
儿童	101～438μmol/24h 尿
半乳糖	
新生儿	≤3.36mmol/L
婴儿	＜0.08mmol/24h 尿

三、脑脊液化验正常值

项　目	正常值
总量	
新生儿	5ml
儿童	100～150ml
压力	
新生儿	0.29～0.78kPa
儿童	0.69～1.96kPa

续表

项　目	正常值
比重	1.005～1.009
细胞数(多为淋巴细胞)	
婴儿	$(0～20)×10^6/L$
儿童	$(0～20)×10^6/L$
蛋白总量	
新生儿	0.2～1.2g/L
儿童	0.2～0.4g/L
	侧脑室为 0.05～0.15g/L
	小脑延髓池为 0.01～0.25g/L
糖	
婴儿	3.9～5.0mmol/L
儿童	2.8～4.5mmol/L
氯化物(以 NaCl 计)	
婴儿	110～122mmol/L
儿童	117～127mmol/L
细菌	阴性

四、浆膜腔积液性质的鉴别

项　目	漏出液	渗出液
原因	非炎症所致	炎症、肿瘤、理化刺激
外观	淡黄、浆液性	不定,可为黄色、脓性、血性、乳糜性
透明度	透明或微浊	清晰或浑浊
比重	低于 1.018	高于 1.018
凝固性	不能自凝	能自凝
李凡他试验	阴性	阳性
蛋白定量	常低于 25～30g/L,主要为白蛋白	常高于 25～30g/L,含白蛋白、球蛋白及纤维蛋白原等
葡萄糖定量	约等于血糖	常低于血糖
细胞计数	常 $<100×10^6/L$	常 $>500×10^6/L$

续表

项　目	漏出液	渗出液
细胞分类	主要为内皮细胞、淋巴细胞	因病而异:中性粒细胞、淋巴细胞嗜酸性粒细胞等
细菌	无	可找到致病菌
乳酸脱氢酶(LDH)	<200IU	>200IU
胸水 LDH/血 LDH	<0.6	>0.6
胸水蛋白/血清蛋白	<0.5	>0.5

五、血液气体及酸碱分析

项　目	正常值
血液酸碱度(pH 37℃)	7.35～7.45(按体温修正的 H^+ 浓度为44.7～35.5nmol/L)
标准碳酸氢盐(HCO_3^-)	21～25mmol/L
实际碳酸氢盐	(2.5±3)mmol/L
缓冲碱(BB)	45～55mmol/L
碱剩余(BE)	(−4～+2)mmol/L
二氧化碳结合力(CO_2CP)	18～27mmol/L

附录 C 心电图各波的正常参考值

波段	时限/s	振幅/mV	方向	心电位	电轴	钟向转位
P 波	0.05~0.09	<0.25	Ⅰ、Ⅱ、aVF、V₃~₆直立,aVR倒置	—	—	—
P-R 间期	新生儿 0.08~0.12、1岁 0.08~0.14、5岁 0.01~0.16、12岁 0.10~0.18	—	—	—	—	—

续表

波段	时限/s	振幅/mV	方向	心电位	电轴	钟向转位
QRS波群	0.05~0.1	$R_{I+II+III}>1.5$、$R_I+S_{II}<3.0$、$R_{II}+R_{III}<4.5$、$R_{aVF}<2.0$(直立位)、$R_{V5}+S_{V1}<4.5$、$R_{V1}<1.0$、$0.2<S_{V1}<1.5$(3~5岁后)、$1.5<R_{V5}<1.5$(新生儿)、$R_{V2}<1.5$	QRS波群决定心电图电轴、钟向转位。新生儿:50% V_1呈Rs型、V_5呈rS型、50% V_1~V_5均呈Rs型	中间位:aVL、aVF呈qR型。横位:aVF呈rS型、aVL呈qR型。垂直位:aVL呈rS型、aVF呈qR型	正常:I、III主波向上。右偏:I主波向下、III主波向上。左偏:I主波向上、III主波向下	顺钟向:V_1~V_5呈rS、aVR呈QR。逆钟向:V_3~V_6呈qR
S-T段		胸导联抬高高<0.15、下降<0.05，其余导联抬高高<0.25	—	—	—	—
T波			—		I、II、aVF、$V_{5~6}$直立、aVR倒置。新生儿:<3~4天V_1可直立、V_5直立、倒置、低平；>3~4天V_1倒置、V_5直立	
U波	0.1~0.3	0.05以下、V_3可达0.2~0.3				
Q-T间期	0.21~0.38					

附录 D 处方常用外文缩略表

项目	中文意义	外文缩写	中文意义	外文缩写
给药次数	每日 1 次	qd	每晨 1 次	qm
	每日 2 次	bid	每晚 1 次	qn(on)
	每日 3 次	tid	隔日 1 次	qod
	每日 4 次	qid	每 2 天 1 次	q2d
	每日 5 次	quing id	每小时 1 次	qh
	每日 6 次	sex id	每半小时 1 次	q1/2h
	每周 1 次	qw	每 4 小时 1 次	q4h
	每 2 周 1 次	qiw	每 6 小时 1 次	q6h
	隔周 1 次	qow	每 8 小时 1 次	q8h
给药时间	上午	am	早餐及晚餐	m et n
	下午	pm	疼痛时	dol dur
	今晚	hn	早餐前	aj
	明晨	cm	早餐后	pj
	明晚	cn	中餐前	ap
	立即	st	中餐后	pp
	随意	a dlid	临睡前	hs
	饭前（晚餐前）	ac	用作 1 次	pd
	饭后（晚餐后）	pc	遵医嘱	md
	必要时（长期）	prn		
	需要时（临时）	sos		
给药途径及部位	口服	po	静脉滴注	iv gtt 或 iv drop
	内服	us imt	穴位注射	i adacum
	外用	us ent	一次顿服	pro dos
	灌肠	pr	餐间	ie
	吸入	inhal	顿服	ht
	鼻用	pro nar	肌内注射	im
	眼用	pro o	腰椎注射	iI
	耳用	pro aur	静脉注射	iv
	阴道用	pro vgain	腹腔注射	ia
	皮试	AST(et)	球结膜下注射	isc
	皮下注射	ih;H	胸腔注射	ip
	皮内注射	id		

声　明

　　医学是一门不断发展的科学。由于新的研究成果的层出不穷，临床经验的不断积累，因此我们有必要了解诊疗技术，特别是用药的新变化。本书的作者和出版者根据他们可靠的科研成就提供了当今最新的医学资料。但由于人类存在着个体差异及医学的不断发展，人们对既往科研成果有新的认识并使之不断完善，因而本书的编者、出版者及任何参与本书出版的团体在此郑重声明：本书所提供的所有资料都是经过认真核对的，但是疾病的个体化差异大，读者不能生搬硬套本书中的医嘱，而应根据具体情况制定合理的医嘱；因此，对因使用本书资料而引起的任何医疗差错和事故一律不能负责。他们鼓励读者参照其他材料来证实本书资料的可靠性，例如，读者可核对将要使用的药物的说明书，以确认本书提供的资料是否准确，及本书推荐的药物剂量或禁忌证有无改变，对于新药或不经常使用的药物更应如此。